·执业医师资格考试通关系列·

中医执业医师资格考试
拿分考典

（医学综合）

吴春虎　主　编

阿虎医考研究组　组织编写

全国百佳图书出版单位

中国中医药出版社

·北　京·

图书在版编目(CIP)数据

中医执业医师资格考试拿分考典/吴春虎主编.

北京：中国中医药出版社，2025.2.--(执业医师资格考试通关系列).

ISBN 978-7-5132-9181-1

Ⅰ.R2

中国国家版本馆 CIP 数据核字第 2024AP5428 号

中国中医药出版社出版

北京经济技术开发区科创十三街 31 号院二区 8 号楼

邮政编码　100176

传真　010-64405721

天津裕同印刷有限公司印刷

各地新华书店经销

开本 787×1092　1/16　印张 37.25　字数 1072 千字

2025 年 2 月第 1 版　2025 年 2 月第 1 次印刷

书号　ISBN 978-7-5132-9181-1

定价　179.00 元

网址　www.cptcm.com

服务热线　010-64405510

购书热线　010-89535836

维权打假　010-64405753

微信服务号　zgzyycbs

微商城网址　https://kdt.im/LIdUGr

官方微博　http://e.weibo.com/cptcm

天猫旗舰店网址　https://zgzyycbs.tmall.com

如有印装质量问题请与本社出版部联系(010-64405510)

使用说明

国家执业医师资格考试是评价申请医师资格者是否具备从事医师工作所必需的专业知识与技能的行业准入考试。考试分为两级四类，即执业医师和执业助理医师两级，每级分为临床、中医、口腔、公共卫生四类。中医类包括中医、民族医和中西医结合。

执业医师资格考试分为实践技能考试和医学综合笔试两部分。实践技能考试一般在每年的6月举行，医学综合笔试于8月下旬举行，具体时间以国家卫生健康委员会医师资格考试委员会公告时间为准。执业医师考试时间为2天，分4个单元；执业助理医师考试时间为1天，分2个单元。笔试全部采用选择题形式，共有A1、A2、A3、B1四种题型。执业医师资格考试总题量为600题，执业助理医师资格考试总题量为300题。

根据国家中医药管理局中医师资格认证中心最新统计数据，2015～2024年全国中医类别执业医师资格考试的通过率不足40%，考试难度逐渐加大。2018年考试加入了A3型题，增加了试题难度和对临床综合诊疗能力的考察力度。2025年，新版考试大纲颁布，中医经典科目的考核条文有所增加（执业助理医师对中医经典部分不作考核），大纲对其他各科的考点进行了修订，大纲细目下具体的知识点改为以疾病为具体考查点，要求掌握疾病的全面知识点，考试难度进一步加大。

本书由中国中医药出版社组织权威专家，在系统梳理历年真题3000道，精心研究考试命题规律及特点，并充分收集往届考生的实战经验，全面分析总结高频考点的基础上，精心编写而成，是复习应考的必备辅导书。

本书在编写形式上，追求多样化呈现考点，采用星号（☆）标示出历年考题出现的高频考点。书中的“趣记”与“拓展”模块，由阿虎医考研究组的资深讲师精心编撰，“趣记”旨在以轻松有趣的方式加深考生对知识点的记忆；“拓展”以简明扼要的总结帮助考生对比记忆。书中多处运用表格，使知识点更加醒目，用彩色字体标出重要知识点，让考生复习时一目了然；对照大纲的最新要求，加入新考点，将细目全面展开，重点突出，帮助考生在有限的复习时间内有的放矢，事半功倍，轻松应对，顺利通关。

目　录

中医学基础

中医经典

中医临床

西医综合

医学人文

中医学基础

中医基础理论

第一章　中医学理论体系

一、中医学理论体系的形成与发展

1. 代表作☆

著作	内容
《黄帝内经》	标志中医学理论体系初步形成
《难经》	标志中医学理论体系确立

2. 代表人物

分类	人物	具体内容
金元四大家	刘完素	寒凉派
	张从正	攻邪派
	李　杲	补土派
	朱震亨	养阴派
温病学派	吴又可	《温疫论》——“戾气”学说
	叶天士	《外感温热论》——卫气营血辨证
	吴鞠通	《温病条辨》——三焦辨证
	薛生白	《湿热条辨》——湿热病因理论

二、中医学理论体系的主要特点

1. 整体观

(1) 人体自身：①五脏一体观；②形神一体观。

(2) 人与自然环境：天人合一。

(3) 人与社会。

2. 辨证论治☆

(1) 病：完整的异常生命过程。

(2) 证：疾病某一阶段/某一类型的病理概括。

(3) 症：症状（主观）+体征（检查）。

第二章　精气学说

一、精气的概念

精气，又称为“精”，指一切细微、精粹的物质，亦是生成宇宙万物的原始物质。

二、精气学说的基本内容

1. 精气是构成宇宙的本原。

2. 运动是精气的根本属性。

3. 精气是天地万物的中介。

4. 精气是人体生命的本源。

第三章　阴阳学说

一、概述

1. 阴阳的概念

阴阳，是中国古代哲学的一对范畴，是对自然界相互关联的某些事物或现象对立双方属性的概括。阴阳，既可以标示相互对立的事物或现象，又可以标示同一事物或现象内部对立着的两个方面。

2. 阴阳的特性☆

（1）普遍性。

（2）关联性。

（3）规定性：不可变性。

（4）相对性：①可相互转化；②阴阳之中复有阴阳；③因比较对象的改变而发生改变。

（5）昼夜

事物		属性
昼	上午	阳中之阳
	下午	阳中之阴
夜	前半夜	阴中之阴
	后半夜	阴中之阳

（6）四季

事物		属性
春	肝	阴中之阳（少阳）
夏	心	阳中之阳（太阳）
秋	肺	阳中之阴（少阴）
冬	肾	阴中之阴（太阴）

二、阴阳学说的主要内容☆

1. 对立制约　斗争、制约、排斥。

（1）“动极者镇之以静，阴亢者胜之以阳。”

（2）“阴平阳秘，精神乃治。”

2. 互根互用　互相分不开，互相配合。

（1）“阴在内，阳之守也；阳在外，阴之使也。”

（2）“阴中求阳，阳中求阴。”“阴损及阳，阳损及阴。”

3. 交感互藏　你中有我，我中有你。

（1）“阴中有阳，阳中有阴。”

（2）“天地氤氲，万物化醇；男女构精，万物化生。”

（3）阴阳互藏：①是阴阳双方交感和合的动力根源；②是阴阳消长和转化的内在根据。

4. 消长平衡　动态变化。

（1）对立制约（此消彼长）：阳消阴长、阴消阳长、阳长阴消、阴长阳消。

（2）互根互用（同长同消）：阳随阴消、阴随阳消、阴随阳长、阳随阴长。

5. 相互转化　极、甚、重。

（1）“重阳必阴，重阴必阳。”

（2）“寒极生热，热极生寒。”

（3）阴阳转化一般有两种形式：渐变、突变。

6. 自和与平衡

（1）阴阳自和：指阴阳双方自动维持和自动恢复其协调平衡状态的能力和趋势。

（2）阴阳平衡：指阴阳双方在相互斗争、相互作用中处于大体均势的状态，即阴阳协调和相对稳定状态。

三、应用

1. 在组织结构和生理功能方面

阳	表	上	左	外侧	背	胸	六腑	心、肺
阴	里	下	右	内侧	腰	腹	五脏	肝、脾、肾

2. 在疾病诊断方面的应用

总纲	八纲	脉象
阳	表、实、热	浮、数、大、洪、滑
阴	里、虚、寒	沉、迟、小、细、涩

3. 在疾病预防和治疗方面的应用☆

“法于阴阳”“春夏养阳，秋冬养阴”。

总纲	四气	五味	升降浮沉
阳	温热	辛、甘、淡	升浮
阴	寒凉	酸、苦、咸	沉降

证候表现	治疗原则	
阴阳偏盛	实则泻之（损其有余），即实热证热者寒之，实寒证寒者热之	
阴阳偏衰	虚则补之（补其不足）	阴偏衰：“阴虚则热”，当滋阴制阳，即“阳病治阴”
		阳偏衰：“阳虚则寒”，当扶阳抑阴，即“阴病治阳”
阴阳互损	阳损及阴：以阳虚为主的阴阳两虚证，当补阳为主，兼以补阴	
	阴损及阳：以阴虚为主的阴阳两虚证，当补阴为主，兼以补阳	

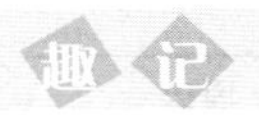

补、益、求、壮、治、扶、滋啥啥虚。

第四章 五行学说

一、概述

1. 特性 木曰曲直，火曰炎上，土爰稼穑，金曰从革，水曰润下。

2. 归类☆

（1）自然界

五行	五音	五味	五色	五化	五气	方位	季节
木	角	酸	青	生	风	东	春
火	徵	苦	赤	长	暑	南	夏
土	宫	甘	黄	化	湿	中	长夏
金	商	辛	白	收	燥	西	秋
水	羽	咸	黑	藏	寒	北	冬

（2）人体

五行	脏	腑	官	体	志	声	华	液	脉	神	变动
木	肝	胆	目	筋	怒	呼	爪	泪	弦	魂	握
火	心	小肠	舌	脉	喜	笑	面	汗	洪	神	忧
土	脾	胃	口	肉	思	歌	唇	涎	缓	意	哕
金	肺	大肠	鼻	皮	悲	哭	毛	涕	浮	魄	咳
水	肾	膀胱	耳	骨	恐	呻	发	唾	沉	志	栗

二、五行学说的基本内容

1. 五行相生与相克

分类	表现	顺序	关系
相生	促进、资生、助长	木→火→土→金→水→木	生我者，为母；我生者，为子
相克	抑制、约束、拮抗	木→土→水→火→金→木	所胜，我克谁；所不胜，谁克我

趣记

A为B之所胜＝B克A；A为B之所不胜＝A克B。

2. 五行制化

（1）规律：五行中一行亢盛时，必然随之有制约，以防止亢而为害。

（2）关系：在相生中有克制，在克制中求发展。

3. 五行相乘与相侮

分类	表现	顺序	原因
相乘	过度制约或克制	木→土→水→火→金→木	一行过亢；一行过弱
相侮	反向制约或克制	木→金→火→水→土→木	

4. 五行的母子相及

分类	含义	临床意义
母病及子	母行异常，累及其子，致母子两行异常	病情轻浅
子病及母	子行异常，累及其母，致母子两行异常	病情较重

三、五行学说在中医学中的应用

1. 确定治则治法

分类	治则	治法	具体治法
相生	虚则补其母 实则泻其子	滋水涵木	滋肾阴以养肝阴
		益火补土	温肾阳以补脾阳
		培土生金	健脾气以补肺气
		金水相生	养肺阴以滋肾阴
相克	抑强扶弱	抑木扶土	疏肝健脾
		培土制水	补脾利水
		佐金平木	泻肝清肺
		泻南补北	泻心火滋肾阴

2. 指导情志治疗☆ 怒伤肝，悲胜怒；喜伤心，恐胜喜；思伤脾，怒胜思；忧伤肺，喜胜忧；恐伤肾，思胜恐。

第五章 藏象学说

五脏、六腑、奇恒之腑的分类

脏腑	具体器官	生理特点及临床意义
五脏	肝、心、脾、肺、肾	化生和贮藏精气；藏精气而不泻，满而不能实；脏病多虚，五脏宜补
六腑	胆、胃、小肠、大肠、膀胱、三焦	受纳和传化水谷；传化物而不藏，实而不能满；腑病多实，六腑宜泻
奇恒之腑	脑、髓、骨、脉、胆、女子胞	形态似六腑、功能似五脏

第六章 五脏

一、五脏的生理功能和特性☆

（一）心

1. 生理功能

（1）主血脉：①主血（行血；生血，“奉心化赤”）；②主脉（血液的运行有赖于心气充沛、血液充盈、脉道通利）。

（2）藏神：主神明（“五脏六腑之大主”“心者，君主之官也，神明出焉”“心者，生之本，神之变也”）。

2. 生理特性

（1）心主通明。

（2）心火宜降。

（二）肺

1. 生理功能

（1）主气司呼吸：①主呼吸之气（肺是气体交换的场所）；②主一身之气（宗气的生成——清气和水谷之气；调节全身气机）。

（2）主行水：宣发肃降推动；调动全身水液（“肺为水之上源”）。

（3）朝百脉，主治节：①肺朝百脉（肺气助心行血）；②肺主治节（调节呼吸运动；调节全身气机；调节血液运行；调节津液代谢）。

2. 生理特性

（1）肺为华盖。

（2）肺为娇脏。

（3）肺气宣降。

（4）肺喜润恶燥。

（三）脾

1. 生理功能

（1）主运化：①运化谷食（精微物质——脾气转输；糟粕物质——大肠排出）；②运化水饮（脾转输津液的途径——上输于肺；四周布散；下输膀胱；居中枢转津液）。

（2）主统血：统摄、控制血液（气的固摄作用）。

2. 生理特性

（1）脾气上升（主升清；升举内脏）。

（2）喜燥恶湿。

（3）脾为孤脏。

（四）肝

1. 生理功能

（1）主疏泄：①促进血液与津液的运行输布；②促进脾胃运化和胆汁的分泌排泄；③促进男子排精与女子排卵；④调畅情志。

（2）主藏血：涵养肝气；调节血量；濡养肝及筋、目；化生和濡养魂；经血之源；防止出血。

2. 生理特性

（1）肝为刚脏。

（2）肝气升发。

（五）肾

1. 生理功能

（1）藏精：①主生长发育和生殖；②推动和调控脏腑气化。

（2）主水：①肾气对参与水液代谢的脏腑有促进作用；②肾气有生尿和排尿作用。

（3）主纳气：保持呼吸的深度（“肾为气之根”）。

2. 生理特性

（1）肾主蛰藏。

（2）肾气上升。

二、五脏之间的关系

五脏	功能	具体内容
心肺	主血与主气	积于胸中的宗气为连接心之搏动和肺之呼吸的中心环节；气与血相互依存，相互为用
	主行血与主呼吸	
心脾	血液生成	心主血，供养于脾；脾旺血足则心血充盈
	血液运行	心行血，推动血行；脾统血，控制血液不逸出脉外
心肝	血液运行	心行血；肝藏血
	精神调节	心藏神，主精神情志活动；肝主疏泄，调畅气机
心肾	水火既济	心居上位宜降，使肾水不寒；肾居下位宜升，使心火不亢
	精神互用	心藏神，肾藏精；精能化气生神，神能控精驭气
	君相安位	心为君火在上，为一身之主宰；肾为相火在下，为神明之基础
肺脾	气的生成	肺之清气与脾之谷气汇为宗气
	水液代谢	肺主宣发肃降，通调水道；脾主运化水液，输布津液
肺肝	人体气机升降	肝升肺降，调畅气机
肺肾	水液代谢	肺气宣发肃降而行水赖于肾促进；肾气蒸化水液赖于肺气肃降
	呼吸运动	肺主呼吸；肾主纳气
	阴阳互资	肺阴下输于肾，肾阴上资于肺；肾阳资助肺阳
肝脾	饮食消化	肝主疏泄，调畅气机，协调脾胃升降；气血生化，濡养于肝，条达疏泄
	血液运行	肝藏血；脾统血
肝肾	精血同源	肝藏血；肾藏精（精血皆源于水谷）
	藏泄互用	肝气疏泄使肾气封藏有度；肾气闭藏防肝气疏泄太过
	阴阳互资互助	肾阴滋养肝阴，制约肝阳；肾阳资助肝阳，温煦肝脉
脾肾	先天后天相资	脾的运化赖于肾的资助；肾藏精华元气赖于脾气运化
	水液代谢	脾主运化水液；肾为主水之脏

第七章　六腑

六腑的生理功能和/或生理特性☆

（一）胆的生理功能

1. 贮藏排泄胆汁　胆汁为肝之余气。

2. 主决断　“胆者，中正之官，决断出焉。”

（二）胃的生理功能与生理特性

1. 生理功能

（1）受纳水谷：胃气有接受和容纳水谷的作用。

（2）腐熟水谷：胃气将饮食物消化，并形成食糜。

2. 生理特性

（1）胃气下降。

（2）喜润恶燥。

（三）小肠的生理功能

1. 受盛化物 ①接受由胃腑下传的食糜而盛纳之；②食糜进一步消化，化为精微和糟粕。

2. 泌别清浊 食糜进一步消化，分为清浊。

3. 主液 “利小便以实大便。”

（四）大肠的生理功能

1. 传化糟粕 “大肠者，传导之官，变化出焉。”

2. 主津 参与体内津液代谢。

（五）膀胱的生理功能

1. 汇聚水液 “膀胱者，州都之官，津液藏焉。”

2. 贮存和排泄尿液 由肾气及膀胱之气的激发和固摄作用调节。

（六）三焦的概念和生理功能

1. 概念 上中下三焦部位的划分，以横膈、脐为界线。“上焦如雾，中焦如沤，下焦如渎。”

2. 生理功能

（1）通行诸气：“三焦者，原气之别使也。”

（2）运行津液：全身津液上下输布运行的通道。

第八章 奇恒之腑

一、概念

奇恒之腑是脑、髓、骨、脉、胆、女子胞的总称。

二、生理功能

（一）脑的生理功能

1. 司生命活动。

2. 司感觉活动。

3. 司精神活动。

（二）女子胞

1. 生理功能

（1）主持月经。

（2）孕育胎儿。

2. 与脏腑经脉关系

（1）天癸：肾精所化。

（2）经脉：冲、任二脉起于胞中。

（3）脏腑：与心、肝、脾、肾关系最为密切。

第九章 精、气、血、津液、神

一、精

1. 概念 精是人体生命的本源，是构成人体和维持人体生命活动的最基本物质。

2. 功能 繁衍；濡养；化血；化气；化神；抗邪。

二、气

1. 概念 气是推动和调控脏腑生理功能的动力，是人体生命的维系。

2. 功能 推动和调控；温煦作用；防御作用；固摄作用；中介作用。

3. 气的分类 气从三个层次分类：第一层次是人身之气，即一身之气；第二层次是元气、宗气、营气和卫气，都属一身之气；第三层次是脏腑之气和经络之气，都由先天元气和后天宗气构成。

分类	特性	生成	分布	功能
元气	原动力	肾精所化，根于命门	通过三焦，流行于全身	推动调控生长发育、生殖；推动调控生理活动
宗气	气海，膻中	谷气加清气	聚于胸中，贯注心脉，上出息道，下走气街	走息道以行呼吸；贯心脉以行气血；下蓄丹田以资先天
营气	行于脉中	水谷精微中的精华部分	与血同行，环周不休	营养全身；化生血液
卫气	行于脉外	水谷精微中的慓悍滑利部分	熏于肓膜，散于胸腹，活动性强	防御外邪；调控腠理；温养全身

4. 人体之气的运动变化

（1）气机是人体之气的各种运动，升降出入是气运动的基本形式。

（2）气化是气运动而产生的变化。

（3）体内精、气、血、津液各自的代谢及其相互转化是气化的基本形式。

三、血

1. 生成 血液的生成可以概括为（肾精 + 水谷之精 + 清气）×心阳 = 血液。

2. 运行

（1）心脏正常搏动起主导作用。

（2）心气充沛 + 血液充盈 + 脉道通利。

（3）相关脏腑有心、肝、脾、肺。

3. 功能 血的功能有濡养作用；化神作用。

四、津液

1. 概述

（1）津：质地较清稀，流动性较大，布散于体表皮肤、肌肉和孔窍，并能渗入血脉，起滋润作用。

（2）液：质地较浓稠，流动性较小，灌注于骨节、脏腑、脑、髓等，起濡养作用。

2. 生成、输布与排泄

（1）生成：相关脏腑有脾、胃、大肠、小肠。

（2）输布：依靠脾气转输、肺气宣降、肾气蒸化、肝气疏泄、三焦决渎。

（3）排泄：主要通过尿液、汗液。

3. 功能 津液的功能有滋润濡养；充养血脉。

五、神

1. 概念 人体之神，是人体生命活动的主宰及其外在总体表现的统称。

2. 生成

（1）精、气、血、津液是神产生的物质基础。

（2）脏腑精气对自然环境的各种刺激做出应答。

（3）意识、思维、情感是神的体现。

3. 人体之神的功能

（1）调节精气血津液。

（2）调节脏腑生理功能。

（3）主宰生命活动。

4. 分类

（1）五神为魂、神、意、魄、志。

（2）七情为怒、喜、思、忧、悲、恐、惊。

（3）思维为意、志、思、虑、智。

六、精、气、血、津液、神之间的关系

1. 气与血的关系

（1）气为血之帅：①气能生血（血虚证用补气药）；②气能行血（血瘀证用行气药）；③气能摄血（出血证用益气固脱药）。

（2）血为气之母：①血能养气（血虚者乏力）；②血能载气（气随血脱）。

2. 气与津液的关系

（1）气能生津、气能行津、气能摄津。

（2）津能生气、津能载气。

3. 精、血、津液之间的关系

（1）精血同源。

（2）津血同源（汗血同源）。

4. 精、气、神之间的关系

（1）气能化精、摄精。

（2）精能化气。

（3）精与气化神。

（4）神驭精气。

第十章　体质

一、体质的概念和构成

1. 概念　体质是指人体生命过程中，在先天禀赋和后天获得的基础上所形成的形态结构、生理功能和心理状态方面综合的相对稳定的固有特质。

2. 体质的构成要素　体质由形态结构、生理功能和心理状态三个方面的差异性构成。

二、体质的生理学基础

1. 体质与脏腑经络的关系　脏腑是构成人体、维持正常生命活动的中心。

2. 体质与精气血津液的关系　精的多少优劣是体质差异的根本。

3. 影响体质的因素　有先天禀赋、年龄、性别差异、饮食、劳逸所伤、情志、地理、疾病针药等。

三、体质的分类

体质分为阴阳平和质、偏阳质、偏阴质。

四、体质学说的应用

邪正交争是疾病发生的基本原理，正气虚是发病的内在根据，邪气是疾病形成的外在条件。

1. 体质与病因病机

（1）决定个体对某些病因的易感性。

（2）决定病变的从化和传变。

2. 体质与诊治

（1）指导辨证。

（2）指导治疗。

第十一章　病因

一、概述

1. 外因

（1）六淫：风、寒、暑、湿、燥、火（热）。

（2）疠气：是具有强烈致病性和传染性的外感病邪（急危、流行、症状相似）。

2. 内因　七情内伤、饮食失宜、劳逸失度。

3. 代谢产物　痰饮、瘀血。

二、六淫

1. 共同特点　六淫的共同特点为外感性、季节性、地域性、相兼性、环境性、转化性。

2. 各自性质与特点

病邪	性质与特点
风邪	风为阳邪，轻扬开泄，易袭阳位（出汗，头痛）
	风性善行而数变（风疹，面瘫）
	风性主动（抽搐、眩晕）
	风为百病之长（兼他邪）
寒邪	寒为阴邪，易伤阳气（怕冷）
	寒性凝滞，主痛
	寒性收引（无汗、恶寒）
暑邪	暑为阳邪，其性炎热（高热）
	暑性升散，易扰心神，易耗气伤津（心烦）
	暑多夹湿（胀肚）
湿邪	湿为阴邪，易阻滞气机，损伤阳气（纳呆、恶心呕吐）
	湿性重浊（头闷，头重）
	湿性黏滞，易阻气机（带下过多）
	湿性趋下，易袭阴位（阴部瘙痒）
燥邪	燥性干涩，易伤津液
	燥易伤肺
火邪	火为阳邪，其性燔灼趋上（脸上长痘）
	火热易扰心神（神昏谵语）
	火热易伤津耗气（口干）
	火热易生风动血（出血）
	火邪易致疮痈（口疮）

三、七情内伤

1. 概念 七情内伤是喜、怒、忧、思、悲、恐、惊七种引发和诱发疾病的情志活动。

2. 致病特点

（1）直接伤及内脏：①损伤相应之脏（怒伤肝、喜伤心、思伤脾、悲忧伤肺、恐惊伤肾）；②影响心神；③易伤心、肝、脾；④易损伤潜病之脏腑。

（2）影响脏腑气机：怒则气上、喜则气缓、悲则气消、恐则气下、惊则气乱、思则气结。

（3）多发为情志病。

（4）影响病情变化。

四、饮食失宜

1. 饮食不节 饮食失于节制，如过饥过饱，或饥饱无常，均可影响健康，导致疾病发生。

2. 饮食偏嗜 过于喜食某种性味的食物或专食某些食物，包括饮食偏寒偏热、偏嗜五味，或食类偏嗜等。

3. 饮食不洁 食用不清洁、不卫生或陈腐变质或有毒的食物。饮食不洁所致病变以胃肠病为主。

五、劳逸失度

1. 过度劳累 劳神过度、劳力过度（过劳耗气和劳伤筋骨）、房劳过度。

2. 过度安逸

（1）安逸少动，气机不畅。

（2）阳气不振，正气虚弱（久视伤血，久思伤脾，久坐伤肉，久卧伤气，久立伤骨，久行伤筋）。

（3）长期用脑过少，加之阳气不振。

六、痰饮

1. 概念 痰饮是指人体水液代谢障碍所形成的病理产物。

2. 分类

（1）较稠浊者称为痰，痰分为有形之痰和无形之痰。

（2）清稀者称为饮，痰饮、悬饮、溢饮、支饮。

3. 形成 肺、脾、肾、肝、三焦。

4. 特点

（1）阻滞气血运行。

（2）影响水液代谢。

（3）易于蒙蔽心神。

（4）致病广泛，变化多端。

七、瘀血

1. 概念 瘀血是指体内因血行滞缓或血液停积而形成的病理产物。

2. 形成

（1）血出致瘀。

（2）血行不畅致瘀。

3. 致病特点

（1）阻滞气机。

（2）影响血脉运行。

（3）影响新血生成。

（4）病位固定，病证繁多。

4. 症状特点　痛、肿、出血、色紫暗、肌肤甲错，脉结代或涩。

第十二章　发病

一、发病的基本原理

1. 正气防御作用的主要表现：①抵御外邪；②祛除病邪；③修复调节；④维持功能协调。
2. 正气不足是疾病发生的基础。
3. 邪气损害作用的主要表现：①生理功能失常；②脏腑组织形质损害；③改变体质类型。
4. 邪气是疾病发生的原因。

二、发病类型

发病类型有感邪即发、徐发（缓发）、伏而后发、继发（原病未愈）、合病（同时病）、并病（先后病）、复发（诱因）。

第十三章　病机

一、邪正盛衰☆

1. 邪正盛衰与虚实变化

（1）虚实错杂：虚中夹实；实中夹虚。

（2）虚实真假：真实假虚（大实有羸状）；真虚假实（至虚有盛候）。

2. 邪正盛衰与疾病转归

（1）正胜邪退（好转）。

（2）邪去正虚（病后恢复期）。

（3）邪胜正衰（病危）。

（4）邪正相持（迁延状态）。

（5）正虚邪恋（急性转慢性）。

二、阴阳失调

1. 阴阳偏盛　阳偏盛（实热证）；阴偏盛（实寒证）。

2. 阴阳偏衰　阳偏衰（虚寒证）；阴偏衰（虚热证）。

3. 阴阳互损　阳损及阴；阴损及阳。

4. 阴阳格拒　阴盛格阳（真寒假热证）；阳盛格阴（真热假寒证）。

5. 阴阳亡失　亡阳；亡阴。

6. 阴阳转化　由阳转阴；由阴转阳。

三、精、气、血失常

1. 精的失常

（1）精虚。

（2）精的疏泄失常：失精、精瘀。

2. 气的失常☆

（1）气虚。

（2）气机失调：①气滞——肺、肝、脾胃，表现为闷、胀、疼痛；②气逆——肺、肝、胃；③气陷；④气闭；⑤气脱。

3. 血的失常

（1）血虚。

（2）血运失常：血瘀、出血。

四、津液代谢失常

1. 津液不足 为津液受劫所致的病变证候，多因大汗、出血、吐泻、多尿及燥热灼伤津液等所致。

2. 津液输布、排泄障碍 津液的输布障碍和排泄障碍均导致痰饮水湿形成，且两者常相互影响，导致湿浊困阻、痰饮凝聚、水液潴留等多种病变。

3. 津液与气血关系失调

（1）水停气阻。

（2）气随津脱。

（3）津枯血燥。

（4）津亏血瘀。

（5）血瘀水停。

五、内生五邪

内生五邪为机体自身因脏腑功能失调而引起的综合性病机变化。

1. 风气内动 风气内动即“内风”，与外风相对，指脏腑精气阴阳失调，体内阳气亢逆而致风动之征的病理变化，出现动摇、眩晕、抽搐、震颤等类似风动的征象。

类型	症状
肝阳化风	筋惕肉瞤、肢麻震颤、眩晕欲仆，或见口眼歪斜、半身不遂。严重者猝然仆倒，或为闭证，或为厥证
热极生风	高热不退、角弓反张、神昏谵语、痉厥抽搐
阴虚风动	低热起伏、筋挛肉瞤、手足蠕动、舌光红少苔、脉细
血虚生风	肢体麻木不仁、筋肉跳动、手足拘挛不伸
血燥生风	肌肤干燥或甲错、瘙痒或落屑

2. 寒从中生 又称“内寒”，病因为阳气虚衰，症状可见面色苍白，畏寒喜热，四肢不温，舌质淡胖，脉沉迟弱。“内寒”的临床特点主要是虚而有寒，以虚为主；“外寒”的临床特点是以寒为主，多为实寒。

3. 湿浊内生 水液代谢障碍导致湿浊停滞，脾气运化失职是湿浊内生的关键。其临床表现常因湿邪阻滞部位不同而异，如湿犯上焦、湿阻中焦、湿滞下焦。

4. 津伤化燥 病机为津液耗伤，脏腑官窍失其濡养。症状表现为肌肤干燥不泽，起皮脱屑，甚则皲裂，口燥咽干，舌上无津，大便燥结，小便短赤等症。多见于肺、胃、大肠。

5. 火热内生

（1）实火：①阳气盛化“壮火”；②六淫郁而化火；③病理产物郁而化火；④情志化火。

（2）虚火：阴气亏虚，不能制阳，阳气相对亢盛而化热化火，虚热虚火内生。

六、疾病传变

1. 六经传变 六经由表入里传变的基本形式是由阳入阴，即先太阳、阳明、少阳，而后太阴、少阴、厥阴的六个层次。

2. 三焦传变 指外感病循上、中、下三焦发生传移。

3. 卫气营血传变 一般从卫分，发展为气分，再入营分、血分（顺传）。邪入卫分后，不经过气分阶段，直接深入营分或血分（逆传）。

第十四章　防治原则

一、治未病

1. 未病先防

（1）养生以增强正气。

（2）防止病邪侵害。

2. 既病防变

（1）早期诊治。

（2）防止疾病的传变。

3. 愈后防复　要注意从整体上调理阴阳，维持并巩固阴阳平衡的状态，预防疾病复发及病情反复。

二、治则

1. 正治与反治

（1）正治（逆治）：寒者热之，热者寒之，虚则补之，实则泻之。

（2）反治（从治）：①寒因寒用（阳盛格阴的真热假寒证）；②热因热用（阴盛格阳的真寒假热证）；③塞因塞用（真虚假实证）；④通因通用（真实假虚证）。

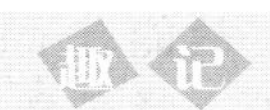

×因×用×为假。

2. 治标与治本　急则治标；缓则治本；标本兼治。

3. 扶正与祛邪

（1）单独运用：虚则补之，实则泻之。

（2）同时运用：虚实夹杂，攻补兼施。

（3）先后运用：正虚先扶正后祛邪，邪盛先祛邪后扶正。

4. 调整阴阳

（1）损其有余：实则泻之。

（2）补其不足：虚则补之。

（3）阴阳双补：适用于阴阳两虚病变。

5. 调和脏腑

（1）顺应脏腑生理特性。

（2）调和脏腑阴阳气血。

（3）调和脏腑相互关系。

6. 调理精、气、血、津液的关系

（1）调理气与血的关系。

（2）调理气与津液的关系。

（3）调理气与精的关系。

（4）调理精、血、津液的关系。

7. 三因制宜　因时、因地、因人制宜。

第十五章 养生与寿夭

一、养生

1. 原则 养生的原则有顺应自然；形神兼备；调养脾肾；因人而异。

2. 方法

（1）顺应自然，避其邪气。

（2）调摄精神，内养真气。

（3）饮食有节，谨和五味。

（4）劳逸结合，不可过劳。

（5）和于术数，适当调补。

二、生命的寿夭

1.《素问·上古天真论》

女子七岁，肾气盛，齿更发长；二七而天癸至，任脉通，太冲脉盛，月事以时下，故有子；三七，肾气平均，故真牙生而长极；四七，筋骨坚，发长极，身体盛壮；五七，阳明脉衰，面始焦，发始堕；六七，三阳脉衰于上，面皆焦，发始白；七七，任脉虚，太冲脉衰少，天癸竭，地道不通，故形坏而无子也。

丈夫八岁，肾气实，发长齿更；二八，肾气盛，天癸至，精气溢泻，阴阳和，故能有子；三八，肾气平均，筋骨劲强，故真牙生而长极；四八，筋骨隆盛，肌肉满壮；五八，肾气衰，发堕齿槁；六八，阳气衰竭于上，面焦，发鬓斑白；七八，肝气衰，筋不能动；八八，天癸竭，精少，肾脏衰，形体皆极，则齿发去。

2.《灵枢·天年》

人生十岁，五脏始定，血气已通，其气在下，故好走；二十岁，血气始盛，肌肉方长，故好趋；三十岁，五脏大定，肌肉坚固，血气盛满，故好步；四十岁，五脏六腑十二经络皆大盛以平定，腠理始疏，荣华颓落，发颇斑白，平盛不摇，故好坐；五十岁，肝气始衰，肝叶始薄，胆汁始灭，目始不明；六十岁，心气始衰，苦忧悲，血气懈惰，故好卧；七十岁，脾气虚，皮肤枯；八十岁，肺气衰，魄离，故言善误；九十岁，肾气焦，四脏经脉空虚；百岁，五脏皆虚，神皆去，形骸独居而终矣。

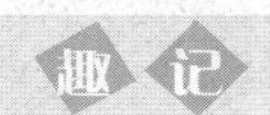

始定，始盛，大定，平定；肝，心，脾，肺，肾。

中医诊断学

第一章　绪论

一、中医诊断的基本原理

司外揣内；见微知著；以常衡变。

二、中医诊断学的基本原则

整体审察；四诊合参；病证结合。

第二章　望诊

一、望神

分类		临床表现
得神		面色荣润，两目明亮
少神		面色少华，两目乏神
失神	虚——精亏神衰	面色晦暗暴露，目光呆滞
	实——邪盛神乱	循衣摸床，撮空理线
神乱		淡漠痴呆——癫证、痴呆（痰浊蒙蔽心神）
		狂躁不安——狂证（痰火扰乱心神）
		焦虑恐惧——脏躁（心胆气虚，心神失养）
		猝然昏倒——痫病（肝风夹痰上逆）
假神		突然转折假象
		戴阳证（泛红如妆）——除中（突然欲食）

二、望面色

1. 常色与病色的分类

面色	分类	临床表现
常色（生理）	主色、客色	红黄隐隐，明润含蓄
病色（病理）	善色、恶色	晦暗，暴露

2. 面部分区☆

（1）《灵枢·五色》

《灵枢·五色》划分法		
眉心上	阙上	咽喉
眉心	阙中	肺

续表

《灵枢·五色》划分法		
鼻根	阙下（下极、山根）	心
鼻柱	年寿	肝
鼻中	面王	脾

（2）《素问·刺热》

《素问·刺热》划分法	
左青龙	肝
右白虎	肺
上朱雀	心
下玄武	肾
中间孤脏	脾

3. 五色主病

分类	所主病证	具体表现
赤色	热证或戴阳证	满面通红——外感发热；脏腑火热炽盛的实热证 两颧潮红——虚热证，阴虚阳亢 久病重病面色苍白，但颧部嫩红如妆，游移不定——戴阳证
白色	虚证（血虚、气虚、阳虚）、寒证、失血、夺气	淡白无华，唇舌色淡——血虚证或失血证 㿠白——阳虚证 㿠白而虚浮——阳虚水泛 面色苍白（白中透青）——亡阳证；实寒证，寒凝血滞；大失血
黄色	脾虚、湿证	萎黄（淡黄、枯槁无光）——脾胃气虚、气血不足者 黄胖（面黄虚浮）——脾虚湿蕴 黄疸（面目一身俱黄）①鲜明如橘子色——阳黄（湿热熏蒸）；②晦暗如烟熏——阴黄（寒湿郁阻）
青色	寒证、气滞、血瘀、疼痛、惊风	面色青黑——实寒证；剧痛 久病面色青灰，口唇青紫——心阳虚衰，心血瘀阻，或肺气壅塞 突然面色青灰，口唇青紫，肢冷脉微——心阳暴脱，心血瘀阻 面色青黄（苍黄）——肝脾不调 小儿眉间、鼻柱、唇周色青者——惊风或惊风先兆
黑色	肾虚、寒证、水饮、瘀血、疼痛	面黑暗淡——肾阳虚 面黑干焦——肾阴虚 面色黧黑，肌肤甲错——血瘀日久 眼眶周围发黑——肾虚水饮或寒湿带下

三、望形态

1. 望形体强弱胖瘦

（1）肥胖（肥人湿多、多痰）：形气有余（胖而能食）；形盛气虚（肥而食少）。

（2）消瘦：形瘦食多，为中焦有火；形瘦食少，为中气虚弱。

2. 望姿态

（1）颤动：在外感热病中，多是动风预兆；在内伤杂病中，多是气血不足，筋脉失养，虚风内动。

（2）抽搐、角弓反张：常见于小儿惊风、破伤风、痫病、子痫等。

（3）儿童挤眉眨眼，状似舞蹈：多由气血不足，风湿内侵所致。

四、望头面五官

1. 望头发☆

（1）发黄干枯，稀疏易落，多属精血不足，可见于大病后或慢性虚损患者。

（2）小儿头发稀疏黄软，生长迟缓，多由先天不足、肾精亏损所致。

（3）青壮年白发，俗称“少白头”，若伴有耳鸣、腰酸等症者，属肾虚；伴有失眠、健忘等症者，为劳神伤血所致。

（4）短时间内须发大量变白，伴情志抑郁者，为肝郁气滞，也见于先天禀赋所致。

（5）小儿发结如穗，枯黄无泽，伴面黄肌瘦，多为疳积病。

（6）突然片状脱发（圆形或椭圆形），称为斑秃，俗称“鬼剃头”，多为血虚受风所致。

（7）发稀而细易脱，质脆易断者，多因肾虚、精血不足所致。

（8）头皮发痒、多屑、多脂者，多为血热生风所致。

（9）头发部分或全部脱落，日久不长，伴头痛、面色暗滞，舌质暗或有紫斑，脉细涩者，为瘀血阻滞。

2. 面肿、腮肿及口眼歪斜☆

（1）面肿：①阳水（发病迅速），多为外感风邪，肺失宣降所致；②阴水（发病缓慢，兼面色㿠白），多为脾肾阳虚，水湿泛滥所致。

（2）口眼歪斜：①仅见口眼歪斜，为风邪中络所致；②口眼歪斜兼半身不遂，多为肝阳化风，风痰阻滞经络所致。

（3）腮肿

病名	部位	病因病机
痄腮（流行性腮腺炎）	以耳垂为中心	外感温毒之邪（儿童多见，传染）
发颐（化脓性腮腺炎）	耳前发红肿起	阳明热毒上攻（无传染）

3. 望目

（1）目的脏腑分属——五轮学说

目部	黑珠	目内眦及外眦的血络	眼睑	白睛	瞳仁
五脏	肝	心	脾	肺	肾
五轮	风轮	血轮	肉轮	气轮	水轮

（2）异常

望目	表现		病因病机
望目色	目赤肿痛	白睛色红	肺火或外感风热
		两眦赤痛	心火
		睑缘赤烂	脾有湿热
		全目赤肿	肝经风热上攻
	黑睛灰白混浊（目生翳）		邪毒侵袭，或肝胆实火上攻，或湿热熏蒸，或阴虚火旺
望目形	眼球突出兼颈前微肿，急躁易怒者，为瘿病		肝郁化火、痰气壅结

续表

望目	表现		病因病机
望目态	目睛凝视	瞪目直视 戴目反折 横目斜视	肝风内动
	胞睑下垂	双睑下垂	先天不足、脾肾亏虚
		单睑下垂	脾气虚衰、外伤
	睡眠露睛		脾气虚弱，多见于吐泻伤津、慢脾风患儿
	瞳孔缩小		川乌、草乌、毒蕈、有机磷类农药及吗啡、氯丙嗪等药物中毒
	瞳孔散大		可见于颅脑损伤、出血中风病、青风内障或颠茄类药物中毒等

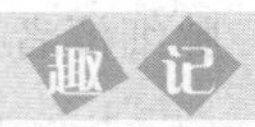

小嗪无非有毒。注：①小——瞳孔缩小；②嗪——氯丙嗪；③无——川乌、草乌；④非——吗啡；⑤有——有机磷类农药；⑥毒——毒蕈。

4. 望口唇齿龈 ☆

（1）望口

口之形色、动态	临床表现及意义	
口疮	灰白色小溃疡	多因心脾积热所致
鹅口疮	片状白屑，状如鹅口	
口张	状如鱼口，但出不入，为肺气将绝	
口噤	牙关紧急，可见于中风、惊风、破伤风等	
口撮	上下口唇紧聚，不能吸吮，可见于小儿脐风	
口角流涎	小儿多属脾虚湿盛	
	成人多属中风口歪不能收摄	

（2）望唇：①口唇樱桃红色，多见于煤气中毒；②人中满唇反（人中沟变平，口唇翻卷，不能覆齿），为脾气将绝，属病危。

（3）望齿：①牙齿光燥如石，为阳明热盛，津液大伤；②牙齿燥如枯骨，为肾阴枯竭，精不上荣；③睡中龂齿，多因胃热或虫积所致。

（4）望牙龈

牙龈形态	临床表现	病因病机
牙宣（虚）	龈肉萎缩，牙根暴露，牙齿松动	肾虚或胃阴不足
牙疳（实）	牙龈溃烂，流腐臭血水	外感疫疠之邪

5. 望咽喉（肺胃肾） ☆

（1）咽喉色泽：①咽部深红，肿痛明显（实热证），多因肺胃热毒壅盛所致；②咽部嫩红，肿痛不甚（阴虚证），多因肾水亏少、阴虚火旺所致；③咽喉淡红漫肿，疼痛轻微，多因痰湿凝聚所致。

（2）咽喉形态

形态	临床表现	病因病机
乳蛾	喉核红肿肥大，形如乳头或蚕蛾，表面或有脓点，咽痛	肺胃热盛或虚火上炎
伪膜	伪膜松厚，容易拭去	肺胃热浊上壅于咽（较轻）
	伪膜坚韧，不易剥离	肺胃热毒伤阴，多是白喉（疫喉），属烈性传染病

五、望躯体四肢

1. 望颈项

病名	临床表现	病因病机
瘿瘤	颈部结喉处有肿块突起	肝郁气结痰凝
瘰疬	颈侧颌下肿块如豆，累累如串珠	肺肾阴虚，虚火内灼或外感风火时毒
颈瘘	颈部痈肿、瘰疬溃破后，久不收口，形成管道	痰火久结，疮孔不收
颈痈	颈部两侧焮红漫肿，疼痛灼热	风热痰毒
项强	项部拘紧或强硬	风寒或项部经络气滞

2. 望四肢

病名	临床表现	病因病机
丝虫病	下肢肿胀，皮肤粗厚如象皮	
鹤膝风	膝部肿大而股胫消瘦	寒湿久留，气血亏虚
下肢畸形	直立时两踝并拢而两膝分离，为膝内翻（“O”形腿）	先天不足，肾气不充
	两膝并拢而两踝分离，为膝外翻（“X”形腿）	

3. 异常动态

动态	临床表现	病因病机
肢体痿废	痿病（肌肉萎缩，筋脉弛缓）	精津亏虚或湿热浸淫，筋脉失养
	若双下肢痿废不用者，多见于截瘫患者	
手足拘急	挛急不舒	寒邪凝滞，或气血亏虚、筋脉失养
手足颤动	双手或下肢颤抖，或振摇不定，不能自主	血虚筋脉失养，或饮酒过度
四肢抽搐	四肢筋脉挛急与弛张间作，舒缩交替，动作有力	肝风内动，筋脉拘急
手足蠕动	手足时时掣动，动作弛缓无力，似虫之蠕行	阴虚动风

六、望皮肤

1. 丹毒☆　皮肤突然鲜红成片，色如涂丹，边缘清楚，灼热肿胀者，为丹毒，因发生部位不同，名称有别。

（1）发于头面者，名抱头火丹。

（2）发于小腿足部者名流火。

（3）发于全身、游走不定者，名赤游丹。

（4）发于上部者多由风热化火所致，发于下部者多因湿热化火而成，亦有因外伤染毒而引起者。

2. 白驳风　四肢、面部等处出现白斑，大小不等，界线清楚，病程缓慢者，为白驳风。

多因风湿侵袭、气血失和、血不荣肤所致。

3. 斑疹

（1）斑指皮肤黏膜出现深红色或青紫色片状斑块，平摊于皮肤，摸之不碍手，压之不褪色。

（2）疹指皮肤出现红色或紫红色、粟粒状疹点，高出皮肤，抚之碍手，压之褪色。

（3）斑疹鉴别点：是否抚之碍手和压之褪色。

（4）疹：①麻疹的特点为疹色桃红，形似麻粒，先见于耳后发际，渐延及颜面、躯干和四肢，疹发透彻后按出疹顺序依次消退；②风疹的特点为疹色淡红，细小稀疏，瘙痒不已，时发时止；③瘾疹的特点为皮肤上出现淡红色或苍白色风团，瘙痒，高出皮肤，发无定处，出没迅速，时隐时现。

七、望排出物

排出物	临床表现	病因病机
痰	痰白而清稀，或有灰黑点者（寒痰）	寒伤阳气，气不化津，湿聚为痰
	痰黄黏稠，坚而成块者（热痰）	热邪煎熬津液
	痰少而黏，难以咯出（燥痰）	燥邪伤肺，或肺阴虚津亏
	痰白滑而量多，易咯出者（湿痰）	脾虚不运，水湿不化，聚而成痰
	咳吐脓血腥臭痰（肺痈）	热毒蕴肺，化腐成脓
	痰中带血，色鲜红者（热伤肺络）	肺阴亏虚，或肝火犯肺，或痰热壅肺
涕	久流浊涕，质稠、量多、气腥臭者（鼻渊）	湿热蕴阻
	阵发性清涕，量多如注，伴喷嚏频作（鼻鼽）	风寒束于肺卫
呕吐物	呕吐物酸腐夹杂不化食物（伤食）	暴饮暴食，损伤脾胃，宿食不化，胃气上逆
	呕吐黄绿苦水	肝胆湿热或郁热
	呕吐清水痰涎，伴胃脘振水声	饮停胃脘，胃失和降

八、望小儿食指络脉

1. 要点 三关测轻重，浮沉分表里，红紫辨寒热，淡滞定虚实。

2. 分三关 从近心端起，分为风关（食指第一指节）、气关（食指第二指节）、命关（食指第三指节）。

3. 小儿食指络脉病理变化的临床表现及其意义

小儿食指络脉		临床意义
三关测轻重	显于风关	邪气入络，可见于外感初起
	达于气关	邪气入经
	达于命关	邪入脏腑
	直达指端（称透关射甲）	提示病情凶险，预后不良
红紫辨寒热	鲜红	属外感表证
	紫红	属里热证
	青色	主疼痛、惊风
	淡白	属脾虚、疳积
	紫黑	为血络郁闭，病属重危

续表

小儿食指络脉		临床意义
浮沉分表里	浮而显露	见于外感表证
	沉隐不显	见于内伤里证
淡滞定虚实	浅淡而纤细（虚证）	气血不足，脉络不充
	浓滞而增粗（实证）	邪正相争，气血壅滞

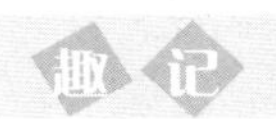

青铜镜。注：①青——青色；②铜——疼痛；③镜——惊风。

第三章　望舌

一、舌诊原理

1. 原理　舌可反映心神、脏腑、经络的病变，以及脾胃功能的状态、气血津液的盛衰。

2. 舌可反映其他脏腑的病变

（1）脾：连舌本、散舌下。

（2）肾：循喉咙、夹舌本。

（3）肝：络舌本。

3. 脏腑的病变反映于舌，具有一定的规律

舌之部位	反映病变
舌质	多候五脏病变，侧重血分
舌苔	多候六腑病变，侧重气分
舌尖	上焦心肺病变
舌中	中焦脾胃病变
舌根	下焦肾病变
舌边	肝胆病变

二、正常舌象的特点及临床意义

正常舌象的舌色淡红鲜明，舌苔均匀、薄白而润，舌质滋润，舌体大小适中、柔软灵活。简称为淡红舌，薄白苔。

三、望舌质

1. 舌神变化的特征与临床意义

舌神	荣舌（有神之舌）	枯舌（无神之舌）
舌色	红活明润	晦暗枯涩
舌体	活动自如	活动不灵
临床意义	阴阳气血精神皆足，生机旺盛，善候	阴阳气血精神皆衰，生机已微，预后差

2. 舌色变化的特征与临床意义

舌色	特征与临床意义		
淡白舌	舌体胖嫩	阳虚水湿内停	淡白舌主气血两虚、阳虚；枯白舌主脱血夺气
	舌体瘦薄	气血两亏	
红舌	舌色稍红，或舌边尖略红	外感风热表证初期	主实热、阴虚
	舌色鲜红，或兼黄苔	实热证	
	舌尖红	心火上炎	
	舌两边红	肝经有热	
	舌鲜红而少苔，或有裂纹，或光红无苔	虚热证	
绛舌	舌绛有苔，或伴有红点、芒刺	温病热入营血，或脏腑内热炽盛	主里热亢盛、阴虚火旺
	舌绛少苔或无苔，或有裂纹	久病阴虚火旺，或热病后期阴液耗损	
青紫舌	舌淡紫而湿润	阴寒内盛，或阳气虚衰	主气血瘀滞
	舌紫红或绛紫而干枯少津	热盛伤津	
	全舌青紫	全身血行瘀滞	
	舌有紫色斑点	瘀血阻滞于局部	
	舌色淡红中泛现青紫	肺气壅滞，或肝郁血瘀，或中毒等	

3. 舌形变化的特征与临床意义

舌形		特征与临床意义	
老、嫩舌	老舌	实证	
	嫩舌	虚证	
胖大舌	舌淡胖大	脾肾阳虚，水湿内停	胖大舌多主水湿内停、痰湿热毒上泛，肿胀舌多主湿热、热毒上壅
	舌红胖大	脾胃湿热，或痰热内蕴	
	舌色红绛肿胀	心脾热盛，热毒上壅	
瘦薄舌	色淡	气血两虚	多主气血两虚、阴虚火旺
	色红绛干燥	阴虚火旺，津液耗伤	
点、刺舌	舌红而起芒刺	气分热盛	脏腑热极，或血分热盛
	舌红而点刺色鲜红	血热内盛，或阴虚火旺	
	舌红而点刺色绛紫	热入营血而气血壅滞	
裂纹舌	舌红绛	热盛伤津，或阴液虚损	阴血亏损，脾虚湿侵，不能荣润舌面
	舌淡白	血虚不润	
	舌淡白胖嫩，边有齿痕	脾虚湿侵	
齿痕舌	舌淡胖大润	寒湿壅盛，或阳虚水湿内停	主脾虚、水湿内停证
	舌淡红	脾虚或气虚	
	舌红肿胀	内有湿热痰浊壅滞	

【**拓展**】肿胀舌：舌体肿大，盈口满嘴，甚者不能闭口，不能缩回；先天性舌裂：健康人舌面有裂纹，有舌苔覆其上，无不适。

4. 舌态变化的特征与临床意义

舌态		特征与临床意义	
强硬舌	舌红绛少津	邪热炽盛	热入心包，或高热伤津，或风痰阻络
	舌胖大兼厚腻苔	风痰阻络	
	舌强语言謇涩，伴肢体麻木、眩晕	中风先兆	
痿软舌	舌淡白	气血俱虚	伤阴，或气血俱虚
	新病舌干红	热灼津伤	
	久病舌绛少苔或无苔	外感病后期，热极伤阴，或内伤杂病，阴虚火旺	
颤动舌	久病舌淡白	血虚动风	肝风内动
	新病舌绛	热极生风	
	舌红少津	阴虚动风	
	舌体颤动	可见于酒毒内蕴	
歪斜舌	中风、喑痱或中风先兆		
吐弄舌	吐舌	可见于疫毒攻心或正气已绝	
	弄舌	多见于热甚动风先兆	
	吐弄舌	可见于小儿智能发育不全	
短缩舌	色淡白或青紫而湿润	寒凝筋脉	多属危重证候的表现
	色淡白而胖嫩	气血俱虚	
	体胖而苔滑腻	痰浊内蕴	
	色红绛而干	热盛伤津	

四、望舌苔

1. 苔质变化特征及临床意义

（1）薄、厚苔：①苔的厚薄主要反映邪正的盛衰和邪气之深浅；②薄苔属正常舌苔，主外感表证，或内伤轻病；③厚苔主邪盛入里，或内有痰湿、食积等。

（2）润、燥苔

苔质	特征	临床意义
润苔	干湿适中，不滑不燥	提示体内津液未伤，多见于风寒表证、湿证初起、食滞、瘀血等
滑苔	水分过多，伸舌欲滴	水湿之邪内聚，主寒证、主湿证、主痰饮
燥苔	舌苔干燥，扪之无津	提示体内津液已伤
糙苔	苔质粗糙如砂石	多见于热盛伤津之重证

（3）腐、腻苔

苔质	特征	临床意义	
腐苔	颗粒疏松，粗大而厚，形如豆腐渣堆积舌面，揩之可去	阳热有余，腐浊邪气上泛	主痰浊、食积
	若舌上黏厚一层，有如疮脓，则称“脓腐苔”		主内痈
	病中腐苔脱落，不能续生新苔，称“无根苔”	胃气衰败	
腻苔	颗粒细腻致密，揩之不去，刮之不脱，如涂有油腻之状	湿浊内蕴，阳气被遏，湿浊痰饮停聚	主痰浊、食积、湿热

（4）剥落苔

苔质	特征及临床意义		
光剥苔（镜面舌）	舌苔全部退去，舌面光洁如镜	舌色红绛	胃阴枯竭，胃乏生气
		舌色白如镜	主营血大虚，阳气虚衰
花剥苔	舌苔剥落不全，斑斑驳驳残存舌苔，界线明显		
地图舌	舌苔不规则脱落，边缘凸起，界线清楚，形似地图		
类剥苔	剥脱边缘不光滑，似有新生颗粒		
鸡心苔	舌苔周围剥落，仅留中心一块		

【拓展】若未剥处仍有腻苔者为正气亏虚，痰浊未化。

（5）真、假苔：①真苔（紧贴舌面），又称为有根苔，有胃气，病轻，预后好；②假苔（浮涂舌上），又称为无根苔，假苔乃胃气告匮，病重，预后差。

2. 苔色变化特征及临床意义

苔色	特征及临床意义		
白苔	积粉苔（苔白如积粉，扪之不燥）	常见于瘟疫或内痈，秽浊时邪与热毒相结而成	一般常见于表证、寒证、湿证；特殊情况下主热证
	糙裂苔（苔白燥裂如砂石，扪之粗糙）	提示内热暴起，津液暴伤	
黄苔	薄黄苔	多见于外感风热表证或风寒化热	主里证、热证
	黄滑苔	阳虚寒湿之体，痰饮聚久化热，或为气血亏虚，复感湿热之邪	
	苔黄而干燥，甚至干裂	多见于邪热伤津，燥结腑实之证	
	苔黄而腻	主湿热或痰热内蕴，或食积化腐	
灰黑苔	苔灰黑而湿润	主阳虚寒湿内盛，或痰饮内停	主阴寒内盛，或里热炽盛
	苔灰黑而干燥	主热极津伤	
	苔黄黑（霉酱苔）	胃肠素有湿浊宿食，积久化热，或湿热夹痰	

五、舌下络脉

1. 正常特征 舌下络脉是指位于舌下舌系带两侧的大络脉，长度不超过舌下肉阜至舌尖的五分之三，颜色呈淡紫色，少有怒张、纡曲的表现。

2. 异常及临床意义

（1）舌下络脉粗胀，或呈青紫、绛、绛紫、紫黑色，或呈暗红色或紫色网络，或曲张如紫色珠子大小不等的结节改变，均为血瘀的征象。

（2）舌下络脉短而细，周围小络脉不明显，舌色偏淡者，多属气血不足。

六、舌象综合分析

1. 舌质和舌苔的综合诊察　舌苔或舌质单方面异常；舌质和舌苔均出现异常；舌象的动态分析。

2. 舌诊的临床意义

（1）判断邪正盛衰。

（2）辨别病位深浅。

（3）区别病邪性质。

（4）推断病势进退：厚变薄（退），薄变厚（进）。

（5）估计病情预后：有根苔、无根苔。

第四章　闻诊

一、听声音

1. 音哑与失音的临床表现及其意义

（1）新病音哑或失音多为实证，因外感风寒或风热袭肺，或痰湿壅肺，肺失清肃，邪闭清窍所致，即所谓“金实不鸣”。

（2）久病音哑或失音多为虚证，多因各种原因导致阴虚火旺，肺肾精气内伤所致，即所谓“金破不鸣”。

（3）暴怒喊叫或持续高声宣讲，伤及喉咙所致音哑或失音者，亦属气阴耗伤。

2. 谵语、郑声、狂言、独语、错语、言謇的临床表现及其意义

分类	临床表现		临床意义
谵语	语无伦次，声高有力	神志不清	邪热内扰神明
郑声	语言重复，时断时续，语声低弱模糊		久病脏气衰竭，心神散乱
狂言	语无伦次，狂叫骂詈		痰火扰神
独语	自言自语，喃喃不休，见人语止，首尾不续		心气虚弱或气郁痰阻
错语	语后自知言错	神志清楚	心气虚弱或气郁痰阻
言謇	思维正常而吐字困难、不清		风痰阻络

3. 咳嗽、喘、哮的临床表现及其意义

（1）咳嗽

临床表现	临床意义
重浊沉闷	寒痰湿浊停聚于肺，肺失肃降
轻清低微	久病肺气虚损，失于宣降
咳声不扬，痰稠色黄	热邪犯肺，肺津被灼
痰多易咯	痰湿阻肺
干咳无痰或少痰	燥邪犯肺或阴虚肺燥

续表

临床表现	临床意义
鸡鸣样回声	顿咳（百日咳），多因风邪与痰热搏结所致，常见于小儿
咳声如犬吠	时行疫毒攻喉所致，多见于白喉

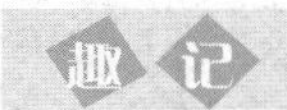

白犬顿（炖）鸡。

（2）喘、哮

分类	临床表现			临床意义
喘	呼吸困难、张口抬肩，甚至鼻翼扇动，难以平卧	实喘	发作急骤，呼吸深长，息粗声高，唯以呼出为快	风寒袭肺或痰热壅肺，痰饮停肺，肺失宣肃，或水气凌心
		虚喘	病势缓慢，呼吸短浅，息微声低，唯以深吸为快	肺肾亏虚，气失摄纳，或心阳气虚
哮	呼吸急促似喘，喉间有哮鸣音			痰饮内伏，复感外邪；或因久居寒湿之地，或过食酸咸生冷

【拓展】喘不必兼哮，哮必兼喘。

4. 呕吐、呃逆、嗳气的临床表现及其意义

（1）呕吐

病证	临床表现	临床意义
呕吐	吐势徐缓，声音微弱，呕吐物清稀	虚寒证，脾胃阳虚
	吐势较猛，声音壮厉，呕吐出黏稠黄水，或酸或苦	实热证，热伤胃津
	呕吐呈喷射状	热扰神明，或因头颅外伤，颅内瘀血、肿瘤等，使颅内压力增高
	呕吐酸腐食糜	食滞胃肠
	朝食暮吐，暮食朝吐（胃反）	多属脾胃阳虚证
	口干欲饮，饮后则吐（水逆）	饮邪停胃，胃气上逆

（2）呃逆

病证	临床表现	临床意义
呃逆（哕）	新病呃逆，其声有力	寒邪或热邪客于胃
	久病、重病呃逆不止，声低气怯无力	胃气衰败之危候
	呃声频作，高亢而短，其声有力	实证
	呃声低沉，声弱无力	虚证
	突发呃逆，呃声不高不低，无其他病史及兼症	饮食刺激或偶感风寒，一般为时短暂，不治自愈

【拓展】呃逆——声短而频；嗳气——声长而缓。

（3）嗳气

病证	临床表现	临床意义
嗳气（噫）	嗳气酸腐，兼脘腹胀满	宿食内停，属实证
	嗳气频作而响亮，嗳气后脘腹胀减，发作因情志变化而增减	肝气犯胃，属实证
	嗳气频作，兼脘腹冷痛，得温症减	寒邪犯胃或胃阳亏虚
	嗳声低沉断续，无酸腐气味，兼见纳呆食少	胃虚气逆，属虚证

【拓展】一心一意去爱你。注：①意——噫；②爱——嗳。

二、嗅气味

1. 口气、排泄物之气味异常的临床意义

（1）口气

气味	临床表现	临床意义
口气	口气酸臭，并伴食欲不振，脘腹胀满	食积胃肠
	口气臭秽	胃热
	口气臭秽难闻，牙龈腐烂	牙疳
	口气腐臭，或兼咳吐脓血	内有溃腐脓疡

（2）排泄物

气味	临床表现	临床意义
排泄物（二便）	便酸臭难闻	肠有郁热
	大便溏泄而腥	脾胃虚寒
	大便泄泻臭如败卵，或夹未消化食物，矢气酸臭	伤食
	小便黄赤混浊，有臊臭味	膀胱湿热
	尿甜并散发烂苹果气味	消渴病
排泄物（经带）	经血臭秽	热证
	经血气腥	寒证
	带下臭秽而黄稠	湿热
	带下腥而清稀	寒湿
	带下奇臭而色杂	癌症

2. 病室气味异常的临床意义

病室气味	临床意义
臭气触人	瘟疫类疾病
血腥味	失血
腐臭气	溃腐疮疡
尸臭	脏腑衰败，病情重笃
尿臊气（氨气味）	见于肾衰
烂苹果样气味（酮体气味）	消渴并发症患者，属危重病症
蒜臭气味	有机磷中毒

三、“酸腐”与“酸臭”的临床表现及其意义

分类	临床表现	临床意义
酸腐	呕吐酸腐食糜	食滞胃脘
	嗳气酸腐，兼脘腹胀满	宿食内停
	夜卧不安，腹胀嗳气酸腐	食滞内停
	呕吐酸腐夹杂不化食物	伤食
酸臭	呕吐物秽浊酸臭	邪热犯胃，胃失和降
	口气酸臭，并伴食欲不振，脘腹胀满	食积胃肠
	大便酸臭难闻	肠中郁热
	大便泄泻臭如败卵，或夹有未消化食物，矢气酸臭	伤食

第五章　问诊

一、问诊内容

1. 内容　问诊包括一般情况、主诉、现病史、既往史、个人生活史、家族史等。明代医学家张介宾在总结前人问诊经验的基础上，编成《十问篇》，清代陈修园将其略做修改而成《十问歌》：

一问寒热二问汗，三问头身四问便；
五问饮食六胸腹，七聋八渴俱当辨；
九问旧病十问因，再兼服药参机变；
妇女尤必问经期，迟速闭崩皆可见；
再添片语告儿科，天花麻疹全占验。

2. 主诉　主诉是患者就诊时最感痛苦的症状、体征及持续时间。

二、问寒热

1. 表证　恶寒发热。

（1）恶寒重发热轻：风寒表证。

（2）发热重恶寒轻：风热表证。

（3）发热轻而恶风：伤风表证。

2. 里证

（1）但寒不热：①新病恶寒（得温不缓），属里实寒证；②久病畏寒（得温可缓），属里虚寒证。

（2）但热不寒：①壮热（39℃以上），属里实热证，见于阳明经证、气分；②潮热（定时发热，有规律）；③微热（37～38℃或自觉发热），见于气虚、阴虚、气郁等。

潮热类型	时间	表现	病证
日晡潮热	申时（下午3：00～5：00）	腹胀便秘	阳明腑实证
阴虚潮热	午后或夜间	骨蒸发热	阴虚火旺
湿温潮热	午后	身热不扬	湿温病
瘀血潮热	午后和夜间	瘀血征象	瘀血

3. 半表半里证

（1）少阳病：寒热往来无定时。

（2）疟疾：寒热往来有定时，邪伏膜原。

三、问汗

异常汗出		临床表现及意义
特殊汗出	自汗	醒时汗出——阳虚，气虚
	盗汗	睡时汗出——阴虚
	绝汗	①冷汗淋漓，脉微欲绝——亡阳；②汗热而黏腻如油，脉细数疾——亡阴
	战汗	疾病发展的转折点。①汗出后热退脉缓——好转；②汗出后仍身发高热，脉来急疾——恶化
黄汗	汗出沾衣，色如黄柏汁——风湿热邪交蒸	
局部汗出	半身汗	健侧汗出——中风，痿病，截瘫
	头汗	①病理——上焦热盛；中焦湿热蕴结；元气将脱，阴阳离决，虚阳上越；②生理——进食辛辣、饮酒、热汤，热蒸于头
	手足心汗	阴经郁热、阳明燥热、阴虚阳亢、中焦湿热、阳气内郁
	阴汗	下焦湿热郁蒸

四、问疼痛

1. 问疼痛性质

性质	病因	性质	病因
胀痛	气滞	走窜痛	气滞，行痹（风邪）
刺痛	瘀血	固定痛	瘀血；寒湿，湿热阻滞
冷痛	寒证（实、虚）	空痛	气血亏虚，精髓不足
灼痛	热证（实、虚）	隐痛	阳气精血亏虚
重痛	湿邪困阻	酸痛	风湿邪（关节），肾虚（腰膝酸软）
掣痛	经脉失养或阻滞	绞痛	有形实邪阻闭，寒邪凝滞气机

2. 问疼痛部位

部位	临床表现及意义
头痛	①前额连眉棱骨痛——阳明经；②侧头部痛——少阳经；③颠顶痛——厥阴经；④后头连项痛——太阳经
胸痛	心肺病变
胁痛	肝胆病变
胃脘痛	痛在上腹部、剑突下——胃失和降、气机不畅
腹痛	大腹——脾胃；小腹——膀胱、大小肠及胞宫；少腹——肝经
腰痛	①酸软——肾虚；②冷痛沉重——寒湿；③刺痛——瘀血阻络

五、问头身胸腹

	临床表现及意义
头晕	烦躁易怒，舌红苔黄，脉弦数——肝火上炎
	头重脚轻，舌红少津，脉弦细——肝阳上亢
胸闷	胸部痞塞满闷——心肺气机不畅
心悸	心跳不安。①惊悸——因惊恐；②怔忡（剧烈）——无明显外界诱因
脘痞	胃脘胀闷不舒——脾胃病变
腹胀	腹部胀满不舒，如物支撑——气虚、寒凝、热结、气滞、痰饮、食积、瘀血、虫积
麻木	患者肌肤感觉减退，甚至消失——气血亏虚
疲乏	肢体倦怠，运动无力——虚
身重	身体沉重——水湿泛溢及气虚不运
身痒	全身皮肤瘙痒不适——风邪袭表、血虚风燥、湿热浸淫

六、问耳目

1. 耳鸣　自觉耳内鸣响。

（1）突发耳鸣，声大如雷，按之不减，为实证，如肝胆火盛。

（2）渐起耳鸣，声细如蝉，按之可减，为虚证，如肾精亏虚。

2. 耳聋　听力减退，甚至丧失。

（1）骤发耳聋为实证，肝胆火扰或风邪上袭耳窍。

（2）日久渐成为虚证，肾精亏虚。

3. 目眩　自觉视物旋转。

（1）实者为肝阳上亢、肝火上炎、肝阳化风及痰湿上蒙清窍。

（2）虚者为气虚、血亏、阴精不足，目失充养。

4. 目昏、雀盲　肝肾亏虚，精血不足。

（1）目昏表现为视物模糊。

（2）雀盲表现为昼常，黄昏后弱（夜盲）。

七、问睡眠

1. 失眠　阳盛阴衰。

（1）不易入睡，甚至彻夜不眠，兼心烦不寐，为心肾不交。

（2）睡后易醒，不易再睡者，兼心悸、便溏，为心脾两虚。

（3）睡眠时时惊醒，不易安卧，为胆郁痰扰。

（4）夜卧不安，腹胀嗳气酸腐，为食滞内停。

2. 嗜睡　阴盛阳衰。

（1）困倦嗜睡，伴头目昏沉，胸闷脘痞，肢体困重，为痰湿困脾。

（2）饭后嗜睡，兼神疲倦怠，食少纳呆，为脾失健运。

（3）大病之后，精神疲乏而嗜睡，为正气未复。

（4）精神极度疲惫，神识朦胧，困倦欲睡，肢冷脉微，为心肾阳衰。

八、问饮食与口味

饮食与口味异常	临床表现及意义	
口渴与饮水	口渴多饮——热、燥伤津	
	渴不多饮	湿热证——身热不扬，心中烦闷，苔黄腻
		温病营分证——身热夜甚，心烦不寐，舌红绛
		痰饮内停——渴喜热饮，饮水不多或饮后即吐
		瘀血内停——口干，但欲漱水不欲咽，面色黧黑或肌肤甲错
食欲与食量	食欲减退——脾胃虚弱、湿邪困脾、食滞胃肠	
	厌食——食滞胃肠、湿热蕴脾、肝胆湿热	
	消谷善饥——食多，易饥。①多饮多尿，形体消瘦——消渴病；②大便溏泄——胃强脾弱	
	饥不欲食——胃阴不足	
	除中（假神）——胃气败绝	
口味	口淡——脾胃虚弱	
	口甜——脾胃湿热或脾虚	
	口黏腻——痰热内盛、湿热蕴脾、食积化热	
	口酸——肝胃郁热或饮食停滞	
	口苦——心火上炎或肝胆火热	
	口涩——燥热伤津或脏腑热盛	
	口咸——肾病或寒水上泛	

九、问二便

二便异常		临床表现及意义
大便异常	便次	便秘——热结、阴虚、气血亏虚、阳气虚衰或阴寒内盛
		泄泻——寒湿、湿热、伤食、脾虚、脾肾阳虚、肝郁乘脾
	便质	完谷不化——脾肾阳虚或食滞胃肠
		溏结不调——①时干时稀为肝郁脾虚；②先干后溏为脾虚
		脓血便——痢疾或肠癌
		便血——①黑如柏油（远血）；②鲜红（近血）
	排便感	肛门灼热——大肠湿热下注
		里急后重——湿热内阻
		排便不爽（如黄糜、黏滞）——湿热蕴结
		大便失禁——脾肾虚衰
		肛门重坠——脾虚中气下陷

续表

二便异常		临床表现及意义
小便异常	尿次	频数——①短赤为湿热蕴结膀胱；②澄清、夜尿多为肾虚
		癃闭（点滴而出为癃，点滴不出为闭）。①实——湿热、瘀血、结石、败精阻滞；②虚——气虚、肾阳不足、膀胱气化不利
	尿量	增多——①清长见于虚寒；②多饮、多尿、消瘦见于消渴
		减少——①短赤见于实热或伤津；②浮肿见于肺脾肾功能失常
	排尿感	小便涩痛——湿热蕴结、热灼伤津、结石、瘀血
		余沥不尽——肾阳亏虚，肾气不固
		小便失禁——肾气不固，膀胱失约
		遗尿——肾气不足，不能固约膀胱

十、问经带

经带异常	临床表现及意义
经期异常	月经先期——气虚不固、热迫血妄
	月经后期——虚（营血亏损、阳气虚衰）、实（气滞、寒凝血瘀、痰湿阻滞）
	月经先后无定期——肝气郁滞或脾肾虚损
经量异常	①经量过多——气虚、血热、瘀阻；②经量过少——虚、实
崩漏	气虚、热、瘀。①崩——来势急，出血量多；②漏——来势缓，出血量少
闭经	血海空虚、痨虫侵胞、冲任不通
痛经	周期性小腹疼痛。①气滞或血瘀；②寒凝或阳虚；③气血两虚
带下异常	白带（色白量多，质稀如涕，淋漓不绝）——脾肾阳虚，寒湿下注
	黄带（色黄，质黏，臭秽）——湿热下注或湿毒蕴结

第六章 脉诊

一、概述

1. 脉象形成原理

（1）心、脉是形成脉象的主要脏器。

（2）气血是形成脉象的物质基础。

（3）与肝、脾胃、肺、肾密切相关。

2. 脉诊部位

（1）“独取寸口”诊法：寸口脉分为寸、关、尺三部。①左手寸、关、尺对应心、肝、肾；②右手寸、关、尺对应肺、脾、肾。

（2）“三部九候”诊法：上（头）中（手）下（足），天人地。

（3）“仲景三部”诊法：人迎、寸口、趺阳三脉。

3. 脉诊方法

（1）选指：指目与受诊者体表约呈45°。

（2）布指：中指定关，疏密得当。

（3）运指：举、按、寻、总、单。

4. 脉象要素

（1）四要素：脉位、脉数、脉形、脉势。

（2）八要素：脉位、脉率、脉力、脉长、脉宽、流利度、紧张度、均匀度。

二、正常脉象

正常脉象为寸关尺三部有脉，一息四五至，不浮不沉，不大不小，从容和缓，节律一致，尺部沉取有力。

1. 有胃　从容、和缓、流利。

2. 有神　柔和有力、节律整齐。

3. 有根　尺脉有力，沉取不绝。

三、常见脉象的特征及临床意义☆

1. 浮脉类特征与临床意义

分类	特点	具体特征	临床意义
浮脉	轻取即得	举之有余，按之不足	表证，亦见于虚阳浮越证
洪脉		脉体阔大，充实有力，来盛去衰	热盛
濡脉		浮细无力而软	虚证，湿困
散脉		浮取散漫而无根，伴至数或脉力不匀	元气离散，脏气将绝
芤脉		浮大中空，如按葱管	失血，伤阴
革脉		浮而搏指，中空边坚	亡血、失精、半产、崩漏

2. 沉脉类特征与临床意义

分类	特点	具体特征	临床意义
沉脉	重按始得	轻取不应，重按始得	里证
伏脉		重按推至筋骨始得	邪闭、厥证、痛极
弱脉		沉细无力而软	阳气虚衰、气血俱虚
牢脉		沉按实大弦长	阴寒内积、疝气、癥积

3. 迟脉类特征与临床意义

分类	特点	具体特征	临床意义
迟脉	一息不足四至	一息不足四至	寒证，亦见于邪热结聚
缓脉		一息四至，脉来怠缓	湿证，脾胃虚弱；亦见于平人
涩脉		往来艰涩，迟滞不畅	精伤，血少；气滞，血瘀，痰食内停
结脉		迟而时一止，止无定数	阴盛气结，寒痰瘀血；气血虚衰

4. 数脉类特征与临床意义

分类	特点	具体特征	临床意义
数脉	一息五至以上	一息五至以上，不足七至	热证，亦主里虚证
疾脉		脉来急疾，一息七八至	阳极阴竭，元气欲脱
促脉		数而时一止，止无定数	阳热亢盛，瘀滞、痰食停积；脏气衰败
动脉		脉短如豆，滑数有力	惊恐、疼痛

5. 虚脉类特征与临床意义

分类	特点	具体特征	临床意义
虚脉	应指无力	举之无力，按之松软	气血两虚
细脉		脉细如线，应指明显	气血两虚、湿证
代脉		脉来一止，止有定数，良久方还	脏气衰微、疼痛、惊恐、跌仆损伤
微脉		脉极细极软，似有若无	气血大虚，阳气衰微
短脉		首尾俱短，不及本部	有力主气郁，无力主气损

6. 实脉类特征与临床意义

分类	特点	具体特征	临床意义
实脉	应指有力	三部脉充实有力，其势来去皆盛	实证，亦见于常人
滑脉		往来流利圆滑，如盘走珠	痰湿、食积、实热；青壮年；孕妇
弦脉		脉长而坚硬，如按琴弦	肝胆病、疼痛、痰饮；老年健康者
紧脉		紧张有力，如按绳索，脉势绷急	实寒证、疼痛、宿食
长脉		脉动应指超逾三部	阳证、热证、实证，亦可见于平人
大脉		脉体宽大，无汹涌之势	健康人，病进

四、常见脉象的鉴别☆

脉象鉴别		
主湿	缓	脉来怠慢
	细	脉细如线
	濡	浮细无力而软
节律不齐	有歇止	结——迟而时一至，止无定数
		促——数而时一至，止无定数
		代——脉来一止，止有定数
	无歇止	散——脉律不齐，浮散无根
		涩——往来艰涩，迟滞不畅
		微——极细极软，似有似无
痛、惊	动	脉短如豆，滑数有力
	代	脉来一至，止有定数
食积	促	数而时一至，止无定数
	紧	绷急弹指，状如牵绳转索
	滑	往来滑利，应指圆滑
	涩	往来艰涩，迟滞不畅
细	细	脉细如线
	濡	浮细无力而软
	弱	沉细无力而软
	微	极细极软，似有似无
宽	实	三部充实有力，其势来去皆盛
	洪	充实有力，来盛去衰

续表

脉象鉴别		
长	牢	沉按实大弦长
	弦	端直以长，如按琴弦
	长	首尾端直，超过本位
短	短	脉动应指不及三部
	动	短而滑数
脉速	迟	一息不足四至
	缓	一息四至
	数	一息五至以上不满七至
	疾	一息七八至
常人可见	实、大、弦、长、缓、滑	
主病较多	涩、促、代、滑、弦	

五、相兼脉

相兼脉		主病
浮脉相兼	浮紧脉	外感寒之表寒证，或风寒痹证疼痛
	浮数脉	风热袭表的表热证
	浮缓脉	风邪伤卫、营卫不和的太阳中风证
	浮滑脉	表证夹痰或素体痰湿又感受外邪
沉脉相兼	沉迟脉	里寒证
	沉弦脉	肝郁气滞，或水饮内停
	沉涩脉	血瘀，阳虚而寒凝血瘀
	沉缓脉	脾虚，水湿停留
	沉细数脉	阴虚内热或血虚
弦脉相兼	弦紧脉	寒滞肝脉，或肝郁气滞等所致疼痛
	弦数脉	肝郁化火或肝胆湿热、肝阳上亢
	弦滑数脉	肝火夹痰，肝胆湿热或肝阳上扰，痰火内蕴
	弦细脉	肝肾阴虚或血虚肝郁或肝脾不调
数脉相兼	洪数脉	阳明经证、气分热盛、外感热病
	滑数脉	痰热（火）、湿热或食积内热

六、真脏脉

脉	脉象特征及临床意义
雀啄	三五不调——脾之谷气绝于内
屋漏	良久一滴——脾气衰败，化源枯竭，胃气荣卫俱绝
弹石	如指弹石——肾绝
解索	散乱无序——肾与命门之气皆亡
鱼翔	头定尾摇——三阴寒极，亡阳于外
釜沸	浮泛无根——三阳热极，阴液枯竭

续表

脉	脉象特征及临床意义
虾游	如虾游冉冉——阴绝阳败，主死

七、小儿脉

正常小儿的平和脉象，较成人脉软而速，年龄越小，脉搏越快。2~3岁的小儿，脉动六七至为常脉，每分钟脉跳100~120次；5~10岁的小儿，脉动六至为常脉，每分钟脉跳100次左右，四五至为迟脉。

八、妇人脉

1. 月经脉 月经脉为左关、尺脉忽洪大于右手。

2. 妊娠脉 妊娠脉为突然停经，脉来滑数冲和，或两尺脉搏动强于寸脉。

第七章 按诊

一、按诊

按诊的方法主要有触、摸、按、叩四法。

1. 按肌肤

按肌肤	特点及意义
按寒热	①冷而大汗淋漓，脉微欲绝为亡阳；汗出如油，温，脉躁疾无力为亡阴；②身灼热而肢厥为真热假寒；③身热不扬见于湿热蕴结；④身热初按热甚，久按热反转轻者为热在表；久按其热反甚者为热在里
按润燥滑涩	①新病皮肤多滑润而有光泽为气血未伤；②久病肌肤枯涩为气血两伤；③肌肤甲错为血虚失荣或瘀血所致
按肿胀	①按之凹陷，举手不能即起为水肿；②举手即起为气肿
按尺肤	①热甚，脉象洪滑数盛——热证；②凉，脉象细小——泄泻、少气；③窅而不起——风水；④尺肤粗糙如枯鱼之鳞——精血不足，或瘀血内阻，或痰饮

2. 按腹部 辨疼痛、痞满、积聚。

按腹部		特点及意义
疼痛	腹痛	①喜按——虚证，拒按——实证；②胀痛——气滞气闭；③固定不移——瘀血
	压痛	①左少腹作痛，按之累累有硬块者——肠中宿便；②右少腹作痛，拒按，或有“反跳痛”——肠痈
痞满	脘腹痞满	①硬而疼痛——实证；②濡软，无疼痛——虚证
	脘腹胀满	①有弹性，有压痛——实满；缺乏弹性，无压痛——虚满；②腹部高度胀大，如鼓之状——鼓胀
积聚	癥瘕积聚	①肿块推之不移，痛有定处——癥积，病属血分；②推之可移，痛无定处，聚散不定——瘕聚，病属气分；③坚硬如石——恶候；④形如条索、蚯蚓——虫积；⑤排尿后消失——积尿

3. 按胸部虚里

（1）部位：心尖搏动处，左乳下第四、第五肋间，稍内侧。

（2）正常表现：虚里按之应手，动而不紧，缓而不怠，动气聚而不散，节律清晰一致，一息四五至，是心气充盛，宗气积于胸中的正常征象。

（3）虚里的病理表现及临床意义：①虚里按之其动微弱，如宗气内虚或饮停心包之支饮；②虚里搏动迟弱，见于心阳不足；③按之弹手，洪大而搏为心肺气绝，危候；④胸高而喘，搏动散漫而数见于心肺气绝之兆；⑤孕妇，虚里动高为恶候；⑥虚损，日渐动高为病进；⑦搏动数急而时有一止见于宗气不守。

第八章　八纲辨证

一、概念

八纲，指表、里、寒、热、虚、实、阴、阳八个纲领。

【拓展】表里——病位深浅；寒热——病邪性质；虚实——邪正盛衰；阴阳——病证类别。

二、八纲辨证

1. 表里

分类	表证	里证
病位	浅——皮毛、经络	深——脏腑、气血、骨髓
病史、病程	新病、短，起病急	久病、长，起病缓
主要症状	寒热、恶寒、发热同见，发热多无定时	但寒不热，但热不寒或无寒热，发热多有定时
舌苔	苔薄	视病情具体而定
脉	浮	沉或其他多种脉象

2. 寒热

分类	寒证	热证
寒热喜恶	恶寒喜温	恶热喜凉
口渴	不渴	渴喜冷饮
面色	白	赤
四肢	冷	热
大便	稀溏	秘结
小便	清长	短赤
舌象	舌淡、苔白润	舌红苔黄
脉象	迟或紧	数

3. 虚实

分类	虚证	实证
病程	长（久病）	短（新病）
体质	虚弱	壮实
精神	萎靡	兴奋
声息	声低息微	声高气粗
疼痛	喜按	拒按
胸腹	按之不痛，胀满时减	按之疼痛，胀满不减
发热	五心烦热，午后微热	蒸蒸壮热

续表

分类	虚证	实证
恶寒	畏寒，加衣近火可减	恶寒，加衣近火不减
舌	质嫩，苔少或无苔	质老，苔厚
脉	无力	有力

4. 阴阳

亡阳证、亡阴证的鉴别要点。

证名	汗出	寒热	四肢	面色	气息	口渴	舌象	脉象
亡阳	汗冷清稀	身冷畏寒	厥冷	苍白	微弱	不渴或渴喜热饮	苔白润	脉微欲绝
亡阴	汗热黏稠	身热恶热	温暖	面赤颧红	急促	渴喜冷饮	舌红干	脉细数疾而无力

三、八纲证候间的关系

八纲中，阴阳、表里、寒热、虚实，各自概括着一个方面的病理本质，然而它们之间是互相联系着的。证与证之间存在着相兼、错杂、转化，甚至真假难辨，并且随病情发展而不断变化。临床辨证时，不仅要注意八纲基本证的识别，更应把握八纲证候之间的相互关系，只有将八纲综合起来对病情做全面的分析考察，才能对证有比较准确的认识。

第九章　六淫辨证

一、风淫证

1. 分型

类型	临床表现
风邪袭表	汗出、恶风、脉浮缓
风邪犯肺	咳嗽、咽喉痛痒、鼻塞、流涕
风客肌肤	皮肤瘙痒、丘疹
风邪中络	肌肤麻木、口眼歪斜
风胜行痹	肢体关节游走疼痛
风水相搏	面睑肢体浮肿

2. 特点　①风性轻扬开泄，易袭阳位；②风性善行而数变；③风性主动；④风为百病之长。

二、寒淫证

1. 分型

类型	临床表现
伤寒证（太阳表实证）	恶寒重，或伴发热，无汗，头身痛，鼻塞或流清涕，苔薄白，脉浮紧
中寒证（里实寒证）	①寒邪客肺（咳嗽，哮喘，咳痰稀白）；②寒滞胃肠（脘腹疼痛，呕吐，肠鸣泄泻）

2. 特点　①寒为阴邪，易伤阳气；②寒性凝滞，主痛；③寒性收引。

三、暑淫证

1. 分型

类型	临床表现
伤暑证（轻）	发热恶热，汗出，口渴喜饮，气短，神疲，肢体困倦，小便短黄，舌红，苔白或黄，脉虚数
中暑证（重）	发热，猝然昏倒，汗出不止，气喘，甚至昏迷、惊厥、抽搐等

2. 特点 ①暑为阳邪，其性炎热；②暑性升散，易扰心神，易耗气伤津；③暑多夹湿。

四、湿淫证

1. 临床表现 头重如裹、身体困重、嗜睡、口腻不渴、痒；苔腻，脉濡缓或细。

2. 特点 ①湿为阴邪，易阻滞气机，损伤阳气；②湿性重浊；③湿性黏滞；④湿性趋下，易袭阴位。

五、燥淫证

1. 分型

类型	临床表现
凉燥	恶寒发热，无汗，头痛，脉浮缓或浮紧等表寒症状（寒象和无汗、脉浮紧）
温燥	发热有汗，咽喉疼痛，心烦，舌红（热象表现和出汗、脉浮数）

2. 特点 ①燥性干涩，易伤津液；②燥易伤肺。

六、火淫证

1. 临床表现 发热恶热，口渴，便秘，小便短黄，面色赤，舌红绛，苔黄或灰黑。

2. 特点 ①火为阳邪，其性燔灼趋上；②火热易扰心神；③火热易伤津耗气；④火热易生风动血；⑤火邪易致疮痈。

第十章　气血津液辨证

一、气病辨证

1. 气虚证 气短、乏力、脉虚，或有自汗，动则诸症加重。

2. 气陷证 气短、气坠、脏器下垂、脱肛、阴挺（气虚和下垂）。

3. 气不固证 气短、脉虚、自汗、失禁、崩漏、遗精（气虚和滑脱）。

4. 气脱证 神识朦胧，口开，手撒，大小便失禁，闭塞（脱证神昏和脱失）。

5. 气闭证 突发昏厥，口闭，握固（闭证神昏和气闭）。

6. 气逆证 呃逆，头晕，咳嗽（多见于肺、肝、胃）。

7. 气滞证 局部胀痛，或随情绪变化（多见于肺、肝、胃）。

二、血病辨证

1. 血虚证 面、睑、唇、舌、爪甲的颜色白，心血虚（心悸，健忘），肝（眼花，目涩）。

2. 血脱证 （大量出血后）面色苍白，气短，脉微或芤。

3. 血瘀证 刺痛，包块青紫，出血不止或血块，脉细涩，口干（但欲漱水不欲饮），瘀血色脉证（面色黧黑，脉多细涩或结、代、无脉等）。

4. 血热证 身热口渴，斑疹，出血，舌绛，脉数（热和出血）。

5. 血寒证 冷痛拘急，畏寒，紫暗夹血块（寒和瘀血）。

三、气血同病辨证

1. 气滞血瘀证 气滞和血瘀。

2. 气虚血瘀证 气虚和血瘀。

3. 气血两虚证 气虚和血虚。

4. 气不摄血证 气虚和慢性出血。

5. 气随血脱证 先大出血后气脱。

四、津液病辨证☆

1. 痰证 黏稠，分为有形之痰和无形之痰。

部位	临床表现
停留于肺	咳嗽痰多，痰质黏稠
痰浊中阻	胸脘痞闷，呕恶，纳呆
痰蒙清窍	头晕目眩
泛溢于肌肤	形体肥胖
痰蒙心神	神昏而喉中痰鸣，神志错乱
停留于局部	出现圆滑柔韧的包块

2. 饮证 清稀。

类型	临床表现	病机
痰饮	脘腹痞胀，呕吐清涎，胃中振水音，肠间水声辘辘	饮停胃肠，胃失和降
悬饮	胸胁饱满，胀痛，咳嗽，转侧则痛增，脉弦	饮停胸胁，阻遏气机
支饮	胸闷心悸，气短不能平卧	饮停心包，阻遏心阳
溢饮	肢体沉重，酸痛，或浮肿，小便不利	饮邪流行，溢于四肢

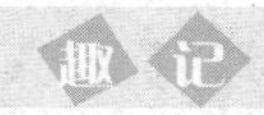

痰悬溢支饮，胃胸四心肺。

3. 水停证 水肿（凹陷不易起）和小便不利。

鉴别	病因	病机	性质	发病特点	临床表现
阳水	外邪侵袭	风邪犯肺；湿邪困脾，脾失健运	实证	发病急病程短	眼睑、颜面先肿，迅速遍及全身，皮薄光亮，小便短少
阴水	脾肾阳虚	脾肾阳气虚衰，运化、主水失职	虚实夹杂	发病缓病程长	足胫、下肢先肿，渐至全身，腰以下肿甚，按之凹陷难复

4. 津液亏虚证 表现为口、鼻、唇、舌、咽喉、皮肤、大便等干燥（津液不足），皮肤枯瘪而缺乏弹性，眼球深陷，口渴欲饮水，小便短少而黄，舌红，脉细数无力等。

第十一章　脏腑辨证

一、心与小肠病辨证

证候	临床表现	
心气虚	心悸和气虚	无寒象
心阳虚		寒象（畏寒肢冷）
心阳虚脱		亡阳
心血虚	心悸和血虚（色白无热象）	
心阴虚	心悸和阴虚（色赤有热象）	
心脉痹阻	瘀血、痰浊、阴寒、气滞等阻滞心脉，心悸怔忡和刺痛、闷痛、剧痛、胀痛	
痰蒙心神（痰迷心窍）	痰声和神昏	有痰无火（痰浊）和痴呆、抑郁（静）
痰火扰神（痰火扰心）		有痰有火（痰火）和失眠、心烦（动）
心火亢盛	发热，失眠、心烦和心火上炎（口舌）、移热于小肠、迫血妄行，热忧心神	
小肠实热	小便赤涩灼痛，心火炽盛，口舌生疮	
瘀阻脑络	头痛头晕和瘀血症状	

【拓展】失眠：①血虚（心血虚）；②热（心火亢盛、心阴虚、痰火扰神、小肠实热）；③瘀阻脑络。

二、肺与大肠病辨证

证候	临床表现	
肺气虚	咳嗽	自汗，畏风（气不固）
肺阴虚		干咳无痰，五心烦热或潮热（虚热）
风寒犯肺	咳嗽、咳痰色白	咽痒和表寒证
寒痰阻肺		恶寒，肢冷（里寒证）
饮停胸胁		气喘，胸廓饱满（悬饮）
风热犯肺	咳嗽、气喘咽喉肿痛和表证	
肺热炽盛	咳嗽和实热	
痰热壅肺	咳、痰鸣和热象	
燥邪犯肺	干咳无痰和干象	
风水相搏	水肿（阳水）和表证，即突起头面肿和卫表症状	
肠道湿热	腹痛、下痢脓血、里急后重（湿热症状）	
肠热腑实	高热或日晡潮热，脉迟有力（阳明腑实）	
肠燥津亏	大便干燥如羊屎，舌红少津	

三、脾与胃病辨证

证候	临床表现	
脾气虚	脾虚和气虚	食少，腹胀
脾阳虚		寒象
脾虚气陷		脘腹重坠，脏器脱垂（下陷征）
脾不统血		各种慢性出血
湿热蕴脾	脾虚和湿象	热象，阳黄（橘，色鲜明）
寒湿困脾		寒象，阴黄（黧，色晦暗）
胃气虚	胃痛痞胀	气短懒言，神疲乏力
胃阳虚		气虚和寒象，脉沉迟无力
胃阴虚		饥不欲食
胃热炽盛		灼痛，消谷善饥
寒饮停胃		呕吐清水痰涎
寒滞肠胃		冷痛
食滞胃肠		嗳腐吞酸
胃肠气滞		胀痛走窜

四、肝与胆病辨证

证候	临床表现	
肝血虚	头晕眼花	爪甲不荣（无热象）
肝阴虚		两目干涩，五心烦热（虚热）
肝郁气滞	胀痛、走窜，咽部异物感，善太息	
肝阳上亢	头晕胀痛，面红目赤	（上实下虚）头重脚轻，腰膝酸软
肝火炽盛		（实热）口苦口渴，便秘尿黄
肝阳化风	（上实下虚）眩晕欲仆，头摇肢颤	
热极生风	（实热）手足抽搐，角弓反张	
阴虚动风	（虚热）手足蠕动	
血虚生风	手足震颤，肌肉瞤动，肢体麻木	
寒滞肝脉	冷痛，阴部坠胀作痛	
肝胆湿热	身目发黄	
胆郁痰扰	胆怯易惊，心悸，失眠多梦	

五、肾与膀胱病辨证

证候	临床表现	
肾阳虚	腰膝酸冷和虚寒症状	性欲减退，滑精（偏寒）
肾虚水泛		心悸，身体浮肿（偏水肿）
肾阴虚	腰膝酸软	失眠，遗精舌红少津，脉细数
肾精不足		生长发育迟缓
肾气不固	腰膝酸软、小便频数清长、滑精、滑胎与肾气虚	

续表

证候	临床表现
膀胱湿热	小便频数、尿痛或尿血、有砂石和湿热象

六、脏腑兼病辨证

证候	临床表现	
心肾不交	心悸，失眠	耳鸣，腰膝酸软和虚热症状
心脾气血虚		头晕，食少，腹胀便溏
肝火犯肺	胁痛	灼痛，急躁、咳嗽痰黄或咳血
肝胃不和		胀痛，嗳气、吞酸、情绪抑郁
肝脾不调		胀痛，腹胀、便溏
心肺气虚	肺气虚，呼吸功能减退	心悸、胸闷
肺脾气虚		食少、腹胀、便溏
肺肾气虚		呼多吸少、腰酸耳鸣、尿随咳出
心肾阳虚	畏寒，腰膝酸冷	心阳不振，血行不畅
脾肾阳虚		脾阳虚，运化无权
心肝血虚	心悸、多梦、眩晕、肢麻	
肝肾阴虚	腰膝酸软，耳鸣	眩晕，遗精，虚热症状
肺肾阴虚		干咳、少痰，虚热症状

小 结

1. 辨证秒杀词（先定位）

定位	症状
肝	弦脉，胁肋，情绪（急躁易怒，随情绪波动），善叹息；目、筋、爪、颠顶（环阴器，抵少腹，布胸胁）
心	心悸、心烦失眠、神昏谵语（神志不清，心主神明）、口舌生疮、心胸疼痛
脾	便溏、纳呆、腹胀
肺	咳（咳痰、咳嗽），哮，喘，易感冒（肺卫不固）
肾	腰膝酸软，呼多吸少（肾不纳气），生长发育迟缓（智力低下），生育功能低下（精少不育，经闭不孕），腰以下水肿
小肠	心火下移小肠（口舌生疮和小便赤涩灼痛）
胆	胆怯，害怕，惊悸，善惊易恐，终日惕惕
胃	呕吐、呃逆、嗳气、恶心
大肠	便秘、泄泻、大便不爽、下利脓血（痢疾）
膀胱	小便频急、灼涩疼痛（尿频、尿急尿痛）

2. 辨证秒杀词（再定性）

定性	症状
实热	热和舌红、苔黄、脉数
实寒	寒，突然剧痛（寒性凝滞），脉紧（冷和拒按）

续表

定性	症状
痰湿	痰多，困重，苔腻，脉濡
水湿	身体浮肿，困重
湿热、痰热、暑湿	舌红苔黄腻，脉濡数或滑数
风寒	苔薄白，脉浮紧
风热	苔薄黄，脉浮数
燥邪	干咳、干燥（口、唇、咽、舌）和表证（恶寒发热，浮脉）
津亏	干，脉细数无力
气虚	气短懒言、神疲乏力，自汗
血虚	唇甲色淡，面色淡白无华（白，淡白）
阴虚	五心烦热，潮热盗汗，手足心热，舌红少苔，脉细数
阳虚	畏寒怕冷，喜温喜按，四肢不温，舌胖大（气虚和寒象）
气滞	胀痛、走窜痛、脉弦
瘀血	刺痛、固定痛、脉涩，舌有瘀斑、瘀点，面色黧黑、肌肤甲错
食积	暴饮暴食，嗳腐吞酸，酸腐或臭，大便臭如败卵，苔腻
精亏	小儿生长发育迟缓，发脱齿松

第十二章　六经辨证

一、概述

1. 概念　六经辨证是由东汉张仲景（张机）在《素问・热论》基础上，根据伤寒病的证候特点和传变规律总结出的用于外感病的辨证方法。

2. 顺序　传变顺序由表入里（太阳→阳明→少阳→太阴→少阴→厥阴）。

二、太阳病证

太阳病证见于外感伤寒病初期。

1. 太阳经证

（1）太阳中风证：①表虚证；②主风邪（恶风）；③桂枝汤。

（2）太阳伤寒证：①表实证；②主寒邪（恶寒）；③麻黄汤。

2. 太阳腑证　经证不解内传。

（1）太阳蓄水证：①邪与水结，水液停蓄；②小便不利；③五苓散。

（2）太阳蓄血证：①邪热与瘀血，互结于少腹；②小便自利；③桃核承气汤。

三、阳明病证

阳明病，胃家实也。

1. 阳明经证　①邪热；②气分热盛四大症（身热、汗出、口渴、脉洪大）；③白虎汤。

2. 阳明腑证　①邪热和燥屎；②日晡潮热、腹满硬痛拒按；③大承气汤。

四、少阳病证

①胆火；②寒热往来，胸胁苦满，脉弦，口苦咽干；③小柴胡汤。

五、太阴病证

①脾胃虚寒和疼痛；②腹满时痛，自利，口不渴，四肢欠温；③理中汤。

六、少阴病证

1. 少阴寒化证 ①心肾阳虚（虚寒）；②无热恶寒，四肢厥冷，下利清谷；③四逆汤。

2. 少阴热化证 ①心肾阴虚（虚热）；②心烦不得眠；③黄连阿胶汤。

七、厥阴病证

①寒热交错；②消渴，心中疼热，食则吐蛔；③乌梅丸。

八、六经病的传变

传变	概念
传经	病邪自外侵入，逐渐向里，从一经传向另一经
循经传	按太阳、阳明、少阳、太阴、少阴、厥阴的顺序传变
越经传	隔一经或两经以上相传
表里传	互为表里的两经相传（如太阳病传向少阴病）
直中	病邪不经阳经，直入三阴经
合病	两经及以上，同时出现（无先后顺序）
并病	一经病未罢，又见他经病（有先后顺序）

第十三章　卫气营血辨证

一、概念

卫气营血辨证是清代叶天士在《外感温热篇》中所创立的适用于外感温热病的辨证方法。

二、分类

证候	表现
卫分证	发热，微恶风寒，舌边尖红，脉浮数（风热表证）
气分证	发热，汗出，口渴，舌红苔黄，脉数有力（四大症）
营分证	身热夜甚，心烦，斑疹隐隐，舌红绛，脉细数
血分证	发热，神昏谵语，斑疹紫暗，出血动风，舌质深绛

三、传变

分类	顺序
顺传	卫分开始，依次传入气分、营分、血分
逆传	邪入卫分，直接入营分、血分（不经气分）

第十四章　三焦辨证

一、概念

三焦辨证是清代吴鞠通在其《温病条辨》中所创立的温热病辨证方法。

二、辨证治疗

1. 分类

证候	脏腑	表现	
上焦病证	温热之邪侵袭手太阴肺和手厥阴心包	邪犯肺卫	发热，脉浮数
		邪热壅肺	但热不寒，咳喘咳痰
		邪陷心包	高热神昏，舌质红绛
中焦病证	温热之邪侵犯中焦脾胃（大肠）	阳明燥热	发热口渴，腹满便秘
		太阴湿热	身热不扬，便溏，苔黄腻，脉濡数
下焦病证	温热之邪犯及下焦，劫夺肝肾之阴	身热颧红，手足蠕动或瘛疭，舌绛苔少	

2. 治疗

（1）治上焦如羽，非轻不举（药性轻清之药）。

（2）治中焦如衡，非平不安（药性平和之药）。

（3）治下焦如权，非重不沉（药性重坠之药）。

第十五章　中医诊断思维与应用

一、中医诊断思维方法

1. 中医诊断基本思维方法　有比较法、类比法、分类法、归纳法、演绎法、反证法、模糊判断法。

2. 中医诊断的思维过程　为四诊信息的采集与分析、辨证方法的综合应用。

二、中医诊断思维的应用

辨证论治是中医学的基本特点之一，中医的临床诊疗体系包括病、证、症的诊断与治疗。

中药学

第一章　中药的性能

一、四气

1. 概念　四气指寒、热、温、凉四种不同的药性，又称四性。能够减轻或消除热证的药物，一般属于寒性或凉性；反之，能够减轻或消除寒证的药物，一般属于温性或热性。

2. 作用及适应证　一般寒凉药分别具有清热泻火、凉血解毒、滋阴除蒸、泄热通便、清热利尿、清化痰热、清心开窍、凉肝息风等作用；而温热药则分别具有温里散寒、暖肝散结、补火助阳、温阳利水、温经通络、引火归原、回阳救逆等作用。

二、五味

1. 概念　五味是指药物有酸、苦、甘、辛、咸五种不同的药味，因而具有不同的治疗作用。有些药物还具有淡味或涩味，因而实际上不止五种。但由于酸、苦、甘、辛、咸是其最基本的五种药味，所以仍然称为五味。

2. 作用及适应证

（1）酸："能收能涩"，即具有收敛、固涩的作用。多用于治自汗盗汗、肺虚久咳、久泻久痢、遗精滑精、遗尿尿频、崩带不止等滑脱不禁的病证。如五味子、乌梅等。

（2）苦："能泄、能燥、能坚"，即具有清泄火热、泄降气逆、通泄大便、燥湿、坚阴（泻火存阴）等作用。多用于治火热证、喘咳、呕恶、便秘、湿证、阴虚火旺等。如黄芩、栀子等。

（3）甘："能补能和能缓"，即具有补益、和中、调和药性和缓急止痛的作用。多用于治正气虚弱、食积不化、脘腹挛急疼痛及调和药性、中毒解救等。如人参、饴糖、甘草等。

（4）辛："能散能行"，即具有发散、行气、行血的作用。多用于治表证、风湿痹证及气滞、血瘀之证。如紫苏叶、川芎等。

（5）咸："能下、能软"，即具有泻下通便、软坚散结的作用。多用于治大便燥结、痰核、瘿瘤、癥瘕痞块等病证。如芒硝、鳖甲等。

（6）淡："能渗、能利"，即具有利水渗湿的作用。多用于治水肿、脚气浮肿、小便不利等。如薏苡仁、猪苓、泽泻等。

（7）涩：涩味药与酸味药的作用相似，具有收敛、固涩的作用。多用于治自汗盗汗、久泻久痢、遗尿尿频、遗精滑精、崩带不止等滑脱不禁的病证。如莲子、赤石脂、禹余粮等。

3. 阴阳属性　《素问·至真要大论》云："辛甘发散为阳，酸苦涌泄为阴，咸味涌泄为阴，淡味渗泄为阳。"后将其概括为辛甘淡属阳、酸苦咸涩属阴。

三、升降浮沉

1. 概念　升降浮沉指药物对机体有向上、向下、向外、向内四种不同作用趋向。

2. 一般规律

药物的升降浮沉	四气	五味	药物质地轻重
升浮药	温、热	辛、甘	花、叶、皮、枝
沉降药	寒、凉	苦、酸、咸	果实、种子、矿物、贝壳及质重者

3. 特殊性 诸花皆升，旋覆独降；诸子皆降，苍耳独升。

四、归经

1. 概念 归经是指药物对于机体某部分的选择性作用，即某药对某些脏腑经络有特殊的亲和作用，因而对这些部位的病变起着主要或特殊的治疗作用，药物的归经不同，其治疗作用也不同。

2. 病证引经药

（1）太阳经头痛：羌活。

（2）阳明经头痛：葛根、白芷。

（3）少阳经头痛：柴胡、黄芩。

（4）厥阴经头痛：吴茱萸。

（5）少阴经头痛：细辛、独活。

（6）太阴经头痛：苍术。

（7）颠顶头痛：藁本。

五、毒性

中药中毒的主要原因

（1）剂量过大：如砒霜、胆矾、斑蝥、蟾酥、马钱子、附子、乌头等毒性较大的药物，用量过大可导致中毒。

（2）误服伪品：如误以华山参、商陆代人参，独角莲代天麻使用等。

（3）炮制不当：如使用未经炮制的生附子、生川乌、生草乌。

（4）制剂服法不当：如川乌、草乌、附子中毒，多因煎煮时间太短，或服后受寒、进食生冷。

（5）配伍不当：如甘遂与甘草同用、川乌与瓜蒌同用而致中毒。

第二章　中药的作用

一、中药的作用与副作用

中药的作用包括治疗作用和不良作用（不良反应）。中药的治疗作用又称为中药的功效，中药的不良作用包括副作用和毒性反应。

二、中药功效的分类

1. 对因治疗 治本。

2. 对症治疗 治标。

第三章　中药的配伍

中药配伍的内容

1. 单行 指单用一味中药来治疗某种病情单一的疾病。

2. 相须 指两种性能功效类似的中药配合应用，可以增强原有药物的功效。

3. 相使 指将在性能功效方面有某些共性，或性能功效虽不相同，但是治疗目的一致的中药配合应用，以其中一种中药为主，另一种中药为辅，二药合用，辅药可以提高主药的功效。

4. 相畏 指一种中药的毒性或副作用能被另一种中药降低或消除。

5. 相杀 指一种中药能够降低或消除另一种中药的毒性或副作用。

6. 相恶 即二药合用，一种中药能使另一种中药原有功效降低，甚至丧失。

7. 相反 指两种中药同用能产生或增强毒性或副作用。

第四章 中药的用药禁忌

一、配伍禁忌☆

1. “十八反”的内容

歌 诀

本草明言十八反，半蒌贝蔹及攻乌，
藻戟遂芫俱战草，诸参辛芍叛藜芦。

注：①乌头（包括川乌、草乌、附子）反浙贝母、川贝母、平贝母、伊贝母、湖北贝母、瓜蒌、瓜蒌皮、瓜蒌子、天花粉、半夏、白及、白蔹；②甘草反甘遂、京大戟、红大戟、海藻、芫花；③藜芦反人参、西洋参、党参、丹参、玄参、南沙参、北沙参、苦参（无太子参）、细辛、白芍、赤芍。

2. “十九畏”的内容

歌 诀

硫黄原是火中精，朴硝一见便相争，
水银莫与砒霜见，狼毒最怕密陀僧，
巴豆性烈最为上，偏与牵牛不顺情，
丁香莫与郁金见，牙硝难合京三棱，
川乌草乌不顺犀，人参最怕五灵脂，
官桂善能调冷气，若逢石脂便相欺，
大凡修合看顺逆，炮爁炙煿莫相依。

注：硫黄畏朴硝（芒硝），水银畏砒霜，狼毒畏密陀僧，巴豆畏牵牛，丁香畏郁金，川乌、草乌畏犀角，牙硝（芒硝）畏三棱，官桂（肉桂）畏赤石脂，人参畏五灵脂。

二、证候禁忌

凡用药与论治相违，即属证候禁忌，寒证忌用寒药，热证忌用热药，邪盛而正不虚者忌用补虚药，正虚而无邪者忌用攻邪药，皆属一般的用药原则。

三、妊娠用药禁忌☆

1. 禁用药物 指毒性较强或药性猛烈的药物，如巴豆、牵牛子、大戟、商陆、麝香、三棱、莪术、水蛭、斑蝥、雄黄、砒霜等。

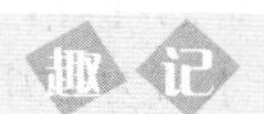

三毛斗黄牛，水陆大鹅香＋砒霜。注：三棱、斑蝥、巴豆、雄黄、牵牛子、水蛭、商陆、大戟、莪术、麝香、砒霜。

2. 慎用药物 包括通经祛瘀、行气破滞及辛热滑利之品，如桃仁、红花、牛膝、大黄、枳实、附子、肉桂、干姜、木通、冬葵子、瞿麦等。

四、服药饮食禁忌

1. 服药禁忌

（1）热性病，应忌食辛辣、油腻、煎炸性食物。

（2）寒性病，应忌食生冷食物、寒性饮料等。

（3）脾胃虚弱者应忌食油炸黏腻、寒冷固硬、不易消化的食物。

（4）肾病水肿者应忌食盐、碱过多和酸辣太过的刺激食品。

2. 饮食禁忌

（1）甘草、黄连、桔梗、乌梅忌猪肉。

（2）地黄、何首乌忌葱、蒜、萝卜。

（3）丹参、茯苓、茯神忌醋。

（4）土茯苓、使君子忌茶。

第五章 中药的剂量与用法

一、中药的剂量

1. 确定中药的剂量，应考虑：①药物性质；②剂型、配伍；③年龄、体质、病情；④季节变化等。

2. 除剧毒药、峻猛药、精制药及某些贵重药外，一般中药常用内服剂量为 5～10g；部分质地重而无毒的矿物、贝壳、甲壳、化石类药常用量为 15～30g；新鲜的动植物药常用量为 30～60g。

二、中药的用法

1. 煎煮方法

（1）先煎：指有效成分难溶于水的一些金石、矿物、介壳类药物，应打碎先煎，煮沸20～30 分钟，再下其他药物同煎，如磁石等。或附子等毒副作用较强的药物，宜先煎 45～60 分钟，以降低毒性。

（2）后下：指某些气味芳香的药物，久煎使其有效成分易于挥发，须在其他药物煎沸 5～10 分钟后放入，如薄荷、砂仁等。

（3）包煎：指黏性强、粉末状及带有绒毛的药物，宜先用纱布袋装好，再与其他药物同煎，以防止药液混浊或刺激咽喉引起咳嗽及沉于锅底，加热时引起焦化或煳化。如蛤粉、车前子等。

（4）另煎：指某些贵重药材，为了更好地煎出有效成分，应另炖 2～3 小时。如人参、西洋参、羚羊角、鹿茸等。

（5）溶化：指某些胶类药物及黏性大而易溶的药物，为避免粘锅或黏附其他药物而影响煎煮，可单用水或黄酒将此类药加热溶化后，用煎好的药液冲服。如阿胶、鹿角胶等。

（6）泡服：指某些有效成分易溶于水或久煎容易破坏药效的药物，可以用少量开水或复方中其他药物的煎出液趁热浸泡，加盖闷润，半小时后去渣即可服用。如藏红花、番泻叶等。

（7）冲服：指某些贵重药，用量较轻，为防止散失，需研末制成散剂，用温开水或复方中其他药物煎液冲服，如麝香等。某些药物为提高药效（如三七）或高温容易破坏药效（如雷丸），也需冲服。

（8）煎汤代水：为了防止某些药物与其他药物同煎使煎液混浊，难于服用，宜先煎后取其上清液代水再煎煮其他药物，如灶心土。或某些药物质轻用量多，吸水量大，如玉米须，也需煎汤代水用。

2. 服药时间

（1）汤剂：一般每日1剂，煎2次分服，两次间隔时间为4～6小时。临床用药时可根据病情增减，如急性病、热性病可1日2剂。

（2）饭前服：病在胸膈以下，如胃、肝、肾等脏疾患。

（3）饭后服：①病在胸膈以上，如眩晕、头痛、目疾、咽痛等；②某些对胃肠有刺激性的药物。

（4）空腹服：①补益药；②驱虫药、泻下药。

（5）睡前服：安神药。

（6）发作前两小时服：治疟药。

（7）定时服：慢性病。

（8）不定时服：急性病、呕吐、惊厥及石淋、咽喉病需煎汤代茶饮者。

第六章　解表药

细目	中药
发散风寒药	麻黄、香薷、桂枝、紫苏叶、生姜、防风、荆芥、细辛、白芷、辛夷、苍耳子、羌活、藁本
发散风热药	薄荷、牛蒡子、蝉蜕、桑叶、菊花、柴胡、葛根、升麻、蔓荆子、淡豆豉

第一节　发散风寒药

1. 麻黄

【性能】辛、微苦，温。归肺、膀胱经。

【功效】发汗散寒，宣肺平喘，利水消肿。

【应用】①风寒感冒；②喘咳胸闷；③风水水肿；④风寒痹证、阴疽、痰核。

【用法】煎服，2～10g。发汗解表宜生用，止咳平喘多炙用。

【注意】本品发汗宣肺力强，凡表虚自汗、阴虚盗汗及肺肾虚喘者均当慎用。

【配伍】①麻黄配桂枝可增强发汗解表作用，适用于外感风寒表实证；②麻黄配苦杏仁，宣降并施，使肺经气机调畅，增强止咳平喘之力。适用于风寒束表，肺气壅遏之咳喘实证。

2. 香薷（夏月麻黄）☆

【功效】发汗解表，化湿和中，利水消肿。

【应用】①暑湿感冒；②水肿脚气；③小便不利。

【用法】煎服，3～10g。用于发表，量不宜过大，且不宜久煎；用于利水消肿，量宜稍大，且须浓煎。

【注意】本品发汗力强，表虚多汗者忌用。

3. 桂枝☆

【性能】辛、甘，温。归心、肺、膀胱经。

【功效】发汗解肌，温经通脉，助阳化气，平冲降逆。

【应用】①风寒感冒；②寒凝血滞诸痛证；③痰饮、水肿；④心悸、奔豚。

【注意】凡外感热病、阴虚火旺、血热妄行等证，均当忌用。孕妇及月经过多者慎用。

【配伍】桂枝配白芍：适用于①外感风寒表虚所致的发热、恶寒、汗出、头痛、脉浮缓等症；②营卫不和所致的汗出、发热等症；③脾胃虚寒所致的脘腹挛急疼痛。

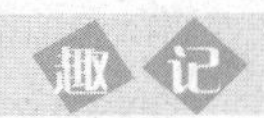

桂枝发温助平。

4. 紫苏叶

【性能】辛，温。归肺、脾经。

【功效】解表散寒，行气宽中，解鱼蟹毒。

【应用】①风寒感冒；②脾胃气滞，胸闷呕吐；③进食鱼蟹中毒引起的腹痛吐泻。

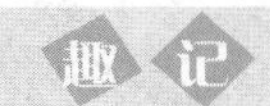

紫气安胎去解毒。注：紫苏叶兼有理气安胎之功。

5. 生姜（呕家圣药）

【功效】解表散寒，温中止呕，温肺止咳，解鱼蟹毒。

【应用】①风寒感冒；②脾胃寒证；③胃寒呕吐；④肺寒咳嗽；⑤解生半夏、生南星和鱼蟹之毒。

6. 防风（风药中之润药）

【性能】辛、甘，微温。归膀胱、肝、脾经。

【功效】祛风解表，胜湿止痛，止痉。

【应用】①外感表证；②风疹瘙痒；③风湿痹痛；④破伤风证；⑤脾虚湿盛，清阳不升的泄泻，及土虚木乘，肝郁侮脾，肝胃不和，腹泻而痛者。

7. 荆芥☆

【性能】辛，微温。归肺、肝经。

【功效】解表散风，透疹消疮，止血。

【应用】①外感表证；②麻疹不透、风疹瘙痒；③疮疡初起兼有表证；④吐衄下血。

【用法】煎服，5～10g，不宜久煎。发表透疹消疮宜生用；止血宜炒炭用。荆芥穗长于祛风。

8. 细辛

【功效】解表散寒，祛风止痛，通窍，温肺化饮。

【应用】①风寒感冒，阳虚外感；②头痛，牙痛，风湿痹痛；③鼻渊鼻鼽；④肺寒痰饮咳喘。

【用法】煎服，1～3g；散剂每次服0.5～1g。外用适量。

【注意】阴虚阳亢头痛，肺燥阴伤干咳者忌用。不宜与藜芦同用。

9. 白芷

【功效】解表散寒，祛风止痛，宣通鼻窍，燥湿止带，消肿排脓。

【应用】①风寒感冒；②头痛，牙痛，风湿痹痛；③鼻渊；④带下证；⑤疮痈肿毒；⑥皮肤风湿瘙痒。

10. 辛夷

【功效】散风寒，通鼻窍。

【应用】①风寒感冒；②头痛鼻塞，鼻鼽鼻渊（治鼻渊要药）。

【用法】煎服，3～10g。本品有毛，易刺激咽喉，入汤剂宜包煎。

11. 苍耳子

【功效】散风寒，通鼻窍，祛风湿。

【应用】①风寒感冒；②鼻渊头痛；③风湿痹痛；④风疹瘙痒。

【注意】血虚头痛不宜使用。过量服用易致中毒。

12. 羌活

【性能】辛、苦，温。归膀胱、肾经。

【功效】解表散寒，祛风胜湿，止痛（“羌上独下”）。

【应用】①风寒感冒；②风寒湿痹。

13. 藁本

【功效】祛风散寒，除湿止痛。

【应用】①风寒感冒，颠顶头痛；②风寒湿痹。

小结

1. 麻黄与桂枝鉴别

药名	相同点	不同点
麻黄	发汗解表，治疗风寒表证	发汗力强，多用于风寒表实无汗证，并有宣肺平喘、利水消肿的作用
桂枝		发汗力缓，外感风寒有汗、无汗均可应用，并能温经通阳，常用于寒凝经脉、风寒湿痹、痰饮蓄水证、胸痹，以及心悸、脉结代等

2. 荆芥与防风鉴别

药名	相同点	不同点
荆芥	味辛性微温，温而不燥，长于发表散风，对于外感表证，两者均可使用。同时，两者也都可用于风疹瘙痒	质轻透散，发汗之力较防风为强，风寒感冒、风热感冒均常选用，又能透疹、消疮、止血
防风		为“风药之润剂”，又能胜湿、止痛、止痉，又可用于外感风湿，头痛如裹、身重肢痛等

3. 紫苏叶与生姜鉴别

药名	相同点	不同点
紫苏叶	解表散寒止呕，用于风寒感冒、呕吐；解鱼蟹毒	行气宽中，用治中焦气机郁滞之胸脘胀满，恶心呕吐
生姜		温中止呕，温肺止咳，用治中焦虚寒引起的冷痛、呕吐，肺寒咳嗽；解生半夏、生南星之毒

第二节　发散风热药

1. 薄荷

【性能】辛，凉。归肺、肝经。

【功效】疏散风热，清利头目，利咽透疹，疏肝行气。

【应用】①风热感冒，温病初起；②风热头痛，目赤多泪，咽喉肿痛；③麻疹不透，风疹瘙痒；④肝郁气滞，胸闷胁痛；⑤夏令感受暑湿秽浊之气，脘腹胀痛，呕吐泄泻。

【用法】煎服，3～6g；宜后下。薄荷叶长于发汗解表，薄荷梗偏于行气和中。

2. 牛蒡子

【性能】辛、苦，寒。归肺、胃经。

【功效】疏散风热，宣肺祛痰，利咽透疹，解毒散肿。

【应用】①风热感冒，温病初起；②麻疹不透，风热疹痒；③痈肿疮毒，丹毒，痄腮喉痹。

【注意】本品性寒，滑肠通便，脾虚便溏者慎用。

3. 蝉蜕

【性能】甘，寒。归肺、肝经。

【功效】疏散风热，利咽开音，透疹，明目退翳，息风止痉。

【应用】①风热感冒，温病初起，咽痛音哑；②麻疹不透，风疹瘙痒；③目赤翳障；④急慢惊风，破伤风证；⑤小儿夜啼不安。

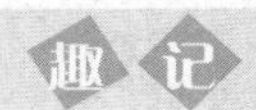

内外风兼治—天上刮风，地上二蛇，将蜕狗皮。注：天麻、防风、蕲蛇、乌梢蛇、蝉蜕、僵蚕、钩藤。

4. 桑叶

【性能】甘、苦，寒。归肺、肝经。

【功效】疏散风热，清肺润燥，平抑肝阳，清肝明目。

【应用】①风热感冒，温病初起；②肺热咳嗽、燥热咳嗽；③肝阳上亢，头晕头痛；④目赤昏花；⑤血热妄行之咯血、吐血、衄血。

【用法】煎服；或入丸散。外用煎水洗眼。桑叶蜜制能增强润肺止咳的作用，肺燥咳嗽多用。

5. 菊花

【性能】甘、苦，微寒。归肺、肝经。

【功效】疏散风热，平抑肝阳，清肝明目，清热解毒。

【应用】①风热感冒，温病初起；②肝阳上亢，头痛眩晕；③目赤昏花；④疮痈肿毒。

6. 柴胡

【性能】苦、辛，微寒。归肝、胆、肺经。

【功效】解表退热，疏肝解郁，升举阳气。

【应用】①表证发热，少阳证；②肝郁气滞证；③气虚下陷，脏器脱垂；④疟疾。

【用法】煎服。解表退热宜生用，且用量宜稍重，疏肝解郁宜醋炙，升阳可生用或酒炙，其用量均宜稍轻。

【配伍】柴胡配黄芩：二药伍用，一散一清，长于和解少阳而退热，常用治少阳病寒热往来、胸胁苦满、口苦咽干等症。

7. 葛根☆

【性能】甘、辛，凉。归脾、胃、肺经。

【功效】解肌退热，透疹，生津止渴，升阳止泻，通经活络，解酒毒。

【应用】①表证发热，项背强痛；②麻疹不透；③热病口渴，阴虚消渴；④热泻热痢，脾虚泄泻。

【用法】煎服。解肌退热、透疹、生津宜生用，升阳止泻宜煨用。

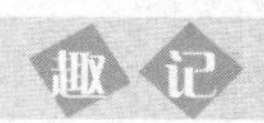

又饥又渴，喝了酒，真阳都通调了。

8. 升麻☆

【功效】发表透疹，清热解毒，升举阳气。

【应用】①风热头痛；②麻疹不透；③齿痛口疮，咽喉肿痛，温毒发斑；④气虚下陷，脏器脱垂，崩漏下血等。

9. 蔓荆子

【功效】疏散风热，清利头目。

【应用】①风热感冒，头昏头痛；②目赤肿痛，耳鸣耳聋；③风湿痹痛。

10. 淡豆豉

【功效】解表，除烦，宣发郁热。

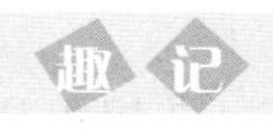

豆豉表烦宣郁热。

小结

1. 薄荷、牛蒡子与蝉蜕鉴别

药名	相同点	不同点
薄荷	疏散风热、透疹、利咽，均可用于风热感冒或温病初起，发热、微恶风寒、头痛，麻疹初起，透发不畅，风疹瘙痒，风热上攻，咽喉肿痛等证	发汗之力较强，又能清利头目、疏肝行气
牛蒡子		兼能宣肺祛痰，亦有清热解毒散肿之功
蝉蜕		疏散风热而利咽、透疹、止痒，又明目退翳，凉肝息风止痉

2. 桑叶与菊花鉴别

药名	相同点	不同点
桑叶	疏散风热，平抑肝阳，清肝明目	疏散风热之力较强，又能清肺润燥、凉血止血
菊花		平肝、清肝明目之力较强，又能清热解毒

3. 柴胡、升麻与葛根鉴别

药名	相同点	不同点
柴胡	皆能发表、升阳，均可治风热感冒、发热、头痛，以及清阳不升等证。其中柴胡、升麻两者均能升阳举陷，用于治气虚下陷，食少便溏，久泻脱肛，胃下垂，肾下垂、子宫脱垂等脏器脱垂。升麻、葛根两者又能透疹，常用于治麻疹初期，透发不畅	主升肝胆之气，长于疏散少阳半表半里之邪、退热、疏肝解郁，为治疗少阳证的要药
升麻		主升脾胃清阳之气，其升提（升阳举陷）之力较柴胡为强，并善于清热解毒，常用于多种热毒证
葛根		主升脾胃清阳之气而达到生津止渴、止泻之功。同时，葛根解肌退热，无论风寒表证、风热表证，均可使用

第七章　清热药

细目	中药
清热泻火药	石膏、知母、天花粉、芦根、淡竹叶、栀子、夏枯草、决明子
清热燥湿药	黄芩、黄连、黄柏、龙胆、苦参、白鲜皮、秦皮
清热解毒药	金银花、连翘、射干、山豆根、马勃、板蓝根、大青叶、青黛、穿心莲、贯众、紫花地丁、蒲公英、重楼、鱼腥草、大血藤、败酱草、漏芦、白花蛇舌草、白头翁、马齿苋、鸦胆子、半枝莲、熊胆粉、白蔹、土茯苓、山慈菇、野菊花
清热凉血药	生地黄、玄参、水牛角、牡丹皮、赤芍、紫草
清虚热药	青蒿、白薇、地骨皮、银柴胡、胡黄连

第一节　清热泻火药

1. 石膏

【性能】甘、辛，大寒。归肺、胃经。

【功效】生用——清热泻火，除烦止渴；煅用——敛疮，生肌，收湿，止血。

【应用】①温热病气分实热证（为清泻肺胃气分实热之要药）；②肺热喘咳证；③胃火牙痛、头痛，实热消渴；④溃疡不敛，湿疹瘙痒，水火烫伤，外伤出血等。

【用法】生石膏煎服，宜先煎。煅石膏适宜外用，研末撒敷患处。

【配伍】石膏配知母：二药伍用，清热泻火、除烦止渴之力增强。适用于温热病气分热盛而见壮热、烦渴、汗出、脉洪大等症。

2. 知母

【性能】苦、甘，寒。归肺、胃、肾经。

【功效】清热泻火，滋阴润燥。

【应用】①气分实热，烦渴；②肺热燥咳；③骨蒸潮热；④内热消渴；⑤肠燥便秘。

【注意】性寒质润，有滑肠作用，故脾虚便溏者不宜使用。

3. 天花粉

【功效】清热泻火，生津止渴，消肿排脓。

【应用】①热病烦渴；②肺热燥咳；③内热消渴；④疮疡肿毒。

【注意】不宜与乌头类药材同用。

4. 芦根

【功效】清热泻火，生津止渴，除烦，止呕，利尿。

【应用】①热病烦渴；②胃热呕哕；③肺热咳嗽，肺痈吐脓；④热淋涩痛。

5. 淡竹叶☆

【功效】清热泻火，除烦止渴，利尿通淋。

【应用】①热病烦渴；②口疮尿赤，热淋涩痛。

6. 栀子☆

【性能】苦，寒。归心、肺、三焦经。

【功效】泻火除烦，清热利湿，凉血解毒；外用消肿止痛。焦栀子凉血止血。

【应用】①热病心烦（为治热病心烦、躁扰不宁之要药）；②湿热黄疸；③热淋涩痛；④血热吐衄；⑤目赤肿痛；⑥火毒疮疡。

【配伍】①栀子配淡豆豉：适用于外感热病，邪热内郁胸中，心中懊侬，烦热不眠；②栀子配茵陈：二药伍用，清热利湿、利胆退黄作用增强，可导湿热从小便而去，为治疗湿热黄疸常用药对。

7. 夏枯草

【功效】清热泻火，明目，散结消肿。

【应用】①目赤肿痛，头痛眩晕，目珠夜痛；②瘰疬，瘿瘤；③乳痈肿痛。

8. 决明子

【功效】清热明目，润肠通便。

【应用】①目赤肿痛，羞明多泪，目暗不明；②头痛，眩晕；③肠燥便秘。

【用法】煎服；用于润肠通便，不宜久煎。

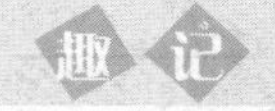

①以子明目：决明子、车前子、菟丝子、沙苑子、女贞子、枸杞子；②以子通便：决明子、牵牛子、榧子、紫苏子、柏子仁、牛蒡子；③以子止泻：车前子、菟丝子。

小 结

1. 石膏与知母鉴别

药名	相同点	不同点
石膏	均能清热泻火，除烦止渴，可用治温病气分实热证及肺热咳嗽等	长于清解，重在清泻肺胃实火，多用于肺热喘咳，胃火牙痛；煅石膏外用还能收敛生肌
知母		长于清润，偏重滋润肺胃之燥，滋肾降火，多用于阴虚火旺证

2. 芦根与天花粉鉴别

药名	相同点	不同点
芦根	均能清热生津，用于热病烦渴、消渴、肺热咳嗽	还能止呕、利尿，用于胃热呕逆及肺痈吐脓，热淋涩痛
天花粉		还能消肿排脓，用于痈肿疮疡

第二节　清热燥湿药

1. 黄芩☆

【性能】苦，寒。归肺、胆、脾、大肠、小肠经。

【功效】清热燥湿，泻火解毒，止血，安胎。

【应用】①湿温、暑湿、胸闷呕恶、湿热痞满、黄疸泻痢；②肺热咳嗽、高热烦渴；③血热吐衄；④痈肿疮毒；⑤胎动不安。

【用法】煎服。清热多生用，安胎多炒用，清上焦热多酒炙用，止血可炒炭用。

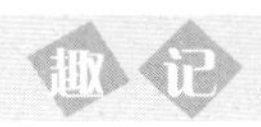

安胎：①紫砂壶——紫苏，砂仁（气滞胎动）；②住黄猪——竹茹、黄芩、苎麻根（胎热胎动）；③白猪大肚生兔子——白术、杜仲、桑寄生、菟丝子（虚性胎动）；④爱断交——艾叶、续断、阿胶（主治胎动）。

2. 黄连

【性能】苦，寒。归心、脾、胃、肝、胆、大肠经。

【功效】清热燥湿，泻火解毒。

【应用】①湿热痞满，呕吐吞酸；②湿热泻痢（治泻痢要药）；③高热神昏，心烦不寐，血热吐衄；④痈肿疖疮，目赤牙痛；⑤消渴；⑥外治湿疹、湿疮、耳道流脓。

【配伍】①黄连配吴茱萸：适用于治疗肝郁化火，肝胃不和所致之胁痛口苦、呕吐吞酸等；②黄连配半夏：适用于痰热互结，气机失畅所致的胸腹闷胀、心下痞满、呕吐呃逆；③黄连配木香：适用于胃肠湿热积滞之痢疾、腹痛、里急后重；④黄连配瓜蒌（皮）：二者相配，清化热痰、宽胸理气功效增强。

3. 黄柏

【性能】苦，寒。归肾、膀胱经。

【功效】清热燥湿，泻火除蒸，解毒疗疮。

【应用】①湿热带下，热淋涩痛；②湿热泻痢，黄疸；③湿热脚气，痿躄；④骨蒸劳热，盗汗，遗精；⑤疮疡肿毒、湿疹瘙痒。

【配伍】黄柏配苍术：两者伍用，一温一寒，相制相成，治疗湿热下注，下肢水肿，脚气痿躄等证。

4. 龙胆

【功效】清热燥湿，泻肝胆火。

【应用】①湿热黄疸，阴肿阴痒，带下，湿疹瘙痒；②肝火头痛，目赤耳聋，胁痛口苦；③惊风抽搐。

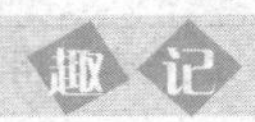

龙胆清燥泻肝火。

5. 苦参

【功效】清热燥湿，杀虫，利尿。

【应用】①湿热泻痢，便血，黄疸；②湿热带下，阴肿阴痒，湿疹湿疮，皮肤瘙痒，疥癣；③湿热小便不利。

【注意】脾胃虚寒者忌用，反藜芦。

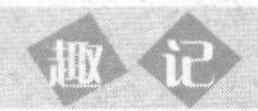

苦参清燥尿痒虫。

6. 白鲜皮

【功效】清热燥湿，祛风解毒。

7. 秦皮

【功效】清热燥湿，收涩止痢，止带，明目。

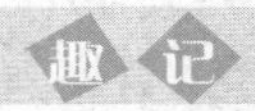

秦皮涩痢带肝目，椿皮涩泻带血虫。注：椿皮——清热燥湿，收涩止带，止泻，止血。

小　结

黄芩、黄连与黄柏鉴别

药名	相同点	不同点
黄芩	三药均以清热燥湿、泻火解毒为主要功效，用治湿热、火热及热毒病证	善清上焦热邪，肺热及少阳胆经之热，兼能凉血止血、清热安胎
黄连		善清中焦热邪，泻心火、清胃火，清热燥湿与泻火解毒力尤强
黄柏		偏泻下焦相火、除骨蒸，湿热下注诸证及阴虚发热者多用

第三节　清热解毒药

1. 金银花（透营转气）☆

【功效】清热解毒，疏散风热，凉血止痢。

【应用】①痈肿疔疮；②外感风热，温病初起；③热毒血痢；④咽喉肿痛，小儿热疮及痱子。

【配伍】①金银花配连翘：适用于外感风热或温病初起表里俱热者，四时感冒证属于风热者，疮疡、痈疖有红肿热痛属阳证者，风热上攻所致头痛、咽喉肿痛、目赤流泪及风热痒疹等证；②金银花配当归：适用于热毒炽盛之脱疽、痈疽发背初起、肠痈等症。

2. 连翘

【性能】苦，微寒。归肺、心、小肠经。

【功效】清热解毒，消肿散结，疏散风热。

【应用】①痈肿疮毒，瘰疬痰核（有“疮家圣药”之称）；②风热外感，温病初起。

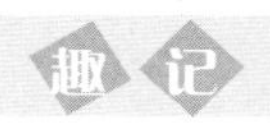

金银连翘皆清疏，金凉痈翘消散结。

3. 射干

【性能】苦，寒。归肺经。

【功效】清热解毒，消痰，利咽。

【应用】①咽喉肿痛；②痰盛咳喘。

【注意】本品苦寒，脾虚便溏者不宜使用。孕妇慎用。

【配伍】麻黄配射干：适用于寒饮郁肺，气逆而喘，喉中痰鸣如水鸡声、胸膈满闷等症。

4. 山豆根

【功效】清热解毒，利咽消肿。

【应用】①咽喉肿痛；②牙龈肿痛。

【用法】煎服，3～6g。外用适量。

【注意】本品有毒，过量服用易引起恶心、呕吐、腹泻、胸闷、心悸等，故用量不宜过大。

5. 马勃

【功效】清热解毒，利咽，止血。

6. 板蓝根

【功效】清热解毒，凉血，利咽。

【应用】①外感发热，温病初起，咽喉肿痛；②温毒发斑，大头瘟疫，痄腮，丹毒，痈肿疮毒。

7. 大青叶

【性能】苦，寒。归心、胃经。

【功效】清热解毒，凉血消斑。

【应用】①热入营血，温毒发斑；②喉痹口疮，痄腮丹毒。

8. 青黛

【功效】清热解毒，凉血消斑，泻火定惊。

【应用】①温毒发斑，血热吐衄；②咽痛口疮，火毒疮疡；③咳嗽胸痛，痰中带血；④暑热惊痫，惊风抽搐。

【用法】内服1～3g，宜入丸散。本品难溶于水，一般作散剂冲服，或入丸剂服用。外用适量。

9. 穿心莲

【功效】泻火解毒，清热燥湿，凉血，消肿。

【用法】煎服，6～9g。煎剂易致呕吐，故多作丸、散、片剂。外用适量。

【注意】不宜多服久服；脾胃虚寒者不宜用。

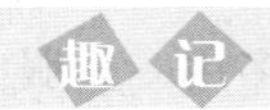

穿心清解燥湿凉血肿。

10. 贯众

【功效】清热解毒，止血，杀虫。

【应用】①风热感冒，温毒发斑；②血热出血，虫疾。

11. 紫花地丁

【功效】清热解毒，凉血消肿。

12. 蒲公英☆

【功效】清热解毒，消肿散结，利尿通淋。

【应用】①痈肿疔毒，乳痈内痈（为治疗乳痈要药）；②热淋涩痛，湿热黄疸；③肝火上炎，目赤肿痛。

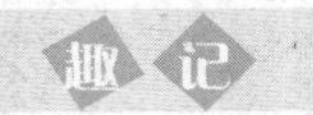

蒲公英明清解尿肿。

13. 重楼

【功效】清热解毒，消肿止痛，凉肝定惊。

【应用】①痈肿疔疮，咽喉肿痛，毒蛇咬伤，跌打损伤，瘀肿疼痛，外伤出血；②小儿高热、惊风抽搐；③恶性肿瘤，尤其多治消化道肿瘤。

14. 鱼腥草

【性能】辛，微寒。归肺经。

【功效】清热解毒，消痈排脓，利尿通淋。

【应用】①肺痈吐脓，肺热咳嗽（为治肺痈之要药）；②热毒疮毒；③湿热淋证。

15. 大血藤

【功效】清热解毒，活血，祛风，止痛。

16. 败酱草

【功效】清热解毒，消痈排脓，祛瘀止痛。

17. 漏芦

【功效】清热解毒，消痈下乳，舒筋通脉。

18. 白花蛇舌草

【功效】清热解毒消痈，利湿通淋。

【应用】①痈肿疮毒，咽喉肿痛，毒蛇咬伤；②热淋涩痛。

19. 白头翁

【性能】苦，寒。归胃、大肠经。

【功效】清热解毒，凉血止痢。

【应用】①热毒血痢（为治疗热毒血痢之良药）；②疮痈肿毒。

20. 马齿苋

【功效】清热解毒，凉血止血，止痢。

21. 鸦胆子

【功效】清热解毒，止痢，截疟；外用腐蚀赘疣。

【用法】内服，0.5～2g，以干龙眼肉包裹或装入胶囊吞服，亦可压去油制成丸剂、片剂服，不宜入煎剂。外用适量。

【注意】本品有毒，对胃肠道及肝肾均有损害，内服需严格控制剂量，不宜多用、久服。外用注意用胶布保护好周围的正常皮肤，以防止对正常皮肤的刺激。孕妇及小儿慎用。胃肠出血及肝肾病患者，应忌用或慎用。

22. 半枝莲

【功效】清热解毒，化瘀利尿。

23. 熊胆粉

【功效】清热解毒，清肝明目，息风止痉。

【用法】内服，0.25～0.5g，人工熊胆粉1～2g，入丸、散。由于本品有腥苦味，口服易引起呕吐，故宜用胶囊剂。外用适量，调涂患处。

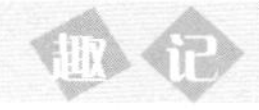

熊胆解风情，肝明目。

24. 白蔹

【功效】清热解毒，消痈散结，敛疮生肌。

【应用】①痈疽发背，疔疮，瘰疬；②烧烫伤。

25. 土茯苓

【功效】解毒，除湿，通利关节。

【应用】①杨梅毒疮，肢体拘挛（为治梅毒要药）；②淋浊带下；③痈肿疮毒。

26. 山慈菇

【功效】清热解毒，化痰散结。

27. 野菊花

【功效】清热解毒，泻火平肝。

小结

1. 连翘与金银花鉴别

药名	相同点	不同点
连翘	清热解毒，疏散风热，主治痈肿疮毒、外感风热与温病初起	清心解毒之力强，并善于消痈散结，亦治瘰疬痰核
金银花		疏散表热之效优，凉血止痢，用治热毒血痢

2. 大青叶、板蓝根与青黛鉴别

药名	相同点	不同点
大青叶	清热解毒、凉血消斑	凉血消斑力强
板蓝根		解毒利咽效佳
青黛		清肝定惊功著

3. 蒲公英与紫花地丁鉴别

药名	相同点	不同点
蒲公英	清热解毒，消肿散结，用于外科热毒痈疡	善治痈肿、乳痈，又能利尿通淋，治淋证、黄疸及小便不利
紫花地丁		散结、善治疔疮

4. 白头翁与鸦胆子鉴别

药名	相同点	不同点
白头翁	清热解毒，止痢，善治热毒血痢	凉血止痢，清肠胃湿热及血分热毒，治湿热痢疾
鸦胆子		治冷积久痢（休息痢），截疟，治疗各型疟疾；外用腐蚀赘疣，可用于赘疣、鸡眼

5. 大血藤与败酱草鉴别

药名	相同点	不同点
大血藤	清热解毒，活血消痈，治疗肠痈，产后瘀滞腹痛、闭经	清热解毒力强，祛风止痛，可治风湿痹痛及跌打损伤
败酱草		消痈排脓见长，可治肺痈、疮痈

第四节　清热凉血药

1. 生地黄

【功效】清热凉血，养阴生津。

【应用】①热入营血，温毒发斑、吐血衄血；②阴虚内热，骨蒸劳热；③津伤口渴，内热消渴，肠燥便秘。

【注意】脾虚湿滞，腹满便溏者不宜使用。

【配伍】生地黄配玄参：适用于热入血分之吐血衄血、发热谵语，热病阴伤之心烦口渴，虚火上炎之咽喉肿痛，阴虚内热之消渴。

2. 玄参

【功效】清热凉血，泻火解毒，滋阴。

【应用】①温邪入营，内陷心包，温毒发斑；②热病伤阴，津伤便秘，骨蒸劳嗽；③目赤咽痛，瘰疬，白喉，痈肿疮毒。

【注意】脾胃虚寒，食少便溏者不宜服用。反藜芦。

3. 水牛角

【功效】清热凉血，解毒，定惊。

【应用】①温病高热，神昏谵语，惊风，癫狂；②血热妄行斑疹、吐衄；③痈肿疮疡，咽喉肿痛。

【用法】镑片或粗粉煎服，宜先煎3小时以上。水牛角浓缩粉冲服，每日2次。

4. 牡丹皮

【功效】清热凉血，活血祛瘀。

【应用】①温毒发斑，血热吐衄；②温病伤阴，余邪未尽，夜热早凉、无汗骨蒸（善于清透阴分伏热）；③血滞经闭、痛经、跌打伤痛；④痈肿疮毒。

【注意】血虚有寒、月经过多及孕妇不宜使用。

5. 赤芍

【功效】清热凉血，散瘀止痛。

【应用】①温毒发斑，血热吐衄；②目赤肿痛，痈肿疮疡；③经闭痛经，癥瘕腹痛，跌打损伤。

【注意】血寒经闭不宜使用。反藜芦。

【配伍】赤芍配牡丹皮：二药配伍，凉血活血之力增强。适用于温热病热入营血之吐血、衄血、发斑，妇女血热、血瘀闭经、月经不调等。

6. 紫草

【功效】清热凉血，活血消斑，解毒透疹。

【应用】①温病血热毒盛，斑疹紫黑，麻疹不透；②疮疡，湿疹，水火烫伤。

【注意】性寒而滑利，脾虚便溏者忌用。

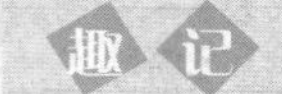

凉血＋活血——大小茜母子红烧黄鱼。注：大蓟、小蓟、茜草、牡丹皮、紫草、丹参、赤芍、大黄、郁金。

小结

1. 生地黄与玄参鉴别

药名	相同点	不同点
生地黄	均能清热凉血、养阴生津，用治热入营血、热病伤阴、阴虚内热等证	清热凉血力较大，故血热出血、内热消渴多用
玄参		泻火解毒力较强，故咽喉肿痛、痈肿疮毒多用

2. 牡丹皮与赤芍鉴别

药名	相同点	不同点
牡丹皮	均能清热凉血，活血散瘀	清热凉血，清透阴分伏热，用于温病后期，夜热早凉，肠痈腹痛
赤芍		散瘀止痛力强，血滞诸证尤为多用，并能泻肝火，用于肝热目赤肿痛

第五节　清虚热药

1. 青蒿☆

【功效】清透虚热，凉血除蒸，解暑，截疟。

【应用】①温邪伤阴，夜热早凉；②阴虚发热，劳热骨蒸；③暑热外感，发热口渴；④疟疾寒热。

【用法】煎服，不宜久煎；或鲜用绞汁服。

【配伍】①青蒿配鳖甲：二药配伍，养阴与透热并进。适用于温病后期，邪伏阴分，夜热早凉，热退无汗，口干咽燥，舌红少苔，脉细数等；②青蒿配黄芩：二药配伍，增强清热燥湿截疟之力。适用于温疟或湿热郁遏少阳，寒热如疟，胸痞作呕等症。

2. 白薇

【功效】清虚热，凉血，利尿通淋，解毒疗疮。

3. 地骨皮

【功效】凉血除蒸，清肺降火。

【应用】①阴虚发热，盗汗骨蒸；②肺热咳嗽；③血热出血证；④内热消渴（能生津止渴）。

【配伍】地骨皮配桑白皮：二药伍用，共奏清泄肺热、止咳平喘之功，清肺热而不伤阴，护阴液而不恋邪。适用于肺热咳喘、痰多稠黏、身热口渴者。

4. 银柴胡

【功效】清虚热，除疳热。

5. 胡黄连

【功效】退虚热，除疳热，清湿热。

小结

1. 牡丹皮与地骨皮鉴别

药名	相同点	不同点
牡丹皮	两者性微寒，有清热凉血，退虚热的作用，都可用于血热吐衄，阴虚发热	以清热凉血见长，主热入营血证；活血化瘀，治疗瘀血证、肠痈、痈疡肿毒
地骨皮		以清虚热、泻肺热为长，用于肺热咳嗽，内热消渴

2. 胡黄连与黄连鉴别

药名	相同点	不同点
胡黄连	均能清湿热，善除胃肠湿热，同为治湿热泻痢之良药	善退虚热、除疳热，用于阴虚发热、小儿疳积证；清热燥湿，治痔疮肿痛
黄连		清热燥湿、泻火解毒力强，并长于清心、胃之火，用于热毒病证，心、胃火热证

第八章　泻下药

细目	中药
攻下药	大黄、芒硝、芦荟、番泻叶
润下药	火麻仁、郁李仁、松子仁
峻下逐水药	甘遂、牵牛子、芫花、京大戟、巴豆霜

第一节　攻下药

1. 大黄☆

【功效】泻下攻积，清热泻火，凉血解毒，逐瘀通经，除湿退黄。

【应用】①积滞便秘之要药；②血热吐衄，目赤咽肿，牙龈肿痛；③热毒疮疡，肠痈，烧烫伤；④瘀血诸证；⑤湿热痢疾，黄疸，淋证。

【用法】煎服，3～15g，用于泻下不宜久煎，外用适量。

【注意】脾胃虚弱者慎用；孕妇、月经期、哺乳期妇女应慎用。

【配伍】①大黄配芒硝用于治疗实热积滞，大便燥结；②大黄配附子用于治疗寒实积滞、便秘腹痛。

2. 芒硝

【性能】咸、苦，寒。归胃、大肠经。

【功效】泻下通便，润燥软坚，清火消肿。

【应用】①积滞便秘；②咽痛、口疮、目赤肿痛，乳痈疮肿。

【用法】内服，6～12g，冲入药汁内或开水溶化后服。

【注意】孕妇及哺乳期妇女慎用，不宜与硫黄、三棱同用。

3. 芦荟

【功效】泻下通便，清肝泻火，杀虫疗疳。

【用法】宜入丸散服，每次2～5g。外用适量。

【注意】脾胃虚弱，食少便溏及孕妇忌用。

4. 番泻叶

【功效】泄热行滞，通便，利水。

【用法】煎服，2～6g，宜后下；或开水泡服。

【注意】妇女哺乳期、月经期及孕妇慎用。

第二节　润下药

1. 火麻仁

【功效】润肠通便。

【应用】肠燥便秘。
【用法】煎服，10～15g，打碎入煎剂。

2. 郁李仁

【功效】润肠通便，下气利水。
【应用】①肠燥便秘；②水肿胀满，脚气浮肿。
【注意】孕妇慎用。

3. 松子仁

【功效】润肠通便，润肺止咳。
【应用】①肠燥便秘；②肺燥干咳。
【注意】脾虚便溏、湿痰者慎用。

第三节　峻下逐水药

1. 甘遂

【功效】泻水逐饮，消肿散结。
【应用】①水肿，鼓胀，胸胁停饮；②风痰癫痫；③疮痈肿毒。
【用法】入丸、散服，每次0.5～1g。内服醋制以减毒。
【注意】虚弱者及孕妇忌用。不宜与甘草同用。

2. 京大戟

【功效】泻水逐饮，消肿散结。
【用法】煎服，1.5～3g。入丸散剂，每次1g。内服醋制以减毒。
【注意】虚弱者及孕妇忌用。不宜与甘草同用。

3. 芫花

【功效】泻水逐饮；外用杀虫疗疮。
【用法】煎服，1.5～3g。入丸散剂，每次0.6～0.9g。内服醋制以减毒。
【注意】虚弱者及孕妇忌用。不宜与甘草同用。

4. 牵牛子

【功效】泻水通便，消痰涤饮，杀虫攻积。
【应用】①水肿，鼓胀；②痰饮喘咳；③虫积腹痛。
【用法】煎服，3～6g。入丸散剂，每次1.5～3g。炒用性缓。
【注意】孕妇忌用。不宜与巴豆、巴豆霜同用。

5. 巴豆霜

【功效】峻下冷积，逐水退肿，豁痰利咽；外用蚀疮。
【应用】①寒积便秘之要药；②腹水鼓胀；③喉痹痰阻；④痈肿脓成未溃，疥癣恶疮。
【用法】入丸散，每次0.1～0.3g。外用适量。
【注意】孕妇及体弱者忌用。不宜与牵牛子同用。

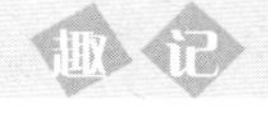

冷水，贪烟蚀疮。注：①冷——峻下冷积；②水——逐水消肿；③贪烟——豁痰利咽。

第九章　祛风湿药

细目	中药
祛风寒湿药	独活、威灵仙、徐长卿、川乌、蕲蛇、乌梢蛇、木瓜、青风藤、路路通
祛风湿热药	秦艽、防己、桑枝、豨莶草、络石藤、雷公藤
祛风湿强筋骨药	桑寄生、五加皮、狗脊

第一节　祛风寒湿药

1. 独活☆

【功效】祛风除湿，通痹止痛。

【应用】①风寒湿痹；②风寒夹湿表证；③少阴头痛。

【配伍】①独活配羌活用于治疗风痹为患，周身窜痛，项背挛急疼痛，以及外感风寒所致发热恶寒、项背拘急、疼痛、头痛、关节疼痛、历节风等病症；②独活配桑寄生用于治疗肝肾不足或风湿侵袭之腰膝酸痛、关节屈伸不利、足软麻木、步履维艰等。

2. 威灵仙

【功效】祛风湿，通络止痛，消骨鲠。

【应用】风湿痹痛，骨鲠咽喉。

3. 徐长卿

【功效】祛风除湿，止痛，止痒。

【应用】①风湿痹痛；②胃痛胀满，牙痛，腰痛，跌仆伤痛；③风疹，湿疹。

4. 川乌

【性能】辛、苦，热；有大毒。归心、肝、肾、脾经。

【功效】祛风除湿，温经止痛。

【应用】①痹证；②寒凝诸证。

【用法】煎服，先煎、久煎。外用，适量。

【注意】孕妇忌用；不宜与贝母类、半夏、白及、白蔹、瓜蒌类同用。

5. 木瓜

【性能】酸，温。归肝、脾经。

【功效】舒筋活络，和胃化湿。

【应用】①风湿痹证；②脚气水肿；③吐泻转筋。

6. 蕲蛇

【功效】祛风，通络，止痉。

【应用】①风湿顽痹，中风半身不遂；②小儿惊风，破伤风；③麻风，疥癣。

7. 乌梢蛇

【功效】祛风，通络，止痉。

【应用】①风湿顽痹，中风半身不遂；②小儿惊风，破伤风；③麻风，疥癣。

8. 青风藤

【功效】祛风湿，通经络，利小便。

【应用】①风湿痹痛；②关节肿胀；③水肿，脚气。

9. 路路通

【功效】祛风活络，利水，通经。

【应用】①关节痹痛，麻木拘挛；②水肿胀满；③乳少；④经闭。

第二节　祛风湿热药

1. 秦艽（风家润药）

【功效】祛风湿，通络止痛，退虚热，清湿热。

【应用】①风湿痹证，为风药中之润剂；②中风不遂；③骨蒸潮热，疳积发热；④湿热黄疸。

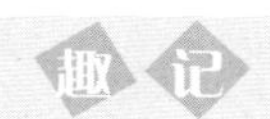

请教，探虚实，通风报信。注：①请教——秦艽；②虚实——退虚热，清湿热；③通——通络止痛；④风——祛风湿。

2. 防己

【功效】祛风湿，止痛，利水消肿。

【应用】①风湿痹证；②水肿，小便不利，脚气。

【注意】本品大苦大寒，易伤胃气，胃纳不佳及阴虚体弱者慎服。

3. 桑枝

【性能】祛风湿，利关节。

4. 豨莶草

【功效】祛风湿，利关节，解毒。

【用法】煎服，9～12g。外用，适量。治风湿痹痛、半身不遂宜制用，治风疹湿疮、疮痈宜生用。

5. 络石藤

【功效】祛风通络，凉血消肿。

6. 雷公藤

【功效】祛风除湿，活血通络，消肿止痛，杀虫解毒。

【应用】①风湿顽痹；②麻风，顽癣，疥疮，湿疹；③疔疮肿毒。

【用法】煎服，1～5g，文火煎1～2小时。外用适量。

第三节　祛风湿强筋骨药

1. 桑寄生☆

【功效】祛风湿，补肝肾，强筋骨，安胎元。

【应用】①风湿痹证；②崩漏经多，妊娠漏血，胎动不安。

2. 五加皮

【功效】祛风湿，补肝肾，强筋骨，利水。

【应用】①风湿痹证；②筋骨痿软，小儿行迟，体虚乏力；③水肿，脚气。

3. 狗脊

【功效】祛风湿，补肝肾，强腰膝。

小 结

化湿药、祛风湿药、利水渗湿药鉴别

湿	化湿药	湿困中焦
	祛风湿药	四肢关节——肌表、经络、筋骨
	利水渗湿药	下焦——小便、水肿、带下

第十章 化湿药

化湿药	广藿香、佩兰、苍术、厚朴、砂仁、豆蔻、草果

1. 广藿香☆

【功效】芳香化浊，和中止呕，发表解暑。

【应用】①湿滞中焦，为芳香化湿浊之要药；②呕吐；③暑湿或湿温初起。

【配伍】广藿香配佩兰用于治疗夏令伤暑，湿浊中阻之胸闷、腹满、呕恶，或湿热兼杂之脘腹胀满、恶心欲吐诸症。

2. 佩兰

【功效】芳香化湿，醒脾开胃，发表解暑。

3. 苍术☆

【功效】燥湿健脾，祛风散寒，明目。

【应用】①湿阻中焦证，为燥湿健脾之要药；②风湿痹证；③风寒夹湿表证；④夜盲症。

【配伍】苍术配厚朴、陈皮用于治疗湿滞中焦，脘腹胀满等症。

4. 厚朴

【功效】燥湿消痰，下气除满。

【应用】①湿阻中焦，脘腹胀满，为消除胀满之要药；②食积气滞，腹胀便秘；③痰饮喘咳；④梅核气。

【配伍】厚朴配枳实用于治疗食积胀满、大便秘结等症。

5. 砂仁

【功效】化湿开胃，温脾止泻，理气安胎。

【应用】①湿阻中焦及脾胃气滞证，为醒脾调胃之要药；②脾胃虚寒吐泻；③气滞妊娠恶阻及胎动不安。

【用法】煎服，3～6g。入汤剂宜后下。

【配伍】砂仁配木香用于治疗气滞脘腹胀痛、消化不良、泄泻腹痛等。

6. 豆蔻

【功效】化湿行气，温中止呕，开胃消食。

【应用】①湿阻中焦及脾胃气滞证；②呕吐。

【用法】煎服，3～6g。入汤剂宜后下。

7. 草果

【功效】燥湿温中，除痰截疟。

小 结

1. 解暑药物总结

藿建滑配清豆瓜——广藿香、滑石、佩兰、青蒿、白扁豆、冬瓜仁。

2. 止呕药物总结

止呕	胃热呕吐	芦根、竹茹、白茅根
	胃寒呕吐	生姜、半夏
	湿浊呕吐	藿香

3. 截疟药物总结

鹤鸦食（石）青草，柴狼常牵熊——仙鹤草、鸦胆子、砒石、青蒿、草果、柴胡、槟榔、常山、铅丹、雄黄。

4. 治疗水肿药物对比

麻黄	常用于水肿、小便不利兼有表证之风水水肿
甘遂	峻下逐水之峻剂，善行经隧之水湿而泻水攻逐痰饮，多用治水饮重证之水肿胀满、鼓胀、胸胁停饮及风痰癫痫
防己	为治水肿、小便不利之常用药，无论风水、皮水或腹水均可配用，但尤宜湿热壅盛者
茯苓	用于寒热虚实各种水肿
葶苈子	为治胸腹积水之常品
黄芪	是治气虚水肿之要药

第十一章　利水渗湿药

细目	中药
利水消肿药	茯苓、薏苡仁、泽泻、猪苓、香加皮、冬瓜皮
利尿通淋药	车前子、地肤子、海金沙、木通、滑石、石韦、萹蓄、瞿麦、萆薢
利湿退黄药	虎杖、茵陈、金钱草

第一节　利水消肿药

1. 茯苓☆

【性能】甘、淡，平。归心、肺、脾、肾经。

【功效】利水渗湿，健脾，宁心。

【应用】①水肿，小便不利，利水不伤正，为利水消肿之要药；②痰饮；③脾虚泄泻；④心悸，失眠。

2. 薏苡仁

【性能】甘、淡，凉。归脾、胃、肺经。

【功效】利水渗湿，健脾止泻，除痹，排脓。

【应用】①水肿，小便不利，脚气浮肿；②脾虚泄泻；③湿痹拘挛；④肺痈，肠痈。

【用法】煎服。清利湿热宜生用，健脾止泻宜炒用。

3. 泽泻

【性能】甘，寒。归肾、膀胱经。

【功效】利水渗湿，泄热。

【应用】①水肿，小便不利，泄泻；②淋证，遗精。

4. 猪苓

【功效】利水渗湿。

【应用】水肿，小便不利，泄泻。

5. 香加皮

【功效】利水消肿，祛风湿，强筋骨。

【注意】本品有毒，服用不宜过量。

6. 冬瓜皮

【功效】利水消肿，清热解暑。

第二节　利尿通淋药

1. 车前子☆

【性能】甘，寒。归肝、肾、肺、小肠经。

【功效】清热利尿通淋，渗湿止泻，明目，祛痰。

【应用】①淋证，水肿；②泄泻；③目赤肿痛，目暗昏花；④痰热咳嗽。

【用法】煎服，包煎。

【注意】肾虚滑精及孕妇慎用。

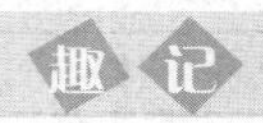

开车睁大眼睛少谈话，谢谢亲。注：①车——车前子；②眼睛——明目；③谈话——祛痰；④谢谢——渗湿止泻；⑤亲——清热利尿通淋。

2. 滑石

【功效】利尿通淋，清热解暑；外用祛湿敛疮。

【应用】①热淋，石淋，尿热涩痛；②暑湿，湿温；③湿疮，湿疹，痱子。

【用法】宜先煎。外用适量。

【注意】脾虚、热病津伤者及孕妇慎用。

【配伍】滑石配生甘草用于治疗暑邪夹湿之身热烦渴、小便不利、呕吐泄泻，以及膀胱湿热之小便短赤、淋沥不爽、滞涩疼痛、砂淋等。

3. 木通

【功效】利尿通淋，清心除烦，通经下乳。

【应用】①热淋涩痛，水肿；②口舌生疮，心烦尿赤；③经闭乳少；④湿热痹证。

4. 通草

【功效】清热利尿，通气下乳。

5. 地肤子

【功效】清热利湿，祛风止痒。

6. 萹蓄

【功效】利尿通淋，杀虫止痒。

7. 海金沙

【功效】清热利湿，通淋止痛。

【用法】煎服，宜包煎。

8. 萆薢

【功效】利湿祛浊，祛风除痹。

9. 瞿麦

【功效】利尿通淋，活血通经。

10. 石韦

【功效】利尿通淋，清肺止咳，凉血止血。

【应用】淋证，肺热咳嗽，血热出血。

第三节　利湿退黄药

1. 茵陈

【性能】苦、辛，微寒。归脾、胃、肝、胆经。

【功效】清利湿热，利胆退黄。

【应用】①黄疸，为治疗湿热黄疸之要药；②暑湿，湿温；③湿疮瘙痒。

2. 金钱草

【功效】利湿退黄，利尿通淋，解毒消肿。

【应用】①湿热黄疸；②石淋，热淋；③痈肿疔疮，虫蛇咬伤。

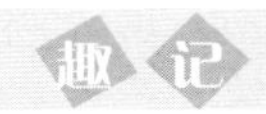

黄陵独种金钱草。注：①黄——利湿退黄；②陵——利尿通淋；③独种——解毒消肿。

3. 虎杖

【功效】利湿退黄，清热解毒，散瘀止痛，化痰止咳。

【应用】①湿热黄疸，淋浊，带下；②水火烫伤，痈肿疮毒，毒蛇咬伤；③经闭，癥瘕，跌打损伤；④肺热咳嗽；⑤热结便秘。

小　结

治淋药物总结

诸淋	膏淋	热淋	血淋	石淋
海金沙	萆薢	瞿麦	石韦	金钱草

第十二章　温里药

温里药	附子、肉桂、干姜、吴茱萸、高良姜、小茴香、丁香、花椒

1. 附子（回阳救逆第一品药） ☆

【性能】辛、甘，大热。有毒。归心、肾、脾经。

【功效】回阳救逆，补火助阳，散寒止痛。

【应用】①亡阳证；②阳虚内寒证；③寒湿痹证。

【用法】煎服，3～15g，本品有毒，宜先煎0.5～1小时，至口尝无麻辣感为度。

【注意】孕妇及阴虚阳亢者忌用。反半夏、瓜蒌、贝母、白蔹、白及。生品外用，内服须炮制。若内服过量，或炮制、煎煮方法不当，可引起中毒。

【配伍】附子配干姜用于治疗心肾阳虚，阴寒内盛所致之亡阳厥逆、脉微欲绝。

2. 肉桂☆

【性能】辛、甘，大热。归肾、脾、心、肝经。

【功效】补火助阳，散寒止痛，温通经脉，引火归原。

【应用】①肾阳虚证，为治疗命门火衰之要药；②脘腹冷痛，寒疝腹痛；③寒痹腰痛，胸痹，阴疽，闭经，痛经。

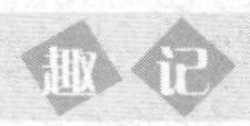

桂附火寒痛，附逆桂经原。注：①火寒痛——补火助阳，散寒止痛；②逆——回阳救逆；③经——温通经脉；④原——引火归原。

3. 干姜

【性能】辛，热。归脾、胃、肾、心、肺经。

【功效】温中散寒，回阳通脉，温肺化饮。

【应用】①脾胃寒证，腹痛，呕吐，泄泻，为温暖中焦之主药；②亡阳证；③寒饮喘咳。

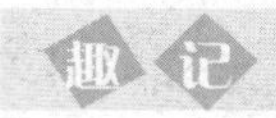

温中肺脉饮。

4. 吴茱萸

【性能】辛、苦，热。有小毒。归肝、脾、胃、肾经。

【功效】散寒止痛，降逆止呕，助阳止泻。

【应用】①寒凝肝脉疼痛；②呕吐吞酸；③虚寒泄泻。

【用法】煎服，2～5g。外用适量。

【注意】本品辛热，有小毒，故不宜多服、久服。阴虚有热者忌用。孕妇慎用。

【配伍】吴茱萸配黄连用于治疗肝郁化火，肝胃不和所致之胁痛口苦、呕吐吞酸等。

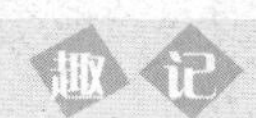

三止三降助。注：①三止——止痛，止呕，止泻；②三——散寒；③降——降逆；④助——助阳。

5. 高良姜

【功效】温中止呕，散寒止痛。

6. 小茴香

【功效】散寒止痛，理气和胃。

【应用】①寒疝腹痛，睾丸偏坠疼痛，少腹冷痛，痛经；②中焦虚寒气滞证。

7. 丁香

【功效】温中降逆，散寒止痛，温肾助阳。

【应用】①胃寒呕吐、呃逆；②脘腹冷痛；③阳痿，宫冷。

【注意】畏郁金。

8. 花椒

【功效】温中止痛，杀虫止痒。

【应用】①中寒腹痛，寒湿吐泻；②虫积腹痛，湿疹，阴痒。

小结

1. 杀虫药物总结

时春，百川汇蓄和苦众浇牵牛花——砒石、椿皮、百部、川楝子、芦荟、萹蓄、仙鹤草、苦参、贯众、花椒、牵牛子、芫花。

驱虫药——使君子、苦楝皮、雷丸、榧子、槟榔。

攻毒杀虫止痒药——雄黄、硫黄、白矾、蛇床子、蜂房。

2. 干姜、生姜、高良姜、炮姜比较

<table>
<tr><td>干姜</td><td rowspan="4">温中散寒</td><td rowspan="2">温肺</td><td rowspan="3">止呕</td><td>化饮</td><td>偏祛里寒</td></tr>
<tr><td>生姜</td><td>止咳</td><td>偏散表寒</td></tr>
<tr><td>高良姜</td><td rowspan="2">止痛</td><td></td><td></td></tr>
<tr><td>炮姜</td><td></td><td>止血</td><td>善走血分</td></tr>
</table>

第十三章　理气药

理气药	陈皮、青皮、大腹皮、枳实、川楝子、荔枝核、香附、木香、沉香、檀香、佛手、乌药、薤白

1. 陈皮☆

【性能】苦、辛，温。归脾、肺经。

【功效】理气健脾，燥湿化痰。

【应用】①脾胃气滞证；②呕吐、呃逆；③湿痰、寒痰咳喘，为治痰湿咳喘之要药；④胸痹。

【配伍】陈皮配半夏用于治疗咳嗽痰多、色白易咳、胸膈痞闷、肢体困重之湿痰证。

2. 青皮

【功效】疏肝破气，消积化滞。

【应用】①肝郁气滞，胸胁胀痛，疝气疼痛，乳癖；②食积气滞，脘腹胀痛；③癥瘕积聚，久疟痞块。

3. 大腹皮

【功效】行气宽中，利水消肿。

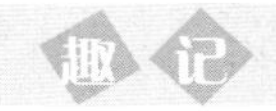

汽水。注：①汽——行气宽中；②水——利水消肿。

4. 枳实

【性能】苦、辛、酸，微寒。归脾、胃经。

【功效】破气消积，化痰散痞。

【应用】①胃肠积滞，湿热泻痢；②胸痹，结胸；③气滞胸胁疼痛；④脏器下垂病证。

【注意】孕妇慎用。

【配伍】枳实配白术用于治疗脾虚气滞，夹积夹湿，饮食停聚，脘腹痞胀，大便不爽。

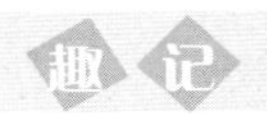

枳实谈痞破气机。注：①谈痞——化痰散痞；②破气机——破气消积。

5. 川楝子☆

【功效】疏肝泄热，行气止痛，杀虫。

【应用】①肝郁化火诸痛证；②虫积腹痛；③头癣、秃疮。

【注意】本品有毒，不宜过量或持续服用，以免中毒。又因苦寒，脾胃虚寒者慎用。

6. 荔枝核

【功效】行气散结，祛寒止痛。

7. 香附（气病之总司，女科之主帅）

【性能】辛、微苦、微甘，平。归肝、脾、三焦经。

【功效】疏肝解郁，理气宽中，调经止痛。

【应用】①肝郁气滞痛证，为疏肝解郁、行气止痛之要药；②月经不调，痛经，乳房胀痛，为妇科调经之要药；③气滞腹痛。

8. 木香

【性能】辛、苦，温。归脾、胃、大肠、胆、三焦经。

【功效】行气止痛，健脾消食。

【应用】①脾胃气滞证，既为行气止痛之要药，又为健脾消食之佳品；②泻痢里急后重，为治湿热泻痢里急后重之要药；③腹痛胁痛，黄疸。

【用法】煎服。生用行气力强，煨用行气力缓而实肠止泻。

9. 沉香

【功效】行气止痛，温中止呕，纳气平喘。

【应用】①寒凝气滞，胸腹胀痛；②胃寒呕吐；③虚喘证。

【用法】煎服，后下。

10. 檀香

【功效】行气温中，开胃止痛。

【用法】煎服，宜后下。

11. 佛手

【功效】疏肝理气，和胃止痛，燥湿化痰。

12. 乌药

【功效】行气止痛，温肾散寒。

【应用】①寒凝气滞胸腹诸痛证；②尿频遗尿。

13. 薤白

【功效】通阳散结，行气导滞。

【应用】①胸痹心痛；②脘腹痞满胀痛，泻痢里急后重。

【注意】气虚无滞及胃弱纳呆者不宜用。

【配伍】薤白配瓜蒌用于治疗痰浊闭阻、胸阳不振之胸痹，为治胸痹常用药对。

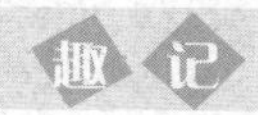

薤白气滞通阳结。注：①气滞——行气导滞；②通阳结——通阳散结。

小 结

纳气平喘药物总结

戒指石沉大海——蛤蚧、补骨脂、磁石、沉香。

第十四章　消食药

消食药	山楂、神曲、麦芽、莱菔子、鸡内金、稻芽

1. 山楂☆

【性能】酸、甘、微温。归脾、胃、肝经。

【功效】消食健胃，行气散瘀，化浊降脂。

【应用】①食积证，本品能治各种饮食积滞，尤为消化油腻肉食积滞之要药；②泻痢腹痛，疝气痛，本品炒用能止泻止痢；③血瘀证。

2. 神曲

【功效】消食和胃。

【应用】饮食积滞，尤宜食滞兼外感表证者。

3. 麦芽

【性能】甘、平。归脾、胃、肝经。

【功效】行气消食，健脾开胃，回乳消胀。

【应用】米面薯蓣食滞；断乳、乳房胀痛；肝气郁滞或肝胃不和之胁痛、脘腹痛。

【用法】煎服。消食健胃用生麦芽；回乳消胀用炒麦芽。

【注意】哺乳期妇女不宜使用。

4. 莱菔子

【性能】辛、甘、平。归肺、脾、胃经。

【功效】消食除胀，降气化痰。

【应用】食积气滞证；喘咳痰多，胸闷食少。

【注意】本品辛散耗气，故气虚及无食积、痰滞者慎用。人参恶莱菔子。

5. 鸡内金

【性能】甘、平。归脾、胃、小肠、膀胱经。

【功效】消食健胃，固精止遗，通淋化石。

【应用】①饮食积滞，小儿疳积，广泛用于米面薯蓣乳肉等各种食积证；②肾虚遗精、遗尿；③砂石淋证，胆结石，多与金钱草等同用。

【用法】煎服，研末服。研末服效果比煎剂好。

6. 稻芽

【性能】甘、温。归脾、胃经。

【功效】消食和中，健脾开胃。

【应用】主治米面薯蓣类食积不化和脾虚食滞证，功似麦芽，亦常与麦芽相须为用，以提高疗效。

【用法】煎服。炒稻芽偏于消食，用于不饥食少；焦稻芽善化积滞，用于积滞不化。

第十五章　驱虫药

驱虫药	槟榔、使君子、榧子、雷丸、苦楝皮

1. 槟榔☆

【性能】苦、辛、温。归胃、大肠经。

【功效】杀虫，消积，行气，利水，截疟。

【应用】①肠道寄生虫病，对绦虫疗效较好；②食积气滞，泻痢后重；③水肿，脚气肿痛；④疟疾。

【用法】煎服，3～10g。驱杀绦虫、姜片虫30～60g。生用力佳，炒用力缓；焦槟榔有消食化滞作用，用治食滞不消、泻痢后重。

【注意】脾虚便溏或气虚下陷者忌用；孕妇慎用。

2. 使君子

【功效】杀虫消积。

【应用】蛔虫病，蛲虫病；小儿疳积。

【用法】煎服，9～12g，捣碎。取仁炒香嚼服，6～9g。小儿每岁1～1.5粒，1日总量不超过20粒。空腹服用，每日1次，连用3日。

【注意】大量服用可引起呃逆、眩晕、呕吐、腹泻等不良反应；若与热茶同服，可引起呃逆、腹泻，故服用时忌饮茶。

3. 榧子

【功效】杀虫消积，润肠通便，润肺止咳。

4. 雷丸

【功效】杀虫消积。

【应用】绦虫病，钩虫病，蛔虫病，虫积腹痛，本品驱虫面广，对多种肠道寄生虫均有驱杀作用；小儿疳积。

【用法】入丸、散剂，每次5～7g，饭后温开水调服，每日3次，连服3日。

5. 苦楝皮

【功效】杀虫，疗癣。

【应用】蛔虫病，蛲虫病，钩虫病；疥癣，湿疮。

【用法】煎服，3～6g；文火久煎。外用适量。

【注意】本品有毒，不宜过量或持久服用。孕妇及肝功能不全者慎服。

小结

使君子、苦楝皮与槟榔比较

药名	杀虫范围
使君子	蛔虫、蛲虫
苦楝皮	蛔虫、蛲虫、钩虫，广谱
槟榔	蛔虫、蛲虫、钩虫、姜片虫、绦虫（加南瓜子），广谱

第十六章　止血药

细目	中药
凉血止血药	小蓟、大蓟、地榆、槐花、侧柏叶、白茅根、苎麻根
化瘀止血药	三七、蒲黄、茜草、降香
收敛止血药	白及、仙鹤草、血余炭、棕榈炭
温经止血药	艾叶、炮姜

第一节　凉血止血药

1. 小蓟☆

【性能】甘、苦，凉。归心、肝经。

【功效】凉血止血，散瘀解毒消痈。

【应用】①血热出血，尤善治尿血、血淋；②热毒痈肿。

2. 大蓟

【功效】凉血止血，散瘀解毒消痈。

【应用】血热出血；热毒痈肿。

3. 地榆

【性能】苦、酸、涩，微寒。归肝、大肠经。

【功效】凉血止血，解毒敛疮。

【应用】①血热出血，尤宜下焦血热的便血、痔血、血痢、崩漏等；②烫伤、湿疹、疮疡痈肿，为治烫伤之要药。

【注意】本品性寒酸涩，凡虚寒性便血、下痢、崩漏及出血有瘀者慎用。对于大面积烧伤患者，不宜使用地榆制剂外涂，以防其所含鞣质被大量吸收而引起中毒性肝炎。

4. 槐花☆

【性能】凉血止血，清肝泻火。

【功效】血热出血，以治便血、痔血见长；肝热目赤，头痛眩晕。

【用法】煎服。止血多炒炭用，清热泻火宜生用。外用适量。

5. 侧柏叶

【功效】凉血止血，化痰止咳，生发乌发。

【应用】血热出血；肺热咳嗽；血热脱发，须发早白。

6. 白茅根☆

【功效】凉血止血，清热利尿。

【应用】血热出血；水肿，热淋，黄疸；胃热呕吐，肺热咳嗽。

7. 苎麻根

【功效】凉血止血，安胎，清热解毒。

【应用】①血热出血；②热盛胎动不安，胎漏下血；③痈肿疮毒。

小　结

1. 大蓟与小蓟鉴别

药名	相同点	不同点
大蓟	凉血止血，散瘀解毒消痈，广泛用治血热出血诸证及热毒痈肿	散瘀消痈力强，故对吐血、咯血及崩漏下血尤为适宜
小蓟		兼能利尿通淋，故以治血尿、血淋为佳

2. 白茅根与芦根鉴别

药名	相同点	不同点
白茅根	清肺胃热而利尿，治疗肺热咳嗽、胃热呕吐和小便淋痛，且常相须为用	偏入血分，以凉血止血见长
芦根		偏入气分，以清热生津为优

第二节　化瘀止血药

1. 三七

【性能】甘、微苦，温。归肝、胃经。

【功效】散瘀止血，消肿定痛。

【应用】①出血，有止血而不留瘀、化瘀而不伤正之特点；②跌打损伤，瘀滞肿痛，为伤科要药。

【用法】多研末吞服，每次1～3g；煎服，3～9g。外用适量。

【注意】孕妇慎用。

【配伍】三七配白及，可用于各种出血，尤多用于吐血等肺胃出血证。

2. 蒲黄

【功效】止血，化瘀，通淋。

【应用】出血；瘀血痛证。

【用法】煎服，5～10g，包煎。止血多炒用，化瘀、利尿多生用。外用适量。

【注意】孕妇慎用。

【配伍】蒲黄配五灵脂，常相须为用治疗瘀血内阻，血不归经之出血及胸腹、脘腹疼痛如刺之血瘀诸痛。

3. 茜草

【性能】苦，寒。归肝经。

【功效】凉血、祛瘀、止血、通经。

【应用】①出血，用于血热妄行或血瘀脉络之出血证，对血热夹瘀的各种出血证，尤为适宜；②血瘀经闭，跌打损伤，风湿痹痛，为妇科调经要药。

4. 降香

【功效】化瘀止血，理气止痛。

【应用】出血证。

【用法】煎服，9～15g，后下。外用适量，研末外敷。

第三节　收敛止血药

1. 白及

【性能】苦、甘、涩，微寒。归肺、肝、胃经。

【功效】收敛止血，消肿生肌。

【应用】①出血，为收敛止血之要药，可治疗体内外诸出血证，尤多用于肺、胃出血证；②痈肿疮疡，皮肤皲裂，水火烫伤。

【注意】反乌头。

2. 仙鹤草☆

【功效】收敛止血，截疟，止痢，解毒，补虚。

【应用】出血证；久泻久痢；疟疾；痈肿疮毒、阴痒带下；脱力劳伤。

3. 血余炭

【功效】收敛止血，化瘀，利尿。

【应用】出血证；小便不利。

4. 棕榈炭

【功效】收敛止血。

【应用】出血证。

第四节 温经止血药

1. 艾叶

【性能】辛、苦，温。有小毒。归肝、脾、肾经。

【功效】温经止血，散寒调经；外用祛湿止痒。

【应用】①出血，本品能温经止血暖宫，适用于虚寒性出血；②少腹冷痛，经寒不调，宫冷不孕，本品温经脉，逐寒湿，止冷痛，尤善于调经，为妇科下焦虚寒或寒客胞宫之要药；③皮肤瘙痒，多煎水熏洗。

【配伍】艾叶配阿胶：适用于下焦虚寒所致的月经过多、崩漏、胎漏。

2. 炮姜

【功效】温经止血，温中止痛。

小结

1. 具有止带功效的药物 秦皮、山药、棕榈炭、芡实、金樱子、莲子、白果、白芷、椿皮、海螵蛸。

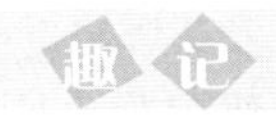

秦山棕榈树，嵌金莲果，沿椿螵虫。

2. 可用于治疗须发早白，具有乌发功效的药物 侧柏叶、女贞子、制首乌。

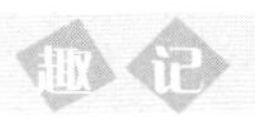

白发女巫。

3. 可用于治疗水火烫伤的药物 白及、虎杖、石膏、大黄、地榆、紫草、冰片。

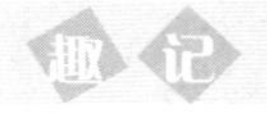

白虎食黄鱼加紫冰片。

4. 具有凉血止血活血功效的药物 大黄、茜草、大蓟、小蓟。

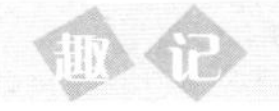

蛋黄草二鸡。

第十七章 活血化瘀药

细目	中药
活血止痛药	川芎、延胡索、郁金、姜黄、乳香、没药、五灵脂
活血调经药	丹参、红花、桃仁、益母草、牛膝、鸡血藤、王不留行、泽兰
活血疗伤药	土鳖虫、骨碎补、血竭、自然铜、苏木
破血消癥药	莪术、三棱、水蛭、穿山甲

第一节　活血止痛药

1. 川芎（血中气药） ☆

【性能】辛，温。归肝、胆、心包经。

【功效】活血行气，祛风止痛。

【应用】①血瘀气滞痛证，是治疗血瘀气滞之要药（中开郁结，下调经水）；②头痛，风湿痹痛，本品能“上行头目”，为治头痛要药。

2. 延胡索

【性能】辛、苦，温。归肝、脾经。

【功效】活血，行气，止痛。

【应用】气血瘀滞诸痛证，本品辛散温通，能“行血中气滞，气中血滞，故专治一身上下诸痛”。

【用法】煎服；研粉吞服。

3. 郁金

【性能】辛、苦，寒。归肝、肺、心经。

【功效】活血止痛，行气解郁，清心凉血，利胆退黄。

【应用】①气滞血瘀痛证；②热病神昏，癫痫癫狂；③血热出血证；④肝胆湿热黄疸、胆石症。

【注意】不宜与丁香、母丁香同用。

【配伍】郁金配石菖蒲，适用于痰火或湿热蒙蔽清窍之神昏、癫狂、癫痫。

4. 姜黄

【功效】破血行气，通经止痛。

【应用】气滞血瘀痛证；风湿痹痛。

5. 乳香

【功效】活血定痛，消肿生肌。

【应用】跌打损伤，疮疡痈肿，瘰疬痰核；气滞血瘀诸痛证。

【注意】胃弱者及孕妇慎用。

6. 没药

【功效】散瘀定痛，消肿生肌。

【注意】同乳香。

7. 五灵脂

【功效】活血止痛，化瘀止血。

【用法】煎服，宜包煎。

【注意】血虚无瘀及孕妇慎用，人参畏五灵脂。

小　结

1. 郁金与姜黄鉴别

药名	相同点	不同点
郁金	均能活血散瘀、行气止痛，用于气滞血瘀之证	苦寒降泄，行气力强，且凉血，以治血热瘀滞之证为宜，又能利胆退黄，清心解郁，用于湿热黄疸、热病神昏等证
姜黄		辛温行散，祛瘀力强，以治寒凝气滞血瘀之证为宜，且可祛风通痹而用于风寒湿痹

2. 乳香与没药鉴别

药名	相同点	不同点
乳香	消肿生肌	偏于行气
没药		偏于散瘀

第二节　活血调经药

1. 丹参

【性能】苦，微寒。归心、肝经。

【功效】活血祛瘀，通经止痛，清心除烦，凉血消痈。

【应用】①月经不调，闭经痛经，产后瘀滞腹痛，本品善活血祛瘀，能祛瘀生新而不伤正，善调经水，为妇科调经常用药；②血瘀心痛，脘腹疼痛，癥瘕积聚，跌打损伤，风湿痹证，广泛用于各种血瘀证；③热病烦躁神昏，心悸失眠；④疮痈肿毒。

【注意】反藜芦。

2. 红花

【功效】活血通经，散瘀止痛。

【应用】①血滞经闭、痛经、产后瘀滞腹痛，为活血祛瘀、通经止痛之要药；②癥瘕积聚；③胸痹心痛、血瘀腹痛、胁痛；④为治疗跌打损伤、瘀滞肿痛之要药；⑤瘀滞斑疹色暗。

3. 桃仁

【性能】苦、甘，平。归心、肝、大肠经。

【功效】活血祛瘀，润肠通便，止咳平喘。

【应用】①瘀血阻滞诸证；②肺痈，肠痈；③肠燥便秘；④咳嗽气喘。

4. 益母草

【性能】苦、辛，微寒。归心包、肝、膀胱经。

【功效】活血调经，利尿消肿，清热解毒。

【应用】①血滞经闭、痛经、经行不畅、产后恶露不尽、瘀滞腹痛，为妇产科要药；②水肿，小便不利，尤宜治疗水瘀互阻的水肿；③跌打损伤，疮痈肿毒，皮肤瘾疹。

5. 牛膝☆

【性能】苦、甘、酸，平。归肝、肾经。

【功效】逐瘀通经，补肝肾，强筋骨，利水通淋，引火（血）下行。

【应用】①瘀血阻滞的经闭、痛经、经行腹痛、胞衣不下、跌打伤痛，本品活血祛瘀力较强，性善下行，长于活血通经，为治疗经产病之要药；②腰膝酸痛，下肢痿软；③淋证，水肿，小便不利；④上部火热证。

【用法】煎服。活血通经、利水通淋、引火（血）下行宜生用；补肝肾、强筋骨宜酒炙用。

【配伍】牛膝配苍术、黄柏，用治下焦湿热之足膝肿痛、痿软无力及湿疹、湿疮等。

6. 鸡血藤

【功效】活血补血，调经止痛，舒筋活络。

【应用】月经不调，痛经，闭经；风湿痹痛，手足麻木，肢体瘫痪，血虚萎黄。

7. 王不留行

【功效】活血通经，下乳消痈，利尿通淋。

8. 泽兰

【功效】活血调经，祛瘀消痈，利水消肿。

小结

1. 川芎与丹参鉴别

药名	相同点	不同点
川芎	活血祛瘀，常用于各种瘀血病证	辛温气香，为血中气药，故适用于血瘀气滞之诸痛证，还能祛风止痛，为治头痛和风湿痹痛之良药
丹参		以活血化瘀为主，药性寒凉，故适用于血热瘀滞之证，兼能除烦安神，凉血消痈，对热扰心神之心烦失眠及疮痈肿毒有良效

2. 桃仁与红花鉴别

药名	相同点	不同点
桃仁	活血祛瘀，常相须为用治疗血瘀经闭、痛经、产后瘀血腹痛等	活血作用较强，适用于下焦瘀血，且寒热均可，兼有润肠通便、止咳平喘之功，可治肠燥便秘、咳嗽气喘
红花		祛瘀力稍弱，长于通利血脉，故常用于血脉瘀滞之证，又有活血化滞消斑作用，用治瘀滞斑疹色暗等

第三节　活血疗伤药

1. 土鳖虫

【性能】咸，寒。有小毒。归肝经。

【功效】破血逐瘀，续筋接骨。

【应用】①跌打损伤，筋伤骨折，瘀肿疼痛；②血瘀经闭，产后瘀滞腹痛，积聚痞块。

2. 骨碎补

【功效】活血止痛，补肾强骨；外用消风祛斑。

3. 血竭

【功效】活血定痛，化瘀止血，生肌敛疮。

【用法】内服，多入丸、散，研末服，每次1～2g；外用适量，研末或入膏药外敷。

4. 自然铜

【功效】散瘀止痛，续筋接骨。

5. 苏木

【功效】活血祛瘀，消肿止痛。

第四节　破血消癥药

1. 莪术

【功效】破血行气，消积止痛。

【应用】癥瘕积聚，经闭，心腹瘀痛；食积脘腹胀痛；跌打损伤，瘀肿疼痛。

【注意】孕妇禁用。

2. 三棱

【功效】破血行气，消积止痛。

【注意】孕妇禁用。不宜与芒硝、玄明粉同用。

3. 水蛭

【功效】破血通经，逐瘀消癥。

【应用】血瘀经闭，癥瘕积聚；跌打损伤，心腹疼痛。

4. 穿山甲

【功效】活血消癥，通经下乳，消肿排脓，搜风通络。

小　结

1. 郁金、丹参，鸡血藤、当归鉴别

药名	相同点	不同点
郁金	活血止痛，清心凉血	行气解郁，利胆退黄
丹参		祛瘀通经，除烦消痈
鸡血藤	活血补血，调经止痛	舒筋活络
当归		润肠通便

2. 具有活血行气功效的药物　三棱、莪术、川芎、延胡索、姜黄、郁金。

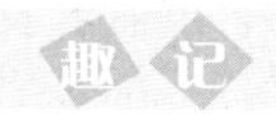

三饿汉凶恶，蒙取黄金。

第十八章　化痰止咳平喘药

细目	中药
温化寒痰药	半夏、天南星、旋覆花、白前、芥子
清化热痰药	川贝母、浙贝母、瓜蒌、竹茹、竹沥、天竺黄、前胡、桔梗、海藻、昆布、海蛤壳
止咳平喘药	苦杏仁、百部、桑白皮、葶苈子、紫苏子、款冬花、紫菀、枇杷叶、白果

第一节　温化寒痰药

1. 半夏☆

【性能】辛，温。有毒。归脾、胃、肺经。

【功效】燥湿化痰，降逆止呕，消痞散结；外用消肿止痛。

【应用】①湿痰，寒痰证，本品为燥湿化痰、温化寒痰要药，尤善治脏腑之湿痰；②呕吐，本品为止呕要药；③心下痞，胸痹，梅核气；④瘿瘤，痰核，痈疽肿毒，毒蛇咬伤。

【用法】煎服，3～9g，一般宜制用。炮制品有姜半夏、法半夏等。

【注意】反乌头。阴亏燥咳、血证慎用。

【配伍】半夏配生姜，二药配伍，协同为用，止呕作用增强，又可减半夏毒，适用于痰饮呕吐。

2. 天南星

【功效】燥湿化痰，祛风止痉；外用散结消肿。

【应用】顽痰咳嗽，湿痰寒痰证；风痰眩晕，中风，癫痫，破伤风（治经络之风痰）；痈疽肿痛，瘰疬痰核，蛇虫咬伤。

【用法】煎服，3～9g，内服多制用。外用适量。

【注意】孕妇慎用。

3. 旋覆花

【性能】苦、辛、咸，微温。归肺、脾、胃、大肠经。

【功效】降气消痰，行水止呕。

【应用】咳嗽痰多，痰饮蓄结，胸膈痞满；噫气，呕吐。

【用法】煎服，3～9g，包煎。

【注意】阴虚劳嗽，津伤燥咳者忌用。

【配伍】旋覆花配赭石，二药合用，降气化痰、止呃、止逆之力增强。用于肺气上逆喘息及胃气上逆之呕吐、噫气、呃逆等。

4. 白前

【功效】降气，消痰，止咳。

5. 芥子

【功效】温肺豁痰，利气散结，通络止痛。

【应用】寒痰喘咳，悬饮；阴疽流注，肢体麻木，关节肿痛（祛皮里膜外之痰）。

【用法】煎服，3～9g。外用适量。

【注意】本品辛温走散，耗气伤阴，久咳肺虚及阴虚火旺者忌用；消化道溃疡、出血者及皮肤过敏者忌用。

小结

1. 生姜、广藿香、砂仁、半夏、竹茹鉴别

药名	特点
生姜	温中止呕，用于胃寒呕吐，适宜各种原因引起的恶心呕吐
广藿香	化湿止呕，用于湿浊中阻引起的呕吐
砂仁	化湿止呕，用于胃寒气滞湿阻或脾胃虚寒、消化不良之恶心呕吐
半夏	降逆止呕，用于胃气上逆，恶心呕吐
竹茹	清热止呕，用于胃热呕吐

2. 半夏与天南星鉴别

药名	相同点	不同点
半夏	燥湿化痰，温化寒痰，炮制后治热痰、风痰；外用消肿止痛，治疮疡肿毒及毒蛇咬伤	善治脏腑湿痰，且能降逆止呕，消痞散结
天南星		走经络，偏于祛风痰而能解痉止厥，善治风痰证

第二节 清化热痰药

1. 川贝母

【性能】苦、甘，微寒。归肺、心经。

【功效】润肺止咳，清热化痰，散结消痈。

【应用】①虚劳咳嗽，肺热燥咳，为治疗热痰及燥痰咳嗽之常用药物；②瘰疬，乳痈，肺痈，疮痈。

【注意】反乌头。

2. 浙贝母

【性能】苦，寒。归肺、心经。

【功效】清热化痰止咳，解毒散结消痈。

【应用】①风热、痰热咳嗽，为治疗肺热咳嗽之常用药物；②瘰疬，瘿瘤，乳痈疮毒，肺痈。

【注意】反乌头。

3. 瓜蒌

【性能】甘、微苦，寒。归肺、胃、大肠经。

【功效】清热涤痰，宽胸散结，润燥滑肠。

【应用】①痰热咳嗽，本品善于清肺润燥，常用治肺热咳嗽或燥热伤肺之干咳无痰或痰少难咳；②胸痹，结胸；③肺痈，肠痈，乳痈；④肠燥便秘。

【注意】本品甘寒而滑，脾虚便溏者忌用。反乌头。

4. 竹茹

【功效】清热化痰，除烦，止呕。

【应用】肺热咳嗽，痰热心烦不寐；胃热呕吐，妊娠恶阻。

5. 竹沥

【功效】清热豁痰，定惊利窍。

【应用】痰热咳喘；中风痰迷，惊痫癫狂。

【用法】内服15～30mL，冲服。

6. 天竺黄

【功效】清热豁痰，凉心定惊。

7. 前胡

【功效】降气化痰，散风清热。

8. 桔梗（舟楫之剂，能载诸药上浮）☆

【性能】苦、辛，平。归肺经。

【功效】宣肺，祛痰，利咽，排脓。

【应用】①咳嗽痰多，胸闷不畅，咳嗽无论属寒、属热，有痰、无痰均可应用；②咽喉肿痛，音哑失音，本品性善上行，能宣肺利咽开音；③肺痈吐脓，为治疗肺痈之常用药物。

【注意】本品性升散，凡气机上逆，呕吐、呛咳、眩晕、阴虚火旺咯血等不宜用。用量过大易致恶心呕吐。

【配伍】桔梗配甘草，二药合用，宣肺祛痰、解毒利咽、消肿排脓之功增强。适用于肺失宣降，咳嗽有痰，咽喉肿痛，肺痈吐脓，胸胁满痛。

9. 海藻

【功效】消痰软坚散结，利水消肿。

【注意】反甘草。

10. 昆布

【功效】消痰软坚散结，利水消肿。

11. 海蛤壳

【功效】清热化痰，软坚散结，制酸止痛；外用收湿敛疮。

小　结

1. 川贝母与浙贝母鉴别

药名	相同点	不同点
川贝母	清热化痰止咳、散结	长于润肺，治燥痰咳嗽、肺燥干咳和肺虚久咳
浙贝母		长于清热，性偏于泄，治热痰咳嗽、肺热咳嗽、风热咳嗽

2. 瓜蒌皮与瓜蒌仁鉴别

药名	相同点	不同点
瓜蒌皮	清热化痰，宽胸散结	长于清热化痰，利气宽胸散结
瓜蒌仁		长于润肺化痰，润肠通便

第三节　止咳平喘药

1. 苦杏仁

【性能】苦，微温。有小毒。归肺、大肠经。

【功效】降气止咳平喘，润肠通便。

【应用】①咳嗽气喘，为治咳喘要药；②肠燥便秘。

【用法】煎服。宜打碎入煎。生品入煎剂宜后下。

【注意】阴虚咳喘及大便溏泄者忌用。内服不宜过量，婴儿慎用。

2. 百部

【性能】甘、苦，微温。归肺经

【功效】润肺下气止咳，杀虫灭虱。

【应用】①新久咳嗽，顿咳，肺痨咳嗽，本品功专润肺止咳，无论外感、内伤、暴咳、久嗽，均可用之；②蛲虫，阴痒，头虱及疥癣。

【用法】煎服，3～9g。外用适量。久咳虚嗽宜蜜炙用。

【注意】本品易伤胃滑肠，脾虚食少便溏者忌用。

3. 桑白皮

【性能】甘，寒。归肺经。

【功效】泻肺平喘，利水消肿。

【应用】①肺热咳喘，为治疗肺热咳喘的常用药物；②水肿。

4. 葶苈子

【性能】辛、苦，大寒。归肺、膀胱经。

【功效】泻肺平喘，行水消肿。

【应用】①痰涎壅盛，喘息不得平卧；②水肿，胸腹积水，小便不利。

5. 紫苏子

【性能】辛，温。归肺、大肠经。

【功效】降气化痰，止咳平喘，润肠通便。

【应用】①咳喘痰多，本品止咳平喘，并可降气化痰，痰消气降则咳喘自愈；②肠燥便秘。

6. 款冬花

【功效】润肺下气，止咳化痰。

【应用】咳嗽气喘。

7. 紫菀

【功效】润肺下气，化痰止咳。

【应用】咳嗽痰多。

8. 枇杷叶

【功效】清肺止咳，降逆止呕。

【应用】肺热咳嗽，气逆喘急；胃热呕吐，哕逆，烦热口渴。

【用法】煎服。止咳宜炙用，止呕宜生用。

9. 白果

【功效】敛肺定喘，止带缩尿。

【应用】哮喘痰嗽；带下，白浊，尿频遗尿。

【注意】本品有毒，忌生食，不宜多用，小儿尤当注意。其性收敛，咳喘痰稠、咳吐不爽者慎用。

小　结

1. 药物鉴别

药名	相同点	不同点
苦杏仁	止咳平喘、润肠通便，治肺气不宣之咳嗽气喘、肠燥便秘	止咳平喘和润肠通便作用较强
桃仁		活血化瘀功效较强，治瘀血诸痛及妇女经闭

药名	相同点	不同点
苦杏仁	止咳平喘，润肠通便	兼宣肺，治肺气不宣之咳嗽气喘
紫苏子		长于降气化痰，治痰壅气逆之咳嗽气喘

药名	相同点	不同点
桑白皮	均能泻肺平喘、利水消肿，治疗肺热及水肿、小便不利，常相须为用	甘寒，药性较缓，长于清肺热，降肺火，多用于肺热咳喘，痰黄及皮肤水肿
葶苈子		力峻，重在泻肺中水气、痰涎，对邪盛喘满不得卧者尤宜，其利水力量较强，可兼治鼓胀、胸腹积水之证

2. 可用于治疗胃热呕吐的药物　芦根、竹茹、白茅根、枇杷叶。

3. 可用于治疗毒蛇咬伤的药物　金钱草、白花蛇舌草、半夏、白薇、虎杖、天南星。

金钱蛇吓白虎星。

第十九章　安神药

细目	中药
重镇安神药	朱砂、磁石、龙骨、琥珀
养心安神药	酸枣仁、远志、柏子仁、合欢皮、首乌藤

第一节　重镇安神药

1. 朱砂

【功效】清心镇惊，安神，明目，解毒。

【应用】①心悸易惊，失眠多梦；②惊风，狂乱，癫痫；③疮疡肿毒，喉痹，口疮。

【用法】内服，只宜入丸、散服，每次0.1～0.5g。不宜入煎剂。

【注意】孕妇及肝肾功能不全者禁服。

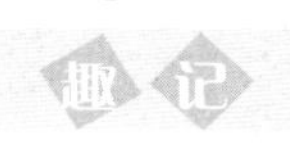

朱心目毒。注：①朱——朱砂；②心——清心镇惊；③目——明目；④毒——解毒。

2. 磁石

【功效】镇惊安神，平肝潜阳，聪耳明目，纳气平喘。

【应用】①心神不宁，惊悸失眠，癫痫；②肝阳上亢，头晕目眩；③耳鸣耳聋，视物昏花；④肾虚气喘。

3. 龙骨

【功效】镇惊安神，平肝潜阳，收敛固涩，收湿敛疮。

【应用】①心神不宁，心悸失眠，惊痫癫狂；②肝阳上亢，头晕目眩；③滑脱诸证；④湿疮痒疹，疮疡久溃不敛。

【用法】收敛固涩、收湿敛疮宜煅用。

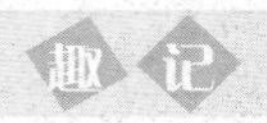

龙磁镇神肝，龙骨收，磁石肾。注：①龙——龙骨；②磁——磁石；③镇神——镇惊安神；④肝——平肝潜阳；⑤收——收敛固涩，收湿敛疮；⑥肾——聪耳明目，纳气平喘。

4. 琥珀

【功效】镇惊安神，活血散瘀，利尿通淋。

【用法】研末冲服，或入丸、散，每次1.5～3g。不入煎剂。

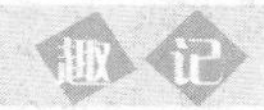

琥珀镇惊尿淋血。注：①镇惊——镇惊安神；②尿淋——利尿通淋；③血——活血散瘀。

小　结

朱砂与磁石鉴别

药名	相同点	不同点
朱砂	均为重镇安神常用药，二药质重性寒入心经，均能镇惊安神；均能明目，治肝肾亏虚之目暗不明	镇心、清心而安神，善治心火亢盛之心神不安；清热解毒，治热毒疮疡
磁石		益肾阴、潜肝阳，主治肾虚肝旺，肝火扰心之心神不宁；平肝潜阳，聪耳明目，纳气平喘

第二节　养心安神药

1. 酸枣仁☆

【功效】养心益肝，宁心安神，敛汗，生津。

【应用】①虚烦不眠，惊悸多梦，养心安神要药；②体虚多汗。

2. 柏子仁

【功效】养心安神，润肠通便，止汗。

【应用】①心悸失眠，健忘；②肠燥便秘；③阴虚盗汗。

3. 合欢皮

【功效】解郁安神，活血消肿。

【应用】悦心安神要药。

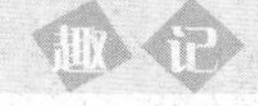

合欢神郁活血肿。注：①合欢——合欢皮；②神郁——解郁安神；③活血肿——活血消肿。

4. 远志

【功效】安神益智，交通心肾，祛痰，消肿。

【应用】①失眠多梦，心悸怔忡，健忘；②咳嗽痰多，咳痰不爽；③痈疽疮毒，乳房肿痛。

5. 首乌藤

【功效】养血安神，祛风通络。

小 结

1. 酸枣仁与柏子仁鉴别

药名	相同点	不同点
酸枣仁	养心安神、止汗，治疗阴血不足，心神失养的心神不宁及阴虚盗汗	长于益肝血，更宜于心肝血虚的心神不宁证
柏子仁		长于治疗心阴虚及心肾不交的心神不宁证，并能润肠通便，可治肠燥便秘

2. 忌火煅的药物总结

“猪虎熊狮”——朱砂、琥珀、雄黄、砒石。

3. 安神的药物总结

养心安神　酸枣仁、莲子、柏子仁（“酸莲柏”）。

宁心安神　远志、茯苓、酸枣仁（“志苓酸”）。

解郁安神　合欢皮。

潜阳安神　磁石、龙骨、珍珠母、牡蛎（“慈龙母严厉”）。

镇惊安神　琥珀、朱砂、磁石、龙骨、珍珠母（“虎杀慈龙母”）。

养血安神　首乌藤、龙眼肉、大枣（“乌龙枣”）。

第二十章　平肝息风药

细目	中药
平抑肝阳药	石决明、珍珠母、牡蛎、赭石、蒺藜、罗布麻叶
息风止痉药	羚羊角、牛黄、天麻、钩藤、地龙、蜈蚣、全蝎、僵蚕、珍珠

第一节　平抑肝阳药

1. 石决明

【功效】平肝潜阳，清肝明目。

【应用】①肝阳上亢，头痛眩晕，为凉肝、镇肝之要药；②目赤翳障，视物昏花。

【用法】先煎。

2. 珍珠母

【功效】平肝潜阳，明目退翳，安神定惊。

【用法】先煎。

3. 牡蛎

【功效】潜阳补阴，重镇安神，软坚散结，收敛固涩，制酸止痛。

【应用】①肝阳上亢，头晕目眩；②心神不安，惊悸失眠；③痰核，瘰疬，癥瘕积聚；④滑脱诸证。

【用法】先煎。

4. 蒺藜

【功效】平肝解郁，活血祛风，明目，止痒。

5. 赭石

【功效】平肝潜阳，重镇降逆，凉血止血。

【应用】①肝阳上亢，头晕目眩；②呕吐，呃逆，噫气，重镇降逆要药，尤善降上逆之胃气；③气逆喘息；④血热吐衄，崩漏。

【用法】先煎。

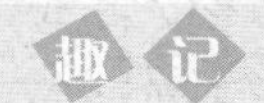

赭石平降凉止血。注：①平——平肝潜阳；②降——重镇降逆；③凉止血——凉血止血。

6. 罗布麻叶

【功效】平肝安神，清热，利水。

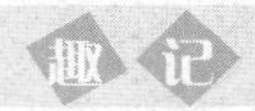

罗布水热平安。注：①罗布——罗布麻叶；②水——利水；③热——清热；④平安——平肝安神。

小 结

决明子与石决明鉴别

药名	相同点	不同点
决明子	均有清肝明目之功效，皆可用治目赤肿痛、翳障等偏于肝热者	苦寒，功偏清泻肝火而明目，常用治肝经实火之目赤肿痛；润肠通便，治肠燥便秘
石决明		咸寒质重，凉肝镇肝，滋养肝阴，故无论实证、虚证之目疾均可应用，多用于血虚肝热之羞明、目暗、雀盲等

第二节 息风止痉药

1. 钩藤

【功效】息风定惊，清热平肝。

【应用】①肝风内动，惊痫抽搐，高热惊厥；②肝阳上亢，头痛，眩晕；③清热透邪，可用于外感风热、头痛目赤。

【用法】后下。

2. 羚羊角☆

【功效】平肝息风，清肝明目，散血解毒。

【应用】①肝风内动，为治疗惊痫抽搐之要药，尤宜于热极生风；②肝阳上亢，头晕目眩；③肝火上炎，目赤头痛；④温热病壮热神昏，热毒发斑。

【用法】煎服，1～3g，单煎2小时以上。

3. 牛黄

【功效】凉肝息风，清心豁痰，开窍醒神，清热解毒。

【应用】①惊风，癫痫；②热病神昏，口噤，痰鸣；③口舌生疮，咽喉肿痛，痈疽疔毒。

【用法】入丸散。

【注意】孕妇慎用。

4. 珍珠

【功效】安神定惊，明目消翳，解毒生肌，润肤祛斑。

【用法】多入丸、散，0.1～0.3g。

5. 天麻☆

【功效】息风止痉，平抑肝阳，祛风通络。

【应用】①肝风内动，惊痫抽搐；②眩晕，头痛，为治疗头痛、眩晕之要药；③肢体麻木，中风手足不遂，风湿痹痛。

6. 地龙

【功效】清热定惊，通络，平喘，利尿。

【应用】①高热神昏，惊痫抽搐；②中风半身不遂；③风湿痹证；④肺热哮喘；⑤小便不利，尿闭不通。

7. 全蝎

【功效】息风镇痉，攻毒散结，通络止痛。

【应用】①痉挛抽搐；②疮疡肿毒，瘰疬结核；③风湿顽痹；④偏正头痛。

【注意】孕妇禁用。

8. 蜈蚣

【功效】息风镇痉，攻毒散结，通络止痛。

【应用】①痉挛抽搐；②疮疡肿毒，瘰疬结核；③风湿顽痹；④顽固性头痛。

【注意】孕妇禁用。

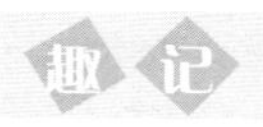

蝎蚣通络痛，风毒散结。注：①蝎蚣——全蝎、蜈蚣；②通络痛——通络止痛；③风——息风镇痉；④毒散结——攻毒散结。

9. 僵蚕

【功效】息风止痉，祛风止痛，化痰散结。

【应用】①惊痫抽搐；②风中经络，口眼歪斜；③风热头痛，目赤，咽痛，风疹瘙痒；④痰核，瘰疬。

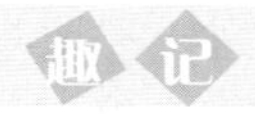

僵蚕息风痰散结。注：①息风——息风止痉、祛风止痛；②痰散结——化痰散结。

小　结

1. 羚羊角与牛黄鉴别

药名	相同点	不同点
羚羊角	清肝热、息风止痉，治温热病壮热神昏及肝风惊厥抽搐	性寒，平肝潜阳、明目、散血、解毒，治肝阳上亢之头晕目眩、肝火目赤头痛、热毒发斑、肺热咳喘
牛黄		性凉，豁痰开窍、清热解毒，治热入心包及痰蒙清窍之癫痫、口舌生疮、咽喉肿痛、痈疽疔毒

2. 蜈蚣与全蝎鉴别

药名	相同点	不同点
蜈蚣	皆有息风镇痉、解毒散结、通络止痛之功效，二药相须有协同增效作用	力猛性燥，善走窜通达，息风镇痉功效较强，攻毒疗疮、通痹止痛疗效亦佳
全蝎		性平，息风镇痉、攻毒散结之力不及蜈蚣

第二十一章　开窍药

开窍药	麝香、冰片、苏合香、石菖蒲

1. 麝香

【功效】开窍醒神，活血通经，消肿止痛。

【应用】①闭证神昏，为醒神回苏之要药，无论寒痹、热痹用之皆有效；②血瘀经闭，癥瘕积聚，心腹暴痛，头痛，跌打损伤，风寒湿痹；③痈肿瘰疬，咽喉肿痛；④催生下胎。

【用法】入丸、散，每次0.03～0.1g。

【注意】孕妇禁用。

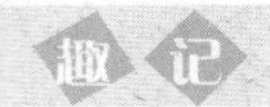

麝香活经催胎肿。注：①活经——活血通经；②催——催生下胎；③肿——消肿止痛。

2. 石菖蒲

【功效】开窍豁痰，醒神益智，化湿开胃。

【应用】①痰迷心窍，神昏，癫痫；②健忘，失眠，耳鸣，耳聋；③脘痞不饥，噤口下痢。

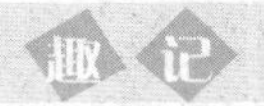

菖蒲神志化湿胃。注：①神志——醒神益智；②化湿——化湿开胃。

3. 冰片

【功效】开窍醒神，清热止痛。

【应用】①热闭神昏，惊厥，中风痰厥；②胸痹心痛，目赤口疮，咽喉肿痛，耳道流脓。

【用法】入丸、散，每次0.15～0.3g。冰片与麝香、雄黄、朱砂各五分，牙硝一钱，共为细末，以少许点目大眦，可防时疫；冰片、粉甘草、细辛、香白芷、薄荷冰、朱砂组成“卫生防疫宝丹”，可平素含化以防疫疠。

【注意】孕妇慎用。

4. 苏合香

【功效】开窍，辟秽，止痛。

【用法】入丸、散，0.3～1g。

小结

麝香与冰片鉴别

药名	相同点	不同点
麝香	开窍醒神，二药配用以治闭证	性温，开窍醒神作用极强，为开窍醒神要药，热闭、寒闭均可运用；活血通经、消肿止痛，可用治血瘀经闭、癥瘕、跌打损伤、痹证疼痛、疮疡肿毒、咽喉肿痛等证
冰片		药性微寒，宜用于热闭，味苦、性寒，清热解毒止痛，用于治疗目赤，口疮，咽喉肿痛，耳道流脓等证

第二十二章　补虚药

细目	中药
补气药	人参、西洋参、党参、太子参、黄芪、白术、山药、白扁豆、甘草、大枣、蜂蜜
补阳药	仙茅、淫羊藿、巴戟天、杜仲、续断、沙苑子、菟丝子、鹿茸、锁阳、肉苁蓉、补骨脂、蛤蚧、益智仁、紫河车、冬虫夏草
补血药	当归、熟地黄、白芍、阿胶、何首乌、龙眼肉
补阴药	南沙参、北沙参、玉竹、麦冬、百合、天冬、石斛、黄精、墨旱莲、枸杞子、女贞子、龟甲、鳖甲、楮实子

第一节　补气药

1. 人参

【功效】大补元气，复脉固脱，补脾益肺，生津养血，安神益智。

【应用】①元气欲脱，脉微欲绝。为拯危救脱的要药。②脾虚食少，肺虚喘咳，阳痿宫冷。本品为补肺、脾气要药。③热病气虚津伤口渴及消渴证。④气血亏虚，久病虚羸。⑤惊悸失眠。

【注意】不宜与藜芦、五灵脂同用。

【配伍】①人参配附子：两者合用补气固脱与回阳救逆并举。适用于治疗四肢厥逆、冷汗淋漓、脉微欲绝之阳气暴脱证。②人参配麦冬、五味子：三药合用，一补一润一敛，益气养阴，生津止渴，敛阴止汗，使气复津生，汗止阴存，气充脉复。适用于气阴两虚或气虚亡阴证。

2. 太子参

【功效】益气健脾，生津润肺。

【应用】脾虚体倦，食欲不振，病后虚弱，气阴不足，自汗口渴，肺燥干咳。

3. 党参

【功效】健脾益肺，养血生津。

【应用】①脾肺气虚证，食少倦怠，咳嗽虚喘；②气血不足，面色萎黄，心悸气短；③津伤口渴，内热消渴。

【注意】不宜与藜芦同用。

4. 西洋参

【功效】补气养阴，清热生津。

【应用】气虚阴亏，虚热烦倦，咳喘痰血，内热消渴，口燥咽干。

【用法】另煎兑服，3～6g。

【注意】不宜与藜芦同用。

5. 黄芪（疮家圣药）☆

【功效】补气升阳，固表止汗，利水消肿，托疮生肌。

【应用】①脾虚气陷证，为补中益气要药；②肺气虚证；③气虚自汗；④内热消渴，血虚萎黄；⑤半身不遂，痹痛麻木；⑥气血亏虚，疮疡难溃难腐，或溃久不敛。

【配伍】①黄芪配茯苓：二药配用，使健脾益气、利水消肿之力增强，适用于脾胃气虚之食少、体倦、便溏，脾虚所致的水肿、白浊、白带增多者；②黄芪配柴胡、升麻：三药配伍，补泻共施，升清阳而降阴火，顺应脏腑升降之势。适用于中气下陷所致的久痢、脱肛、子宫脱垂。

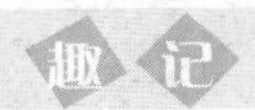

黄芪升阳固水疮。注：①升阳——补气升阳；②固——固表止汗；③水——利水消肿；④疮——托疮生肌。

6. 山药

【功效】补脾养胃，生津益肺，补肾涩精。

【应用】①脾虚食少，便溏；②肺虚喘咳；③肾虚遗精，带下，尿频；④虚热消渴。

7. 甘草

【功效】补脾益气，祛痰止咳，缓急止痛，清热解毒，调和诸药。

【应用】①脾胃虚弱，倦怠乏力；②心悸气短；③咳嗽痰多；④脘腹、四肢挛急疼痛；⑤热毒疮疡，咽喉肿痛，药食中毒；⑥缓解药物毒性、烈性。

【配伍】白芍配甘草：有酸甘化阴、柔肝止痛之功。适用于肝脾不和、筋脉失濡所致的脘腹、四肢挛急作痛。

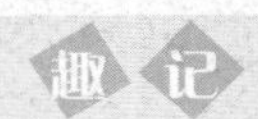

甘草脾气热毒祛痰咳，缓急止痛调药性。注：①脾气——补脾益气；②热毒——清热解毒；③祛痰咳——祛痰止咳；④调药性——调和诸药。

8. 白术☆

【功效】健脾益气，燥湿利水，止汗，安胎。

【应用】①脾气虚证，本品为补气健脾要药；②气虚自汗；③脾虚胎动不安。

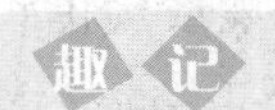

白术脾气燥，止汗胎水。注：①脾气——健脾益气；②燥——燥湿；③胎——安胎；④水——利水。

9. 大枣

【功效】补中益气，养血安神。

【注意】不宜与京大戟、芫花、甘遂、海藻同用。

10. 白扁豆

【功效】健脾化湿，和中消暑，解毒。

11. 蜂蜜

【功效】①补中，润燥，止痛，解毒；②外用生肌敛疮。

小　结

1. 紫苏叶、黄芩、桑寄生、砂仁、苎麻根、白术、杜仲、菟丝子治疗胎动不安的机制鉴别

药名	治胎动不安的机制
紫苏叶	治胎气上逆，胸闷呕吐，胎动不安者
黄芩	治热盛胎动不安者
桑寄生	治肝肾亏虚，月经过多，崩漏，妊娠下血，胎动不安者
砂仁	治妊娠气滞恶阻及胎动不安
苎麻根	安胎要药，治怀胎蕴热，胎动不安及胎漏下血
白术	善治脾虚胎动不安
杜仲	治肝肾不足，下元不固诸证
菟丝子	治肝肾不足，胎元不固之胎动不安、滑胎

2. 人参与黄芪的鉴别

药名	相同点	不同点
人参	皆具有补气、生津、生血之功效，且常相须为用，能相互增强疗效	大补元气，复脉固脱，并能补心、脾、肺气，以及能安神增智，为治内伤气虚第一要药
黄芪		长于补气升阳、益卫固表、托疮生肌、利水退肿，尤宜用于气虚等证

第二节　补阳药

1. 仙茅

【功效】补肾阳，强筋骨，祛寒湿。

2. 淫羊藿

【功效】补肾阳，强筋骨，祛风湿。

【应用】①肾阳虚衰，阳痿遗精，筋骨痿软；②风湿痹痛，麻木拘挛。

3. 巴戟天

【功效】补肾阳，强筋骨，祛风湿。

【应用】①阳痿遗精，宫冷不孕，月经不调；②少腹冷痛，风湿痹痛，筋骨痿软。

4. 杜仲

【功效】补肝肾，强筋骨，安胎。

【应用】①肝肾不足，腰膝酸痛，筋骨无力，头晕目眩；②肝肾亏虚，妊娠漏血，胎动不安。

5. 续断

【功效】补肝肾，强筋骨，续折伤，止崩漏。

【应用】①腰膝酸软，风湿痹痛；②肝肾亏虚，崩漏，胎漏，胎动不安；③跌仆损伤，筋伤骨折。

6. 沙苑子

【功效】补肾助阳，固精缩尿，养肝明目。

7. 菟丝子（肾虚良药）

【功效】①补益肝肾，固精缩尿，安胎，明目，止泻；②外用消风祛斑。

【应用】①肝肾不足，腰膝酸软，阳痿遗精，遗尿尿频，为平补阴阳之品；②肾虚胎漏，胎动不安；③肝肾不足，目暗耳鸣；④脾肾虚泻。

8. 鹿茸

【功效】壮肾阳，益精血，强筋骨，调冲任，托疮毒。

【应用】①肾阳不足，精血亏虚，阳痿早泄，宫寒不孕，眩晕，耳鸣耳聋，为温肾壮阳、补督脉、益精血的要药；②腰脊冷痛，筋骨痿软；③冲任虚寒，崩漏带下；④阴疽不敛。

9. 锁阳

【功效】补肾阳，益精血，润肠通便。

10. 肉苁蓉

【功效】补肾阳，益精血，润肠通便。

11. 补骨脂

【功效】①补肾助阳，纳气平喘，温脾止泻；②外用消风祛斑。

【应用】①肾阳不足，阳痿遗精，遗尿尿频，腰膝冷痛；②脾肾阳虚，五更泄泻；③肾虚作喘；④外用治白癜风、斑秃。

12. 蛤蚧

【功效】补肺益肾，纳气定喘，助阳益精。

【配伍】人参配蛤蚧：二药配伍，肺肾之气双补，肾气纳，肺气降，共奏益气补肾定喘之功，适用于肺肾两虚之喘咳。

13. 益智仁

【功效】暖肾固精缩尿，温脾止泻摄唾。

14. 紫河车

【功效】温肾补精，益气养血。

【应用】虚劳羸瘦，阳痿遗精，不孕少乳，久咳虚喘，骨蒸劳嗽，面色萎黄，食少气短。

15. 冬虫夏草

【功效】补肾益肺，止血化痰。

【应用】①肾虚精亏，阳痿遗精，腰膝酸痛；②久咳虚喘，劳嗽痰血。

第三节　补血药

1. 当归☆

【功效】补血活血，调经止痛，润肠通便。

【应用】①血虚萎黄，眩晕心悸，本品为补血之圣药；②血虚血瘀，月经不调，经闭，痛经，为妇科补血调经的要药；③虚寒腹痛，跌打损伤，痈疽疮疡，风湿痹痛；④血虚肠燥便秘。

【配伍】当归配黄芪：二药配伍，可增强益气生血的作用。适用于血虚面色萎黄、心悸、眩晕及劳倦内伤、肌热面赤、烦渴、脉虚大乏力、疮疡、血虚发热、诸气血不足等。

2. 熟地黄☆

【功效】补血滋阴，益精填髓。

【应用】①血虚诸证，为养血补虚之要药；②肝肾阴虚诸证，为补肾阴之要药；③精血不足证。

3. 白芍☆

【功效】养血调经，敛阴止汗，柔肝止痛，平抑肝阳。

【应用】①血虚萎黄，月经不调，崩漏下血；②自汗，盗汗；③肝脾不和，胸胁脘腹疼痛，四肢挛急疼痛；④肝阳上亢，头痛眩晕。

4. 阿胶

【功效】补血滋阴，润燥，止血。

【应用】①血虚萎黄，眩晕，心悸，肌痿无力。本品为血肉有情之品，甘平质润，为补血要药；②热病伤阴，心烦失眠，阴虚风动，手足瘛疭；③肺燥咳嗽；④劳嗽咯血，吐血尿血，便血崩漏，妊娠胎漏，本品为止血要药，对出血而兼见阴虚、血虚证者，尤为适宜。

5. 何首乌

【功效】①制用：补肝肾，益精血，乌须发，强筋骨，化浊降脂；②生用：解毒，消痈，截疟，润肠通便。

【应用】①精血亏虚，头晕眼花，须发早白，腰膝酸软；②疮痈，风疹瘙痒，瘰疬，久疟，肠燥便秘；③久疟体虚。

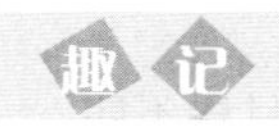

制何肝肾筋血发浊脂，生何截疟痈毒肠。注：①制何——制何首乌；②肝肾——补肝肾；③筋——强筋骨；④血——益精血；⑤发——乌须发；⑥浊脂——化浊降脂；⑦生何——生何首乌；⑧痈——消痈；⑨毒——解毒；⑩肠——润肠通便。

6. 龙眼肉

【功效】补益心脾，养血安神。

【应用】气血不足，心悸怔忡，失眠健忘，血虚萎黄。

第四节　补阴药

1. 南沙参

【功效】养阴清肺，益胃生津，化痰，益气。

【注意】反藜芦。

2. 北沙参

【性能】甘、微苦，微寒。归肺、胃经。

【功效】养阴清肺，益胃生津。

【应用】①肺热燥咳，劳嗽痰血；②胃阴不足，热病津伤，咽干口渴。

3. 玉竹

【功效】养阴润燥，生津止渴。

【应用】肺胃阴伤，燥热咳嗽，咽干口渴，内热消渴。

4. 麦冬

【性能】甘、微苦，微寒。归心、肺、胃经。

【功效】养阴生津，润肺清心。

【应用】①津伤口渴，内热消渴，肠燥便秘；②肺燥干咳，阴虚劳嗽，喉痹咽痛；③心烦失眠。

5. 百合

【功效】养阴润肺，清心安神。

【应用】①阴虚燥咳，劳嗽咯血；②阴虚有热之虚烦惊悸、失眠多梦、精神恍惚及百合病心肺阴虚内热证。

6. 天冬

【功效】养阴润燥，清肺生津。

【应用】肺燥干咳，顿咳痰黏，腰膝酸痛，骨蒸潮热，内热消渴，热病津伤，咽干口渴，肠燥便秘。

7. 石斛

【功效】益胃生津，滋阴清热。

【应用】热病津伤，口干烦渴，胃阴不足，食少干呕，病后虚热不退，阴虚火旺，骨蒸劳热，目暗不明，筋骨痿软。

8. 黄精

【功效】补气养阴，健脾，润肺，益肾。

9. 墨旱莲

【功效】滋补肝肾，凉血止血。

10. 枸杞子

【功效】滋补肝肾，益精明目。

【应用】精血亏虚，腰膝酸痛，眩晕耳鸣，阳痿遗精，内热消渴，血虚萎黄，目昏不明。

11. 女贞子

【功效】滋补肝肾，明目乌发。

【应用】肝肾阴虚，眩晕耳鸣，腰膝酸软，须发早白，目暗不明，内热消渴，骨蒸潮热。

【配伍】女贞子配墨旱莲：相须配伍，可增强滋补肝肾的作用。适用于肝肾阴虚所致的头晕目眩、视物昏花。

12. 龟甲☆

【性能】咸、甘，微寒。归肾、肝、心经。

【功效】滋阴潜阳，益肾强骨，养血补心，固经止崩。

【应用】①阴虚潮热，骨蒸盗汗，头晕目眩，虚风内动；②肾虚筋骨痿弱；③阴虚血亏之惊悸、失眠、健忘；④崩漏经多。

13. 鳖甲☆

【性能】咸，寒。归肝、肾经。

【功效】滋阴潜阳，退热除蒸，软坚散结。

【应用】①阴虚发热，骨蒸劳热，阴虚阳亢，头晕目眩，虚风内动，手足瘛疭；②癥瘕，久疟疟母。

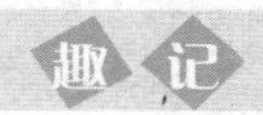

鳖甲软坚结蒸阴阳风。注：①软坚结——软坚散结；②蒸——退热除蒸；③阴阳——滋阴潜阳。

14. 楮实子

【功效】补肾清肝，明目，利尿。

1. 气阴双补的药物总结 山药、西洋参、黄精。

2. 益智的药物总结 远志、人参、石菖蒲。

第二十三章　收涩药

细目	中药
固表止汗药	麻黄根、浮小麦
敛肺涩肠药	五味子、乌梅、诃子、肉豆蔻、赤石脂、五倍子
固精缩尿止带药	山茱萸、金樱子、桑螵蛸、海螵蛸、芡实、莲子、椿皮

第一节　固表止汗药

1. 麻黄根☆

【功效】固表止汗。

2. 浮小麦

【功效】固表止汗，益气，除热。

第二节　敛肺涩肠药

1. 肉豆蔻

【功效】温中行气，涩肠止泻。

【应用】虚寒泻痢，脘腹胀痛，食少呕吐。

2. 赤石脂

【功效】涩肠，止血，生肌敛疮。

【注意】湿热积滞泻痢者忌服。孕妇慎用。畏官桂。

3. 五味子

【功效】收敛固涩，益气生津，补肾宁心。

【应用】①久咳虚喘，上能敛补肺气，下能滋养肾阴，为治疗久咳虚喘之要药；②自汗，盗汗；③梦遗滑精，遗尿尿频；④久泻不止；⑤津伤口渴，消渴；⑥心悸、失眠、多梦。

4. 五倍子

【功效】敛肺降火，涩肠止泻，敛汗，止血，固精止遗，收湿敛疮。

5. 诃子

【功效】涩肠止泻，敛肺止咳，降火利咽。

【应用】久泻久痢，便血脱肛，肺虚喘咳，久嗽不止，咽痛音哑。

6. 乌梅

【功效】敛肺，涩肠，生津，安蛔。

【应用】①肺虚久咳；②久泻，久痢；③虚热消渴；④蛔厥腹痛，呕吐。

第三节　固精缩尿止带药

1. 山茱萸

【功效】补益肝肾，收敛固脱。

【应用】①腰膝酸软，眩晕耳鸣，阳痿，为平补阴阳之要药；②遗精滑精，遗尿尿频，为固精止遗的要药；③崩漏带下，月经过多；④大汗不止、体虚欲脱，为防止元气虚脱之要药。

2. 金樱子

【功效】固精缩尿，固崩止带，涩肠止泻。

3. 海螵蛸

【功效】收敛止血，涩精止带，制酸止痛，收湿敛疮。

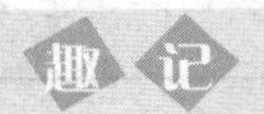

海螵敛血酸痛带湿疮。注：①海螵——海螵蛸；②敛血——收敛止血；③酸痛——制酸止痛；④湿疮——收湿敛疮。

4. 桑螵蛸

【功效】固精缩尿，补肾助阳。

【应用】①遗精滑精，遗尿尿频，小便白浊；②阳痿。

5. 莲子

【功效】补脾止泻，止带，益肾固精，养心安神。

【应用】①脾虚泄泻；②带下；③遗精滑精；④心悸，失眠。

6. 芡实

【功效】益肾固精，补脾止泻，除湿止带。

【应用】遗精滑精，遗尿尿频，脾虚久泻，白浊带下。

7. 椿皮

【功效】清热燥湿，收涩止带，止泻，止血。

小 结

砂仁、茯苓、车前子、吴茱萸、补骨脂、肉豆蔻治疗泄泻的鉴别

药名	治泄泻
砂仁	用于治疗脾胃虚寒，湿阻气滞之泄泻
茯苓	对于脾虚运化失常所致的泄泻、带下有标本兼顾之效
车前子	用于暑湿泄泻或湿盛的水泻
吴茱萸	用于中焦虚寒泄泻及脾肾虚寒之久泻、五更泄泻
补骨脂	用于脾肾阳虚之五更泄泻
肉豆蔻	用于脾胃虚寒，久泻不止

第二十四章 攻毒杀虫止痒药

攻毒杀虫止痒药	雄黄、硫黄、白矾、蛇床子、蟾酥、蜂房

1. 硫黄

【功效】①外用解毒杀虫疗疮；②内服补火助阳通便。

【应用】①外用治疥癣，湿疹，阴疽恶疮；②内服治阳痿足冷，虚喘冷哮，虚寒便秘。

2. 蛇床子

【功效】燥湿祛风，杀虫止痒，温肾壮阳。

【应用】阴痒带下，湿疹瘙痒，疥癣，湿痹腰痛，肾虚阳痿，宫冷不孕，寒湿带下。

3. 蟾酥

【功效】解毒，止痛，开窍醒神。

4. 蜂房

【功效】攻毒杀虫，祛风止痛。

5. 雄黄

【功效】解毒杀虫，燥湿祛痰，截疟。

【应用】①痈肿疔疮，蛇虫咬伤；②虫积腹痛，癫痫，疟疾。

【用法】内服0.05～0.1g，入丸、散用。

6. 白矾

【功效】①外用解毒杀虫，燥湿止痒；②内服止血止泻，祛除风痰。

小　结

补火助阳的药物总结　附子、肉桂、硫黄。

第二十五章　拔毒化腐生肌药

拔毒化腐生肌药	升药、硼砂、炉甘石、砒石

1. 升药

【功效】拔毒，祛腐。

【应用】①痈疽恶疮，脓出不畅，腐肉不去，新肉难生；②湿疮、黄水疮、顽癣及梅毒等。

【用法】本品只供外用，不能内服。且不用纯品，多配煅石膏外用。

2. 硼砂

【功效】①外用清热解毒；②内服清肺化痰。

【用法】内服，1.5～3g，入丸、散用。

3. 炉甘石

【功效】解毒，明目退翳，收湿止痒敛疮。

【注意】宜炮制后使用，专供外用，不作内服。

4. 砒石

【功效】①外用攻毒杀虫，蚀疮祛腐；②内服祛痰平喘，截疟。

【用法】内服一次0.002～0.004g，入丸、散，不宜入汤剂。

方剂学

第一章　总论

一、常用治法

八法，分别为汗、吐、下、和、温、清、消、补。

二、方剂的组成

1. 君药　针对主病或主证起主要治疗作用。

2. 臣药

（1）辅助君药加强疗效。

（2）针对重要的兼病、兼证治疗。

3. 佐药

（1）佐助药：配合君、臣加强疗效；治疗次要兼证。

（2）佐制药：消除或减弱君、臣药毒性；制约君、臣药的峻烈之性。

（3）反佐药：与君药药性相反，又能在治疗中起相成作用。

4. 使药

（1）引经药：引方中诸药至病所。

（2）调和药：调和诸药。

三、方剂的变化形式

1. 药味加减的变化　药味加减的目的是使方剂更加适应病情变化的需要。加减的方式有两种，一是佐使药的加减，二是臣药的加减。

2. 药量加减的变化　药物的用量直接决定药力的大小。

3. 剂型更换的变化　同一方剂，剂型不同，差异往往只是表现在药力大小和峻缓的区别上，在主治病证上也多有轻重缓急之分别。

四、剂型

1. 汤剂　吸收快，药效迅速，加减灵活。

2. 丸剂　吸收缓慢，药力持久，便于携带（水丸、蜜丸、糊丸、浓缩丸）。

3. 散剂　吸收较快，制作简便，节约药材，便于使用和携带。

4. 膏剂　内服剂、外用剂。

第二章　解表剂

细目	方剂
辛温解表剂	麻黄汤、桂枝汤、小青龙汤、大青龙汤、九味羌活汤、止嗽散
辛凉解表剂	银翘散、桑菊饮、麻黄杏仁甘草石膏汤、柴葛解肌汤

续表

细目	方剂
扶正解表剂	人参败毒散、参苏饮

第一节 辛温解表剂

1. 麻黄汤

【组成】麻黄、桂枝、杏仁、炙甘草。

【功用】发汗解表，宣肺平喘。

【主治】外感风寒表实证。恶寒发热，头身疼痛，无汗而喘，舌苔薄白，脉浮紧。

【配伍特点】麻桂相须，开腠畅营；麻杏相使，宣降相宜。

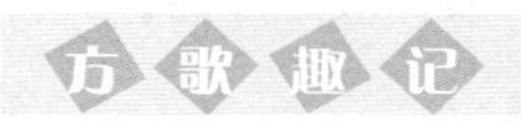

干妈贵姓。

2. 桂枝汤

【组成】桂枝、芍药、生姜、大枣、炙甘草。

【功用】解肌发表，调和营卫。

【主治】外感风寒表虚证。恶风发热，汗出头痛，鼻鸣干呕，苔白不渴，脉浮缓或浮弱。

【配伍意义】桂枝与芍药用量相等（1:1）。意义：①营卫同治；②相辅相成；③相制相成，散中有收，汗中寓补。啜热稀粥一升余，助汗以祛外邪。

【配伍特点】发中有补，散中有收，邪正兼顾，祛邪扶正，阴阳并调。

【运用】药后配合“啜热稀粥”，是借水谷之气以充养胃气，资生汗源，不但酿汗，更可使外邪速去而不致复感。

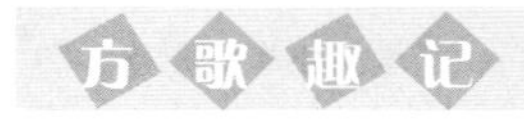

桂枝要炒姜枣。

3. 小青龙汤☆

【组成】麻黄、芍药、细辛、干姜、炙甘草、桂枝、半夏、五味子。

【功用】解表散寒，温肺化饮。

【主治】外寒里饮证。恶寒发热，头身疼痛，无汗，喘咳，痰涎清稀量多，胸痞，或干呕，或痰饮喘咳不得平卧，或身体疼重，或头面四肢浮肿，舌苔白滑，脉浮。

【配伍意义】①干姜、细辛为臣药，温肺化饮，兼助麻黄、桂枝以解表祛邪；②佐以五味子敛肺止咳、芍药和营养血，此二药与辛散之品相配伍，散收并用，既可增强止咳平喘之功，又可制约诸药辛散温燥太过之弊。

【配伍特点】表里同治，散收并用。

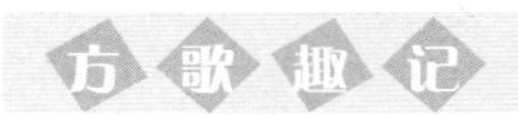

少将为妈甘心下跪。

4. 大青龙汤

【组成】麻黄、桂枝、炙甘草、杏仁、石膏、生姜、大枣。

【功用】发汗解表，兼清里热。

【主治】外感风寒，兼有郁热证。恶寒发热，头身疼痛，无汗，烦躁，口渴，脉浮紧。

【配伍意义】①重麻黄而轻石膏：发汗解表（主）、清泄郁热（辅）。②重用炙甘草：和中气以滋汗源；缓解麻、桂峻烈之性；调和麻、杏宣降之性；调和麻、石寒温之性。

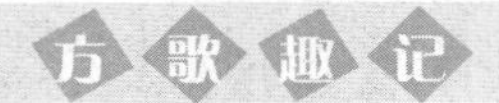

麻黄汤＋石膏＋姜枣。

5. 九味羌活汤☆

【组成】羌活、防风、苍术、细辛、白芷、川芎、生地黄、黄芩、甘草。

【功用】发汗祛湿，兼清里热。

【主治】外感风寒湿邪，内有蕴热证。恶寒发热，无汗，头痛项强，肢体酸楚疼痛，口苦微渴，舌苔白或微黄，脉浮。

【配伍意义】细辛善止少阴头痛，白芷善解阳明头痛，川芎长于止少阳、厥阴头痛，羌活善止太阳头痛，苍术善止太阴头痛。

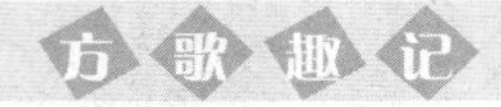

九味羌活用防风，细辛苍芷与川芎；黄芩生地同甘草，三阳解表宜变通。

6. 止嗽散

【组成】桔梗、荆芥、紫菀、百部、白前、甘草、陈皮。

【功用】宣利肺气，疏风止咳。

【主治】风邪犯肺之咳嗽证。咳嗽咽痒，咯痰不爽，或微有恶风发热，舌苔薄白，脉浮缓。

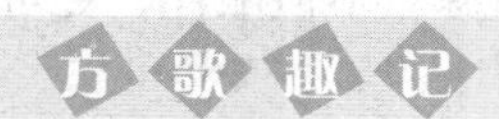

陈更借钱百草园。注：①陈更——陈皮、桔梗；②借钱——荆芥、白前；③百草园——百部、甘草、紫菀。

小　结

麻黄汤与桂枝汤鉴别

方剂	相同点	不同点
麻黄汤	辛温解表	发汗散寒力强，宣肺平喘，为辛温发汗之重剂
桂枝汤		发汗解表力弱，调和营卫，为辛温解表之和剂

第二节　辛凉解表剂

1. 银翘散

【组成】连翘、金银花、桔梗、薄荷、牛蒡子、竹叶、生甘草、荆芥穗、淡豆豉、鲜芦根。

【功用】辛凉透表，清热解毒。

【主治】温病初起。发热，微恶风寒，无汗或有汗不畅，头痛口渴，咳嗽咽痛，舌尖红，苔薄白或薄黄，脉浮数。

【配伍特点】①辛凉平剂；②去性存用：荆芥穗，淡豆豉；③治上焦如羽，非轻不举。

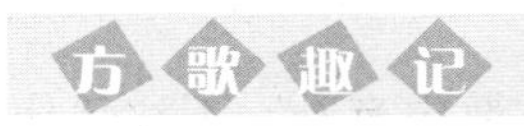

连荷桔草苇，银叶蒡豆穗。

2. 桑菊饮

【组成】桑叶、菊花、连翘、薄荷、杏仁、桔梗、生甘草、苇根。

【功用】疏风清热，宣肺止咳。

【主治】风温初起，邪客肺络证。但咳，身热不甚，口微渴，脉浮数。

【配伍特点】辛凉轻剂。

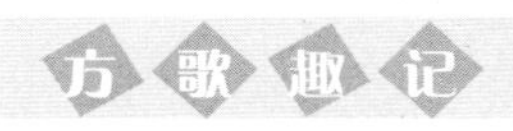

连荷桔草苇加桑菊杏。

3. 麻黄杏仁甘草石膏汤

【组成】麻黄、杏仁、炙甘草、石膏。

【功用】辛凉疏表，清肺平喘。

【主治】外感风邪，邪热壅肺证。身热不解，咳逆气急，甚则鼻扇，口渴，有汗或无汗，舌苔薄白或黄，脉浮而数。

【配伍意义】①石膏倍麻黄（2:1）；②麻黄得石膏：宣肺平喘而不助热；③石膏得麻黄：清解肺热而不凉遏，相制为用。

4. 柴葛解肌汤

【组成】柴胡、葛根、羌活、白芷、芍药、桔梗、甘草、黄芩、石膏、生姜、大枣。

【功用】解肌清热。

【主治】外感风寒，郁而化热证。恶寒渐轻，身热增盛，无汗头痛，目疼鼻干，心烦不眠，咽干耳聋，眼眶痛，舌苔薄黄，脉浮微洪。

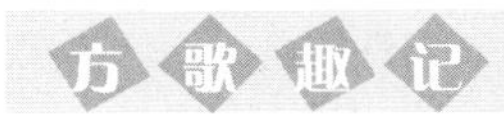

柴哥拾姜草，黄大姐抢白芍。

小结

桑菊饮、银翘散与白虎汤的特性总结

类型	方剂
辛凉轻剂	桑菊饮
辛凉平剂	银翘散
辛凉重剂	白虎汤

第三节　扶正解表剂

1. 人参败毒散☆

【组成】柴胡、前胡、川芎、枳壳、羌活、独活、桔梗、茯苓、人参、甘草。

【功用】散寒祛湿，益气解表。

【主治】气虚外感风寒湿证。憎寒壮热，头项强痛，肢体酸痛，无汗，鼻塞声重，咳嗽有痰，胸膈痞满，舌淡苔白，脉浮而按之无力。

【配伍意义】人参：①助正鼓邪外出，散中有补而不伤正；②全方散中有补，不致耗伤真元。

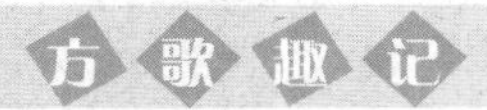

活熊身伏草梗，二虎只可强攻。

2. 参苏饮

【组成】人参、紫苏叶、干葛、橘红、半夏、前胡、茯苓、桔梗、枳壳、木香、炙甘草（姜枣）。

【功用】益气解表，理气化痰。

【主治】气虚外感风寒，内有痰湿证。恶寒发热，无汗，头痛，鼻塞，咳嗽痰白，胸脘满闷，倦怠无力，气短懒言，苔白脉弱。

第三章　泻下剂

细目	方剂
寒下剂	大承气汤、大陷胸汤
温下剂	温脾汤
润下剂	麻子仁丸、济川煎
逐水剂	十枣汤
攻补兼施剂	黄龙汤

第一节　寒下剂

1. 大承气汤☆

【组成】大黄、厚朴、枳实、芒硝。

【功用】峻下热结。

【主治】①阳明腑实证：便秘痞满燥实、潮热；②热结旁流证：下利清水；③热厥、痉病、发狂等由里热实证所致者。

【配伍意义】峻下热结、急下存阴、釜底抽薪、通因通用。

【配伍特点】苦辛通降与咸寒合法，泻下与行气并重，相辅相成。

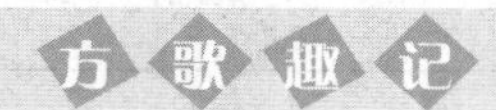

皇后只忙笑。

2. 大陷胸汤

【组成】甘遂、大黄、芒硝。

【功用】泄热逐水。

【主治】水热互结之结胸证。心下疼痛，拒按，按之硬，或从心下至少腹硬满疼痛，手不可近；伴见短气烦躁，大便秘结，舌上燥而渴，日晡小有潮热，舌红，苔黄腻或兼水滑，脉沉紧或沉迟有力。

【考点】大黄先煎，取“治上者治宜缓”之意。

小　结

大承气汤、小承气汤与调胃承气汤鉴别

方剂	相同点	不同点
大承气汤	治阳明热盛证	峻下剂，主治痞、满、燥、实，阳明腑实重证
小承气汤		轻下剂，主治痞、满、实之阳明热结轻证
调胃承气汤		缓下剂，主治燥、实之证，阳明燥热内结

第二节　温下剂

温脾汤

【组成】大黄、附子、干姜、人参、芒硝、当归、甘草。

【功用】攻下冷积，温补脾阳。

【主治】阳虚冷积证。腹痛便秘，脐下绞结，绕脐不止，手足不温，苔白不渴，脉沉弦而迟。

【配伍意义】温通、泻下、补益三法兼备。

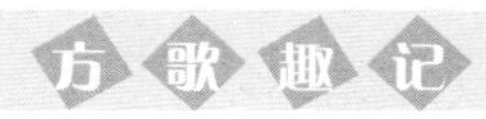

调胃承气汤＋四逆汤＋当归＋人参。

第三节　润下剂

1. 麻子仁丸☆

【组成】麻子仁、芍药、杏仁、枳实、厚朴、大黄、蜂蜜。

【功用】润肠泄热，行气通便。

【主治】脾约证。大便干结，小便频数，脘腹胀满，舌红苔黄，脉数。

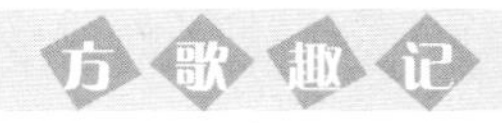

麻子小承气，一勺杏仁蜜。

2. 济川煎☆

【组成】当归、牛膝、肉苁蓉、泽泻、升麻、枳壳。

【功用】温肾益精，润肠通便。

【主治】肾虚便秘。大便秘结，小便清长，腰膝酸软，头目眩晕，舌淡苔白，脉沉迟。

【配伍意义】①泽泻渗利小便而泄肾浊；②升麻以升清阳，清阳升则浊阴自降。

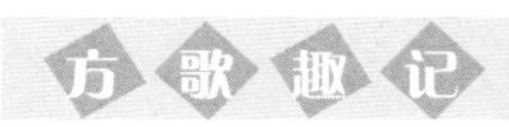

止泻当用生牛肉。

第四节 逐水剂

十枣剂

【组成】甘遂、芫花、大戟、大枣。

【功用】攻逐水饮。

【主治】①悬饮。咳唾胸胁引痛，心下痞硬，干呕短气，头痛目眩，胸背掣痛不得息，舌苔滑，脉沉弦；②水肿。一身悉肿，尤以身半以下肿甚，腹胀喘满，二便不利。

【用法要点】①三味等分为散末，以大枣10枚煎汤送服；②清晨空腹服用，从小量开始。

第五节 攻补兼施剂

黄龙汤

【组成】大黄、芒硝、枳实、厚朴、人参、当归、甘草、桔梗、生姜、大枣。

【功用】攻下热结，补气养血。

【主治】阳明腑实，气血不足。自利清水，色纯青，神疲少气。

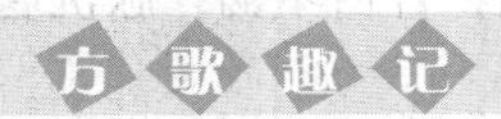

大承气借姜枣，归来人参和甘草。

第四章 和解剂

细目	方剂
和解少阳剂	小柴胡汤、蒿芩清胆汤
调和肝脾剂	四逆散、逍遥散、痛泻要方
调和肠胃剂	半夏泻心汤

第一节 和解少阳剂

1. 小柴胡汤☆

【组成】柴胡、黄芩、半夏、生姜、人参、炙甘草、大枣。

【功用】和解少阳。

【主治】①伤寒少阳证，往来寒热，胸胁苦满，默默不欲饮食；②妇人中风，热入血室证，经水适断，寒热发作有时；③黄疸、疟疾，以及内伤杂病而见少阳证者。

【配伍意义】①柴胡升散、黄芩清泄，一清一泄恰入少阳，以解少阳之邪；②人参、大枣益气健脾，一扶正以祛邪，一益气以御邪内传，俾正气旺盛，则邪无内向之机；③去滓再煎，使药性更为醇和，药汤之量更少。

【配伍特点】透散清泄以和解，升清降浊兼扶正。

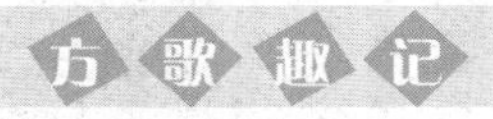

生姜芹菜炒大虾仁。

2. 蒿芩清胆汤

【组成】青蒿、黄芩、竹茹、半夏、赤茯苓、枳壳、陈皮、滑石、甘草、青黛。

【功用】清胆利湿，和胃化痰。

【主治】少阳湿热痰浊证。寒热如疟，脉数而右滑左弦者。

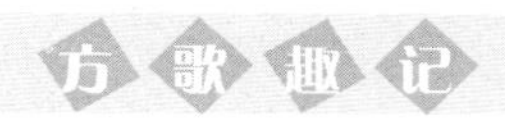

温胆汤＋碧玉散＋蒿芩。

第二节　调和肝脾剂

1. 四逆散☆

【组成】枳实、柴胡、芍药、炙甘草。

【功用】透邪解郁，疏肝理脾。

【主治】①阳郁厥逆证。手足不温，或腹痛，或泄利下重，脉弦；②肝脾不和证。胁肋胀闷，脘腹疼痛，脉弦。

【配伍意义】①柴胡加白芍，补养肝血，条达肝气，使柴胡升散而无耗伤阴血之弊；②柴胡加枳实，一升一降，舒畅气机，升清降浊；③枳实加白芍，理气和血，调和气血；④加白饮（米汤）和服，借谷物之气以助胃气，取中气和则阴阳之气自相顺接之意。

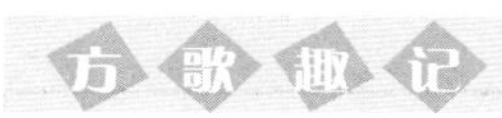

只要柴草。

2. 逍遥散

【组成】柴胡、当归、白芍、白术、茯苓、炙甘草、烧生姜、薄荷。

【功用】疏肝解郁，养血健脾。

【主治】肝郁血虚脾弱证。两胁作痛，头痛目眩，口燥咽干，神疲食少，或月经不调，乳房胀痛，脉弦而虚。

【配伍意义】①柴胡、当归、白芍：补肝体助肝用，使血和则肝和，血充则肝柔；②白术、茯苓、甘草：一方面实土以御肝乘，另一方面营血生化有源；③薄荷：疏散郁遏之气，透达肝经郁热；④烧生姜：降逆和中，辛散达邪。

【配伍特点】疏柔合法，肝脾同调，气血兼顾。

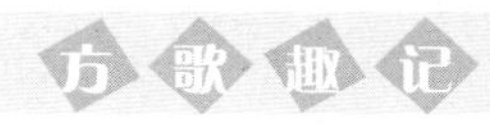

逍遥散用当归芍，柴苓术草姜薄饶。

3. 痛泻要方

【组成】白术、白芍、陈皮、防风。

【功用】补脾柔肝，祛湿止泻。

【主治】脾虚肝旺之痛泻。

【配伍意义】防风：①具有升散之性；②加白芍以疏肝郁；③加白术鼓舞脾之清阳；④祛湿以止泻，为脾经引经药。

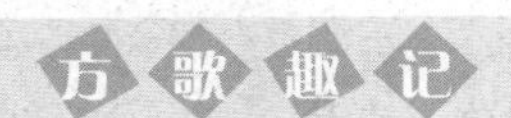

猪要放屁。

第三节　调和肠胃剂

半夏泻心汤

【组成】半夏、干姜、黄芩、人参、炙甘草、黄连、大枣。

【功用】寒热平调，消痞散结。

【主治】寒热错杂之痞证。心下痞，但满而不痛，或呕吐，肠鸣下利，舌苔腻而微黄。

【配伍意义】半夏、干姜、黄芩、黄连：寒热平调、辛开苦降。

【配伍特点】寒热并用和阴阳，苦降辛开调气机，补泻兼施顾虚实。

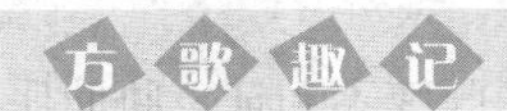

亲人连干姜炒枣。

第五章　清热剂

细目	方剂
清气分热剂	白虎汤、竹叶石膏汤
清营凉血剂	清营汤、犀角地黄汤
清热解毒剂	黄连解毒汤、凉膈散、普济消毒饮
清脏腑热剂	导赤散、龙胆泻肝汤、左金丸、泻白散、清胃散、玉女煎、芍药汤、白头翁汤
清虚热剂	青蒿鳖甲汤、当归六黄汤

第一节　清气分热剂

1. 白虎汤

【组成】石膏、知母、炙甘草、粳米。

【功用】清热生津。

【主治】气分热盛证。身大热，汗大出，口大渴，脉洪大。

【配伍意义】①知母助石膏清肺胃之热，又可滋阴润燥，救已伤之阴津；②粳米加甘草益胃生津，又可防止大寒伤中之弊。

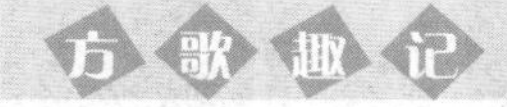

白虎精，食母肝。

2. 竹叶石膏汤

【组成】竹叶、石膏、半夏、麦冬、人参、甘草、粳米。

【功用】清热生津，益气和胃。

【主治】伤寒、温热、暑病余热未清，气津两伤证。身热多汗，心胸烦闷，气逆欲呕。

【配伍意义】半夏和麦冬（1:2）：①去性存用；②使人参、麦冬补而不滞。

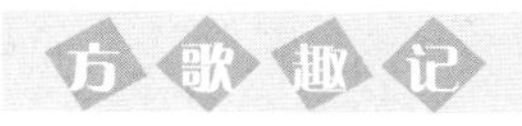

竹竿下十人卖米。

第二节　清营凉血剂

1. 清营汤☆

【组成】犀角（水牛角）、生地黄、麦冬、玄参（元参）、丹参、黄连、金银花、连翘、竹叶心。

【功用】清营解毒，透热养阴。

【主治】热入营分证。身热夜甚，神烦少寐，时有谵语，目常喜开或喜闭，口渴或不渴，斑疹隐隐，脉细数，舌绛而干。

【配伍意义】①金银花、连翘：入营犹可透热转气；②丹参：清热凉血，并能活血散瘀，防热与血结。

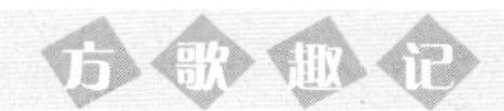

犀地银翘玄连竹，丹麦清热更护阴。

2. 犀角地黄汤

【组成】犀角（水牛角）、生地黄、芍药、牡丹皮。

【功用】清热解毒，凉血散瘀。

【主治】热入血分证。身热谵语，斑色紫黑；喜忘如狂，漱水不欲咽，大便色黑易解。

【配伍意义】①入血就恐耗血动血，直须凉血散血；②生地黄（臣）：助犀角清热凉血，又复已失之阴血。

【配伍特点】清热之中兼以养阴，使热清血宁而无耗血之虑。凉血之中兼以散瘀，使血止而无留瘀之弊。

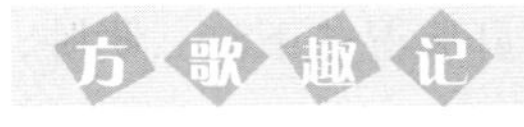

弟媳，少扯淡。

第三节　清热解毒剂

1. 黄连解毒汤

【组成】黄连、黄芩、黄柏、栀子。

【功用】泻火解毒。

【主治】三焦火毒证。大热烦躁，错语不眠，热甚发斑。

【配伍意义】①黄连（君）泻心、中焦火；②黄芩（臣）清肺、上焦火；③黄柏（臣）泻下焦火；④栀子（佐）通泻三焦之火，导热下行，引邪热从小便而出。

【配伍特点】苦寒直折，泻火解毒，三焦并清。

2. 凉膈散☆

【组成】川大黄、朴硝、炙甘草、山栀子、黄芩、连翘、竹叶、薄荷、白蜜。

【功用】泻火通便，清上泄下。

【主治】上中二焦邪郁生热证。烦躁口渴，胸膈烦热。

【配伍意义】“以泻代清”代表方。

3. 普济消毒饮

【组成】酒黄芩、酒黄连、连翘、牛蒡子、薄荷、僵蚕、板蓝根、马勃、玄参、陈皮、升麻、柴胡、桔梗、甘草。

【功用】清热解毒，疏风散邪。

【主治】大头瘟。恶寒发热，头面红肿焮痛，目不能开，咽喉不利，舌燥口渴，舌红苔白兼黄，脉浮数有力。

【配伍意义】柴胡、升麻：①疏散风热；②引诸药上行头面；③寓“火郁发之”之意。

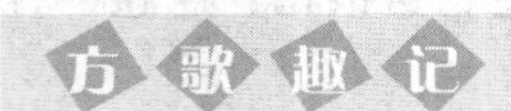

僵牛翘薄蓝马玄，芩连甘桔升柴陈。

第四节　清脏腑热剂

1. 导赤散

【组成】生地黄、木通、生甘草梢、竹叶。

【功用】清心利水养阴。

【主治】心经火热证。心胸烦热，口渴面赤，意欲饮冷，以及口舌生疮；或心热移于小肠，小便赤涩刺痛，舌红，脉数。

【考点】病机：“水虚火不实”。

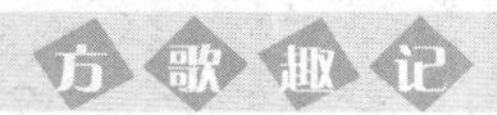

竹竿捅地。

2. 龙胆泻肝汤

【组成】龙胆草、黄芩、栀子、泽泻、木通、当归、生地黄、柴胡、生甘草、车前子。

【功用】清泻肝胆实火，清利肝经湿热。

【主治】①肝胆实火上炎：头痛目赤，胁痛，口苦，脉弦数有力；②肝胆湿热下注：阴肿，阴痒，苔黄腻。

【配伍特点】苦寒清利，泻中寓补，降中寓升，以适肝性。

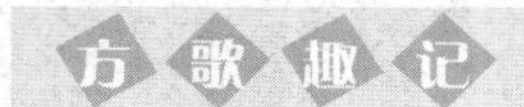

皇帝通知龙龟，卸柴草车。

3. 左金丸

【组成】黄连、吴茱萸。

【功用】清泻肝火，降逆止呕。

【主治】肝火犯胃证。胁肋疼痛，嘈杂吞酸，呕吐口苦，舌红苔黄，脉弦数。

【配伍特点】①黄连:吴茱萸为6:1，黄连可泻心肝胃火。②辛开苦降，肝胃同治；寒热并用，主以苦寒。

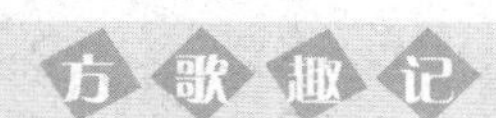

昨进黄鱼。

4. 泻白散

【组成】地骨皮、桑白皮、炙甘草、粳米。

【功用】清泻肺热，止咳平喘。

【主治】肺热喘咳证。气喘咳嗽，皮肤蒸热，日晡尤甚，舌红苔黄，脉细数。

【配伍特点】培土生金（炙甘草、粳米）。

5. 清胃散

【组成】生地黄、当归身、牡丹皮、黄连、升麻。

【功用】清胃凉血。

【主治】胃火牙痛。牙龈红肿溃烂，脉滑数。

【配伍特点】火郁发之（升麻），降中寓升（升麻和黄连）。

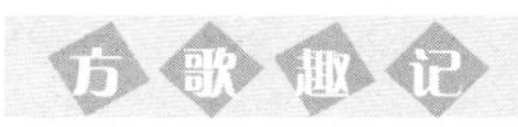

清胃散用生麻连，当归生地牡丹全。

6. 玉女煎

【组成】石膏、熟地黄、麦冬、知母、牛膝。

【功用】清胃热，滋肾阴。

【主治】胃热阴虚证。头痛，牙痛，齿松牙衄，烦热干渴，舌红苔黄而干。亦治消渴，消谷善饥等。

【配伍意义】麦冬：养肺助熟地滋肾“金水相生”。

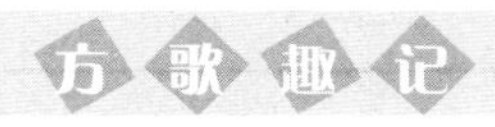

师弟卖母牛。

7. 芍药汤

【组成】芍药、当归、黄连、槟榔、木香、炙甘草、大黄、黄芩、官桂。

【功用】清热燥湿，调气和血。

【主治】湿热痢疾。腹痛，便脓血，赤白相兼，里急后重，肛门灼热，小便短赤，舌苔黄腻，脉弦数。

【配伍意义】①芍药加当归：行血则便脓自愈；②槟榔加木香：调气则后重自除；③大黄加归芍：活血行气，“通因通用”；④官桂：助归、芍行血和营，制约芩、连苦寒之性，防呕逆、拒药。

【配伍特点】气血共治，寒热并投。

8. 白头翁汤

【组成】白头翁、黄柏、黄连、秦皮。

【功用】清热解毒，凉血止痢。

【主治】热毒痢疾。腹痛，里急后重，肛门灼热，下痢脓血，赤多白少，渴欲饮水，舌红苔黄，脉弦数。

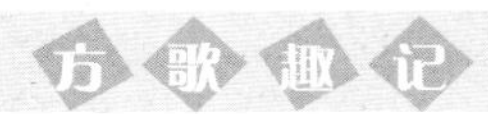

百翁练琴。

第五节　清虚热剂

1. 青蒿鳖甲汤

【组成】青蒿、鳖甲、生地黄、知母、牡丹皮。

【功用】养阴透热。

【主治】温病后期，邪伏阴分证。夜热早凉，热退无汗。

【配伍特点】①鳖甲：直入阴分，滋阴退热；②青蒿：清中有透散之力，清热透络，引邪外出。

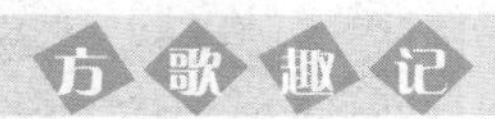

青蒿鳖甲地知丹。

2. 当归六黄汤

【组成】当归、生地黄、熟地黄、黄芩、黄连、黄柏、黄芪。

【功用】滋阴泻火，固表止汗。

【主治】阴虚火旺盗汗。发热盗汗，面赤心烦，口干唇燥，大便干结，小便黄赤，舌红苔黄，脉数。

第六章　祛暑剂

细目	方剂
祛暑解表剂	香薷散
祛暑利湿剂	六一散
祛暑益气剂	清暑益气汤

第一节　祛暑解表剂

香薷散

【组成】香薷、白扁豆、厚朴、酒。

【功用】祛暑解表，化湿和中。

【主治】阴暑。恶寒发热，头疼身痛，无汗，腹痛吐泻，胸脘痞闷，舌苔白腻，脉浮。

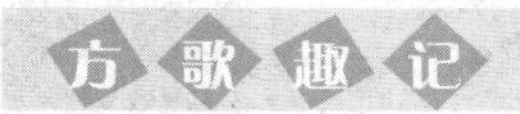

猴想扁豆酒。

第二节　祛暑利湿剂

六一散

【组成】滑石、甘草。

【功用】清暑利湿。

【主治】暑湿证。身热烦渴，小便不利，或泄泻。

第三节 祛暑益气剂

清暑益气汤

【组成】石斛、知母、西洋参、竹叶、麦冬、黄连、西瓜翠衣、荷梗、甘草、粳米。

【功用】清暑益气，养阴生津。

【主治】暑热气津两伤证。身热汗多，口渴心烦，小便短赤，体倦少气，精神不振，脉虚数。

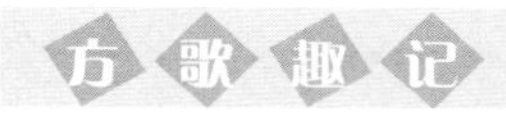

师母深夜卖黄瓜和糙米。

第七章 温里剂

细目	方剂
温中祛寒剂	理中丸、小建中汤、大建中汤、吴茱萸汤
回阳救逆剂	四逆汤
温经散寒剂	当归四逆汤、暖肝煎

第一节 温中祛寒剂

1. 理中丸

【组成】人参、干姜、白术、炙甘草。

【功用】温中祛寒，补气健脾。

【主治】①脾胃虚寒证，绵绵作痛。②阳虚失血证。③中阳不足，阴寒上乘所致的胸痹，或病后多涎唾，小儿慢惊或清浊相干，升降失常之霍乱等。

【配伍意义】炙甘草：①加参、术益气健脾；②缓急止痛；③调和药性。

【配伍特点】辛热甘苦合方，温补并用，补中寓燥。

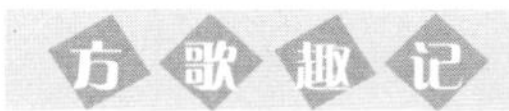

人参老白干。

2. 小建中汤

【组成】芍药、桂枝、炙甘草、生姜、大枣、胶饴。

【功用】温中补虚，和里缓急。

【主治】中焦虚寒，肝脾失调，阴阳不和证。腹中拘急疼痛，时发时止，喜温喜按；兼见手足烦热，咽干口燥等，舌淡苔白，脉细弦。

【配伍意义】①饴糖：温补中焦，缓急止痛，加桂枝辛甘化阳，温中焦补虚；②芍药：养营阴，缓肝急，止腹痛，加饴糖酸甘化阴、止腹痛，加桂枝调和营卫。

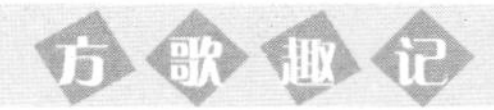

桂枝汤倍芍＋胶饴。

3. 大建中汤

【组成】蜀椒、干姜、人参、胶饴。

【功用】温中补虚，缓急止痛。

【主治】中阳衰弱，阴寒内盛之脘腹疼痛。心胸中大寒痛，呕不能食，腹中寒，上冲皮起，出见有头足，上下痛而不可触近，舌苔白滑，脉细沉紧，甚则肢厥脉伏。

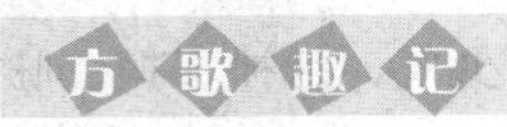

叔一人干仗。

4. 吴茱萸汤

【组成】吴茱萸、人参、大枣、生姜。

【功用】温中补虚，降逆止呕。

【主治】①胃寒呕吐证。食谷呕吐。②肝寒上逆证。干呕，吐涎沫，颠顶痛。③肾寒上逆证。呕吐下利，手足厥冷。

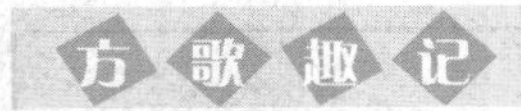

乌江找人。

第二节　回阳救逆剂

四逆汤☆

【组成】生附子、干姜、炙甘草。

【功用】回阳救逆。

【主治】少阴证，心肾阳衰寒厥证。四肢厥逆，神衰欲寐，以及太阳病误汗亡阳者。

【配伍意义】附子生用，能迅达内外以温阳逐寒；附子与生姜同用，一温先天以生后天，一温后天以养先天。

【运用】若服药后出现呕吐拒药者，可将药液置凉后服用。

第三节　温经散寒剂

1. 当归四逆汤

【组成】桂枝、芍药、炙甘草、大枣、当归、细辛、通草。

【功用】温经散寒，养血通脉。

【主治】血虚寒厥证。手足厥寒，或腰、股、腿、足、肩臂疼痛，口不渴，舌淡苔白，脉沉细或细而欲绝。

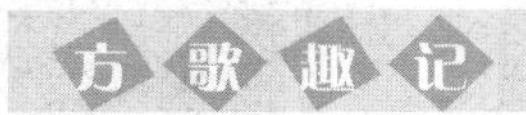

肝大同志要当心。

2. 暖肝煎

【组成】当归、枸杞子、小茴香、肉桂、乌药、沉香、茯苓、生姜。

【功用】温补肝肾，行气止痛。

【主治】肝肾不足，寒滞肝脉证。睾丸冷痛，或小腹疼痛，疝气痛，畏寒喜暖，舌淡苔白，脉沉迟。

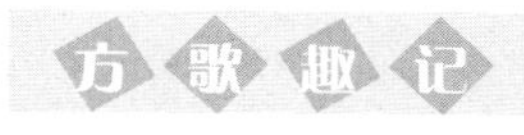

小狗无肉，铃铛生响。

第八章　表里双解剂

细目	方剂
解表清里剂	葛根黄芩黄连汤
解表攻里剂	大柴胡汤、防风通圣散

第一节　解表清里剂

葛根黄芩黄连汤

【组成】葛根、黄芩、黄连、炙甘草。

【功用】解表清里。

【主治】表证未解，邪热入里证。身热，下利臭秽，胸脘烦热，口干作渴，或喘而汗出，舌红苔黄，脉数或促。

【配伍意义】葛根：①解表退热；②升清阳则浊阴降。

第二节　解表攻里剂

1. 大柴胡汤☆

【组成】柴胡、黄芩、半夏、生姜、大黄、枳实、白芍、大枣。

【功用】和解少阳，内泻热结。

【主治】少阳阳明合病。往来寒热，胸胁苦满，呕不止，郁郁微烦，心下痞硬，或心下急痛，大便不解，或协热下利，舌苔黄，脉弦数有力。

【配伍特点】和下并用。

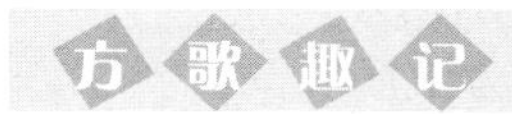

小柴胡（－参、草）＋小承气（－厚）＋芍药。

2. 防风通圣散

【组成】麻黄、薄荷、荆芥、防风、生姜、石膏、黄芩、连翘、桔梗、大黄、芒硝、栀子、滑石、白术、甘草、当归、川芎、白芍。

【功用】疏风解表，泻热通便。

【主治】风热壅盛，表里俱实证。憎寒壮热，头目昏眩，目赤睛痛，口苦口干，咽喉不利，胸膈痞闷，咳呕喘满，涕唾稠黏，大便秘结，小便赤涩，舌苔黄腻，脉数有力。

第九章　补益剂

细目	方剂
补气剂	四君子汤、参苓白术散、补中益气汤、生脉散、玉屏风散
补血剂	四物汤、当归补血汤、归脾汤
气血双补剂	炙甘草汤
补阴剂	六味地黄丸、左归丸、大补阴丸、一贯煎
补阳剂	肾气丸、右归丸
阴阳双补剂	地黄饮子

第一节　补气剂

1. 四君子汤

【组成】人参、茯苓、白术、炙甘草。

【功用】益气健脾。

【主治】脾胃气虚证。面色萎白，语声低微，气短乏力，食少便溏，舌淡苔白，脉虚缓。

2. 参苓白术散☆

【组成】莲子肉、山药、薏苡仁、白扁豆、人参、炒甘草、白术、茯苓、砂仁、桔梗、大枣。

【功用】益气健脾，渗湿止泻。

【主治】脾虚湿盛证。饮食不化，胸脘痞闷，肠鸣泄泻，四肢乏力，形体消瘦，面色萎黄，舌淡苔白腻，脉虚缓。亦可用治肺脾气虚，痰湿咳嗽。

【配伍意义】桔梗：①宣利肺气，通调水道；②载药上行，与诸补脾药合用“培土生金”。

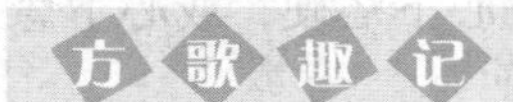

一连人上山，四君子找扁担。

3. 补中益气汤

【组成】升麻、人参、炙甘草、白术、柴胡、橘皮、当归、黄芪。

【功用】补中益气，升阳举陷。

【主治】①脾胃气虚证；②气虚下陷证；③气虚发热证。

【配伍特点】虚则补之，陷者升之，甘温除热。

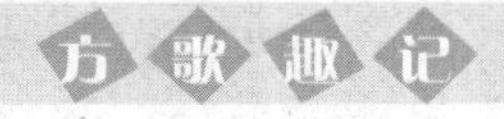

麻人赶猪，虎皮当旗。

4. 生脉散

【组成】人参、麦冬、五味子。

【功用】益气生津，敛阴止汗。

【主治】①温热、暑热、耗气伤阴证；②久咳伤肺，气阴两虚证。

【配伍意义】一补一敛一润。

5. 玉屏风散

【组成】炙黄芪、防风、白术、(大枣)。

【功用】益气固表止汗。

【主治】表虚自汗。汗出恶风，面色㿠白，舌淡苔薄白，脉浮虚。亦治虚人腠理不固，易感风邪。

第二节　补血剂

1. 四物汤

【组成】当归、川芎、白芍、熟地黄。

【功用】补血调血。

【主治】营血虚滞证。头晕目眩，心悸失眠，面色无华，或妇人月经不调，量少或经闭不行，脐腹作痛，舌淡，脉细弦或细涩。

【配伍特点】补中寓行，补血不滞血，行血不伤血。

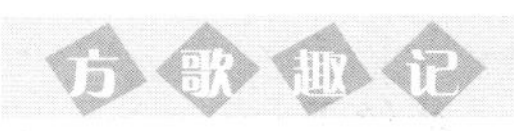

白熊归熟地。

2. 当归补血汤

【组成】黄芪、当归。

【功用】补气生血。

【主治】血虚发热证。肌热面赤，烦渴欲饮，脉洪大而虚，重按无力；亦治妇人经期、产后血虚发热头痛；或疮疡溃后，久不愈合者。

【配伍意义】①"血虚发热"代表方；②黄芪∶当归＝5∶1。

3. 归脾汤☆

【组成】人参、茯神、白术、炙甘草、炒黄芪、龙眼肉、远志、木香、当归、生姜、大枣、炒酸枣仁。

【功用】益气补血，健脾养心。

【主治】①心脾气血两虚证；②脾不统血证。

【配伍意义】心脾同治，重在补脾；气血并补，重在补气。

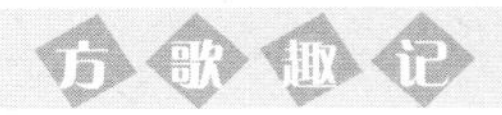

四君骑龙远乡归，带来姜枣一大堆。

第三节　气血双补剂

炙甘草汤

【组成】炙甘草、生姜、桂枝、人参、生地黄、阿胶、麦冬、火麻仁、大枣、清酒。

【功用】滋阴养血、益气温阳、复脉定悸。

【主治】①阴血不足，阳气虚弱证。脉结代，心动悸。②虚劳肺痿。干咳无痰，或咳吐涎沫。

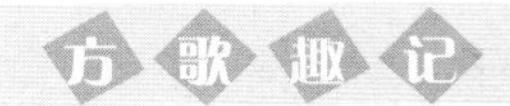

麦地浇麻草，参桂枣酒姜。

第四节　补阴剂

1. 六味地黄丸

【组成】熟地黄、山萸肉、干山药、泽泻、茯苓、牡丹皮。

【功用】填精，滋阴补肾。

【主治】肾阴精不足证。腰膝酸软，头晕目眩，视物昏花，耳鸣耳聋，盗汗，遗精，消渴，骨蒸潮热，手足心热，口燥咽干，牙齿动摇，足跟作痛，以及小儿囟门不合，舌红少苔，脉沉细数。

【配伍特点】三补三泻，以补为主。

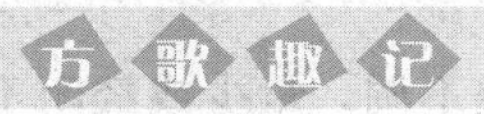

地八山山四，丹泽茯苓三。

2. 左归丸

【组成】怀熟地黄、炒山药、山萸肉、枸杞、川牛膝、龟甲、鹿角胶、菟丝子。

【功用】滋阴补肾，填精益髓。

【主治】真阴不足证。头晕目眩，腰酸腿软，遗精滑泄，自汗盗汗，口燥舌干，舌红少苔，脉细。

【配伍意义】龟甲加鹿角胶，阳中求阴。

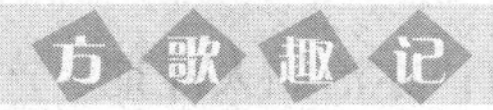

六味去三泻，龟牛鹿狗兔。

3. 大补阴丸

【组成】黄柏、知母、猪脊髓、龟甲、蜂蜜、熟地黄。

【功用】滋阴降火。

【主治】阴虚火旺证。骨蒸潮热，盗汗遗精，咳嗽咯血，心烦易怒，足膝疼热或痿软，舌红少苔，尺脉数而有力。

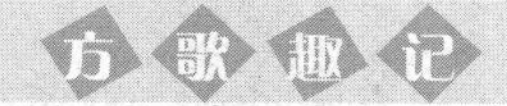

黄母猪跪蜜地。

4. 一贯煎

【组成】北沙参、麦冬、当归身、生地黄、枸杞子、川楝子。

【功用】滋阴疏肝。

【主治】肝肾阴虚，肝气郁滞证。胸脘胁痛，吞酸吐苦，咽干口燥，舌红少津，脉细弱或虚弦。亦治疝气瘕聚。

第五节　补阳剂

1. 肾气丸

【组成】干地黄、山药、山萸肉、泽泻、茯苓、牡丹皮、桂枝、炮附子。

【功用】补肾助阳，化生肾气。

【主治】肾阳气不足证。腰痛脚软，身半以下常有冷感，少腹拘急，小便不利，舌淡而胖，脉虚弱，尺部沉细；以及痰饮，水肿，消渴，脚气，转胞等。

【配伍意义】①桂附：温肾助阳，少火生气，鼓舞肾气；②干地黄∶炮附子 =8∶1。

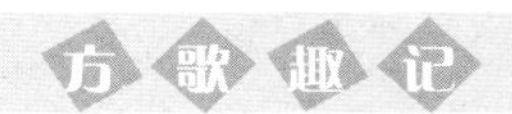

六味地黄 + 桂附。

2. 右归丸

【组成】熟地黄、山药、山茱萸、肉桂、制附子、杜仲、当归、枸杞子、菟丝子、鹿角胶。

【功用】温补肾阳，填精益髓。

【主治】肾阳不足，命门火衰证。年老或久病气衰神疲，畏寒肢冷，腰膝软弱，阳痿遗精，舌淡苔白，脉沉而迟。

【配伍意义】熟地黄、山茱萸、枸杞子、山药有阴中求阳之意。

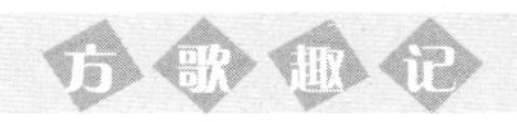

八味肾气去三泻，鹿角枸菟当归仲。

第六节　阴阳双补剂

地黄饮子☆

【组成】熟地黄、山萸肉、石斛、麦冬、五味子、巴戟天、肉苁蓉、炮附子、官桂、茯苓、石菖蒲、远志、生姜、大枣。

【功用】滋肾阴、补肾阳、开窍化痰。

【主治】喑痱证。舌强不能言，足废不能用，口干不欲饮，足冷面赤，脉沉细弱。

第十章　固涩剂

细目	方剂
固表止汗剂	牡蛎散
敛肺止咳剂	九仙散
涩肠固脱剂	真人养脏汤、四神丸
涩精止遗剂	桑螵蛸散
固崩止带剂	固冲汤、固经丸、易黄汤

第一节　固表止汗剂

牡蛎散

【组成】黄芪、麻黄根、煅牡蛎、小麦。

【功用】敛阴止汗，益气固表。

【主治】自汗、盗汗证。常自汗出，夜卧更甚，心悸惊惕，短气烦倦，舌淡红，脉细弱。

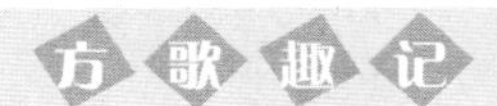

骑马卖牡蛎。

第二节　敛肺止咳剂

九仙散

【组成】乌梅、桑白皮、贝母、五味子、人参、罂粟壳、阿胶、桔梗、款冬花。

【功用】敛肺止咳，益气养阴。

【主治】久咳伤肺，气阴两伤证。久咳不已，咳甚则气喘自汗，痰少而黏，脉虚数。

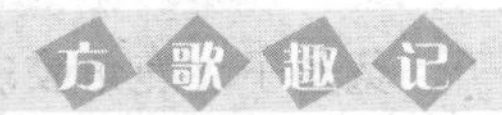

乌梅丧母无人管，速叫九仙去借款。

第三节　涩肠固脱剂

1. 真人养脏汤

【组成】炙甘草、木香、肉桂、罂粟壳、当归、白术、肉豆蔻、白芍药、诃子、人参。

【功用】涩肠固脱，温补脾肾。

【主治】久泻久痢，脾肾虚寒证。泻痢无度，滑脱不禁，甚至脱肛坠下，脐腹疼痛，喜温喜按，倦怠食少，舌淡苔白，脉沉迟细。

【配伍意义】①罂粟壳加诃子、肉豆蔻：急则治标，滑者涩之；②木香加芍药：调气和血，涩中寓行，补而不滞。

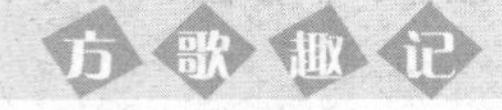

老穆桂英挡住倭寇要何人。

2. 四神丸

【组成】生姜、红枣、补骨脂、肉豆蔻、五味子、吴茱萸。

【功用】温肾暖脾，固肠止泻。

【主治】脾肾阳虚之肾泄证。五更泄泻，不思饮食，食不消化，或久泻不愈，腹痛喜温，腰酸肢冷，神疲乏力，舌淡，苔薄白，脉沉迟无力。

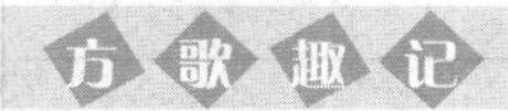

四神将枣子肉喂鱼。

第四节　涩精止遗剂

桑螵蛸散

【组成】远志、炙龟甲、人参、石菖蒲、龙骨、茯神、桑螵蛸、当归。

【功用】调补心肾，涩精止遗。

【主治】心肾两虚之尿频或遗尿、遗精证。小便频数，或尿如米泔色，或遗尿，或遗精，心神恍惚，健忘，舌淡苔白，脉细弱。

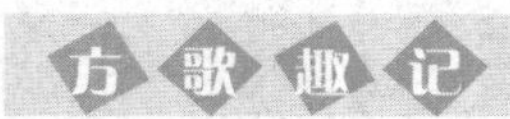

自家人常孤身飘荡。

第五节　固崩止带剂

1. 固冲汤

【组成】生黄芪、炒白术、煅龙骨、煅牡蛎、山茱萸、生杭芍、海螵蛸、茜草、棕榈炭、五倍子。

【功用】固冲摄血，益气健脾。

【主治】脾肾亏虚，冲脉不固证。血崩或月经过多，或漏下不止，色淡质稀，头晕肢冷，心悸气短，神疲乏力，腰膝酸软，舌淡，脉微弱。

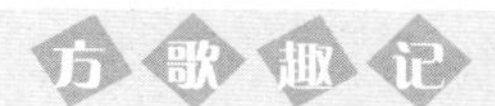

固冲芪术山萸芍，龙牡倍棕茜海蛸。

2. 固经丸

【组成】炒黄芩、炒黄柏、炙龟甲、白芍、香附、椿树根皮。

【功用】滋阴清热，固经止血。

【主治】阴虚血热之崩漏。月经过多，或崩中漏下，血色深红或紫黑稠黏，手足心热，腰膝酸软，舌红，脉弦数。

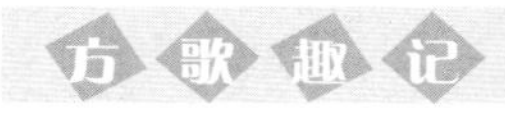

给秦伯夹一芍香椿。

3. 易黄汤

【组成】炒山药、炒芡实、车前子、黄柏、白果。

【功用】补脾益肾，清热祛湿，收涩止带。

【主治】脾肾虚弱，湿热带下。带下黏稠量多，色黄如浓茶汁，其气腥秽，舌红，苔黄腻。

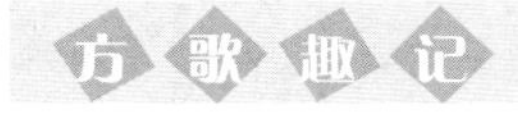

要十车黄果。

第十一章　安神剂

细目	方剂
重镇安神剂	朱砂安神丸
滋养安神剂	天王补心丹、酸枣仁汤

第一节　重镇安神剂

朱砂安神丸

【组成】朱砂、炙甘草、当归、黄连、生地黄。

【功用】镇心安神，清热养血。

【主治】心火亢盛，阴火不足证。失眠，心烦神乱，胸中懊憹，脉细数。

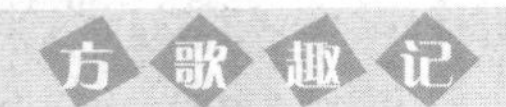

朱砂敢当黄帝。

第二节 滋养安神剂

1. 天王补心丹☆

【组成】生地黄、天冬、麦冬、玄参、人参、丹参、茯苓、五味子、远志、桔梗、当归、柏子仁、炒酸枣仁、朱砂。

【功用】滋阴养血，补心安神。

【主治】阴虚血少，神志不安证。**心悸怔忡，神疲健忘，脉细数。**

【配伍特点】重用甘寒，补中寓清；心肾并治，重在养心。

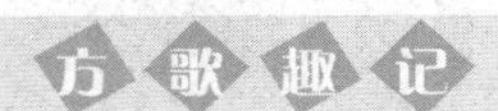

补心丹用柏枣仁，二冬生地当归身；三参桔梗朱砂味，远志茯苓共养神。

2. 酸枣仁汤

【组成】炒酸枣仁、知母、茯苓、川芎、甘草。

【功用】养血安神，清热除烦。

【主治】肝血不足，虚热内扰之虚烦不眠证。**虚烦失眠，心悸不安，头目眩晕，咽干口燥，舌红，**脉弦细。

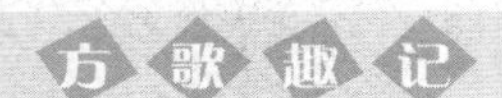

酸枣知川草茯苓。

小结

酸枣仁汤与天王补心丹鉴别

方剂	相同点	不同点
酸枣仁汤	滋阴养血安神之功，治阴血不足、虚热内扰之虚烦不寐	重用酸枣仁，与茯苓、川芎为伍，养肝血，宁心神，主治肝血不足
天王补心丹		重用生地黄，并与二冬、玄参等滋阴清热药为伍，主治心肾阴血亏虚、虚火内扰

第十二章 开窍剂

细目	方剂
凉开剂	安宫牛黄丸、紫雪、至宝丹
温开剂	苏合香丸

第一节　凉开剂

1. 安宫牛黄丸

【功用】清热解毒，豁痰开窍。

【主治】邪热内陷心包证。高热烦躁，神昏谵语，舌謇肢厥，舌红或绛，脉数有力。亦治中风昏迷，小儿惊厥属邪热内闭者。

2. 紫雪

【功用】清热开窍，息风止痉。

【主治】温热病，热闭心包及热盛动风证。高热烦躁，神昏谵语，痉厥，口渴唇焦，尿赤便秘，舌质红绛，苔黄燥，脉数有力或弦数；以及小儿热盛惊厥。

3. 至宝丹

【功用】清热开窍，化浊解毒。

【主治】痰热内闭心包证。神昏谵语，身热烦躁，痰盛气粗，舌绛苔黄垢腻，脉滑数。亦治中风、中暑、小儿惊厥属于痰热内闭者。

小　结

安宫牛黄丸、紫雪与至宝丹鉴别

方剂	相同点	不同点
安宫牛黄丸	合称“凉开三宝”，均有清热开窍之功，治热闭心包	清热解毒，适用于邪热较重，身热为甚
紫雪		息风止痉，适用于热动肝风而抽搐痉厥
至宝丹		芳香开窍，化浊辟秽，适用于痰浊偏盛，昏迷较重

第二节　温开剂

苏合香丸

【功用】温通开窍，行气止痛。

【主治】寒闭证。突然昏倒，牙关紧闭，不省人事，苔白，脉迟。亦治心腹猝痛，甚则昏厥，属寒凝气滞者。

第十三章　理气剂

细目	方剂
行气剂	越鞠丸、柴胡疏肝散、瓜蒌薤白白酒汤、半夏厚朴汤、厚朴温中汤、天台乌药散
降气剂	苏子降气汤、定喘汤、旋覆代赭汤

第一节　行气剂

1. 越鞠丸☆

【组成】神曲、香附、川芎、苍术、栀子。

【功用】行气解郁。

【主治】六郁证（气、血、痰、火、湿、食）。

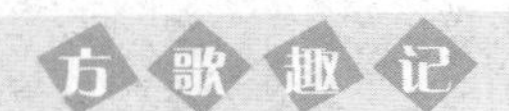

神父穿珠子。

2. 柴胡疏肝散

【组成】陈皮、川芎、香附、枳壳、芍药、炙甘草、柴胡。

【功用】疏肝行气，活血止痛。

【主治】肝气郁滞证。胁肋疼痛，胸闷喜太息，情志抑郁或易怒，或嗳气，脘腹胀满，脉弦。

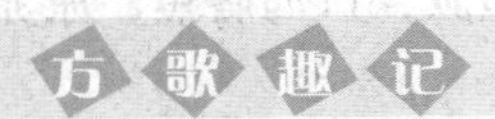

陈川香只烧干柴。

3. 瓜蒌薤白白酒汤

【组成】瓜蒌实、薤白、白酒。

【功用】通阳散结，行气祛痰。

【主治】胸痹，胸阳不振，痰气互结证。

4. 半夏厚朴汤

【组成】半夏、厚朴、茯苓、紫苏叶、生姜。

【功用】行气散结，降逆化痰。

【主治】梅核气。咽中如有物阻，咯吐不出，吞咽不下，胸膈满闷，或咳或呕，舌苔白润或白滑，脉弦缓或弦滑。

【配伍意义】生姜（五两）：和胃止呕；制半夏毒性。

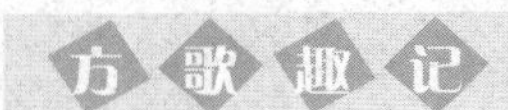

半夏厚朴苓苏姜。

5. 厚朴温中汤

【组成】木香、厚朴、草豆蔻、茯苓、陈皮、炙甘草、干姜、生姜。

【功用】行气除满，温中燥湿。

【主治】脾胃寒湿气滞证。脘腹胀满或疼痛，不思饮食，四肢倦怠，舌苔白腻，脉沉弦。

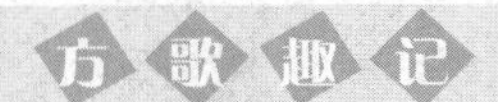

幕后豆腐皮炒二姜。

6. 天台乌药散

【组成】天台乌药、木香、川楝子、槟榔、高良姜、巴豆、小茴香、青皮、酒。

【功用】行气疏肝，散寒止痛。

【主治】气滞寒凝证。小肠疝气，少腹控引睾丸而痛，偏坠肿胀，或少腹疼痛，苔白，脉沉弦。

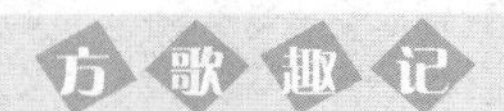

天台乌药想练兵，高良把茴香揍青。

第二节　降气剂

1. 苏子降气汤

【组成】紫苏子、苏叶、肉桂、生姜、半夏、前胡、厚朴、大枣、当归、炙甘草。

【功用】降气平喘，祛痰止咳。

【主治】上实下虚喘咳证。痰涎壅盛，胸膈满闷，喘咳短气，呼多吸少，或腰疼脚弱，肢体倦怠，或肢体浮肿，舌苔白滑或白腻，脉弦滑。

【配伍意义】当归：治咳逆上气；养血补肝；制诸药之燥。加肉桂：温补下虚。

【配伍特点】降以平上实，温以助下虚，肺肾兼顾，主以治上。

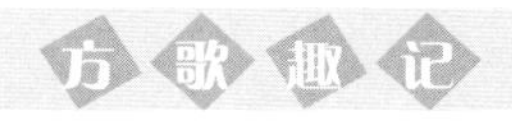

苏二桂盛夏前后早归国。

2. 定喘汤

【组成】桑白皮、紫苏子、甘草、白果、麻黄、杏仁、半夏、款冬花、黄芩。

【功用】宣降肺气，清热化痰。

【主治】风寒外束，痰热内蕴证。咳喘痰多气急，质稠色黄，或微恶风寒，舌苔黄腻，脉滑数。

【配伍意义】麻黄配白果：一散一收，既可加强止咳平喘之功，又可使宣肺而不耗散肺气，敛肺而不留邪。

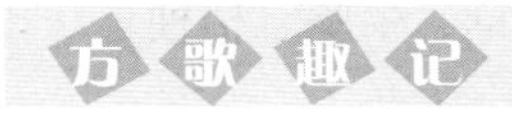

桑叔炒白果黄杏拌麻花。

3. 旋覆代赭汤

【组成】旋覆花、代赭石、半夏、生姜、人参、炙甘草、大枣。

【功用】降逆化痰，益气和胃。

【主治】胃虚痰阻气逆证。胃脘痞闷或胀满，按之不痛，频频嗳气；或见纳差、呃逆、恶心，甚或呕吐，舌苔白腻，脉缓或滑。

【配伍意义】①旋覆花∶代赭石＝3∶1；君：旋覆花性主沉降，下气消痰，降逆止噫；臣：代赭石善镇冲逆，“去性存用”。②生姜（五两）：温胃化饮消痰，降逆和中止呕；制约代赭石的寒凉之性。

小结

定喘汤与苏子降气汤鉴别

方剂	相同点	不同点
定喘汤	降气平喘	麻黄、白果相伍，配以清热化痰、降气平喘之品，而成宣降肺气、清热化痰之剂，主治痰热内蕴，风寒外束之哮喘
苏子降气汤	降气平喘	降气消痰之苏子，配以下气祛痰、温肾纳气之品，主治上实下虚而以上实为主之喘咳

第十四章 理血剂

细目	方剂
活血祛瘀剂	桃核承气汤、血府逐瘀汤、复元活血汤、桂枝茯苓丸、失笑散、温经汤、生化汤、补阳还五汤
止血剂	十灰散、咳血方、小蓟饮子、槐花散、黄土汤

第一节 活血祛瘀剂

1. 桃核承气汤

【组成】桃仁、桂枝、大黄、芒硝、炙甘草。

【功用】逐瘀泄热。

【主治】下焦蓄血证。少腹急结，小便自利，甚则烦躁谵语，神志如狂，至夜发热；以及血瘀经闭，痛经，脉沉实而涩者。

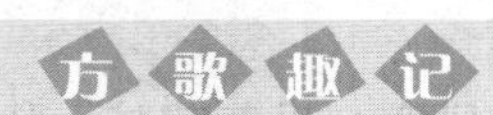

调胃承气汤与桂桃。

2. 血府逐瘀汤☆

【组成】桃仁、红花、当归、川芎、生地黄、赤芍、柴胡、枳壳、甘草、牛膝、桔梗。

【功用】活血化瘀，行气止痛。

【主治】胸中血瘀证。胸痛，头痛，日久不愈，痛如针刺而有定处，或呃逆日久不止，或饮水即呛，干呕，或内热瞀闷，或心悸怔忡，失眠多梦，急躁易怒，入暮潮热，唇暗或两目暗黑，舌质暗红，或舌有瘀斑或瘀点，脉涩或弦紧。

【配伍意义】①牛膝：活血通经，祛瘀止痛，引血下行。②桔梗配枳壳：一升一降，宽胸行气，桔梗并能载药上行。

【配伍特点】活血行气相伍，祛瘀养血同施，升降兼顾，气血同调。

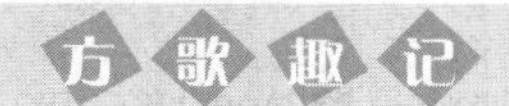

桃红四物和四逆，再配桔梗与牛膝。

3. 复元活血汤

【组成】柴胡、酒大黄、天花粉、当归、酒桃仁、红花、甘草、穿山甲。

【功用】活血祛瘀，疏肝通络。

【主治】跌打损伤，瘀血阻滞证。胁肋瘀肿，痛不可忍。

4. 失笑散

【组成】五灵脂、炒蒲黄。

【功用】活血祛瘀，散结止痛。

【主治】瘀血疼痛证。心腹刺痛，或产后恶露不行，或月经不调，少腹急痛等。

5. 桂枝茯苓丸

【组成】桂枝、茯苓、桃仁、牡丹皮、芍药、白蜜。

【功用】活血化瘀，缓消癥块。

【主治】瘀阻胞宫证。妇人素有癥块，妊娠漏下不止，或胎动不安，血色紫黑晦暗，腹痛拒按，或经闭腹痛，或产后恶露不尽而腹痛拒按者，舌质紫暗或有瘀点，脉沉涩。

【配伍意义】通因通用。

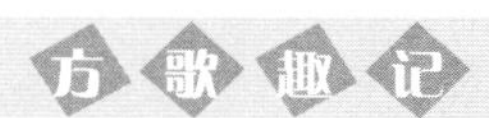

桂枝茯苓桃丹芍。

6. 补阳还五汤

【组成】当归尾、地龙、川芎、桃仁、赤芍、红花、生黄芪。

【功用】补气活血通络。

【主治】中风之气虚血瘀证。半身不遂，口眼歪斜，语言謇涩，口角流涎，小便频数或遗尿失禁，舌暗淡，苔白，脉缓无力。

【配伍意义】芪:归 = 20:1：补气，气能行血。

【配伍特点】重在补气，佐以活血，气旺血行，补而不滞。

7. 温经汤

【组成】吴茱萸、桂枝、当归、芍药、川芎、麦冬、阿胶、牡丹皮、半夏、生姜、人参、甘草。

【功用】温经散寒，养血祛瘀。

【主治】冲任虚寒，瘀血阻滞证。漏下不止，或血色暗而有块，淋漓不畅，或月经超前或延后，或逾期不止，或一月再行，或经停不至，而见少腹里急，腹满，傍晚发热，手心烦热，唇口干燥。舌质暗红，脉细而涩。亦治妇人宫冷，久不受孕。

8. 生化汤

【组成】全当归、川芎、桃仁、炮姜、黄酒、炙甘草、童便。

【功用】养血祛瘀，温经止痛。

【主治】血虚寒凝，瘀血阻滞证。产后恶露不行，小腹冷痛。

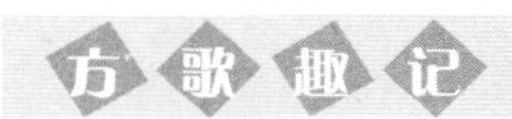

归芎桃草酒炮姜。

第二节　止血剂

1. 十灰散

【组成】大蓟、牡丹皮、大黄、荷叶、小蓟、茅根、棕榈皮、栀子、侧柏叶、茜根、白藕汁、萝卜汁、京墨。

【功用】凉血止血。

【主治】血热妄行之上部出血证。呕血、吐血、咳血、嗽血、衄血等，血色鲜红，来势急暴，舌红，脉数。

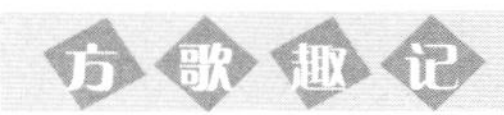

大鸡蛋黄和小鸡毛，总值百钱。

2. 咳血方

【组成】海粉、青黛、诃子、瓜蒌仁、炒山栀子（蜜、姜汁）。

【功用】清肝宁肺，凉血止血。

【主治】肝火犯肺之咳血证。咳嗽痰稠带血，咯吐不爽，心烦易怒，胸胁作痛，咽干口苦，颊赤便秘，舌红苔黄，脉弦数。

【配伍特点】肝肺同治，主以清肝。

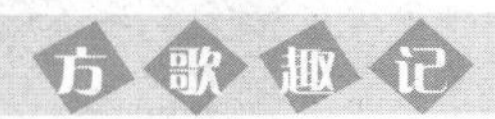

海带和瓜子。

3. 小蓟饮子

【组成】滑石、甘草、藕节、山栀子、当归、淡竹叶、生地黄、蒲黄、木通、小蓟。

【功用】凉血止血，利水通淋。

【主治】热结下焦之血淋、尿血。尿中带血，小便频数，赤涩热痛，舌红，脉数。

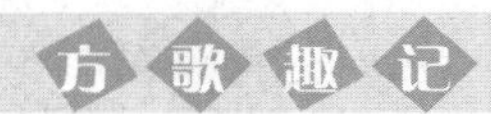

拾草节，侄子归，竹地扑通捉小鸡。

4. 槐花散

【组成】槐花、侧柏叶、荆芥穗、枳壳。

【功用】清肠止血，疏风行气。

【主治】风热湿毒，壅遏肠道，损伤血络便血证。肠风、脏毒，或便前出血，或便后出血，或粪中带血，以及痔疮出血，血色鲜红或晦暗，舌红苔黄，脉数。

5. 黄土汤

【组成】白术、炮附子、黄芩、阿胶、灶心土、干地黄、甘草。

【功用】温阳健脾，养血止血。

【主治】脾阳不足，脾不统血证。大便下血，先便后血，以及吐血、衄血、妇人崩漏，血色暗淡，四肢不温，面色萎黄，舌淡苔白，脉沉细无力。

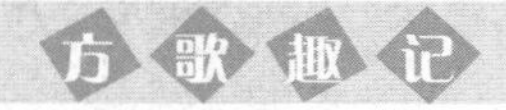

嘱咐勤浇土地草。

小结

黄土汤与归脾汤鉴别

方剂	相同点	不同点
黄土汤	治脾不统血之便血、崩漏	温阳健脾而摄血，适于脾阳不足、统摄无权之出血证
归脾汤		补气健脾与养心安神并重，适于气不摄血之出血证、心脾气血两虚之神志不宁证

第十五章　治风剂

细目	方剂
疏散外风剂	川芎茶调散、消风散、牵正散、大秦艽汤、小活络丹
平息内风剂	羚角钩藤汤、镇肝熄风汤、天麻钩藤饮、大定风珠

第一节　疏散外风剂

1. 川芎茶调散

【组成】川芎、清茶、荆芥、细辛、炙甘草、白芷、薄荷、防风、羌活。

【功用】疏风止痛。

【主治】外感风邪头痛。偏正头痛，或颠顶作痛，目眩鼻塞，或恶风发热，舌苔薄白，脉浮。

【配伍意义】①君：川芎——诸经头痛要药，尤少阳、厥阴经；②佐：羌活——太阳经；白芷——阳明经；细辛——少阴经；防风——疏风止痛。

【配伍特点】辛散疏风于上，诸经兼顾；佐入苦凉之品，寓降于升。

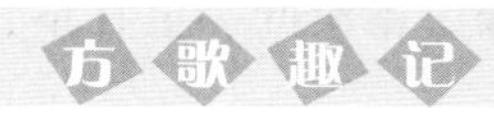

川芎茶精心炒制，不喝放枪。

2. 消风散

【组成】荆芥、防风、蝉蜕、牛蒡子、木通、苍术、苦参、石膏、知母、甘草、生地黄、当归、胡麻。

【功用】疏风除湿，清热养血。

【主治】风疹，湿疹。皮肤瘙痒，疹出色红，或遍身云片斑点，抓破后渗出津水，苔白或黄，脉浮数。

【配伍意义】①君：荆芥、防风、蝉蜕、牛蒡子；②佐：当归、胡麻仁、生地黄——补血活血，凉血息风止痒。

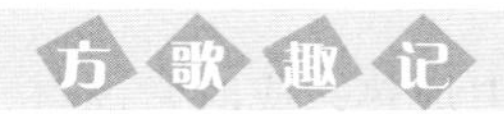

谨防馋牛通仓库，十亩草地归胡妈。

3. 牵正散

【组成】白附子、白僵蚕、全蝎、热酒。

【功用】祛风化痰，通络止痉。

【主治】风中头面经络。口眼歪斜，或面肌抽动，舌淡红，苔白。

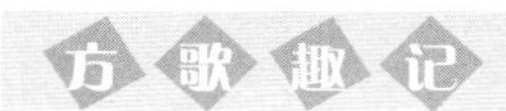

牵正馋服全蝎酒。

4. 大秦艽汤

【组成】秦艽、防风、川羌活、独活、细辛、白芷、熟地黄、生地黄、白芍、当归、川芎、黄芩、石膏、白术、茯苓、甘草。

【功用】疏风清热，养血活血。

【主治】风邪初中经络证。口眼歪斜，舌强不能言语，手足不能运动，或恶寒发热，苔白或黄，脉浮数或弦细。

5. 小活络丹

【组成】川乌、草乌、地龙、没药、乳香、天南星（冷酒或荆芥汤送服）。

【功用】祛风除湿，化痰通络，活血止痛。

【主治】风寒湿痹。肢体筋脉疼痛，麻木拘挛，关节屈伸不利，疼痛游走不定，舌淡紫，苔白，脉沉弦或涩。亦治中风，手足不仁，日久不愈，经络中有湿痰瘀血，而见腰腿沉重或腿臂间作痛。

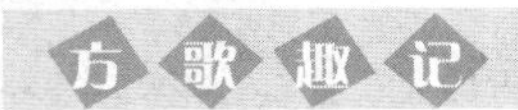

二乌龙没乳难。

第二节　平息内风剂

1. 羚角钩藤汤

【组成】淡竹叶、茯神木、京川贝、生白芍、菊花、羚角片、双钩藤、霜桑叶、生甘草、鲜生地黄。

【功用】凉肝息风，增液舒筋。

【主治】肝热生风证。高热不退，烦闷躁扰，手足抽搐，发为痉厥，甚则神昏，舌绛而干，或舌焦起刺，脉弦而数。

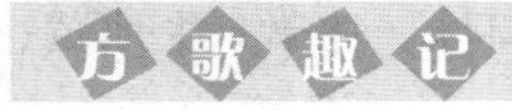

主妇背白菊，领狗上草地。

2. 镇肝熄风汤

【组成】怀牛膝、生赭石、生龙骨、生牡蛎、生龟甲、生白芍、玄参、天冬、川楝子、生麦芽、茵陈、甘草。

【功用】镇肝息风，滋阴潜阳。

【主治】类中风。头目眩晕，目胀耳鸣，脑部热痛，面色如醉，心中烦热；或时常噫气，或肢体渐觉不利，口眼渐形歪斜，甚或眩晕颠仆，昏不知人，移时始醒，或醒后不能复元，脉弦长有力。

【配伍意义】①君：怀牛膝——引血下行，补益肝肾；②臣：代赭石——镇肝降逆，合牛膝以引气血下行；③佐：茵陈——利湿，降泄肝气上逆。

【配伍特点】镇降下行，重在治标，滋潜清疏，以适肝性。

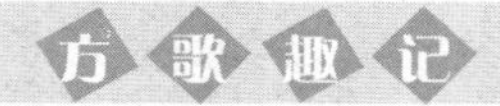

张氏镇肝熄风汤，龙牡龟牛治阳亢；代赭天冬玄芍草，茵陈川楝麦芽襄。

3. 天麻钩藤饮☆

【组成】天麻、钩藤、生决明、栀子、黄芩、川牛膝、益母草、杜仲、桑寄生、夜交藤、朱茯神。

【功用】平肝息风，清热活血，补益肝肾。

【主治】肝阳偏亢，肝风上扰证。头痛，眩晕，失眠多梦，或口苦面红，舌红苔黄，脉弦数。

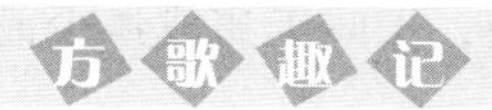

天麻钩藤益母桑，栀芩清热决潜阳；杜仲牛膝益肾损，茯神夜交用之良。

4. 大定风珠

【组成】生鳖甲、生牡蛎、五味子、干地黄、生白芍、生龟甲、阿胶、麻仁、麦冬、炙甘草、鸡子黄。

【功用】滋阴息风。

【主治】阴虚风动证。温病后期，手足瘛疭，形瘦神倦，舌绛少苔，脉气虚弱，时时欲脱者。

【配伍特点】血肉有情之品与滋养潜镇之药合方，寓息风于滋养之中，共成“酸甘咸法”。

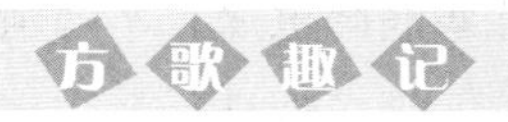

贾母五弟要龟，阿妈买草鸡。

小 结

镇肝熄风汤与天麻钩藤饮鉴别

方剂	相同点	不同点
镇肝熄风汤	平肝息风	镇潜降逆之力较强，兼能条达肝气，多用于肝阳上亢，肝风内动，气血逆乱之类中风证
天麻钩藤饮		镇潜平肝息风之力较缓，但兼有清热活血安神之效，适于肝阳偏亢，肝风上扰之眩晕、头痛

第十六章　治燥剂

细目	方剂
清宣外燥剂	杏苏散、清燥救肺汤、桑杏汤
滋阴润燥剂	麦门冬汤、玉液汤、增液汤、养阴清肺汤、百合固金汤

第一节　清宣外燥剂

1. 杏苏散

【组成】杏仁、紫苏叶、半夏、橘皮、茯苓、甘草、生姜、桔梗、枳壳、前胡、大枣。

【功用】轻宣凉燥，理肺化痰。

【主治】外感凉燥证。恶寒无汗，头微痛，咳嗽痰稀，鼻塞咽干，苔白，脉弦。

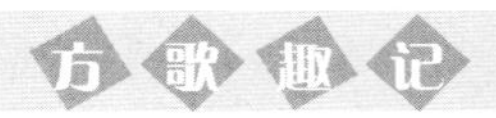

杏苏散内夏陈前，枳桔苓草姜枣研。

2. 桑杏汤

【组成】桑叶、杏仁、沙参、栀皮、香豉、象贝、梨皮。

【功用】清宣温燥，润肺止咳。

【主治】外感温燥证。头痛，身热不甚，微恶风寒，口渴，咽干鼻燥，干咳无痰或痰少而黏，舌红，苔薄白而干，脉浮数而右脉大者。

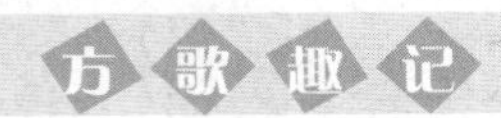

桑杏杀身，支持贝利。

3. 清燥救肺汤☆

【组成】霜桑叶、杏仁、煅石膏、枇杷叶、胡麻仁、阿胶、麦冬、人参、甘草。

【功用】清肺润燥，益气养阴。

【主治】温燥伤肺证。干咳无痰，气逆而喘，头痛身热，咽喉干燥，鼻燥，胸满胁痛，心烦口渴，舌干少苔，脉虚大而数。

【配伍意义】①君：桑叶——清透肺中燥热之邪；②臣：石膏——甘寒润肺滋燥，辛寒清泄肺热；麦冬——甘寒清热，养阴润肺；③石膏用量轻于桑叶，则不碍君药之轻宣；麦冬凉润，但用量不及桑叶之半，不碍君药外散。

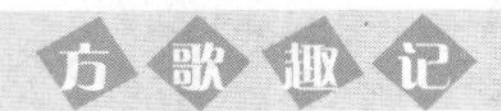

失业人胡麻仁，卖芭蕉炒杏仁。

第二节　滋阴润燥剂

1. 麦门冬汤

【组成】半夏、大枣、人参、麦冬、甘草、粳米。

【功用】滋养肺胃，降逆下气。

【主治】①虚热肺痿。咳嗽气喘，咽喉不利，咯痰不爽，或咳唾涎沫，口干咽燥，手足心热，舌红少苔，脉虚数；②胃阴不足证。气逆呕吐，口渴咽干，舌红少苔，脉虚数。

【配伍意义】①君：麦冬——滋养肺胃阴津，清肺胃虚热；②佐：配大枣——益脾胃“培土生金”，半夏——辛开苦降，降逆下气，制约滋补药壅滞；③麦冬∶半夏＝7∶1。

【配伍特点】①培土生金；②大量甘润药少佐辛燥之品，润燥相宜，滋而不腻，燥不伤津。

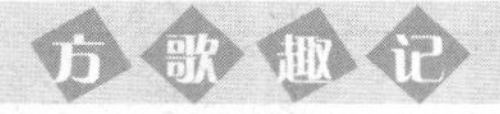

夏大人卖炒米。

2. 玉液汤

【组成】生黄芪、葛根、知母、鸡内金、五味子、天花粉、山药。

【功用】益气滋阴，固肾止渴。

【主治】消渴之气阴两虚证。口常干渴，饮水不解，小便频数量多，或小便浑浊，困倦气短，舌嫩红而干，脉虚细无力。

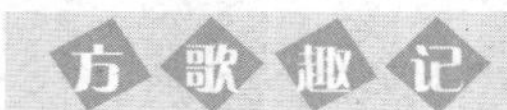

七个母鸡喂天山。

3. 增液汤

【组成】玄参、麦冬、生地黄。

【功用】增液润燥。

【主治】阳明温病，津亏肠燥便秘证。大便秘结，口渴，舌干红，脉细数或沉而无力。

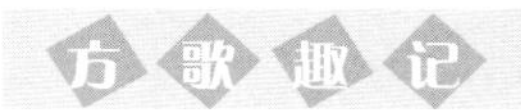

增液玄地冬。

4. 养阴清肺汤

【组成】大生地、麦门冬、生甘草、玄参、贝母、牡丹皮、薄荷、炒白芍。

【功用】养阴清肺，解毒利咽。

【主治】阴虚肺燥之白喉。喉间起白如腐，不易拭去，咽喉肿痛，初期或发热或不发热，鼻干唇燥，或咳或不咳，呼吸有声，似喘非喘，脉数无力或细数。

5. 百合固金汤☆

【组成】生地黄、熟地黄、麦冬、甘草、白芍、百合、玄参、桔梗、当归、贝母。

【功用】滋润肺肾，止咳化痰。

【主治】肺肾阴亏，虚火上炎证。咳嗽气喘，痰中带血，咽喉燥痛，头晕目眩，午后潮热，舌红少苔，脉细数。

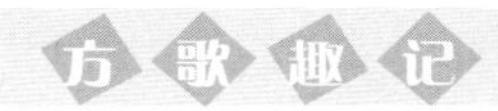

弟弟卖草药，百元皆归母。

小 结

桑杏汤与桑菊饮鉴别

方剂	相同点	不同点
桑杏汤	治外感咳嗽	辛凉甘润，治外感温燥，津伤程度相对较甚者
桑菊饮		辛凉解表，疏散风热，治风温初起，津伤不甚者

第十七章　祛湿剂

细目	方剂
燥湿和胃剂	平胃散、藿香正气散
清热祛湿剂	茵陈蒿汤、三仁汤、八正散、甘露消毒丹、连朴饮、当归拈痛汤、二妙散
利水渗湿剂	五苓散、猪苓汤、防己黄芪汤
温化寒湿剂	苓桂术甘汤、真武汤、实脾散
祛湿化浊剂	完带汤、萆薢分清饮
祛风胜湿剂	羌活胜湿汤、独活寄生汤

第一节　燥湿和胃剂

1. 平胃散

【组成】厚朴、苍术、橘皮、炙甘草、生姜、大枣。

【功用】燥湿运脾，行气和胃。

【主治】湿滞脾胃证。脘腹胀满，不思饮食，口淡无味，恶心呕吐，嗳气吞酸，肢体沉重，怠惰嗜卧，常多自利，舌苔白腻而厚，脉缓。

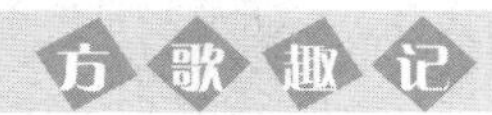

厚猪皮+脾三味。

2. 藿香正气散☆

【组成】藿香、白芷、紫苏、厚朴、半夏曲、茯苓、白术、大腹皮、陈皮、桔梗、甘草、生姜、大枣。

【功用】解表化湿，理气和中。

【主治】外感风寒，内伤湿滞证。霍乱吐泻，恶寒发热，头痛，胸膈满闷，脘腹疼痛，舌苔白腻，脉浮或濡缓。山岚瘴疟等。

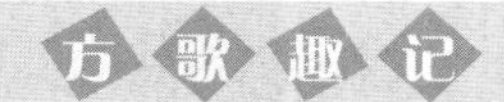

藿香正气大腹苏，甘桔陈苓术朴俱；夏曲白芷加姜枣，感伤岚瘴并能祛。

第二节　清热祛湿剂

1. 茵陈蒿汤

【组成】茵陈蒿、栀子、大黄。

【功用】清热利湿退黄。

【主治】黄疸阳黄证。一身面目俱黄，黄色鲜明，发热，无汗或但头汗出，口渴欲饮，恶心呕吐，腹微满，小便短赤，大便不爽或秘结，舌红苔黄腻，脉沉数或滑数有力。

2. 三仁汤

【组成】杏仁、白蔻仁、生薏苡仁、厚朴、白通草、滑石、半夏、竹叶。

【功用】宣畅气机，清利湿热。

【主治】湿温初起及暑温夹湿之湿重于热证。头痛恶寒，身重疼痛，肢体倦怠，面色淡黄，胸闷不饥，午后身热，苔白不渴，脉弦细而濡。

【配伍特点】宣上、畅中、渗下，从三焦分消湿热病邪。

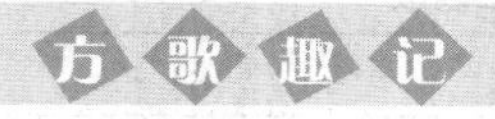

三仁扑通滑下竹。

3. 甘露消毒丹

【组成】茵陈、石菖蒲、滑石、白蔻仁、连翘、射干、薄荷、川贝母、木通、藿香、黄芩。

【功用】利湿化浊，清热解毒。

【主治】湿温时疫，湿热并重证。发热倦怠，胸闷腹胀，肢酸咽痛，身目发黄，颐肿口渴，小便短赤，泄泻淋浊；舌苔白或厚腻或干黄，脉濡数或滑数。

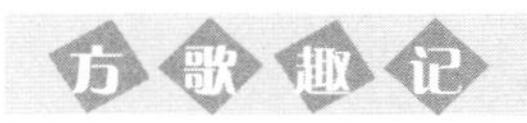

甘露消毒蔻藿香，茵陈滑石木通菖；芩翘贝母射干薄，湿热时疫是主方。

4. 八正散

【组成】大黄、山栀子、萹蓄、瞿麦、灯心草、车前子、木通、滑石、炙甘草。

【功用】清热泻火，利水通淋。

【主治】热淋。尿频尿急，溺时涩痛，淋沥不畅，尿色浑赤，甚则癃闭不通，小腹急满，口燥咽干，舌苔黄腻，脉滑数。

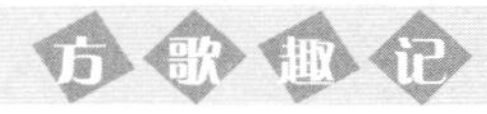

黄山边区等车通滑草。

5. 连朴饮

【组成】黄连、制厚朴、焦栀子、香豉、制半夏、芦根、石菖蒲。

【功用】清热化湿，理气和中。

【主治】湿热霍乱。上吐下泻，胸脘痞闷，心烦躁扰，小便短赤，舌苔黄腻，脉濡数。

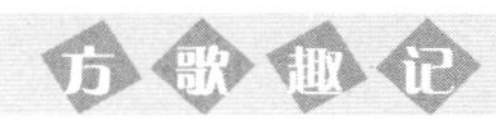

廉颇只吃拌卤脯。

6. 当归拈痛汤

【组成】羌活、防风、升麻、葛根、白术、苍术、当归身、人参、甘草、苦参、黄芩、知母、茵陈、猪苓、泽泻。

【功用】利湿清热，疏风止痛。

【主治】湿热相搏，外受风邪证。遍身肢节烦痛，或肩背沉重，或脚气肿痛，脚膝生疮，舌苔白腻微黄，脉濡数。

7. 二妙散

【组成】黄柏、苍术、姜汁。

【功用】清热燥湿。

【主治】湿热下注证。筋骨疼痛，或两足痿软，或足膝红肿疼痛，或湿热带下，或下部湿疮、湿疹，小便短赤，舌苔黄腻者。

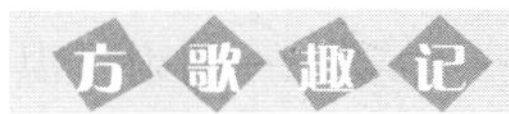

二妙煮柏姜。

第三节　利水渗湿剂

1. 五苓散

【组成】猪苓、茯苓、泽泻、白术、桂枝。

【功用】利水渗湿，温阳化气。

【主治】①蓄水证。小便不利，头痛微热，烦渴欲饮，甚则水入即吐，舌苔白，脉浮。②痰饮。脐下动悸，吐涎沫而头眩，或短气而咳。③水湿内停证。水肿，泄泻，小便不利及霍乱吐泻等。

2. 猪苓汤

【组成】猪苓、茯苓、泽泻、滑石、阿胶。

【功用】利水渗湿，养阴清热。

【主治】水热互结伤阴证。小便不利，发热，口渴欲饮，或心烦不寐，或兼有咳嗽、呕恶、下利，舌红苔白或微黄，脉细数。又治热淋、血淋。

【配伍特点】利水渗湿为主，清热养阴为辅，利水而不伤阴，滋阴而不碍湿。

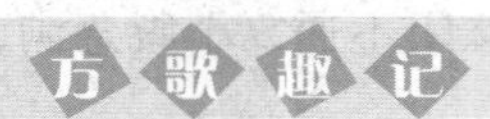

猪腹泻滑跤。

3. 防己黄芪汤

【组成】甘草、防己、黄芪、白术、大枣、生姜。

【功用】益气祛风，健脾利水。

【主治】表虚之风水或风湿证。汗出恶风，身重或肿，或肢节疼痛，小便不利，舌淡苔白，脉浮。

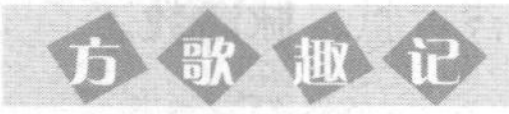

老房骑猪过大江。

第四节　温化寒湿剂

1. 苓桂术甘汤

【组成】茯苓、桂枝、白术、炙甘草。

【功用】温阳化饮，健脾利水。

【主治】中阳不足之痰饮。胸胁支满，目眩心悸，短气而咳，舌苔白滑，脉弦滑或沉紧。

2. 真武汤☆

【组成】芍药、茯苓、炮附子、白术、生姜。

【功用】温阳利水。

【主治】①阳虚水泛证。小便不利，四肢沉重疼痛，浮肿，腰以下为甚，畏寒肢冷，腹痛，下利，或咳，或呕，舌淡胖，苔白滑，脉沉细。②太阳病发汗太过，阳虚水泛证。汗出不解，其人仍发热，心下悸，头眩，身瞤动，振振欲擗地。

【配伍意义】①臣：茯苓——使水湿从小便而去；助白术健脾。②佐：生姜——助附子温阳散寒；助茯苓、白术宣散水湿；芍药——利小便以行水；柔肝缓急以止腹痛；敛阴舒筋以治筋肉瞤动；防止温燥药物伤耗阴津。

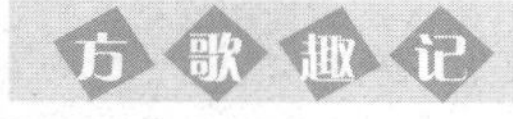

少林附珠江。

3. 实脾散☆

【组成】茯苓、大腹皮、大枣、白术、炙甘草、生姜、炮干姜、木瓜、草果仁、厚朴、木香、炮附子。

【功用】温阳健脾，行气利水。

【主治】脾肾阳虚，水气内停之阴水。身半以下肿甚，手足不温，口中不渴，胸腹胀满，大便溏薄，舌苔白腻，脉沉弦而迟者。

【配伍意义】辛热与淡渗合法，纳行气于温利之中，脾肾兼顾，主以实脾。

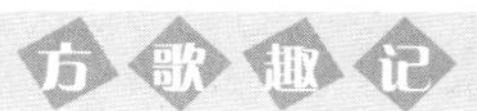

夫妇早煮草姜，生瓜果脯香槟。

第五节　祛湿化浊剂

1. 完带汤☆

【组成】白芍、柴胡、白术、苍术、山药、人参、车前子、荆芥穗、陈皮、甘草。

【功用】补脾疏肝，化湿止带。

【主治】脾虚肝郁，湿浊带下。带下色白，清稀如涕，面色㿠白，倦怠便溏，舌淡苔白，脉缓或濡弱。

【配伍特点】扶土抑木，补中寓散，升清除湿，肝脾同治，重在治脾。

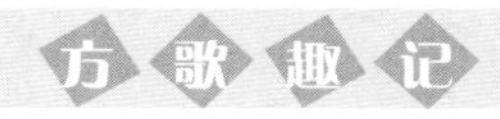

完带汤中二术陈，车前甘草和人参；柴芍山药黑芥穗，化湿止带此方神。

2. 萆薢分清饮

【组成】乌药、益智仁、川萆薢、石菖蒲、盐。

【功用】温肾利湿，分清化浊。

【主治】下焦虚寒之膏淋、白浊。小便频数，浑浊不清，白如米泔，凝如膏糊，舌淡苔白，脉沉。

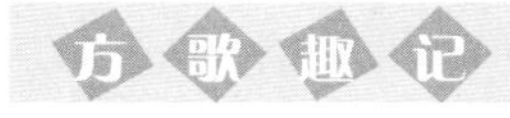

巫医比唱。

第六节　祛风胜湿剂

1. 羌活胜湿汤☆

【组成】羌活、独活、防风、川芎、蔓荆子、藁本、炙甘草。

【功用】祛风胜湿止痛。

【主治】风湿犯表之痹证。肩背痛不可回顾，头痛身重，或腰脊疼痛，难以转侧，苔白，脉浮。

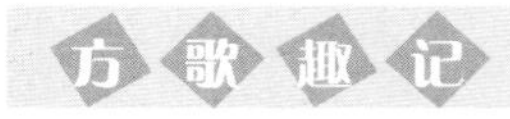

羌活胜湿独防风，蔓荆藁本草川芎。

2. 独活寄生汤

【组成】独活、桑寄生、防风、细辛、秦艽、川芎、杜仲、牛膝、肉桂心、人参、茯苓、甘草、当归、芍药、干地黄。

【功用】祛风湿，止痹痛，益肝肾，补气血。

【主治】痹证日久，肝肾两虚，气血不足证。腰膝疼痛、痿软，肢节屈伸不利，或麻木不仁，畏寒喜温，心悸气短，舌淡苔白，脉细弱。

【配伍特点】邪正兼顾；治风先治血，血行风自灭。

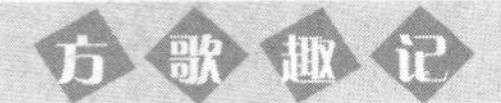

独活寄生艽防辛，芎归地芍桂苓均；杜仲牛膝人参草，冷风顽痹屈能伸。

小结

猪苓汤与五苓散鉴别

方剂	相同点	不同点
猪苓汤	利水渗湿	利水清热养阴，治里热阴虚，水湿停蓄之证
五苓散		温阳化气利水，治水湿内盛，膀胱气化不利之证

第十八章　祛痰剂

细目	方剂
燥湿化痰剂	二陈汤、温胆汤
清热化痰剂	清气化痰丸、小陷胸汤
温化寒痰剂	苓甘五味姜辛汤、三子养亲汤
润燥化痰剂	贝母瓜蒌散
化痰息风剂	半夏白术天麻汤

第一节　燥湿化痰剂

1. 二陈汤☆

【组成】半夏、茯苓、橘红、炙甘草、生姜、乌梅。

【功用】燥湿化痰，理气和中。

【主治】湿痰证。咳嗽痰多，色白易咯，恶心呕吐，胸膈痞闷，肢体困重，或头眩心悸，舌苔白滑或腻，脉滑。

【配伍意义】①生姜：制半夏之毒；助半夏化痰降逆，和胃止呕。②乌梅：收敛肺气，散中兼收，防其燥散伤正。

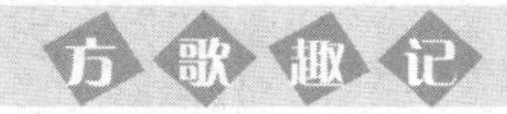

下令烘干姜梅。

2. 温胆汤

【组成】半夏、竹茹、炙甘草、枳实、茯苓、陈皮、生姜、大枣。

【功用】理气化痰，清胆和胃。

【主治】胆胃不和，痰热内扰证。胆怯易惊，头眩心悸，心烦不眠，多梦；或呕恶呃逆，眩晕，癫痫，苔白腻，脉弦滑。

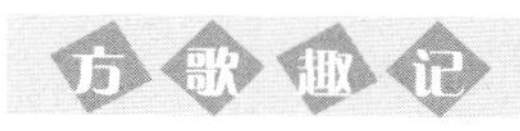

夏竹草只服臣。

第二节　清热化痰剂

1. 清气化痰丸

【组成】陈皮、杏仁、制半夏、黄芩、瓜蒌仁、枳实、胆南星、茯苓、姜汁。

【功用】清热化痰，理气止咳。

【主治】痰热咳嗽。咳嗽气喘，咳痰黄稠，胸膈痞闷，甚则气急呕恶，烦躁不宁，舌质红，苔黄腻，脉滑数。

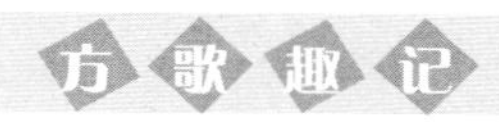

陈杏拌黄瓜实难服。

2. 小陷胸汤

【组成】黄连、半夏、瓜蒌实。

【功用】清热化痰，宽胸散结。

【主治】痰热互结之小结胸证。胸脘痞闷，按之则痛，或心胸闷痛，或咳痰黄稠，舌红苔黄腻，脉滑数。

第三节　润燥化痰剂

贝母瓜蒌散

【组成】橘红、天花粉、瓜蒌、桔梗、贝母、茯苓。

【功用】润肺清热，理气化痰。

【主治】燥痰咳嗽。咳嗽痰少，咯痰不爽，涩而难出，咽喉干燥，苔白而干。

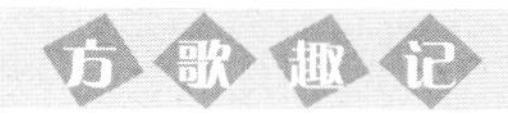

红花楼姐被俘。

第四节　温化寒痰剂

1. 苓甘五味姜辛汤

【组成】茯苓、甘草、五味子、干姜、细辛。

【功用】温肺化饮。

【主治】寒饮咳嗽。咳嗽痰多，清稀色白，或喜唾涎沫，胸满不舒，舌苔白滑，脉弦滑。

2. 三子养亲汤

【组成】紫苏子、白芥子、莱菔子。

【功用】温肺化痰，降气消食。

【主治】痰壅气逆食滞证。咳嗽喘逆，痰多胸痞，食少难消，舌苔白腻，脉滑。

第五节 化痰息风剂

半夏白术天麻汤☆

【组成】半夏、白术、天麻、茯苓、橘红、甘草、生姜、大枣。

【功用】化痰息风，健脾祛湿。

【主治】风痰上扰证。眩晕，头痛，胸膈痞闷，恶心呕吐，舌苔白腻，脉弦滑。

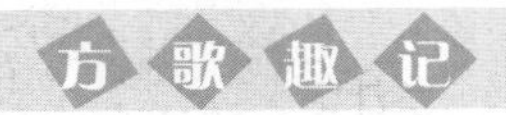

半夏白术天麻汤，苓草橘红枣生姜。

第十九章 消食剂

细目	方剂
消食化滞剂	保和丸、枳实导滞丸
健脾消食剂	健脾丸

第一节 消食化滞剂

1. 保和丸☆

【组成】山楂、神曲、半夏、茯苓、陈皮、连翘、莱菔子。

【功用】消食化滞，理气和胃。

【主治】食积证。脘腹痞满胀痛，嗳腐吞酸，恶食呕逆，或大便泄泻，舌苔厚腻，脉滑。

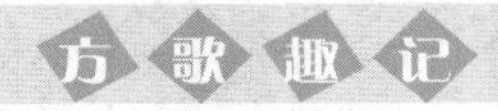

神父下山敲沉锣。

2. 枳实导滞丸

【组成】神曲、茯苓、泽泻、枳实、黄芩、黄连、大黄、白术。

【功用】消食导滞，清热祛湿。

【主治】湿热食积证。脘腹胀痛，下痢泄泻，或大便秘结，小便短赤，舌苔黄腻，脉沉有力。

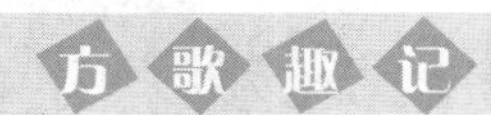

神灵宰只三黄猪。

第二节 健脾消食剂

健脾丸☆

【组成】炒麦芽、神曲、山楂、人参、茯苓、白术、甘草、山药、陈皮、木香、酒炒黄连、砂仁、肉豆蔻。

【功用】健脾和胃，消食止泻。

【主治】脾虚食积证。食少难消，脘腹痞闷，大便溏薄，倦怠乏力，苔腻微黄，脉虚弱。

【配伍特点】消补兼施，补重于消，补而不滞。

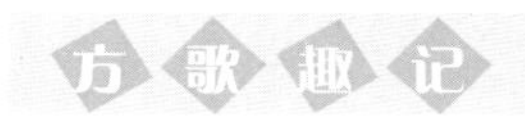

三仙四君要陈香莲杀寇。

第二十章　驱虫剂

乌梅丸☆

【组成】当归、黄连、蜀椒、黄柏、干姜、细辛、乌梅、桂枝、炮附子、人参。

【功用】温脏安蛔。

【主治】蛔厥证。脘腹阵痛，烦闷呕吐，时发时止，得食则吐，甚则吐蛔，手足厥冷，或久泻久痢。

【配伍意义】得酸则静，得辛则伏，得苦则下。

【配伍特点】酸苦辛并进，使蛔虫静伏而下；寒热佐甘温，则和肠胃扶正。

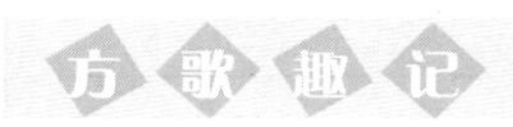

鬼脸蜀百将，细眉贵妇人。

第二十一章　治痈疡剂

细目	方剂
散结消痈剂	大黄牡丹汤、仙方活命饮、苇茎汤、阳和汤

1. 大黄牡丹汤☆

【组成】大黄、牡丹皮、芒硝、桃仁、冬瓜仁。

【功用】泻热破瘀，散结消肿。

【主治】肠痈初起之湿热瘀滞证。右少腹疼痛拒按，按之其痛如淋，甚则局部肿痞，或右足屈而不伸，伸则痛剧，小便自调，或时时发热，自汗恶寒，舌苔薄腻而黄，脉滑数。

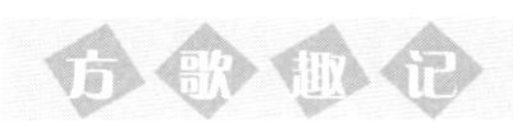

大黄、牡丹两盲人。

2. 苇茎汤

【组成】苇茎、冬瓜瓣、桃仁、薏苡仁。

【功用】清肺化痰，逐瘀排脓。

【主治】肺痈之热毒壅滞，痰瘀互结证。身有微热，咳嗽痰多，甚则咳吐腥臭脓血，胸中隐隐作痛，舌红苔黄腻，脉滑数。

3. 仙方活命饮

【组成】金银花、白芷、贝母、防风、赤芍、当归、甘草、皂角刺、穿山甲、天花粉、乳香、没药、陈皮、酒。

【功用】清热解毒，消肿溃坚，活血止痛。

【主治】痈疡肿毒初起。局部红肿焮痛，或身热凛寒，苔薄白或黄，脉数有力。

【配伍意义】①“疮疡之圣药，外科之首方”；②“脓未成者即消，已成者即溃”。

【配伍特点】消清并举。

4. 阳和汤☆

【组成】麻黄、熟地黄、炮姜炭、生甘草、鹿角胶、肉桂、白芥子。

【功用】温阳补血，散寒通滞。

【主治】阴疽。如贴骨疽、脱疽、流注、痰核、鹤膝风等，患处漫肿无头，皮色不变，酸痛无热，口中不渴，舌淡苔白，脉沉细或迟细。

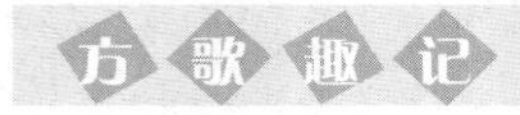

皇帝将生贵娇子。

常考药物用量比例总结☆

比例	方剂	药物
1:1	桂枝汤	桂枝:芍药
2:1	麻杏石甘汤	石膏:麻黄
	小建中汤	芍药:桂枝
	竹叶石膏汤	麦冬:半夏
3:1	旋覆代赭汤	旋覆花:代赭石
4:1	大黄牡丹汤	大黄:牡丹皮
5:1	当归补血汤	黄芪:当归
6:1	左金丸	黄连:吴茱萸
	六一散	滑石:甘草
7:1	麦门冬汤	麦冬:半夏
8:1	肾气丸	干地黄:附子

气血关系常考方剂总结☆

1. 补气生血：当归补血汤。
2. 补气行血：补阳还五汤。
3. 调气和血：芍药汤、真人养脏汤。
4. 益气摄血：固冲汤。

五行生克常考方剂总结☆

1. 金水相生：百合固金汤（百合+生、熟地黄）。
2. 滋水涵木：一贯煎（生地黄）。
3. 培土生金：泻白散（炙甘草、粳米）、参苓白术散（四君子）、麦门冬汤（粳米、大枣）。

热象鉴别常考方剂总结☆

1. 身热夜甚：清营汤。
2. 壮热烦渴：白虎汤。
3. 皮肤蒸热：泻白散。
4. 往来寒热：小柴胡汤。
5. 日晡潮热：大陷胸汤/白虎汤。

中医经典

中医经典各科

第一章　内经

一、素问·上古天真论

1. 原文

（1）上古之人，其知道者，法于阴阳，和于术数，食饮有节，起居有常，不妄作劳，故能形与神俱，而尽终其天年，度百岁乃去。今时之人不然也，以酒为浆，以妄为常，醉以入房，以欲竭其精，以耗散其真，不知持满，不时御神，务快其心，逆于生乐，起居无节，故半百而衰也。

（2）夫上古圣人之教下也，皆谓之虚邪贼风，避之有时，恬淡虚无，真气从之，精神内守，病安从来。是以志闲而少欲，心安而不惧，形劳而不倦，气从以顺，各从其欲，皆得所愿。故美其食，任其服，乐其俗，高下不相慕，其民故曰朴。是以嗜欲不能劳其目，淫邪不能惑其心，愚智贤不肖不惧于物，故合于道。所以能年皆度百岁而动作不衰者，以其德全不危也。

2. 养生的原则和方法

（1）原则：①顺应外界四时气候的阴阳变化规律。②养成良好的生活习惯和作息规律。

（2）方法："法于阴阳，和于术数。食饮有节，起居有常，不妄作劳。故能形与神俱，而尽终其天年，度百岁乃去。"

3. 失于调摄　是引起人体早衰的根本原因。

4. 形神统一　医学健康观。

二、素问·四气调神大论

1. 原文

（1）圣人不治已病，治未病，不治已乱，治未乱，此之谓也。

（2）夫四时阴阳者，万物之根本也。所以圣人春夏养阳，秋冬养阴，以从其根，故与万物沉浮于生长之门。逆其根，则伐其本，坏其真矣。

2. "治未病"养生防病原则　未病先防，已病防变。

3. "春夏养阳，秋冬养阴"的原则　春夏养阳，即养生、养长。秋冬养阴，即养收、养藏。

（1）春夏之时，阳胜于外而虚于内；秋冬之时，阴盛于外而虚于内（张志聪）。

（2）升降浮沉则顺之，寒热温凉则逆之（顺应四时用药）（李时珍）。

4. 整体观　四时五脏阴阳。

三、素问·阴阳应象大论

1. 临床诊治的基本原则　治病必求于本（阴阳）。

2. 药食气味厚薄的阴阳属性☆

气味	薄厚	阴阳	作用	代表药
味	厚	阴中之阴	泻下	大黄、芒硝
	薄	阴中之阳	通利	木通、泽泻
气	厚	阳中之阳	助阳发热	附子、干姜
	薄	阳中之阴	发汗解表	麻黄、桂枝

【拓展】 壮火的药食气味为纯阳，是人体内亢盛的阳气；少火的药食气味为温和，是人体内正常的阳气。

3. 临床诊治疾病的纲领　阴阳。

（1）诊：先别阴阳。

（2）权衡规矩：四时正常的脉象，即春脉弦如规，夏脉洪如矩，秋脉浮如衡，冬脉沉如权。

4. 因势利导治疗原则☆

病情	原文		治法
虚证（因其衰而彰之）	形不足者，温之以气		补益
	精不足者，补之以味		
	气虚宜掣引之		
实证（其实者散而泻之）	因其轻而扬之	其高者，因而越之	宣散
		其有邪者，渍形以为汗	
		其在皮者，汗而发之	
	因其重而减之	其下者，引而竭之	攻泻
		中满者，泻之于内	
		血实宜决之	
		其慓悍者，按而收之	

【拓展】 调整阴阳：从阴引阳，从阳引阴；阳病治阴，阴病治阳。

四、素问·经脉别论

1. 发病

（1）原文：①勇者气行则已，怯者则着而为病也。②生病起于过用。

（2）体质与发病：体质好，不易病（勇）；体质差，易病（怯）。

（3）生病起于过用：超越常度。泛指六淫、七情、劳逸、饮食等太过。

2. 饮食传输

（1）食气入胃，散精于肝，淫气于筋。

（2）食气入胃，浊气（水谷精微中稠厚的部分）归心，淫精于脉。脉气流经，经气归于肺，肺朝百脉，输精于皮毛。

（3）毛脉合精（气血相合），行气于府。府精神明，留于四脏。气归于权衡。权衡以平，气口成寸，以决死生。

（4）饮入于胃，游溢精气，上输于脾。脾气散精，上归于肺，通调水道，下输膀胱。

（5）水精四布，五经并行，合于四时五脏阴阳，揆度以为常也。

五、素问·太阴阳明论

1. 原文

（1）岐伯曰：四支皆禀气于胃而不得至经，必因于脾乃得禀也。今脾病不能为胃行其津液，四支不得禀水谷气，气日以衰，脉道不利，筋骨肌肉，皆无气以生，故不用焉。

（2）脾者土也，治中央，常以四时长四脏，各十八日寄治，不得独主于时也。

2. “脾病而四肢不用”的机理　脾主运化，输布水谷精微至四肢，若脾病运化失司，则四肢失于充养，日久痿而不用。

3. “脾不主时”的观点

（1）脾土之气主四季之末十八日，不单独主一个时令（72 天）。

（2）脾主长夏。

六、灵枢·本神

1. 认知思维形成过程

（1）原文：所以任（担任、主管）物者谓之心，心有所忆谓之意，意之所存（积累）谓之志，因志而存变（反复思量）谓之思，因思而远慕谓之虑，因虑而处物谓之智。

（2）过程：意念（意）→认识（志）→思维活动（思）→多方论证和推理的思维过程（虑）→正确的判断处理（智）。

2. 精神魂魄，并存并用　故生之来谓之精，两精相搏谓之神，随神往来者谓之魂（非本能），并精而出入者谓之魄（本能）。

七、素问·生气通天论

1. 阴阳互根互制☆　阴者藏精而起亟也（阴精在内，不断地给予阳气之所需，说明阴为阳之基），阳者卫外而为固也（阳气为阴精固密于外，说明阳为阴之用）。

2. 阳气对于人体生命活动的重要性　阳气者，若天与日，失其所，则折寿而不彰（人的生命夭折而不彰著于世），故天运（自然万物的运动）当以日光明。是故阳因而上，卫外者也（人体的阳气，犹如天上的太阳向上向外布散，起着护卫肌表、抵抗外邪的作用）。

3. 阳气的温养作用　阳气者，精则养神，柔则养筋（阳气养神则人精明聪慧；养筋则筋脉柔和，屈伸自如）。

4. 阳气与阴精的关系　凡阴阳之要，阳密乃固（阳气致密于外，阴精才能固守于内）。两者不和，若春无秋，若冬无夏，因而和之，是谓圣度。故阳强不能密，阴气乃绝（阳气过亢，浮散失密，不能发挥其正常的卫外、固护阴精的作用，使阴精外泄或者耗伤，以至尽竭）；阴平阳秘，精神乃治（人身阴阳平和协调，是精与神化生的基础，也是健康的保证，否则阳气烦劳则张，阴气躁则消亡）；阴阳离决，精气乃绝。

八、素问·举痛论

1. 九气为病的病机特点　余知百病生于气也。怒则气上，喜则气缓，悲则气消，恐则气下，寒则气收，炅则气泄，惊则气乱，劳则气耗，思则气结。

2. “五脏卒痛”的病因病机　岐伯对曰：经脉流行不止，环周不休。寒气入经而稽迟，泣而不行，客于脉外则血少，客于脉中则气不通，故卒然而痛。

九、素问·至真要大论

1. 病机十九条☆

（1）五脏：诸风掉眩，皆属于肝。诸寒收引，皆属于肾。诸气膹郁，皆属于肺。诸湿肿满，皆属于脾。诸痛痒疮，皆属于心。

（2）上下：诸痿喘呕（肺胃），皆属于上。诸厥固泄（肾），皆属于下。

（3）风寒湿：诸暴强直，皆属于风。诸病水液，澄澈清冷，皆属于寒。诸痉项强，皆属于湿。

（4）火：诸热瞀瘛，皆属于火。诸逆冲上，皆属于火。诸躁狂越，皆属于火。诸禁鼓栗，如丧神守，皆属于火。诸病胕肿，疼酸惊骇，皆属于火。

（5）热：诸胀腹大，皆属于热（湿热）。诸病有声，鼓之如鼓，皆属于热。诸转反戾，水液浑浊，皆属于热。诸呕吐酸，暴注下迫，皆属于热。

2. 正治法与反治法

（1）原文：必伏其所主，而先其所因，其始则同，其终则异。

（2）应用☆

治法	解释	举例
正治法（逆治法）	逆疾病征象而治的方法	寒者热之、坚者削之、结者散之、急者缓之、散者收之、损者温之等
反治法（从治法）	顺从疾病假象而治的方法	热因热用、寒因寒用、塞因塞用、通因通用等

十、灵枢·百病始生

1. 原文 此必因虚邪之风，与其身形，两虚相得，乃客其形，两实相逢，众人肉坚。

2. 外感病发病的机理

（1）人体正气强弱是疾病发生与否的关键。

（2）疾病的发生为人体正气虚弱（决定性因素）与外有邪气侵袭共同作用。

十一、素问·热论

1. 原文 治之各通其脏脉，病日衰已矣。其未满三日者，可汗而已；其满三日者，可泄而已。

2. 外感热病治则

（1）未满三日为邪在表，可汗。

（2）其满三日为邪已入里，可泄。

3. 热病的概念与命名 岐伯对曰：巨阳者，诸阳之属（聚会）也，其脉连于风府，故为诸阳主气也。人之伤于寒也，则为病热，热虽甚不死；其两感（表里两经同时受邪发病）于寒而病者，必不免于死。

十二、素问·评热病论

1. 原文

（1）劳风法在肺下，其为病也，使人强上冥视，唾出若涕，恶风而振寒，此为劳风之病。

（2）以救俛仰。巨阳引精者三日，中年者五日，不精者七日。咳出青黄涕，其状如脓，大如弹丸，从口中若鼻中出，不出则伤肺，伤肺则死也。

（3）黄帝问曰：有病温者，汗出辄复热而脉躁疾（脉象躁乱迅疾），不为汗衰，狂言不能食，病名为何？岐伯对曰：病名阴阳交（阳邪入于阴分而交结不解，邪盛正衰的一种危重证候），交者，死也。

（4）人所以汗出者，皆生于谷，谷生于精。今邪气交争于骨肉而得汗者，是邪却而精胜也。精胜，则当能食而不复热。复热者，邪气也，汗者，精气也，今汗出而辄复热者，是邪胜也，不能食者，精无俾（精气得不到补益充养）也，病而留者，其寿可立而倾也。

2. 劳风病的诊断

（1）病位：肺下。

（2）症状：强上冥视，唾出若涕，恶风而振寒。

3. 劳风病的治疗

（1）以救俛仰：恢复肺的宣发肃降（利肺气、散邪气）。

（2）巨阳引：针刺足太阳膀胱经的穴位以引动经气。

4. 阴阳交的基本病机 阴精不足，邪热充盛。

5. 阴阳交的主要症状 发热、汗出复热、脉躁疾、狂言不能食等。

十三、素问·咳论

1. 咳嗽的病因病机

（1）原文：黄帝问曰：肺之令人咳，何也？岐伯对曰：五脏六腑皆令人咳，非独肺也。帝曰：愿闻其状。岐伯曰：皮毛者，肺之合也，皮毛先受邪气，邪气以从其合也。其寒饮食入胃，从肺脉上至于肺，则肺寒，肺寒则外内合邪，因而客之，则为肺咳。

（2）总病机：五脏六腑皆令人咳。

（3）肺咳：外有风寒所伤，内有寒饮停聚。

2. 咳嗽与季节的关系

原文：五脏各以其时受病，非其时，各传以与之。人与天地相参，故五脏各以治时，感于寒则受病，微则为咳，甚者为泄为痛。乘秋则肺先受邪，乘春则肝先受之，乘夏则心先受之，乘至阴则脾先受之，乘冬则肾先受之。

十四、素问·痹论

1. 五脏痹、肠痹和胞痹的症状、特点☆

分类	特点
肺痹	烦满，喘而呕
心痹	心下鼓（心悸）、暴上气而喘、嗌干（咽干）、善噫（嗳气），厥气上则恐
肝痹	夜卧则惊，多饮，小便数，上为引如怀（腹部胀大如怀孕）
肾痹	善胀，尻以代踵，脊以代头（病位在骨）
脾痹	四肢解堕，发咳、呕汁，上为大（通“痞”）塞
肠痹	数饮而出不得，中气喘争（腹中有气攻冲，而致肠鸣），时发飧泄
胞痹	少腹膀胱按之内痛，若沃以汤（如用热水浇灌），涩于小便，上为清涕

2. 痹的外因及分类

（1）原文：黄帝问曰：痹之安生？岐伯对曰：风寒湿三气杂至合而为痹也。其风气胜者为行痹，寒气胜者为痛痹，湿气胜者为着痹也。

（2）外因：风寒湿三气杂至。

（3）分类：按邪气性质、偏胜的不同可分为三类。风善行而数变：其致痹者，痛无定处，称为行痹；寒性收引凝滞，其致痹者疼痛剧烈，称为痛痹；湿性重浊黏滞，其致痹者症见肢体沉重，或皮肤顽麻不仁，故称为着痹。

十五、素问·痿论

1. 原文 阳明者，五脏六腑之海，主润宗筋，宗筋主束骨而利机关也。冲脉者，经脉之海也，主渗灌溪谷，与阳明合于宗筋，阴阳揔（同“总”）宗筋之会，会于气街，而阳明为之长，皆属于带脉，而络于督脉。故阳明虚则宗筋纵，带脉不引，故足痿不用也。

2. 痿证治则 治痿独取阳明。

3. “独取阳明”的道理

（1）痿证的主要病机为五脏气热导致津液气血亏少，以致筋脉痿废不用；而足阳明胃经是五脏六腑之海，气血生化之源，若要筋骨皮肉恢复其正常的功能，就必须有充足的气血营养，所以从阳明调治。

（2）人身阴阳诸经及冲脉皆会合于足阳明经之气街穴，并连属于带脉，故阳明为“十二经之长”；如果阳明虚则宗筋弛纵，带脉不能收引，故足痿不用，所以治疗阳明经，则阴阳诸经皆得以调治。

（3）阳明“主润宗筋，宗筋主束骨而利机关”，阳明气血充盛，诸筋得以濡养，则关节滑利，运动自如；若阳明虚，则宗筋不能束骨而滑利关节，发生肢体痿废不用的痿证。

4. 痿证的病机 黄帝问曰：五脏使人痿，何也？岐伯对曰：肺主身之皮毛，心主身之血脉，肝主身之筋膜，脾主身之肌肉，肾主身之骨髓。故肺热叶焦（指肺叶受邪热灼伤，肺之津液受损的病理状态），则皮毛虚弱，急薄着则生痿躄（统指四肢痿废不能用）也。心气热，则下脉厥而上，上则下脉虚，虚则生脉痿，枢折挈（形容关节如同枢轴之折断不能活动，不能提举物品），胫纵（足胫弛纵而不能行走）而不任地也。肝气热，则胆泄口苦，筋膜干，筋膜干则筋急而挛，发为筋痿。脾气热，则胃干而渴，肌肉不仁，发为肉痿。肾气热，则腰脊不举，骨枯而髓减，发为骨痿。

十六、素问·异法方宜论

1. 原文 黄帝问曰：医之治病也，一病而治各不同，皆愈，何也？岐伯对曰：地势使然也。

2. 思想 不同地域疾病治法各不同，体现了“因地制宜”的治疗思想。

十七、素问·汤液醪醴论

1. 原文

（1）帝曰：形弊血尽而功不立者何？岐伯曰：神不使也。

（2）平治于权衡，去菀陈莝，微动四极，温衣，缪刺其处，以复其形。开鬼门，洁净府，精以时服，五阳以布，疏涤五脏。

2. 神不使 神机丧失，针药难以发挥作用，强调神气是治疗能否取效的关键。

3. 水肿的治则治法

（1）治则：“平治于权衡”“去菀陈莝”（平调阴阳，祛除水邪瘀血）。

（2）具体治法：①开鬼门、洁净府（发汗、利小便之法）。②缪刺其处用（针刺之法使经络疏通）。③微动四极（轻微活动四肢，以疏通气血，振奋阳气）。④温衣（添衣保暖，保护阳气，有利于消散水饮之邪）。

十八、素问·标本病传论

1. 原文 小大不利治其标，小大利治其本。

2. 思想 凡病见大小便不通利者，当先治其标，即先通利大小便；大小便通利者，则可以治其本。体现了“急则治标，缓则治本”的治疗原则。

十九、灵枢·决气

1. 六气的生成及作用☆

六气	作用
精	两神相搏，合而成形，常先身生，是谓精
气	上焦开发，宣五谷味，熏肤、充身、泽毛、若雾露之溉
津	腠理发泄，汗出溱溱
液	谷入气满，淖泽注于骨，骨属屈伸，泄泽补益脑髓，皮肤润泽

续表

六气	作用
血	中焦受气取汁，变化而赤
脉	壅遏营气，令无所避

2. 六气耗脱的证候特点☆

耗脱之气	证候特点
精脱	耳聋
气脱	目不明
津脱	腠理开，汗大泄
液脱	骨属屈伸不利，色夭，脑髓消、胫酸、耳数鸣
血脱	色白，夭然不泽，其脉空虚

第二章　伤寒论

一、辨太阳病脉证并治

（一）提纲

1. 原文　太阳之为病，脉浮，头项强痛而恶寒。

2. “太阳”的含义　巨阳，是阳气隆盛之意，其经脉走行最长，其气布于周身，故谓之太阳。

3. 太阳经证的性质　表证。

4. 仅有恶寒，无发热　卫阳奋起抗邪，正邪相争才有发热。恶寒的症状起病即有，而发热往往出现较迟。因此《伤寒论》未将发热列为太阳病的提纲，正是为了突出太阳病初起之时的症状。

5. 有一分恶寒，就有一分表证　必须建立在太阳病的前提下。

（二）太阳中风证（表虚证）　桂枝汤

1. 原文　太阳中风，阳浮而阴弱，阳浮者，热自发；阴弱者，汗自出，啬啬恶寒，淅淅恶风，翕翕发热，鼻鸣干呕者，桂枝汤主之。

2. 阳浮而阴弱的含义

（1）脉象：脉轻取为阳，沉取为阴。轻取见浮脉，示卫气浮盛于表，与邪抗争；沉取见弱脉，意为营阴不足。

（2）病机：卫强营弱。

3. 桂枝汤证不等于中风表虚证　除可用于治疗中风表虚证外，还可以用来治疗杂病中常自汗出，或时发热自汗出。

4. 桂枝汤的用药特点　桂枝与芍药用量相等（1:1），发汗之中寓敛营，调和营卫。

5. 桂枝汤的煎服法

（1）药后啜粥：助汗。

（2）温覆微汗：微汗祛邪。

（3）中病即止。

（4）不效继进：服后不出汗，服二剂。

（5）忌食生冷油腻。

6. 营卫不和汗出与气虚汗出的鉴别☆

分类	病因	方剂
营卫不和汗出	营卫不和，卫气不固，开合失常	桂枝汤
气虚汗出	卫气虚而肌表不固	玉屏风散

7. 桂枝汤证的辨治要点

桂枝汤证	要点
症	恶风寒，发热汗出，头项强痛，鼻塞或干呕，脉浮缓
理	营卫不和，卫强营弱
法	解肌祛风，调和营卫
药	①桂枝解肌祛风，芍药敛阴和营，两者调和营卫。②生姜辛散止呕，大枣甘平补中。③炙甘草配桂枝辛甘化阳，配芍药酸甘化阴，调和诸药

（三）协热下利　*葛根黄芩黄连汤*

1. 原文　太阳病，桂枝证，医反下之，利遂不止，脉促者，表未解也；喘而汗出者，葛根黄芩黄连汤主之。

2. 利遂不止　误用攻下，引邪入里迫大肠。

3. 脉促　正气抗邪。

4. 喘而汗出　大肠之热上蒸于肺，迫津外泄。

5. 三表七里证　本证邪陷于里十之七，邪留在表十之三。

6. 葛根黄芩黄连汤证与葛根汤证的鉴别

（1）葛根芩连汤证的病机为里热，特点为热利。

（2）葛根汤证的病机为表寒，特点为寒利。

7. 葛根黄芩黄连汤证的辨治要点

葛根黄芩黄连汤证	要点
症	身热不恶寒或微恶寒，下利臭秽，灼肛，心烦口渴，喘而汗出，尿赤苔黄
理	太阳邪热内迫阳明下利
法	轻清解肌，清肠止利
药	①葛根生津止利，辛凉透表。②黄芩、黄连苦寒清热，坚阴止利。③炙甘草甘缓和中，调和诸药

（四）太阳伤寒证　*麻黄汤*

1. 原文　太阳病，头痛发热，身疼腰痛，骨节疼痛，恶风无汗而喘者，麻黄汤主之。

2. 无汗而喘

（1）病机：风寒外束，皮毛敛缩闭塞，故无汗出。肺合皮毛，皮毛闭塞，肺气不宣，则肃降失权，上逆故喘。

（2）治疗：解表发汗。

3. 卫遏营郁　伤寒表实证以外感风寒为病，以寒邪为主，寒主收引凝敛，遏阻卫阳，闭郁营阴，致身疼痛，无汗出。

4. 浮数脉也可用麻黄汤　麻黄汤功效为发汗解表，宣肺平喘，适用于表寒实证。临证时，应知常达变，主脉是浮紧，若病人发热，可因体温升高则出现浮数之脉，或仅见浮脉，均可用麻黄汤治疗。

5. 麻黄汤中杏仁的作用 降气平喘，合麻黄有利于恢复肺的宣降功能。

6. 麻黄汤的辨治要点

麻黄汤证	要点
症	恶寒发热，头项强痛，骨节疼痛，呕逆，喘咳，无汗，口不渴
理	风寒外束，卫闭营郁
法	峻汗解表，宣肺平喘
药	①麻、桂相伍，发卫气之闭以开腠理，透营分之郁以畅营阴，则发汗解表之功较强，为发汗之峻剂。②麻、杏相配，宣降相因。③炙甘草甘缓和中，调和诸药

（五）外感风寒，内兼水饮证 小青龙汤

1. 原文 伤寒表不解，心下有水气，干呕，发热而咳，或渴，或利，或噎，或小便不利、少腹满，或喘者，小青龙汤主之。

2. 小青龙汤证的审证要点 咳吐白稀痰（寒痰）。

3. “渴”的机理

（1）不渴：心下有水气（饮），表明津液未有损伤。

（2）或渴：“废水”阻滞“好水”上润（饮阻气机，津不化气，不为人体所用，其渴喜热饮且不多饮）。

（3）服汤已，渴者：在温燥药物的作用下，水饮初化，津液一时性匮乏，可出现短暂的口渴现象，是邪气欲解之兆。

4. 小青龙汤证与大青龙汤证的鉴别☆

方证	病机	主症	中药
小青龙汤证	表寒里饮	咳	干姜、细辛
大青龙汤证	表寒里热	烦	石膏

5. 加减

（1）渴者：去半夏加花粉以避燥、生津。

（2）微利者：去麻黄加芫花以下其水气。

（3）噎者：去麻黄加附子以温阳散寒。

（4）小便不利，少腹满者：去麻黄加茯苓以淡渗利水。

（5）喘者：去麻黄加杏仁以宣降肺气。

6. 太阳病的喘证鉴别☆

方证	症状	太阳病分类
麻黄汤证	无汗，喘	太阳伤寒
小青龙汤证	无汗，咳喘，白稀痰	太阳伤寒和水饮
桂枝加厚朴杏子汤证	汗，喘咳	太阳中风，误下
葛根芩连汤证	汗，喘，下利臭秽，灼肛	大肠热，上蒸于肺
麻杏石甘汤证	汗，喘，黄稠痰	邪热壅肺

7. 小青龙汤证的辨治要点

小青龙汤证	要点
症	发热恶寒，无汗，呕恶，咳喘，痰白清稀，少腹满，或渴，或利，或噎，或小便不利

续表

小青龙汤证	要点
理	风寒外束，水饮内停
法	解表化饮
药	①麻黄发汗、平喘、利水。②桂枝解表、通阳、散寒。③细辛、干姜散寒化饮。④五味子敛肺止咳，且能防麻黄、细辛、干姜辛散太过。⑤半夏化痰降逆止呕。⑥炙甘草甘缓和中，调和诸药

（六）邪热壅肺而作喘　麻黄杏仁甘草石膏汤

1. 原文　发汗后，不可更行桂枝汤，汗出而喘，无大热者，可与麻黄杏仁甘草石膏汤。

2. “不可更行桂枝汤”的意义　太阳病发汗、吐下后，若表证仍在，仍可与桂枝汤解外，原文中当有“表证仍在”“可更发汗”“当需解外”等文字，提示病仍在表。

3. 麻黄杏仁甘草石膏汤证的辨治要点

麻黄杏仁甘草石膏汤证	要点
症	汗出而喘，身热或高或低而不恶寒，尚有口渴、苔黄、脉数等
理	邪热壅肺
法	清宣肺热，降气平喘
药	①麻黄辛温宣肺定喘。②石膏辛寒直清里热。③杏仁宣肺降气而治咳喘。④甘草和中缓急，调和诸药

（七）汗多伤及心阳而见心悸　桂枝甘草汤

1. 原文　发汗过多，其人叉手自冒心，心下悸，欲得按者，桂枝甘草汤主之。

2. “心下悸”的含义　心属火而为阳脏，汗乃心之液，为阳气所化生。今“发汗过多”，则心阳随汗外泄，以致心阳虚损。心阳虚则心脏无所主持，故悸动不安，虚则喜实，内不足者求助于外，故双手交叉按压心胸部位，如此则心悸稍减。

3. 桂枝甘草汤的煎服法及意义　本方“二味，以水三升，煮取一升，去滓，顿服”，即浓煎顿服，意在使药物快速取效。

4. 辛甘化阳的含义　辛甘化阳指的是辛味药和甘味药配合使用，以扶助阳气的一种治疗方法。

5. 桂枝甘草汤证的辨治要点

桂枝甘草汤证	要点
症	心悸，喜按
理	心阳不足，心失所养
法	温通心阳
药	①桂枝辛甘性温，入心助阳。②炙甘草甘温，补中益气

（八）心脾两虚水气上逆　茯苓桂枝白术甘草汤

1. 原文　伤寒若吐、若下后，心下逆满，气上冲胸，起则头眩，脉沉紧，发汗则动经，身为振振摇者，茯苓桂枝白术甘草汤主之。

2. 茯苓桂枝白术甘草汤证与真武汤证的鉴别☆

异同	茯苓桂枝白术甘草汤证	真武汤证
相同点	都治疗阳虚水停，都以温阳行水治法为基础	
症状	心下逆满，气上冲胸，起则头晕目眩，脉沉紧	心下悸，头眩，身瞤动，振振欲擗地；或可见腹痛，小便不利，四肢沉重疼痛，自下利
主证	脾虚水停心下	肾阳虚，水邪泛滥
治法	温脾阳为主	温肾阳为主

3. 茯苓桂枝白术甘草汤证与茯苓甘草汤证、苓桂甘枣汤证的鉴别

异同	茯苓桂枝白术甘草汤证	茯苓甘草汤证	苓桂甘枣汤证
相同点	均为阳虚停水		
病机	脾阳虚，水停中焦	胃阳虚，水停中焦	下焦寒水欲上冲为患
症状	心下逆满，起则头眩	不渴而胃中有振水声	脐下悸动而奔豚欲作
治疗	白术健脾利水	生姜温中散寒	大剂量茯苓利水

4. 茯苓桂枝白术甘草汤证的辨治要点

茯苓桂枝白术甘草汤证	要点
症	心下逆满，气上冲胸，心悸头眩，脉沉紧
理	脾虚水停，水气冲逆
法	温阳健脾，利水化饮
药	①茯苓补益心脾，利水渗湿。②桂枝温阳化水，降逆平冲。③白术健脾燥湿。④炙甘草健脾益气

（九）太阳蓄水证（膀胱气化不利）　五苓散

1. 原文　太阳病，发汗后，大汗出，胃中干，烦躁不得眠，欲得饮水者，少少与饮之，令胃气和则愈。若脉浮，小便不利，微热消渴者，五苓散主之。

2. “烦渴”的鉴别

证候	病因病机
太阳蓄水证	膀胱气化不利，水液潴留，津液不为人体所用
阳明热证	燥热之邪损伤津液，津液大量丧失，邪热扰心

3. 五苓散证与小青龙汤证的鉴别

方证	病机	表现
小青龙汤证	表寒里饮，饮停上焦	不渴、喘咳、白稀痰
五苓散证	表寒里饮，水蓄下焦	渴，小便不利

4. 膀胱蓄水与胃虚水停证的鉴别

证候	方剂	病机	中药
膀胱蓄水	五苓散	水蓄下焦	桂枝
胃虚水停	茯苓甘草汤	水停胃脘	生姜

5. 五苓散证与猪苓汤证的鉴别

方证	病机	治则
五苓散证	表寒里饮，水蓄下焦	表里双解，通阳化气利水
猪苓汤证	阴虚水热互结	育阴清热利水

6. 五苓散证的辨治要点

五苓散证	要点
症	发热恶风，汗出，口渴，小便不利，少腹胀满，渴欲饮引，水入即吐，或小便多
理	表邪未解，膀胱气化不利
法	化气利水，兼解表邪
药	①桂枝配茯苓、猪苓、泽泻，通阳化气利水。②白术健脾利湿。③桂枝通阳化气，兼解表散寒

（十）热扰胸膈证　栀子生姜豉汤

1. 原文　发汗后，水药不得入口为逆，若更发汗，必吐下不止。发汗吐下后，虚烦不得眠，若剧者，必反复颠倒，心中懊憹，栀子豉汤主之；若少气者，栀子甘草豉汤主之；若呕者，栀子生姜豉汤主之。

2. “水药不得入口”“吐下不止”　本条发汗后，水药不得入口，为误治中气虚寒之证。

3. “虚烦”的含义　本条“发汗吐下后，虚烦不得眠”为外邪入里化热，无形邪热内扰，心神不安，故心烦不得眠。

4. 栀子豉汤证的辨治要点

栀子豉汤证	要点
症	心烦不得眠，心中懊憹，反复颠倒，或胸中窒，或心中结痛
理	热郁胸膈
法	清宣郁热
药	①栀子苦寒，清透郁热，解郁除烦。②香豉后下，解表宣热，载栀子于上，和降胃气

（十一）少阳，邪在半表半里证　小柴胡汤

1. 原文　伤寒五六日中风，往来寒热，胸胁苦满，嘿嘿不欲饮食，心烦喜呕。或胸中烦而不呕，或渴，或腹中痛，或胁下痞硬，或心下悸、小便不利，或不渴、身有微热，或咳者，小柴胡汤主之。

2. 柴胡四症　往来寒热，胸胁苦满，嘿嘿不欲饮食，心烦喜呕。

3. 寒热往来，休作有时　半表半里。

4. 少阳柴胡证出现呕的原因　邪入胁下，气郁不畅，乘伐中焦脾胃，从而导致胃气上逆呕吐。

5. 小柴胡汤中“去渣，再煎”的意义

（1）使药性和合，气味醇和，以利于调畅气机，增强和解之效。

（2）浓缩药汁，防一次喝太多而致呕吐，可少量频服。

6. 加减辨治要点

（1）胸中烦：痰热结聚于胸，去人参、半夏，加瓜蒌。

（2）若渴：热邪伤津，去半夏，加人参、天花粉。

（3）腹中痛：肝胆气郁，横逆犯脾，去黄芩加芍药。

（4）胁下痞硬：水饮结聚胸胁，去大枣，加牡蛎。

（5）心下悸，小便不利：三焦失职，水道不利，去黄芩加茯苓。

（6）不渴，外有微热：表邪未尽，去人参加桂枝。

（7）若咳：寒饮伤肺，肺寒气逆，去人参、生姜，加干姜、五味子。

7. 小柴胡汤证的辨治要点☆

小柴胡汤证	要点
症	口苦、咽干、目眩，柴胡四症
理	邪犯少阳，胆火上炎，枢机不利
法	和解少阳，条达枢机
药	①柴胡配黄芩重在清解少阳邪热。②人参、炙甘草和大枣，扶助正气，助正达邪。③半夏、生姜和胃止呕

（十二）少阳病经误下，形成少阳阳明并病　大柴胡汤

1. 原文　太阳病，过经十余日，反二三下之，后四五日，柴胡证仍在者，先与小柴胡。呕不止，心下急，郁郁微烦者，为未解也，与大柴胡汤，下之则愈。

2. “太阳病，过经十余日”　邪气离开本经谓之“过经”。

3. “后四五日，柴胡证仍在者”　下后四五日，“柴胡证”提示少阳为主，“仍”提示病证未虽“二三下之”，虽下后由“四五日”，病证未发生变化。

4. 大柴胡汤与小柴胡汤的鉴别　大柴胡汤在和解少阳基础上，重在清泻阳明热实，小柴胡汤则重在和解少阳，且能扶正祛邪。

5. 大柴胡汤证的辨治要点

大柴胡汤证	要点
症	寒热往来，胸胁苦满，郁郁微烦，呕不止，心下急或痞硬，大便秘结或下利臭秽，伴见小便色黄，舌红苔黄少津，脉弦数
理	少阳枢机不利，阳明腑实结聚
法	和解少阳，通下里实
药	①小柴胡汤和解少阳为主，因病兼阳明里实，故去人参、甘草，免其助邪。②芍药以和营通络，缓急止痛，且可通泄大便。③枳实、大黄破结下气，通下里实

（十三）太阳蓄血轻证　桃核承气汤

1. 原文　太阳病不解，热结膀胱，其人如狂，血自下，下者愈。其外不解者，尚未可攻，当先解其外；外解已，但少腹急结者，乃可攻之，宜桃核承气汤。

2. “血自下，下者愈”　太阳表邪不解，循经入腑化热，与血结于下焦膀胱，而成太阳蓄血证。

3. 太阳蓄水证与太阳蓄血证的鉴别☆

类别	太阳蓄水证	太阳蓄血证
病机	邪气与水结在膀胱气分，影响了膀胱的气化功能	邪热与血结于下焦血分，热与血结
症状	小便不利	小便自利
方剂	五苓散	根据病情特点，治疗以桃核承气汤、抵当汤或抵当丸

4. 太阳蓄血轻证、重证、缓证的鉴别

太阳蓄血证	症状	治疗
轻证	血热初结，热重势急，瘀初成而较轻浅，见少腹急结，其人如狂，而表邪已解	桃核承气汤，泄热化瘀
重证	血热瘀结，瘀成形而势重，热已敛而势缓，见少腹硬满，如狂或发狂，或身黄，脉沉微	抵当汤，破血逐瘀
缓证	血热互结，瘀成形而势缓，热虽有而势微，仅见有热，少腹满，小便自利者	抵当丸，化瘀缓消

5. 桃核承气汤中桂枝的作用 桃核承气汤治疗血热互结之蓄血轻证，在诸寒凉药中用桂枝，其意不在解表，而在温阳通阳，助桃仁活血化瘀。

6. 桃核承气汤的煎服法 一是先煎诸药，后下芒硝；二是饭前服用，即所谓“先食温服”；三是每次五合，每日三次，其每次服用量仅为每次煎出量的五分之一，可谓是小量服用。

7. 桃核承气汤证的辨治要点

桃核承气汤证	要点
症	少腹急结，小便自利，其人如狂，或发热，以午后或夜间为甚，舌红黄或有瘀斑，脉沉涩
理	血热互结于下焦
法	泻下瘀热
药	①桃仁活血化瘀。②桂枝温通经脉，辛散血结。③大黄苦寒清泄热邪，祛瘀生新。④芒硝软坚散结。⑤炙甘草调和诸药

（十四）小结胸证 小陷胸汤

1. 原文 小结胸病，正在心下，按之则痛，脉浮滑者，小陷胸汤主之。

2. 大、小陷胸汤的鉴别

方证	病机	主证	兼证	脉象	用药
小陷胸汤	痰热，轻	痞，痛处小	烦闷，嘈杂不食	脉滑	黄连、半夏、瓜蒌
大陷胸汤	水热，急	疼，痛处大	身热烦躁	脉紧弦	大黄、芒硝、甘遂

3. 小陷胸汤证的辨治要点

小陷胸汤证	要点
症	心下硬满，按之疼痛
理	痰热互结心下
法	清热涤痰开结
药	①黄连苦寒泄热。②瓜蒌宽胸清热涤痰。③半夏化痰消痞散结。④全方辛开苦降，宽胸散结

（十五）伤寒转属少阳误治后转归 柴胡汤、大陷胸汤、半夏泻心汤

1. 原文 伤寒五六日，呕而发热者，柴胡汤证具，而以他药下之，柴胡证仍在者，复与柴胡汤。此虽已下之，不为逆，必蒸蒸而振，却发热汗出而解。若心下满而硬痛者，此为结胸也，大陷胸汤主之。但满而不痛者，此为痞，柴胡不中与之，宜半夏泻心汤。

2. 柴胡证误治后的转归 ①柴胡证仍在。说明未因误下而变生他证。②结胸。误下后邪热内陷，与水饮互结，形成心下满而硬痛的大结胸证。③痞证。误下后损伤脾胃之气，邪气乘机内陷，脾胃升降失常，气机痞塞，形成心下痞。

3. 小柴胡汤证、大结胸证和痞证的鉴别☆

证候	症状
小柴胡汤证	胸胁苦满、心下支结
大结胸证	心下痛、按之石硬
痞证	心下但满而不痛，按之柔软不硬不痛

4. 半夏泻心汤证、生姜泻心汤证和甘草泻心汤证的鉴别

方证	病机	治则
半夏泻心汤证	胃气上逆为主	心下痞，呕逆
生姜泻心汤证	兼有水饮食滞	心下痞硬，干噫食臭
甘草泻心汤证	脾胃虚弱较甚	下利日数十行，谷不化干呕，心烦不安

5. 半夏泻心汤证的辨治要点

半夏泻心汤证	要点
症	心下痞满，呕恶，肠鸣下利，舌红苔腻
理	寒热错杂，中焦痞塞
法	和中降逆，消痞散结
药	①半夏化痰和胃，降逆消痞；合干姜辛温，温中散寒，消痞散结。②黄连、黄芩苦寒泄降，清热和胃。③人参、甘草、大枣甘温调补脾胃

（十六）胃虚痰阻气逆致痞　*旋覆代赭汤*

1. 原文　伤寒发汗，若吐若下，解后，心下痞硬，噫气不除者，旋覆代赭汤主之。

2. 噫气不除　胃虚和痰阻所致。

3. 旋覆代赭汤证与生姜泻心汤证的鉴别

异同	旋覆代赭汤证	生姜泻心汤证
相同点	均有心下痞硬、噫气	
病机	胃虚痰聚，虚气上逆	胃虚食滞，水气不利
主证	噫气	干噫食臭，肠鸣下利
治法	降逆化痰，和胃镇肝	和胃消痞，辛散水气

4. 旋覆代赭汤证的辨治要点

旋覆代赭汤证	要点
症	心下痞硬，嗳气连绵，或呕吐，或反胃，或呃逆
理	胃虚痰阻气逆
法	降逆化痰，益气和胃
药	①旋覆花下气消痰，代赭石重镇降逆。②半夏、生姜和胃化痰。③大枣、人参、炙甘草补中益气

（十七）阳明邪热炽盛，津气两伤证　*白虎加人参汤*

1. 原文　伤寒若吐若下后，七八日不解，热结在里，表里俱热，时时恶风，大渴，舌上干燥而烦，欲饮水数升者，白虎加人参汤主之。

2. “无大热”的机理　里热炽盛，津液外泄，大量汗出，外达之热有所外散，使肌表之热

不能留存。

3. “背微恶寒”的机理 肺所主之气不能自充肺俞。

4. “时时恶风”的机理 热盛大汗，导致汗出肌疏，气阴两伤，不胜风寒。

5. 口干舌燥、大渴欲饮的机理 热盛津伤、胃燥津伤，导致津不上承。

6. 加人参的意义 加人参，扶正祛邪，宁心除烦，补益气津，大补元气以防厥脱，反佐，以免白虎汤寒凉太过。

7. 白虎汤证和白虎加人参汤证的鉴别

异同		白虎汤证	白虎加人参汤证
相同点	病机	阳明经热，邪热弥漫内外	
	证候	身热，汗出，烦躁，口渴	
	治疗	辛寒清热（生石膏、知母、炙甘草、粳米）	
不同点	程度	津气损伤轻	津气损伤重
	证候	脉洪大有力	气虚、津亏表现
	治疗	清热	清热，益气生津

8. 白虎加人参汤证的辨治要点

白虎加人参汤证	要点
症	高热不退，汗出不止，烦渴不解，气短神疲，甚则微喘鼻扇，脉浮芤或洪大无力
理	阳明邪热亢盛，气津两伤
药	①白虎汤辛寒清热。②人参益气生津

（十八）心阴阳两虚证 炙甘草汤

1. 原文 伤寒，脉结代，心动悸，炙甘草汤主之。

2. 结代脉 以脉搏搏动中有间歇为主要特征。

3. 用清酒的机理 通阳以利血脉，补益气血，使心脏气血恢复而脉搏正常。清酒有促进血液运行，推动阴药发挥补益作用之功能，故必须用酒浸润一宿而效始显。

【拓展】阴药：麦地胶麻草；阳药：参桂姜枣酒。

4. 炙甘草汤证的辨治要点

炙甘草汤证	要点
症	心动悸，少气乏力，头晕，面色少华，脉结代
理	心阴阳两虚
法	通阳复脉，养血滋阴
药	①炙甘草、人参补中益气，以资脉之本源。②大枣补气滋液，益脾养心。③生地黄、阿胶、麦冬、麻仁养血滋阴。④桂枝、生姜宣通阳气，温通血脉

二、辨阳明病脉证并治

（一）提纲

1. 原文 阳明之为病，胃家实是也。

2. 考点

(1) 胃家：胃与大肠、小肠。

（2）实：邪热炽盛，正气旺盛。

（3）胃家实的含义：包括阳明无形燥热内盛和有形糟粕结实**两种证候类型**。

（二）阳明病可攻与不可攻　承气汤

1. 原文　阳明病，脉迟，虽汗出不恶寒者，其身必重，短气腹满而喘，有潮热者，此外欲解，可攻里也。手足濈然汗出者，此大便已硬也，大承气汤主之；若汗多，微发热恶寒者，外未解也，其热不潮，未可与承气汤；若腹大满不通者，可与小承气汤，微和胃气，勿令至大泄下。

2. 脉迟　有形之邪阻滞脉道，致气血不畅，脉道不利。

3. "微和胃气"　微微地调和，不峻下。

4. 阳明病手足濈然汗出的区别

（1）阳明腑实证：里热炽盛，迫津外泄所致，实热。

（2）阳明中寒证：中阳亏虚，津液从四肢外泄，虚寒。

5. 外未解，未可与承气汤　勿引邪入里。

6. 三承气汤证的鉴别☆

方证	病机	特点	治疗
调胃承气汤证	燥实初结	积滞，有汗	缓下
小承气汤证	痞满为主，无燥实	痞满	轻下
大承气汤证	痞满燥实	大便已硬	峻下

7. 承气证、脾约证、润导法证的鉴别

证候	特征	病机
承气证	热结旁流	邪热与肠道宿滞互结，腑气不通
脾约证	十日不解，无所苦	阳明有热，胃热约束脾的转输功能
润导法证	欲解不得	津枯肠燥，大便失润，传导失权

8. 大承气汤证的辨治要点

大承气汤证	要点
症	腹满硬痛或绕脐疼痛，潮热，不恶寒反恶热，面目俱赤，烦躁谵狂，手足濈然汗出
理	燥热与有形糟粕相结，津伤热伏，腑气不通
法	峻下热实，荡涤燥结
药	①枳实行气消痞。②厚朴宽中除满。③芒硝软坚润燥。④大黄泄热荡实

（三）三阳合病　白虎汤

1. 原文　三阳合病，腹满身重，难以转侧，口不仁，面垢，谵语遗尿。发汗则谵语，下之则额上生汗，手足逆冷。若自汗出者，白虎汤主之。

2. 为何独清阳明　三阳合病，但以阳明为主，热甚波及少阳、太阳，由于无形燥热弥漫内外所致，太阳、少阳之热已转入阳明，故不必三阳同治，只清阳明即可。

3. 阳明热证的治疗禁忌

（1）禁发汗：热盛伤津发汗，热扰心神，导致烦躁，心愦愦和谵语等变证。

（2）禁攻下：无燥屎，下法会损伤胃气、津液，使邪热内陷胸膈可导致虚烦证。

（3）禁温针：以火助热，津血耗伤，会导致火逆变证。

（4）禁利小便：津液更加耗竭，有亡阳脱液的危险。

4. 阳明病中谵语的鉴别

阳明病	病机	治疗
阳明经证	阳明热盛，热扰神明而谵语	白虎汤
阳明腑证	燥热阻结胃肠，心神被扰而谵语	三承气汤
阳明血热证	热入血室，血热上扰心神而谵语	针刺期门穴

5. 白虎汤证的辨治要点

白虎汤证	要点
症	高热，大汗，大渴引饮，心烦，甚则神昏谵语，手足厥冷
理	阳明热盛，充斥内外
法	辛寒清热
药	①生石膏辛寒清热。②知母配石膏，清热润燥。③粳米养胃阴，补胃气。④炙甘草防寒凉伤中，调和诸药

（四）阳明湿热黄疸　茵陈蒿汤

1. 原文　阳明病，发热汗出者，此为热越，不能发黄也。但头汗出，身无汗，剂颈而还，小便不利，渴引水浆者，此为瘀热在里，身必发黄，茵陈蒿汤主之。

2. 阳明湿热发黄的机理　头汗出，剂颈而还，小便不利导致湿热，同时湿和瘀热在里，胆汁淤积外溢导致发黄。

3. 阳明湿热发黄三汤证鉴别　均有身目小便发黄，色鲜明，治法均有清热利湿。①茵陈蒿汤证症状为腹满便结，兼腑气壅滞，病势偏里。②栀子柏皮汤证为心中懊侬，湿热弥漫三焦，热盛为主。③麻黄连翘赤小豆汤证为发热恶寒、身痒，外兼表邪郁遏，病势偏表。

4. 阳明湿热发黄与寒湿发黄的鉴别

类别	湿热发黄（阳黄）	寒湿发黄（阴黄）
病机	湿热郁遏，病属阳明	脾寒湿滞，病属太阴
症状	黄色鲜明橘子色，汗出不彻，发热，口渴，心烦，大便秘结或黏滞不畅，小便黄赤不利	黄色晦暗，不发热，恶寒，口不渴或渴喜热饮，大便稀溏，舌淡苔白腻，脉多沉迟或缓
方剂	茵陈蒿汤、栀子柏皮汤、麻黄连翘赤小豆汤	茵陈四逆汤、茵陈五苓散

5. 茵陈蒿汤证的辨治要点

茵陈蒿汤证	要点
症	身黄，色鲜明，汗出不畅，发热，口渴，心烦
理	湿热郁蒸，腑气壅滞
法	泄热利湿退黄
药	①茵陈清利湿热，为退黄要药。②栀子清泄三焦而通利水道。③大黄导热下行，泄热退黄

（五）阳明中寒呕吐　吴茱萸汤

1. 原文　食谷欲呕，属阳明也，吴茱萸汤主之。得汤反剧者，属上焦也。

2. 《伤寒论》吴茱萸汤三证　一是“食谷欲呕，属阳明也，吴茱萸汤主之”；二是“少阴病，吐利，手足逆冷，烦躁欲死者，吴茱萸汤主之”；三是“干呕，吐涎沫，头痛者，吴茱萸汤主之”。

3. 阳明中寒呕吐与上焦有热呕吐的鉴别

证候	症状	治疗
阳明中寒呕吐	呕吐清水、胸膈满闷、胃脘痛、吞酸嘈杂	温胃散寒
上焦有热呕吐	呕吐宿食、腐臭味重，伴有口苦、咽干、心烦	清热降逆

4. 吴茱萸汤证的辨治要点

吴茱萸汤证	要点
症	不能食，食谷欲呕，或泛吐清水，或伴胃脘冷痛
理	胃中虚寒，浊阴上逆
法	温中祛寒，和胃降逆
药	①吴茱萸温胃暖肝，降逆止呕。②生姜散寒止呕。③人参、大枣补虚和中

（六）脾约　麻子仁丸

1. 原文　趺阳脉浮而涩，浮则胃气强，涩则小便数，浮涩相搏，大便则硬，其脾为约，麻子仁丸主之。

2. “趺阳脉浮而涩”的含义　指趺阳脉出现的一种脉象。

3. “其脾为约”脾约证　主要表现为大便干硬，数日不大便而无明显痛苦，小便频数，可能伴有腹满，趺阳脉浮而涩，舌质嫩红，舌苔偏干，治疗以麻子仁丸润肠通便。

4. 麻子仁丸的煎服法和禁忌　饮服十丸，日三服，渐加，以知为度。虚人不宜久服，孕妇亦当慎用。

5. 麻子仁丸证的辨治要点

麻子仁丸证	要点
症	大便硬，小便数，腹无所苦
理	胃热肠燥津亏
法	润肠通便，兼清热利气
药	①麻子仁润肠通便。②芍药补益脾阴。③杏仁降气润肠。④小承气汤行气导滞通腑。⑤蜂蜜润肠通便

三、辨少阳病脉证并治

1. 原文　少阳之为病，口苦，咽干，目眩也。

2. 少阳病　胆火上炎，胆枢机不利。

3. 半表半里　少阳居于太阳、阳明之间，因病邪既不在太阳之表，又未达于阳明之里，故少阳病病位在半表半里。

4. 提纲证　此条为提纲条文，少阳病的主证应包括小柴胡汤的主证。

四、辨太阴病脉证并治

（一）提纲

1. 原文　太阴之为病，腹满而吐，食不下，自利益甚，时腹自痛。若下之，必胸下结硬。

2. 考点

（1）病机：脾阳亏虚，寒湿内盛。

（2）特点：腹满而吐（吐利之物澄澈清冷），食不下，自利益甚，时腹自痛。

（3）理中汤证腹满与厚朴生姜半夏甘草人参汤证腹满的鉴别

类别	理中汤证	厚朴生姜半夏甘草人参汤证
特点	脾虚为主，虚多实少	气滞为主，虚少食多
病机	太阴脾虚，寒湿内盛，气滞腹满	脾阳虚，运化失司，气滞于腹，壅而作满
主症	腹泻，手足不温	噫气，肠鸣，嗳气胀痞

（4）太阴腹满与阳明腹满的鉴别

类别	太阴腹满	阳明腹满
病机	脾虚寒湿内停，气机壅滞	里热炽盛，腑气壅滞，燥屎内结
特征	阳气有自复之时，腹满或腹痛时有减轻	腹满持续存在，“腹满不减，减不足言”
症状	舌淡，口不渴，形寒肢冷	口渴，发热，不大便

（二）太阴虚寒下利　四逆辈

1. 原文　自利不渴者，属太阴，以其脏有寒故也。当温之，宜服四逆辈。

2. “宜服四逆辈”　脾阳虚，也可能肾阳虚。应用理中汤、四逆汤一类的方剂。提示要温补阳气，温散寒湿，而不提具体方药，提示用药宜灵活变化。

3. 太阴病主证　腹满，自利不渴。

4. 太阴虚寒证与阳明中寒证的鉴别

类别	太阴虚寒证	阳明中寒证
病机	脾阳虚，寒湿内盛	胃阳虚，寒邪内盛，不能受纳水谷
症状	腹满而吐，食不下，自利不渴	食谷欲呕，小便不利，大便初硬后溏，手足濈然汗出
治法	温脾祛寒，燥湿除满	温中和胃，降逆止呕
方剂	理中汤	吴茱萸汤

五、辨少阴病脉证并治

（一）提纲

1. 原文　少阴之为病，脉微细，但欲寐也。

2. 考点

（1）本质：心肾气血阴阳不足。

（2）但欲寐（心肾正气衰竭，病情危重的征兆）。嗜卧（①太阳病后，邪去正未复。②阳明热盛扰心）。

（3）涵盖了少阴寒化证（阳虚）与少阴热化证（阴虚）。

（二）少阴阳虚兼太阳表证　麻黄细辛附子汤

1. 原文　少阴病，始得之，反发热，脉沉者，麻黄细辛附子汤主之。

2. 反发热的原因　反发热，且发热恶寒并见，可见发热乃太阳受邪，正气与外邪抗争所致。但病在少阴，虽有发热，但阳气亏虚，脉不能应之而浮，故此为少阴太阳表里同病，不是单纯少阴病。

3. 脉沉的机理　少阴病，心肾阳亏，感受寒邪以后，正阳无力浮出于表，虽有发热，脉仍“沉”伏在里。

4. 发汗的原因　少阴证禁汗下，会伤阳气。但太少两感，患者无下利清谷的症状时，可使用麻附辛发汗（脉微禁用）。

5. 麻黄附子细辛汤证和麻黄附子甘草汤证的鉴别

方证	症状	治疗
麻黄附子细辛汤	急短，重，表证甚	表里双解
麻黄附子甘草汤	久病，缓，正虚	温阳微汗解表

6. 麻黄细辛附子汤证的辨治要点

麻黄细辛附子汤证	要点
症	恶寒较甚，发热，头痛无汗
理	少阴阳虚兼太阳外感
法	温经解表
药	①麻黄解表散寒。②附子温经扶阳。③细辛助麻黄辛散寒邪解表，助附子温阳发汗。④炙甘草调和诸药

（三）少阴病阴虚火旺不寐　黄连阿胶汤

1. 原文　少阴病，得之二三日以上，心中烦，不得卧，黄连阿胶汤主之。

2. 心火为主，伴肾阴虚　邪少虚多不得用黄连阿胶汤。

3. 寒化和热化

（1）寒化：邪犯少阴，素体阳虚，外邪从阴化寒。

（2）热化：素体阴虚，外邪从阳化热。

4. 泻南补北法　南离火（心），北坎水（肾）。黄连阿胶汤方中黄连、黄芩，清心火、除烦热，即所谓泻南；芍药、阿胶，滋肾阴、填精血，即所谓补北；鸡子黄养血润燥。诸药共用实乃泻心火，滋肾水，交通心肾之剂，故又被称作泻南补北之法。

5. 煎服法　本方黄连、黄芩、芍药先浓煎1次；阿胶溶入煎好的药汁中；待药小冷，搅入鸡子黄，分3次服用。

6. 黄连阿胶汤证、栀子豉汤证和猪苓汤证的鉴别

异同		黄连阿胶汤证	猪苓汤证	栀子豉汤证
相同点		心中烦，不得眠		
不同点	病机	心火亢盛，肾水不足 虚实夹杂，虚少实多	阴虚水热互结	无形邪热内扰胸膈
	症状	心烦失眠，舌红苔少	伴呕渴下利	心中结痛
	治疗	滋阴补肾，清心泻火	育阴利水清热	清宣郁热

7. 黄连阿胶汤证的辨治要点

黄连阿胶汤证	要点
症	心烦不得卧，口燥咽干，舌红少苔，脉细数
理	肾阴亏虚，心火亢旺
法	滋补肾阴，清泻心火
药	①黄连、黄芩直折心火，以除炎上之热。②阿胶、鸡子黄滋补肾阴而养营血。③芍药配芩连，酸苦涌泻而清火。④芍药配阿胶、鸡子黄，酸甘化液以滋阴

（四）少阴病阳虚水停　真武汤

1. 原文　少阴病，二三日不已，至四五日，腹痛，小便不利，四肢沉重疼痛，自下利者，此为有水气。其人或咳，或小便利，或下利，或呕者，真武汤主之。

2. 真武汤证与附子汤证鉴别

异同		真武汤证	附子汤证
相同点		均属少阴阳虚，水湿为病，症状都有恶寒，四肢沉重，脉沉，治疗均为温肾阳、散水气	
不同点	病机	阳虚不能制水，水气泛滥	阳虚，寒湿阻滞筋脉骨节
	症状	头眩，心下悸，身瞤动	身体骨节疼痛
	治疗	温阳化气利水	温补元阳

3. 真武汤证与苓桂术甘汤证鉴别

异同		真武汤证	苓桂术甘汤证
相同点		均以水气为患，药用茯苓、白术利水	
不同点	病机	肾阳虚，水泛全身	脾虚失运，水气内停
	症状	重，四肢沉痛，水肿	轻，头眩，心下逆满
	治疗	温补肾阳，化气行水	培土运脾

4. 加减

（1）咳者：加干姜、细辛温散水寒，五味子收敛肺气。

（2）呕：加生姜，和胃止呕，辛散水邪。

（3）下利：加干姜以温阳散寒，去芍药之酸寒，免有碍救阳，小便利不需利水，去茯苓，免淡渗利水太多。

5. 真武汤证的辨治要点

真武汤证	要点
症	心下悸，发热，身瞤动，振振欲擗地，腹痛，小便不利
理	肾阳虚衰，水气泛滥
法	温阳化气行水
药	①炮附子温阳散寒。②茯苓淡渗利水。③白术健脾燥湿。④生姜通阳散水。⑤芍药活血利水，益阴和营

（五）真寒假热证（格阳证） 通脉四逆汤

1. 原文 少阴病，下利清谷，里寒外热，手足厥逆，脉微欲绝，身反不恶寒，其人面色赤，或腹痛，或干呕，或咽痛，或利止脉不出者，通脉四逆汤主之。

2. 通脉四逆汤证与四逆汤证的鉴别

异同		通脉四逆汤证	四逆汤证
相同点		①均属少阴阴盛阳衰证。②均可见脉微细，但欲寐，下利清谷，手足厥逆的症状。③均采用回阳救逆之法。④均用干姜、附子、炙甘草治疗	
不同点	病机	阳衰阴盛重证	阳衰阴盛
	症状	虚阳外越，明显假热（身反不恶寒，脉微欲绝）	无假热或仅有轻度假热

3. 通脉四逆汤证与白通汤证鉴别

异同		通脉四逆汤证	白通汤证
相同点		①均属于少阴阴盛阳衰，阴阳格拒证。②均可见真寒假热症状。③均有下利，脉微，手足厥冷。④治疗均用干姜、附子破阴回阳救逆	
不同点	病机	格阳证（阴寒内盛，格阳于外）	戴阳证（阴盛于内，格阳于上）
	症状	全身反不恶寒	面部娇嫩红赤
	治则	宣通内外阳气	破阴回阳，宣通上下阳气

4. 格阳证面色赤和阳明病面色赤的鉴别

异同		格阳证	阳明病
相同点		面色赤，身热	
不同点	病机	内之阴寒逼迫虚阳外越	阳明里热
	症状	两颧红、游移不定，身热久按则减和里寒证	满面通红，不游移，身热久按不退和四大证

5. 加减

（1）阴盛戴阳面色赤：加葱白，宣通上下。

（2）肾阳亏虚，寒凝气滞腹痛：加芍药，缓急止痛。

（3）阴寒上逆干呕：加生姜，温胃散寒，降逆止呕。

（4）虚阳上越咽痛：加桔梗，利咽开结。

（5）阴阳衰竭，气血大亏，下无可下，致利止脉不出者，加人参益气养阴复脉。

6. 通脉四逆汤证的辨治要点

通脉四逆汤证	要点
症	四肢厥逆，下利清谷，汗出，身热反不恶寒，或面赤，或腹痛，或干呕，或咽痛，或四肢拘急不解
理	阴盛于内，格阳于外
法	破阴回阳，通达内外
药	①重用生附子、干姜，破阴回阳，通达内外。②炙甘草健脾益气，培中固本

（六）阳郁致厥　四逆散

1. 原文　少阴病，四逆，其人或咳，或悸，或小便不利，或腹中痛，或泄利下重者，四逆散主之。

2. 四逆散证与四逆汤证的鉴别

类别	四逆散证	四逆汤证
病机	阳气郁遏于里，不能透达四肢	阳衰阴盛为主，阳气衰微不温四末
症状	手足厥冷程度轻	但欲寐，下利清谷，手足厥逆
治则	舒畅气机，透达郁阳	回阳救逆
用药	柴胡、枳壳、芍药、炙甘草	干姜、附子、炙甘草

3. 加减

（1）咳者：加五味子、干姜以温敛肺气止咳。

（2）兼有寒气上逆凌心的心悸：加桂枝温通心阳。

（3）水气不化而见小便不利：加茯苓淡渗利水。

（4）兼阳虚中寒，腹中痛：加附子温阳暖土，散寒止痛。

（5）气机阻滞见泄利下重：加薤白通阳行气。

4. 四逆散证的辨治要点

四逆散证	要点
症	手足厥冷或手足不温（轻），脘腹胸胁，胀闷疼痛，泄利下重，或兼咳嗽，心悸，小便不利
理	阳气郁滞，不达四末
法	疏畅气机，透达郁阳
药	①柴胡解郁行气，和畅气机，透达郁阳。②枳实行气散结。③芍药和血利阴。④甘草缓急和中

（七）少阴病阴虚热化，水热互结　猪苓汤

1. 原文　少阴病，下利六七日，咳而呕渴，心烦不得眠者，猪苓汤主之。

2. 猪苓汤证与五苓散证的鉴别

类别	猪苓汤证	五苓散证
病机	阳明余热尚存，津伤而水气不利	太阳表邪不解，循经入里，邪与水结，气不化津
症状	心烦不得眠，舌红少苔	恶寒发热，舌苔白
治则	在利水基础上加阿胶、滑石育阴清热	在利水基础上加桂枝、白术，通阳化气，兼以解表

3. 为何“咳而呕渴”　本证少阴阴虚热化，水气不利。水气上逆犯肺则咳，犯胃则呕；水热互结，津不上承，加之阴液虚少，故见口渴。

4. 猪苓汤证的辨治要点

猪苓汤证	要点
症	心烦不得眠，小便不利，或见下利、咳、呕、渴等
理	阴虚有热，水热互结
法	利水清热育阴
药	①猪苓、茯苓、泽泻甘淡渗泄以利水。②滑石甘寒，清热利窍，既能清热，又能利水。③阿胶甘平，滋阴润燥

六、辨厥阴病脉证并治

（一）提纲

1. 原文　厥阴之为病，消渴，气上撞心，心中疼热，饥而不欲食，食则吐蛔。下之利不止。

2. 考点

（1）病机：上热下寒，虚实夹杂。

（2）厥阴病多寒热兼夹（病程久）：一方面有肾阴不足，肝火妄动，向上冲逆，邪热上盛的证候，另一方面又有脾肾阳虚，阴寒内生，中虚失运，胃肠功能失权的虚寒证候。

（3）禁下利。

（4）主方：乌梅丸。

（二）蛔厥　乌梅丸

1. 原文　伤寒脉微而厥，至七八日，肤冷，其人躁无暂安时者，此为脏厥，非为蛔厥也。

蛔厥者，其人当吐蛔。令病者静，而复时烦，此为脏寒。蛔上入膈，故烦，须臾复止，得食而呕，又烦者，蛔闻食臭出，其人当自吐蛔。蛔厥者，乌梅丸主之。又主久利。

2. 蛔厥证与少阴寒厥证的鉴别

类别	蛔厥证	少阴寒厥证
症状	厥逆多见于剧痛之时，痛减或痛止时消失，腹痛拒按，时作时止，时静时烦，进食后随即发生呕吐与腹痛，证属上热下寒	手足厥逆，持续不减，腹痛喜温喜按，呕吐常与下利清谷、恶寒蜷卧、脉沉微等相伴见，证属阳衰阴盛
治疗	乌梅丸	四逆汤

3. 脏厥 古病名。指因内脏阳气衰微而引起的四肢厥冷。

4. 乌梅丸的煎服法 饭前服用，减少药物对胃的刺激，保护胃气，同时利用食物的温和性质来调和药性。

5. 乌梅丸的配伍意义 乌梅丸中含大寒大热的药物，通过寒热并用，达到调理阴阳的效果。

6. 乌梅丸证的辨治要点

乌梅丸证	要点
症	时静时烦，呕吐，腹痛，时作时止，与进食有关，痛剧时手足厥冷，有呕吐蛔虫病史
理	上热下寒，蛔虫内扰
法	清上温下，安蛔止痛
药	①重用乌梅，并用醋渍增益其酸性，安蛔止痛。②附子、干姜、细辛、蜀椒、桂枝，取其辛以伏蛔，温以祛寒。③黄连、黄柏，取其苦以驱蛔，寒以清热。④人参、当归补气养血。⑤米饭、蜂蜜和胃缓急

（三）血虚寒凝 *当归四逆汤*

1. 原文 手足厥寒，脉细欲绝者，当归四逆汤主之。

2. 诊断要点 脉细欲绝。

3. 为何不用附子、干姜 附子、干姜性温燥，以温肾补火为主。而肝主藏血，体阴而用阳，肝血亏虚之时温燥药当慎用，以免燥热劫伤肝阴，故不用干姜和附子。

4. 寒厥与血虚寒厥的鉴别

类别	寒厥	血虚寒厥
脉象	脉微欲绝	脉细欲绝
病机	少阴阳衰阴盛	血虚寒凝，经脉失养
治则	通阳散寒复脉	温经散寒，养血复脉
方剂	通脉四逆汤	当归四逆汤

5.《伤寒论》中的厥证证治☆

厥证	特点	治疗
热厥	四肢虽厥，胸腹灼热	白虎汤、承气汤
寒厥	下利清谷，厥逆，脉微欲绝	四逆汤
痰厥	气上冲喉咽不得息	瓜蒂散
水厥	厥而心下悸	茯苓甘草汤
血厥	手足厥寒，脉细欲绝	当归四逆汤

续表

厥证	特点	治疗
蛔厥	时烦时静，有吐蛔史	乌梅丸
气厥	指头寒，下利后重	四逆散
下焦冷结致厥	腹满，按之痛	温灸关元、当归四逆汤加吴茱萸生姜汤

6. 当归四逆汤证的辨治要点

当归四逆汤证	要点
症	手足厥寒，脉细欲绝，或四肢关节疼痛，或身痛腰痛
理	厥阴血虚，寒凝经脉
法	养血散寒，温通经脉
药	①当归配芍药养血和营。②通草通行血脉。③桂枝、细辛温经散寒通脉。④炙甘草、大枣补中益气

（四）厥阴热利　白头翁汤

1. 原文　热利下重者，白头翁汤主之。

2. 热利下重　热性痢疾和里急后重。

3. 热结旁流与热利鉴别

（1）热结旁流：逼迫津液旁流而下，便次虽多而粪量甚少。

（2）热利：暴注下迫。

4. 热利三方证的鉴别

异同		白头翁汤证	黄芩汤证	葛根芩连汤证
相同点		热利，发热口渴，下利臭秽，灼肛，小便黄赤		
不同点	病机	厥阴肝热下迫大肠	少阳胆热下迫大肠	太阳表热下迫大肠
	症状	下利便脓血，腹痛，里急后重	少腹绞痛，下利口苦咽干，目眩	兼有太阳发热恶寒，汗出而喘
	治则	清热燥湿，凉肝解毒	清热止利	清热止利，兼以解表

5. 白头翁汤证的辨治要点

白头翁汤证	要点
症	发热，口渴欲饮水，下痢脓血，腹痛，里急后重，肛门灼热，小便短赤
理	厥阴肝经湿热下迫大肠
法	清热凉肝，凉血解毒
药	①白头翁清热凉肝，凉血解毒。②黄连、黄柏清热解毒，苦寒坚阴止利。③秦皮清热解毒，涩肠止利

七、辨霍乱病脉证并治

霍乱寒多不用水　理中丸

1. 原文　霍乱，头痛发热，身疼痛，热多欲饮水者，五苓散主之；寒多不用水者，理中丸主之。

2. 中医霍乱的概念与常见临床表现　霍者，急骤也；乱，撩乱也。霍乱以暴发吐泻为主证，且吐泻无度，心腹胀痛，有挥霍撩乱之势，因而不同于一般的呕吐下利。

3. 理中丸的煎服法 病情缓而需久服者用丸剂，病势急重或服丸效差者用汤剂。

4. 加减

（1）脐上悸动：去白术，加桂枝以温肾降冲，通阳化气。

（2）吐多：去白术，加生姜以温胃化饮，降逆止呕。

（3）下利严重：还需用白术健脾燥湿以止利。

（4）心下悸：加茯苓淡渗利水，宁心安神。

（5）渴欲饮水：重用白术健脾益气，以运水化津。

（6）腹中痛：重用人参至四两半。

（7）里寒甚，表现为腹中冷痛：重用干姜温中祛寒。

（8）腹满：去白术，加附子以辛温通阳，散寒除满。

5. 理中丸与小建中汤的鉴别 理中丸温中健脾，燥湿祛寒，主治脾胃虚寒腹满下利之证；小建中汤温中补虚，和里缓急，主治虚人伤寒，心中悸而烦，或虚劳里急腹痛证。

6. 理中丸证的辨治要点

理中丸证	要点
症	吐利频繁，腹中冷痛，喜温喜按，不欲饮水，舌淡苔白，脉缓弱
理	中焦阳虚，寒湿内阻，清气不升，浊气上逆
法	温中散寒，健脾燥湿
药	①人参、炙甘草健脾益气。②干姜温中散寒。③白术健脾燥湿

八、辨阴阳易差后劳复病脉证并治

伤寒解后胃虚津伤，余热未尽　竹叶石膏汤

1. 原文 伤寒解后，虚羸少气，气逆欲吐，竹叶石膏汤主之。

2. 竹叶石膏汤的配伍特点 一是“以大寒之剂，易为清补之方”；二是方中半夏与麦冬用量比例是1:2，温燥之性去而降逆之用存，且可防止石膏寒凉伤胃。

3. 竹叶石膏汤证与白虎加人参汤证的鉴别

方证	病机	症状
竹叶石膏汤	热病后期余热未尽，津气耗伤，胃气上逆	虚羸少气、气逆欲吐、心烦喜呕、脉细
白虎加人参汤	无形邪热充斥阳明，津气耗伤	汗出多、口渴甚，以及背微恶寒，时时恶风

4. 竹叶石膏汤的煎服法

（1）去滓内粳米，煮米熟，汤成去米。

（2）温服一升，日三服。

5. 竹叶石膏汤证的辨治要点

竹叶石膏汤证	要点
症	身体虚弱消瘦，发热，短气，干呕，口渴，心烦失眠，舌红少苔，脉虚数
理	余热未尽，津气两伤
法	清热和胃，益气生津
药	①竹叶、石膏清热除烦。②人参、麦冬益气生津。③甘草、粳米补中益气养胃。④半夏和胃降逆止呕

第三章　金匮要略

一、脏腑经络先后病脉证

1. 原文

（1）问曰：上工治未病，何也？师曰：夫治未病者，见肝之病，知肝传脾，当先实脾，四季脾王不受邪，即勿补之。中工不晓相传，见肝之病，不解实脾，惟治肝也。夫肝之病，补用酸，助用焦苦，益用甘味之药调之。酸入肝，焦苦入心，甘入脾。脾能伤肾，肾气微弱，则水不行，水不行，则心火气盛，则伤肺；肺被伤，则金气不行，金气不行，则肝气盛。故实脾，则肝自愈。此治肝补脾之要妙也。肝虚则用此法，实则不在用之。经曰：虚虚实实，补不足，损有余，是其义也。余脏准此。

（2）夫人禀五常，因风气而生长，风气虽能生万物，亦能害万物，如水能浮舟，亦能覆舟。若五脏元真通畅，人即安和。客气邪风，中人多死。千般疢难，不越三条：一者，经络受邪，入脏腑，为内所因也；二者，四肢九窍，血脉相传，壅塞不通，为外皮肤所中也；三者，房室、金刃、虫兽所伤。以此详之，病由都尽。若人能养慎，不令邪风干忤经络，适中经络，未流传脏腑，即医治之；四肢才觉重滞，即导引、吐纳、针灸、膏摩，勿令九窍闭塞；更能无犯王法、禽兽、灾伤，房室勿令竭乏，服食节其冷、热、苦、酸、辛、甘，不遗形体有衰，病则无由入其腠理。腠者，是三焦通会元真之处，为血气所注；理者，是皮肤脏腑之纹理也。

2. 治则☆

（1）已病防传：肝病先调补脾脏（肝实脾虚）。

（2）虚实异治：例如治疗肝虚病证，补用酸（酸入肝），助用焦苦（子能令母实），甘味调之（损其肝者缓其中）。

（3）未病先防，既病防变：①不令邪风干忤（侵犯）经络，适中经络即医治之。②四肢才觉重滞，即调治，勿令九窍闭塞。③不遗形体有衰。

3. 天人合一的整体观念

（1）人体：五脏元真通畅（正气足）。

（2）自然气候：风气生万物，亦能害万物（气候正、反常）。

4. 发病原因

（1）正虚和外邪（经络所受之邪入脏腑）。

（2）正不虚和外邪（体表所受之邪壅滞在四肢、九窍、血脉）。

（3）房室、金刃、虫兽等损伤人体。

二、痉湿暍病脉证治

1. 原文

（1）太阳病，关节疼痛而烦，脉沉而细者，此名湿痹。湿痹之候，小便不利，大便反快，但当利其小便。

（2）风湿，脉浮，身重，汗出，恶风者，防己黄芪汤主之。

2. 湿痹的证治（内湿）

（1）证候：湿邪多起于太阳（表）；流注于关节则关节烦疼；脉沉细说明湿邪内趋于里，并见小便不利，大便反快。

（2）治则：利小便所以实大便。

3. 素体气虚，外感风湿　风湿，脉浮，身重，汗出，恶风（表虚），用防己黄芪汤（益气利水）。

三、百合狐蜮阴阳毒病脉证治

1. 原文

（1）百合病不经吐、下、发汗，病形如初者，百合地黄汤主之。

（2）狐蜮之为病，状如伤寒，默默欲眠，目不得闭，卧起不安，蚀于喉为蜮，蚀于阴为狐，不欲饮食，恶闻食臭，其面目乍赤、乍黑、乍白。蚀于上部则声喝。甘草泻心汤主之。

2. 百合病正治法 百合地黄汤（养心润肺，滋阴清热）。

四、中风历节病脉证并治

1. 原文

（1）寸口脉浮而紧，紧则为寒，浮则为虚；寒虚相搏，邪在皮肤；浮者血虚，络脉空虚；贼邪不泻，或左或右；邪气反缓，正气即急，正气引邪，㖞僻不遂。

邪在于络，肌肤不仁；邪在于经，即重不胜；邪入于腑，即不识人；邪入于脏，舌即难言，口吐涎。

（2）诸肢节疼痛，身体魁羸，脚肿如脱，头眩短气，温温欲吐，桂枝芍药知母汤主之。

2. 中风☆

（1）病机：本虚标实。

（2）脉象：寸口脉浮（虚）而紧（寒）。

（3）辨病位：邪在于络，肌肤不仁；邪在于经，即重不胜；邪入于腑，即不识人；邪入于脏，舌即难言，口吐涎。

3. 风湿历节

（1）病机：肝肾不足，风湿内侵。

（2）症状：关节肿大变形，身体消瘦。

（3）治疗：桂枝芍药知母汤。

五、血痹虚劳病脉证并治

1. 原文

（1）血痹阴阳俱微，寸口关上微，尺中小紧，外证身体不仁，如风痹状，黄芪桂枝五物汤主之。

（2）夫失精家少腹弦急，阴头寒，目眩，发落，脉极虚芤迟，为清谷，亡血，失精。脉得诸芤动微紧，男子失精，女子梦交，桂枝龙骨牡蛎汤主之。

（3）虚劳里急，悸，衄，腹中痛，梦失精，四肢酸痛，手足烦热，咽干口燥，小建中汤主之。

（4）虚劳虚烦不得眠，酸枣仁汤主之。

2. 血痹

（1）病机：素体气血不足，血行涩滞，肌肤失于濡养。

（2）症状：身体麻木不仁，甚则或有疼痛，类似风痹的症状。

（3）治疗：黄芪桂枝五物汤。

3. 虚劳

（1）病机：阴损及阳，阴阳两虚。

（2）治疗：①阴阳两虚虚劳——小建中汤、桂枝龙骨牡蛎汤。②心肝血虚失眠——酸枣仁汤。

六、肺痿肺痈咳嗽上气病脉证治

1. 原文

（1）大逆上气，咽喉不利，止逆下气者，麦门冬汤主之。

（2）咳而上气，喉中水鸡声，射干麻黄汤主之。

2. 虚热肺痿

（1）症状：大逆上气，咽喉不利。

（2）治疗：麦门冬汤。

3. 肺胀

（1）病机：寒饮郁肺，咳嗽上气。

（2）症状：咳嗽，气逆而喘。

（3）治疗：射干麻黄汤。

七、胸痹心痛短气病脉证治

1. 原文

（1）师曰：夫脉当取太过不及，阳微阴弦，即胸痹而痛。所以然者，责其极虚也。今阳虚知在上焦，所以胸痹、心痛者，以其阴弦故也。

（2）胸痹之病，喘息咳唾，胸背痛，短气，寸口脉沉而迟，关上小紧数，栝蒌薤白白酒汤主之。

2. 胸痹的病机 阳微阴弦（本虚标实）。①脉：寸微，尺弦。②病机：心阳虚衰，邪气停滞心胸。

3. 主症 喘息咳唾，胸背痛，短气。

4. 治疗 栝蒌薤白白酒汤。

八、腹满寒疝宿食病脉证治

1. 原文

（1）病腹满，发热十日，脉浮而数，饮食如故，厚朴七物汤主之。

（2）胁下偏痛，发热，其脉紧弦，此寒也，以温药下之，宜大黄附子汤。

2. 证候

（1）腑实兼有表证（腹胀满，兼有发热，脉浮数）。

（2）寒实内结，胁下偏痛（疼痛或偏于左胁下或右胁下，而非两胁下俱痛）。

3. 治疗

（1）厚朴七物汤。

（2）大黄附子汤。

九、五脏风寒积聚病脉证并治

1. 原文

（1）肾着之病，其人身体重，腰中冷，如坐水中，形如水状，反不渴，小便自利，饮食如故，病属下焦，身劳汗出，衣里冷湿，久久得之，腰以下冷痛，腹重如带五千钱，甘姜苓术汤主之。

（2）肝着，其人常欲蹈其胸上，先未苦时，但欲饮热，旋覆花汤主之。

2. 肾着

（1）病因病机：寒湿留滞在腰部（肌肉筋膜，没入肾）。

（2）症状：身体重，腰中冷；身劳汗出，衣里冷湿，如带五千钱。

（3）治疗：甘姜苓术汤。

3. 肝着

（1）病因病机：阴寒邪气留着于肝经，导致阳气痹阻，经脉气血运行不畅，导致气滞血瘀。

（2）治疗：旋覆花汤。

十、痰饮咳嗽病脉证并治

1. 原文

（1）问曰：四饮何以为异？师曰：其人素盛今瘦，水走肠间，沥沥有声，谓之痰饮。饮后水流在胁下，咳唾引痛，谓之悬饮。饮水流行，归于四肢，当汗出而不汗出，身体疼重，谓之溢饮。咳逆倚息，短气不得卧，其形如肿，谓之支饮。

（2）夫短气有微饮，当从小便去之，苓桂术甘汤主之；肾气丸亦主之。

2. 分类和主症（辨病位）☆

（1）痰饮：水走肠间，沥沥有声。

（2）悬饮：饮后水流在胁下，咳唾引痛。

（3）溢饮：饮水流行，归于四肢，当汗出不汗出，身体疼重。

（4）支饮：咳逆倚息，短气不得卧，其形如肿（胸肺）。

3. 治疗 苓桂术甘汤、肾气丸。

十一、消渴小便不利淋病脉证并治

1. 原文 小便不利者，有水气，其人若渴，用栝蒌瞿麦丸主之。

2. 病机 肾阳不足，气化无权，水停不行。

3. 治疗 栝蒌瞿麦丸。

十二、水气病脉证并治

1. 原文

（1）师曰：病有风水，有皮水，有正水，有石水，有黄汗。风水，其脉自浮，外证骨节疼痛，恶风；皮水，其脉亦浮，外证胕肿，按之没指，不恶风，其腹如鼓，不渴，当发其汗；正水，其脉沉迟，外证自喘；石水，其脉自沉，外证腹满不喘；黄汗，其脉沉迟，身发热，胸满，四肢头面肿，久不愈，必致痈脓。

（2）师曰：诸有水者，腰以下肿，当利小便；腰以上肿，当发汗乃愈。

（3）风水恶风，一身悉肿，脉浮不渴，续自汗出，无大热，越婢汤主之。

（4）气分，心下坚大如盘，边如旋杯，水饮所作。桂枝去芍药加麻黄细辛附子汤主之。

2. 症状☆

（1）风水（肺）：脉浮，外证骨节疼痛，恶风。

（2）皮水（肺脾）：脉浮，外证胕肿，按之没指，不恶风，其腹如鼓，不渴，当发其汗。

（3）正水（肾）：脉沉迟，外证自喘。

（4）石水：脉沉，外证腹满不喘。

（5）黄汗：脉沉迟，身发热，胸满，四肢头面肿，久不愈，必致痈脓（火、热）。

3. 治肿 ①腰以上：发汗（开鬼门）。②腰以下：利小便（洁净府）。

4. 风水夹热证 越婢汤。

十三、黄疸病脉证并治☆

1. 原文

（1）寸口脉浮而缓，浮则为风，缓则为痹。痹非中风，四肢苦烦，脾色必黄，瘀热以行。

（2）黄疸病，茵陈五苓散主之。

2. 黄疸病机 脾色必黄，瘀热以行。

3. 寸口脉浮而缓 ①浮：风。②缓：湿邪闭阻。

4. 黄疸湿重于热 茵陈五苓散。

十四、惊悸吐衄下血胸满瘀血病脉证治

1. 原文

（1）下血，先便后血，此远血也，黄土汤主之。

（2）下血，先血后便，此近血也，赤小豆当归散主之。

2. 病因病机

（1）远血：中焦虚寒，脾不统血。

（2）近血：湿热蕴结大肠，迫血下行。

3. 治疗

（1）远血：黄土汤。

（2）近血：赤小豆当归散。

十五、呕吐哕下利病脉证治

1. 原文

（1）呕而肠鸣，心下痞者，半夏泻心汤主之。

（2）哕逆者，橘皮竹茹汤主之。

2. 寒热错杂致呕 中焦气机不畅（脾胃为中焦枢纽）。

3. 鉴别☆

（1）生姜泻心汤：心下痞硬，干噫食臭。

（2）旋覆代赭汤：心下痞硬，噫气不除。

十六、妇人妊娠病脉证并治

1. 原文 妇人宿有癥病，经断未及三月，而得漏下不止，胎动在脐上者，为癥痼害。妊娠六月动者，前三月经水利时，胎也。下血者，后断三月衃也。所以血不止者，其癥不去故也，当下其癥，桂枝茯苓丸主之。

2. 鉴别

（1）癥病（腹中血块）：经断未及三月，而得漏下不止，胎动在脐上。

（2）妊娠：六月动者，前三月经水利时，胎也。

十七、妇人产后病脉证治

1. 原文

（1）产后腹中疞痛，当归生姜羊肉汤主之；并治腹中寒疝，虚劳不足。

（2）产后中风发热，面正赤，喘而头痛，竹叶汤主之。

2. 产后血虚里寒腹痛病机 产后气血不足，冲任空虚，寒邪乘虚入里。

3. 产后中风兼阴阳两虚病机 产后气血多虚，卫外不固。

十八、妇人杂病脉证并治☆

1. 原文

（1）妇人咽中如有炙脔，半夏厚朴汤主之。

（2）妇人脏躁，喜悲伤欲哭，象如神灵所作，数欠伸，甘麦大枣汤主之。

（3）问曰：妇人年五十所，病下利，数十日不止，暮即发热，少腹里急，腹满，手掌烦热，唇口干燥，何也？师曰：此病属带下。何以故？曾经半产，瘀血在少腹不去。何以知之？其证唇口干燥，故知之。当以温经汤主之。

（4）妇人腹中诸疾痛，当归芍药散主之。

2. 梅核气 情志不舒，郁而化火，炼液为痰，阻于咽喉。

3. 脏躁 血虚，神魂失养，致情志病。以甘麦大枣汤甘润缓急，养血安神。

4. 妇人崩漏 冲任虚寒兼有瘀血内阻崩漏。治用温经汤温经散寒，养血行瘀，调补冲任。

5. 妇人肝脾不和腹中诸疾病 当归芍药散具有调肝养血、健脾利湿之功，体现了肝脾同调、血水同治的特点。

第四章 温病学

一、《温热论》

1. 温病的致病因素、感邪途径☆

(1) 原文：温邪上受，首先犯肺，逆传心包。肺主气属卫，心主血属营，辨营卫气血虽与伤寒同，若论治法则与伤寒大异也。

(2) 温邪从口鼻入，上受于肺。

(3) 传变次序：卫→气→营→血。

(4) 逆传心包：温邪传变迅速，由肺（卫分）直接内陷心包（营分）。

(5) 伤寒——表寒，慢，伤阳，多有变证；温病——表热，快，伤阴。

2. 温邪在表的治法

(1) 原文：盖伤寒之邪留恋在表，然后化热入里，温邪则热变最速。未传心包，邪尚在肺，肺主气，其合皮毛，故云在表。在表初用辛凉轻剂。夹风则加入薄荷、牛蒡之属，夹湿加芦根、滑石之流。或透风于热外，或渗湿于热下，不与热相搏，势必孤矣。

(2) 透风于热外：温邪在表夹风，加辛凉散风药，风邪透表，热邪随之。

(3) 渗湿于热下：温邪在表夹湿，加淡渗利湿药，湿邪渗下，热邪随之外泄。

3. 区别

(1) 原文：不尔，风夹温热而燥生，清窍必干，为水主之气不能上荣，两阳相劫也；湿与温合，蒸郁而蒙蔽于上，清窍为之壅塞，浊邪害清也。其病有类伤寒，其验之之法，伤寒多有变证，温热虽久，在一经不移，以此为辨。

(2) 温病夹风：病机为两阳（风与热）相劫，燥，清窍必干，水主之气（人体的津液）不能上荣。

(3) 温病夹湿：病机为浊邪（湿热）害清，蒸郁而蒙蔽于上，清窍（面部诸窍）为之壅塞。

4. 温病内传营血证治

(1) 原文：前言辛凉散风，甘淡驱湿，若病仍不解，是渐欲入营也。营分受热，则血液受劫，心神不安，夜甚无寐，或斑点隐隐，即撤去气药。如从风热陷入者，用犀角、竹叶之属；如从湿热陷入者，犀角、花露之品，参入凉血清热方中。若加烦躁，大便不通，金汁亦可加入，老年或平素有寒者，以人中黄代之，急急透斑为要。

(2) 营分受热，血液（营阴）受劫，心神不安，斑点隐隐，撤去气药。

(3) 急急透斑：用清热凉血透邪之法使营热随斑透发而外解。

5. 斑出热不解证治

(1) 原文：若斑出热不解者，胃津亡也，主以甘寒，重则如玉女煎，轻则如梨皮、蔗浆之类。或其人肾水素亏，虽未及下焦，先自彷徨矣，必验之于舌，如甘寒之中加入咸寒，务在先安未受邪之地，恐其陷入易易耳。

(2) 若肾水素虚，即使暂无肾阴亏虚症状，验舌象干绛，用甘寒和咸寒药物（先安未受邪之地）。

6. 邪留气分的治法

(1) 原文：若其邪始终在气分流连者，可冀其战汗透邪，法宜益胃，令邪与汗并，热达腠开，邪从汗出。解后胃气空虚，当肤冷一昼夜，待气还自温暖如常矣。盖战汗而解，邪退正虚，阳从汗泄，故渐肤冷，未必即成脱证。此时宜令病者，安舒静卧，以养阳气来复，旁人切勿惊惶，频频呼唤，扰其元神，使其烦躁。但诊其脉，若虚软和缓，虽倦卧不语，汗出肤冷，却非脱证；若脉急疾，躁扰不卧，肤冷汗出，便为气脱之证矣。更有邪盛正虚，不能一战而解，停一二日再战汗而愈者，不可不知。

（2）治法☆：战汗（正气未衰，驱邪外出的现象）透邪，法宜益胃。温邪留恋气分时的治法，即以轻清宣透之品，宣通气机，清气生津，补足津液，使正气得以振奋，邪热随汗而解。

（3）转归：汗后，肤冷，宜安舒静卧，养阳气。①脉虚软和缓，倦卧不语，汗出肤冷，此不是脱证。②脉急疾，躁扰不卧，肤冷汗出，此为气脱（邪盛正虚）。

7. 邪留三焦的治法及转归

（1）原文：再论气病有不传血分，而邪留三焦，亦如伤寒中少阳病也。彼则和解表里之半，此则分消上下之势，随证变法，如近时杏、朴、苓等类，或如温胆汤之走泄。因其仍在气分，犹可望其战汗之门户，转疟之机括。

（2）治法☆：分消上下之势，以分消走泄之法宣通上中下三焦气机；仍在气分，犹可望其战汗之门户，转疟之机括。

8. 温病的纲领

（1）原文：大凡看法，卫之后方言气，营之后方言血。在卫汗之可也，到气才可清气，入营犹可透热转气，如犀角、玄参、羚羊角等物，入血就恐耗血动血，直须凉血散血，如生地、丹皮、阿胶、赤芍等物。否则前后不循缓急之法，虑其动手便错，反致慌张矣。

（2）治法☆

传变次序	卫	气	营	血
治法	汗	清气	透热转气	凉血散血

9. 湿邪治疗☆

（1）原文：且吾吴湿邪害人最广，如面色白者，须要顾其阳气，湿胜则阳微也，法应清凉，然到十分之六七，即不可过于寒凉，恐成功反弃，何以故耶？湿热一去，阳亦衰微也。面色苍者，须要顾其津液，清凉到十分之六七，往往热减身寒者，不可就云虚寒而投补剂，恐炉烟虽熄，灰中有火也，须细察精详，方少少与之，慎不可直率而往也。又有酒客里湿素盛，外邪入里，里湿为合。在阳旺之躯，胃湿恒多；在阴盛之体，脾湿亦不少，然其化热则一。热病救阴犹易，通阳最难。救阴不在血，而在津与汗；通阳不在温，而在利小便，然较之杂证，则有不同也。

（2）注意事项：①面色㿠白者，顾其阳气，用药不可过于寒凉，恐伤阳气。②面色苍者，顾其津液，不可冒用补剂，余火复炽，少少与之。

（3）致病特点：酒客里湿素盛，与外邪相合。①在阳旺之躯，为胃湿（热重于湿）。②在阴盛之体，为脾湿（湿重于热）。

10. 湿热里结

（1）原文：再论三焦不得从外解，必致成里结。里结于何？在阳明胃与肠也。亦须用下法，不可以气血之分，就不可下也。但伤寒邪热在里，劫烁津液，下之宜猛；此多湿邪内搏，下之宜轻。伤寒大便溏为邪已尽，不可再下；湿温病大便溏为邪未尽，必大便硬，慎不可再攻也，以粪燥为无湿矣。

（2）治疗：湿热不能分消走泄，透邪外解，留于三焦者，胶结于胃肠，用下法，宜轻缓，以期祛湿导滞（大便成形则停药）；伤寒里结（阳明腑实证）应峻下，急下存阴（便溏停）。

二、《湿热病篇》

1. 湿热病提纲（湿热表证）

（1）原文：湿热证，始恶寒（湿阻卫阳），后但热不寒（湿热郁蒸），汗出胸痞，舌白（湿盛），口渴（热）不引饮。

（2）病位：①伤寒表证，病在太阳。②温病表证，病在肺卫。③湿热表证，病在太阳、阳明。

2. 阴湿伤表

原文：湿热证，恶寒，无汗，身重，头痛，湿在表分，宜藿香、香薷、羌活、苍术皮、薄荷、牛蒡子等味（透表化湿药）。头不痛者，去羌活。

3. 阳湿伤表

原文：湿热证，恶寒，发热，身重，关节疼痛，湿在肌肉，不为汗解，宜滑石、大豆黄卷、茯苓皮、苍术皮、藿香叶、鲜荷叶、白通草、桔梗等味（化湿、泄热药）。不恶寒者，去苍术皮。

4. 湿热阻遏膜原

原文：湿热证，寒热如疟，湿热阻遏膜原（三焦之门户，一身之半表半里），宜柴胡、厚朴、槟榔、草果、藿香、苍术、半夏、干菖蒲、六一散等味（宣透膜原，辟秽化浊）。

5. 湿热病后期，余湿未尽，胃气未醒

原文：湿热证，数日后，脘中微闷，知饥不食，湿邪蒙绕三焦，宜藿香叶、薄荷叶、鲜荷叶、枇杷叶、佩兰叶、芦尖、冬瓜仁等味（轻清宣化，淡渗利湿，恢复气机）。

6. 湿热阻于中焦气分，湿重于热

原文：湿热证，初起发热，汗出，胸痞，口渴，舌白，湿伏中焦，宜藿梗、蔻仁、杏仁、枳壳、桔梗、郁金、苍术、厚朴、草果、半夏、干菖蒲、佩兰叶、六一散等味（辛苦燥湿、芳香化湿、开肺宣气、清热淡渗利湿）。

7. 湿渐化热，余湿犹滞

原文：湿热证，舌根白，舌尖红，湿渐化热，余湿犹滞。宜辛泄佐清热，如蔻仁、半夏、干菖蒲、大豆黄卷、连翘、绿豆衣、六一散等味（湿热参半，但湿重热轻）。

三、《温病条辨》

1. 概念范围

（1）原文：温病者，有风温，有温热，有温疫，有温毒，有暑温，有湿温，有秋燥，有冬温，有温疟。

（2）特点☆

温病	范围特点
风温	初春时节感受风热病邪
暑温	盛夏之时感受暑热病邪
秋燥	秋季感受燥热病邪
冬温	冬季感受冬令反常之温气风热病邪
温热	春季感受温热病邪，以里热证为主
湿温	在夏末秋初的长夏季节，感受湿热病邪
温毒	感受温热时毒病邪，既有热性病的症状，又有局部肿毒
温疟	阴伤而阳热亢盛而发的一种疟疾
温疫	感受疠气秽浊而发，具有强烈流行性和传染性

2. 温邪初犯卫分

原文：太阴风温、温热、温疫、冬温，初起恶风寒者，桂枝汤主之；但热不恶寒而渴者，辛凉平剂银翘散主之。温毒、暑温、湿温、温疟不在此例。

3. 手太阴温病血分证

原文：太阴温病，血从上溢者，犀角地黄汤合银翘散主之。有中焦病者，以中焦法治之。若吐粉红血水者，死不治；血从上溢，脉七八至以上，面反黑者，死不治；可用清络育阴法（犀角地黄汤和黄连阿胶汤）。

4. 手太阴温病营分证

原文：太阴温病，寸脉大，舌绛而干，法当渴，今反不渴者，热在营中也，清营汤去黄连主之。

5. 邪入心包

原文：邪入心包，舌謇肢厥（气血运行郁滞，阴阳之气不相顺接），牛黄丸主之，紫雪丹亦主之。

6. 湿温初起

（1）原文：头痛恶寒，身重疼痛，舌白不渴，脉弦细而濡，面色淡黄，胸闷不饥，午后身热，状若阴虚，病难速已，名曰湿温。汗之则神昏耳聋，甚则目瞑不欲言；下之则洞泄；润之则病深不解。长夏深秋冬日同法，三仁汤主之。

（2）证候：表（头痛恶寒，身重疼痛）；湿（舌白不渴，脉弦细濡）；热（午后身热）。

（3）治法：分利湿热，祛湿清热并举，用三仁汤。

（4）禁忌：①禁汗（神昏耳聋，甚目瞑不欲言）。②禁下（洞泄，泻下无度）。③禁润（病深不解）。

7. 阳明温病的提纲（中焦）

原文：面目俱赤，语声重浊，呼吸俱粗，大便闭，小便涩，舌苔老黄，甚则黑有芒刺，但恶热不恶寒，日晡（下午3～5点）益甚者，传至中焦，阳明温病也。脉浮洪躁甚者，白虎汤（经病）主之；脉沉数有力，甚则脉体反小而实者，大承气汤（腑病）主之。暑温、湿温、温疟不在此例。

8. 阳明腑实兼证　阳明温病，下之不通。

原文：阳明温病，下之不通，其证有五：应下失下，正虚不能运药，不运药者死，新加黄龙汤（腑实和正虚）主之。喘促不宁，痰涎壅滞，右寸实大，肺气不降者，宣白承气汤（腑实和肺热）主之。左尺牢坚，小便赤痛，时烦渴甚，导赤承气汤（腑实和小肠热）主之。邪闭心包，神昏舌短，内窍不通，饮不解渴者，牛黄承气汤（腑实和闭窍）主之。津液不足，无水舟停者，间服增液，再不下者，增液承气汤（阳明热盛伤津，津液枯耗）主之。

9. 阳明温病

（1）原文：阳明温病，无汗，实证未剧，不可下，小便不利者，甘（滋润）苦（清热）合化，冬地三黄汤主之。

（2）温病出现小便不利的原因：①小肠火腑热盛，津液干涸。②热邪袭肺，肺失宣降，通调水道功能失调。

10. 温病后期真阴耗伤

原文：风温、温热、温疫、温毒、冬温，邪在阳明久羁，或已下，或未下，身热面赤，口干舌燥，甚则齿黑唇裂，脉沉实者，仍可下之；脉虚大，手足心热甚于手足背者，加减复脉汤主之。

11. 温病后期邪留阴分☆

原文：夜热早凉，热退无汗，热自阴来者，青蒿鳖甲汤主之。

12. 治法☆

原文：治外感如将（兵贵神速，机圆法活，去邪务尽，善后务细，盖早平一日，则人少受一日之害）；治内伤如相（坐镇从容，神机默运，无功可言，无德可见，而人登寿域）。治上焦如羽（非轻不举）；治中焦如衡（非平不安）；治下焦如权（非重不沉）。

13. 温毒

原文：温毒咽痛，喉肿，耳前耳后肿，颊肿，面正赤，或喉不痛，但外肿，甚则耳聋，俗名大头温、虾蟆温者，普济消毒饮去柴胡、升麻主之，初起一二日，再去芩、连，三四日加之佳。

14. 伏暑、暑温、湿温

原文：伏暑、暑温、湿温，证本一源，前后互参，不可偏执。

15. 阳明温病热结阴亏

原文：阳明温病，无上焦证，数日不大便，当下之，若其人阴素虚，不可行承气者，增液汤主之。服增液汤已，周十二时观之，若大便不下者，合调胃承气汤微和之。

16. 湿痹

原文：湿聚热蒸，蕴于经络，寒战热炽，骨骱烦疼，舌色灰滞，面目萎黄，病名湿痹，宣痹汤主之。

17. 暑邪深入少阴、厥阴

原文：暑邪深入少阴消渴者，连梅汤主之；入厥阴麻痹者，连梅汤主之；心热烦躁神迷甚者，先与紫雪丹，再与连梅汤。

四、《温疫论》

1. 温疫的病因和传变

原文：夫温疫之为病，非风，非寒，非暑，非湿，乃天地间别有一种异气所感，其传有九，此治疫紧要关节。

2. 温疫初起膜原

原文：温疫初起，先憎寒而后发热，日后但热而无憎寒也。初得之二三日，其脉不浮不沉而数，昼夜发热，日晡益甚，头疼身痛。其时邪在伏脊之前，肠胃之后，虽有头疼身痛，此邪热浮越于经，不可认为伤寒表证，辄用麻黄、桂枝之类强发其汗。此邪不在经，汗之徒伤表气，热亦不减。又不可下，此邪不在里，下之徒伤胃气，其渴愈甚。宜达原饮（疏利透达膜原）。

五、《伤寒温疫条辨》

升降散及温病十五方原文

（1）升降散。温病亦杂气中之一也，表里三焦大热，其证治不可名状者，此方主之。白僵蚕（酒炒）二钱，全蝉蜕（去土）一钱，广姜黄（去皮）三分，川大黄（生）四钱，称准，上为细末，合研匀。病轻者分四次服，每服重一钱八分二厘五毫，用黄酒一盅，蜂蜜五钱，调匀冷服，中病即止。病重者，分三次服，每服重二钱四分三厘三毫，黄酒盅半，蜜七钱五分，调匀冷服。最重者，分二次服，每服重三钱六分五厘，黄酒二盅，蜜一两，调匀冷服。胎产亦不忌。炼蜜丸，名太极丸，服法同前，轻重分服，用蜜、酒调匀送下。

（2）按温病总计十五方。轻则清之，神解散、清化汤、芳香饮、大小清凉散、大小复苏饮、增损三黄石膏汤八方；重则泻之，增损大柴胡汤、增损双解散、加味凉膈散、加味六一顺气汤、增损普济消毒饮、解毒承气汤六方；而升降散，其总方也，轻重皆可酌用。察证切脉，斟酌得宜，病之变化，治病之随机应变，又不可执方耳。按处方必有君、臣、佐、使，而又兼引导，此良工之大法也。是方以僵蚕为君，蝉蜕为臣，姜黄为佐，大黄为使，米酒为引，蜂蜜为导，六法俱备，而方乃成。

中医临床

中医内科学

第一章　肺系病证

第一节　感冒

一、概念

感冒是感受六淫、时行之邪，邪犯肺卫，卫表不和而导致的常见外感疾病，以鼻塞、流涕、喷嚏、咳嗽、头痛、恶寒、发热、全身不适、脉浮为特征。

二、病因病机

1. 病因　六淫病邪，时行病毒。

2. 病机　邪犯肺卫，卫表不和。

3. 病位　肺卫。

三、诊断与鉴别诊断

1. 诊断要点　以卫表及鼻咽症状为主。

2. 鉴别诊断

（1）与风温相鉴别

	发热轻重	汗出后减轻与否	是否传变
感冒	轻	身凉脉静	否
风温	重	汗出后热虽暂降，脉数不静，复起	入里

（2）与时行感冒鉴别☆

	轻重	传染性	流行性
普通感冒	轻	无	无
时行感冒	重	有	有

四、辨证论治

1. 辨证要点

（1）首辨偏实与偏虚。

（2）次辨风寒与风热。

（3）再辨兼夹证。

2. 治疗原则　解表达邪。

3. 分证论治

<table>
<tr><th>证型</th><th colspan="3">证候</th><th>治法</th><th>方药</th></tr>
<tr><td colspan="6">常人感冒</td></tr>
<tr><td>风寒束表</td><td rowspan="3">恶寒/恶风与发热并见</td><td>无汗，肢节酸痛，流清涕</td><td>苔薄白，脉浮紧</td><td>辛温解表，宣肺散寒</td><td>荆防达表汤/荆防败毒散</td></tr>
<tr><td>风热犯表</td><td>汗泄不畅，头胀痛，流黄浊涕</td><td>苔薄黄，脉浮数</td><td>辛凉解表，疏风清热</td><td>银翘散或葱豉桔梗汤</td></tr>
<tr><td>暑湿伤表</td><td>肢体酸重，头昏重，胸闷脘痞，便溏</td><td>苔薄黄而腻，脉濡数</td><td>清暑祛湿解表</td><td>新加香薷饮</td></tr>
<tr><td colspan="6">虚体感冒</td></tr>
<tr><td>气虚感冒</td><td rowspan="2">恶寒/恶风与发热并见</td><td>咳痰无力，气短懒言，反复易感</td><td>舌淡苔白，脉浮无力</td><td>益气解表，调和营卫</td><td>参苏饮</td></tr>
<tr><td>阴虚感冒</td><td>心烦，干咳少痰</td><td>舌红少苔，脉细数</td><td>滋阴解表</td><td>加减葳蕤汤</td></tr>
</table>

注：加减

①风寒束表：若表湿较重，肢体酸痛，头重头胀，身热不扬者，加羌活、独活祛风除湿。

②气虚感冒

a. 若表虚自汗，易伤风邪者，可常服玉屏风散。

b. 畏寒，四肢欠温，加细辛、熟附子。

【拓展】感冒期间一般忌用补敛之品，以防闭门留寇。

第二节　咳嗽

一、概念

咳嗽是指肺失宣降，肺气上逆作声，或伴咳吐痰液而言，为肺系疾病的主要证候之一。有声无痰为咳，有痰无声为嗽。

二、病因病机

1. 病因　外感六淫，内邪干肺。

2. 病机　邪犯于肺，肺气上逆。

3. 病位　在肺，与肝、脾有关，久则伤肾。

4. 病理因素　外感主要为六淫，内伤主要为“痰”与“火”。

三、诊断与鉴别诊断

1. 诊断要点　临床以咳嗽、咳痰为主要表现。

（1）外感咳嗽：起病急，病程短，常伴肺卫表证。

（2）内伤咳嗽：常反复发作，病程长，多伴兼证。

咳嗽按时间分为急性咳嗽、亚急性咳嗽和慢性咳嗽。急性咳嗽 <3 周，亚急性咳嗽为 3～8 周，慢性咳嗽 >8 周。

2. 鉴别诊断

（1）与喘证鉴别：咳嗽以气逆有声，咯吐痰液为主；喘证以呼吸困难，甚则不能平卧为临床特征。

（2）与肺痨鉴别：均有咳嗽、咳痰症状，但肺痨为感染“痨虫”所致，有传染性，同时兼见潮热、盗汗、咳血、消瘦等症，可资鉴别。

四、辨证论治

1. 辨证要点 首辨外感、内伤，次辨证候虚实，再辨咳嗽及咳痰特点。

（1）辨外感内伤

	外感	内伤
病史新久	多为新病	久病，常反复发作
起病缓急	急	缓
病程	短	长
兼证	常伴肺卫表证：恶寒、发热、头痛	可伴他脏见证
病性	邪实	虚实夹杂

（2）辨证候虚实：①外感咳嗽——风寒、风热、风燥为主，属邪实；②内伤咳嗽——多为虚实夹杂，本虚标实。

（3）辨咳嗽及咳痰特点☆

	临床意义	
咳嗽	早晨咳嗽，阵发加剧，咳嗽连声、重浊，痰出咳减者	属痰湿或痰热咳嗽
	午后、黄昏咳嗽加重，或夜间有单声咳嗽、咳声轻微短促者	属肺燥阴虚
	夜卧咳嗽较剧，持续不已，少气或伴气喘者	属久咳致喘的虚寒证
咳痰	咳而少痰者	多属燥热、气火、阴虚
	咳痰多者	常属湿痰、痰热、虚寒
	痰白而稀薄	属风、寒
	痰黄而稠	属热
	味甜者	属痰湿
	味咸者	属肾虚

2. 治疗原则

（1）外感咳嗽：多为实证，应祛邪利肺。

（2）内伤咳嗽：标实为主者，治以祛邪止咳；本虚为主者，治以扶正补虚。

3. 分证论治

证型	证候			治法	方药
外感咳嗽					
风寒袭肺	咳嗽	咽痒，痰稀薄色白	苔薄白，脉浮紧	疏风散寒，宣肺止咳	三拗汤合止嗽散
风热犯肺		咽痛，痰黏稠或黄	苔薄黄，脉浮数	疏风清热，宣肺止咳	桑菊饮
风燥伤肺		咽干痛，痰少而黏，不易咳出	苔薄黄，脉浮数	疏风清肺，润燥止咳	温燥：桑杏汤 凉燥：杏苏散

续表

证型	证候			治法	方药
内伤咳嗽					
痰湿蕴肺	咳嗽	痰多易咳	苔白腻，脉濡滑	燥湿化痰，理气止咳	二陈平胃散合三子养亲汤
痰热郁肺		痰多，质黏稠色黄	苔薄黄腻，脉滑数	清热肃肺，豁痰止咳	清金化痰汤
肝火犯肺		胸胁胀痛，咳时引痛，随情绪波动增减	苔薄黄少津，脉弦数	清肺泻肝，化痰止咳	黛蛤散合加减泻白散
肺阴亏耗		干咳痰少，盗汗	舌红少苔，脉细数	滋阴清热，润肺止咳	沙参麦冬汤

注：加减

风寒袭肺——若素有寒饮伏肺，兼见咳嗽上气，痰液清稀，胸闷气急，舌淡红，苔白而滑，脉浮紧或弦滑者，治以疏风散寒，温化寒饮，可改投小青龙汤。

第三节　哮病

一、概念

哮病是一种发作性的痰鸣气喘疾患，发时喉中有哮鸣声，呼吸气促困难，甚则喘息不能平卧。

二、病因病机

1. 病因　①外邪侵袭；②饮食不当；③情志刺激；④体虚病后。

2. 病机　“伏痰”遇感引触，痰气搏结，肺气宣降失常，而致痰鸣如吼，气息喘促。

3. 病位　主要在肺，与肝、脾、肾关系密切。

4. 病理因素　痰（夙根）。

三、诊断与鉴别诊断

1. 诊断要点　喉中有明显哮鸣声。

2. 鉴别诊断

（1）与喘证鉴别：都有呼吸急促、困难的表现。哮必兼喘，但喘未必兼哮。哮指声响言，喉中哮鸣有声，是一种反复发作的独立性疾病；喘指气息言，为呼吸气促困难，是多种肺系急慢性疾病的一个症状。

（2）与支饮鉴别：支饮为饮留胸膈，虽然也可表现痰鸣气喘的症状，但多由慢性咳嗽经久不愈，逐渐加重而成咳喘，病情时轻时重，发作与间歇的界限不清，以咳嗽和气喘为主。如《金匮要略·痰饮咳嗽病脉证并治》云：“咳逆倚息，短气不得卧，其形如肿，谓之支饮。”哮病间歇发作，突然起病，迅速缓解。

四、辨证论治

1. 辨证要点

（1）辨发作期与缓解期。

（2）辨寒热。

2. 治疗原则

（1）发时治标：攻邪治标，祛痰利气。

（2）平时治本：阳气虚者应予温补，阴虚者则予滋养，分别采用补肺、健脾、益肾等法。

3. 分证论治

证型	证候			治法	方药
发作期					
冷哮	喉中有哮鸣声	哮鸣有声，形寒怕冷	苔白滑，脉浮紧	宣肺散寒，化痰平喘	射干麻黄汤/小青龙汤
热哮		痰鸣如吼，气粗息涌，口苦，口渴喜饮	舌红苔黄腻，脉滑数	清热宣肺，化痰定喘	定喘汤
寒包热哮		胸膈烦闷，发热，恶寒无汗	苔白腻罩黄，舌尖边红，脉弦紧	解表散寒，清化痰热	小青龙加石膏汤/厚朴麻黄汤
风痰哮		痰涎壅盛，声如拽锯，喘急胸满	苔厚浊，脉滑实	祛风涤痰，降气平喘	三子养亲汤
虚哮		哮鸣如鼾，声低，气短息促，动则喘甚	舌淡，脉沉细	补肺纳肾，降气化痰	平喘固本汤
缓解期					
肺虚	喉中有哮鸣声	喘促气短，语声低微，面色㿠白，自汗畏风	舌淡苔白，脉细弱或虚大	补肺益气	玉屏风散
脾虚		食少便溏，面色萎黄无华，胸脘满闷，恶心纳呆	舌质淡，苔白滑或腻，脉细弱	健脾益气	六君子汤
肾虚		呼多吸少，脑转耳鸣，腰酸腿软	舌淡苔白质胖/舌红少苔，脉沉细/细数	补肾纳气	金匮肾气丸合七味都气丸加减

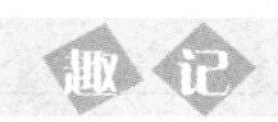

肝冷腚热。注：冷哮用射干麻黄汤，热哮用定喘汤。

第四节　喘证

一、概念

喘即气喘、喘息。喘证是以呼吸困难，甚至张口抬肩，鼻翼扇动，不能平卧为临床特征的病证。

二、病因病机

1. 病因　外邪侵袭、饮食不当、情志所伤、劳欲久病。

2. 病机　肺气上逆，宣降失职，或气无所主，肾失摄纳。

3. 病位　主要在肺（实）和肾（虚），涉及肝、脾、心。

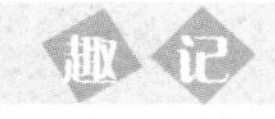

肺系疾病中，感冒病位在卫表，喘证病位在肺肾，其余疾病病位均在肺。

三、诊断与鉴别诊断

1. 诊断要点　以呼吸困难，短促急迫为主特征，伴其他心肺等慢性病史，多由外感及劳累而诱发。

2. 鉴别诊断 与哮病相鉴别。

四、辨证论治

1. 辨证要点

（1）辨清虚实。

（2）实喘辨外感内伤。

（3）虚喘辨病位。

2. 治疗原则 实喘治肺，以祛邪利气为主，虚喘以培补摄纳为主。

3. 分证论治

证型	证候			治法	方药
实喘					
风寒壅肺	喘促短气、呼吸困难	痰多稀薄而带泡沫，恶寒无汗	苔薄白而滑，脉浮紧	宣肺散寒	麻黄汤合华盖散
表寒肺热		息粗鼻扇，形寒身热，身痛	舌质红，苔薄白或黄，脉浮数	解表清里，化痰平喘	麻杏石甘汤
痰热郁肺		痰多质黏色黄，身热有汗	舌红苔薄黄，脉滑数	清热化痰，宣肺平喘	桑白皮汤
痰浊阻肺		喘咳痰鸣，胸中满闷，痰多黏腻色白，咯吐不利	舌质淡，苔白腻，脉滑或濡	祛痰降逆，宣肺平喘	二陈汤合三子养亲汤
肺气郁痹		情志刺激诱发，咽中如窒，平素多忧思抑郁	舌质红，苔薄，脉弦	开郁降气平喘	五磨饮子
虚喘					
肺气虚耗	喘促短气、呼吸困难	气怯声低，咳声低弱，自汗畏风	舌红少苔，脉细数	补肺益气	生脉散合补肺汤
肾虚不纳		呼多吸少，气不得续，跗肿，面唇青紫	舌淡苔白，脉沉弱，或舌红少津，脉细数	补肾纳气	金匮肾气丸合参蛤散
正虚喘脱		张口抬肩，端坐不能平卧，稍动则咳喘欲绝	脉浮大无根，或脉微欲绝	扶阳固脱，镇摄肾气	参附汤送服黑锡丹，配合蛤蚧粉

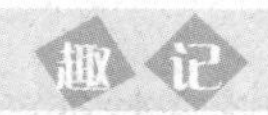

冷吃麻花热吃皮。注：风寒壅肺证选方为麻黄汤和华盖散；痰热郁肺证选方为桑白皮汤。

注：加减

①肺气郁痹证——若气滞腹胀，大便秘结，可加用大黄以降气通腑，即六磨汤之意。

②肾虚不纳证

a. 若表现为肾阴虚者，不宜辛燥，宜用七味都气丸合生脉散加减。

b. 兼标实，痰浊壅肺，喘咳痰多，气急胸闷，苔腻，此为上盛下虚，宜用苏子降气汤。

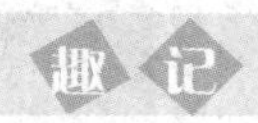

五呃喘，六必居。注：五磨饮子——呃逆、喘证；六磨汤——便秘、聚证。

第五节 肺痈

一、概念

肺痈是肺叶生疮，形成脓疡的一种病证，属内痈之一。临床以咳嗽、胸痛、发热、咳吐腥臭浊痰甚则脓血相兼为主要特征。

二、病因病机

1. 病因 感受外邪，痰热素盛，内外合邪。

2. 病机 邪热郁肺，灼液成痰，邪阻肺络，血滞为瘀，痰热与瘀血互结，蕴酿成痈，血败肉腐化脓，肺损络伤，脓疡溃破外泄。

3. 病位 肺。

4. 成痈化脓的病理基础 血瘀。

三、诊断与鉴别诊断

1. 诊断要点

（1）临床表现：咳嗽胸痛，咳吐大量腥臭脓痰，或脓血相兼。

（2）验痰法：肺痈患者咳吐的脓血浊痰腥臭，吐在水中，沉者是痈脓，浮者是痰。

（3）验口味：肺痈患者吃生黄豆或生豆汁不觉其腥。

2. 鉴别诊断 与咳嗽痰热郁肺证鉴别。

	病情	咳吐痰液
咳嗽	轻	黄稠脓痰，量多，夹有血色，无腥臭味
肺痈	重	咳吐大量腥臭脓血浊痰

四、辨证论治

1. 辨证要点

（1）辨病期。

（2）辨虚实。

（3）辨顺逆：溃脓期是病情顺逆的转折点。

2. 治疗原则 以祛邪为原则，采用清热解毒、化瘀排脓的治法。

3. 分证论治

<table>
<tr><th>证型</th><th colspan="3">证候</th><th>治法</th><th>方药</th></tr>
<tr><td>初期</td><td rowspan="4">咳嗽、胸痛、发热</td><td>恶寒发热，痰量日渐增多</td><td>苔薄黄，脉浮数而滑</td><td>疏散风热，清肺化痰</td><td>银翘散</td></tr>
<tr><td>成痈期</td><td>壮热振寒，咳吐黄绿色浊痰，喉间有腥味</td><td>苔黄腻，脉滑数</td><td>清肺解毒，化瘀消痈</td><td>千金苇茎汤合如金解毒散</td></tr>
<tr><td>溃脓期</td><td>咳吐大量脓痰，腥臭异常，或如米粥，或脓血相兼</td><td>舌红苔黄腻，脉滑数</td><td>排脓解毒</td><td>加味桔梗汤</td></tr>
<tr><td>恢复期</td><td>身热渐退，咳嗽减轻，脓痰渐少</td><td>舌红苔薄，脉细数无力</td><td>益气养阴清肺</td><td>沙参清肺汤/桔梗杏仁煎</td></tr>
</table>

第六节　肺痨

一、概念

肺痨是具有传染性的慢性虚损性疾患，以咳嗽、咳血、潮热、盗汗及身体逐渐消瘦为主要临床特征。

二、病因病机

1. 病因　感染“痨虫”（外因）、正气虚弱（内因）。

2. 病机　痨虫蚀肺，肺阴耗损，阴虚火旺，阴损及阳。

3. 病位　肺，与脾、肾相关，可涉及心、肝。

4. 病理因素　痨虫。

三、诊断与鉴别诊断

1. 诊断要点

（1）有与肺痨患者的密切接触史。

（2）以咳嗽、咳血、潮热、盗汗及形体明显消瘦为主要临床表现。

（3）初期患者仅感疲劳乏力，干咳，食欲不振，形体逐渐消瘦。

2. 鉴别诊断

（1）与虚劳鉴别：肺痨有传染性是关键。肺痨病位主要在肺，不同于虚劳的五脏并重，以肾为主；肺痨的病理主在阴虚，不同于虚劳的阴阳并重。

（2）与肺痿鉴别：肺痿是以咳吐浊唾涎沫为主症，而肺痨是以咳嗽、咳血、潮热、盗汗为特征。

四、辨证论治

1. 辨证要点　应首辨病变部位，次辨虚损之性质。

2. 治疗原则　补虚培元，抗痨杀虫。治疗大法以滋阴为主。

3. 分证论治

证型	证候			治法	方药
肺阴亏损	阴虚证	干咳，午后自觉手足心热，或见少量盗汗	舌边尖红，苔薄白，脉细数	滋阴润肺	月华丸
虚火灼肺		呛咳气急，咯血，盗汗量多，急躁易怒	舌干红，苔薄黄而剥，脉细数	补益肺肾，滋阴降火	百合固金汤合秦艽鳖甲散
气阴耗伤		咳嗽无力，气短声低，或盗汗	舌光淡，边有齿印，苔薄，脉细弱而数	养阴润肺，益气健脾	保真汤/参苓白术散
阴阳两虚		面浮肢肿，形寒肢冷，大肉尽脱	舌红少津，苔黄而剥，脉虚大无力	滋阴补阳，培元固本	补天大造丸

第七节　肺胀

一、概念

肺胀是多种慢性肺系疾患反复发作，迁延不愈，导致肺气胀满，不能敛降的一种病证。临床以胸部膨满、憋闷如塞、喘息上气、咳嗽痰多为主要特征。

二、病因病机

1. 病因　久病肺虚，感受外邪。

2. 病机　久病肺虚，六淫侵袭，以致痰饮瘀血，结于肺间，肺气胀满，不能敛降。

3. 病位　首先在肺，继则影响脾、肾，后期病及于心。

4. 病理因素　痰浊、水饮、血瘀。

三、诊断与鉴别诊断

1. 诊断要点

（1）有慢性肺系疾病史，反复发作，时轻时重，经久难愈。多见于老年人。

（2）临床表现为胸部膨满，胸中憋闷如塞，咳逆上气，痰多，喘息，动则加剧，甚则鼻扇气促，张口抬肩，目胀如脱，烦躁不安，日久可见心慌动悸，面唇紫绀，脘腹胀满，肢体浮肿，严重者可出现喘脱。

（3）常因外感而诱发。其他如劳倦过度、情志刺激等也可诱发。

2. 鉴别诊断　与哮病、喘证鉴别。均以咳而上气、喘满为主症。哮病以喉中哮鸣有声为特征。喘证以呼吸气促困难为主要表现。肺胀可隶属于喘证的范畴，哮病与喘证日久不愈又可发展成肺胀。

四、辨证论治

<table>
<tr><th>证型</th><th colspan="3">证候</th><th>治法</th><th>方药</th></tr>
<tr><td>外寒里饮</td><td rowspan="7">胸中憋闷如塞，胸部膨满</td><td>咯痰白稀量多，头痛，恶寒，无汗</td><td>苔白滑，脉浮紧</td><td>温肺散寒，化饮降逆</td><td>小青龙汤</td></tr>
<tr><td>痰浊壅肺</td><td>咳嗽痰多，色白黏腻或呈泡沫样，脘痞纳少</td><td>舌暗，苔浊腻，脉滑</td><td>化痰降气，健脾益肺</td><td>苏子降气汤合三子养亲汤</td></tr>
<tr><td>痰热郁肺</td><td>喘息气粗，烦躁，痰黄，口渴欲饮</td><td>舌边尖红，苔黄腻，脉滑数</td><td>清肺泄热，降逆平喘</td><td>越婢加半夏汤/桑白皮汤</td></tr>
<tr><td>痰蒙神窍</td><td>神志恍惚，谵妄，撮空理线</td><td>舌暗红，苔黄腻，脉细滑数</td><td>涤痰，开窍，息风</td><td>涤痰汤</td></tr>
<tr><td>痰瘀阻肺</td><td>咳嗽痰多，色白，或呈泡沫，喉间痰鸣，喘息不能平卧</td><td>舌质暗或紫，舌下青筋增粗，苔腻或浊腻，脉弦滑</td><td>涤痰去瘀，泻肺平喘</td><td>葶苈大枣泻肺汤合桂枝茯苓丸</td></tr>
<tr><td>阳虚水泛</td><td>喘咳不能平卧，下肢浮肿，尿少，怕冷</td><td>舌胖苔白滑，脉沉细</td><td>温肾健脾，化饮利水</td><td>真武汤合五苓散</td></tr>
<tr><td>肺肾气虚</td><td>呼吸浅短难续，声低气怯，腰膝酸软</td><td>舌淡，脉沉细数无力</td><td>补肺纳肾，降气平喘</td><td>平喘固本汤合补肺汤</td></tr>
</table>

【拓展】 中医内科学中与痰相关的方剂主治疾病：①涤痰汤——肺胀、胸痹、中风、痫病、痴呆。②导痰汤——痰厥、颤证。③黄连温胆汤——心悸、不寐。

第八节　肺痿

一、概念

肺痿系肺叶痿弱不用的一种肺脏慢性虚损性疾病。临床以咳吐浊唾涎沫为主症。

二、病因病机

1. 病因　久病损肺，误治津伤。

2. 病机　肺脏虚损，津气大伤，失于濡养，以致肺叶枯萎。

3. 病位　肺，与脾、胃、肾相关。

三、诊断与鉴别诊断

1. 诊断要点 以咳吐浊唾涎沫为主症。常伴面白或青苍，形体瘦削，神疲，头晕，或时有寒热等全身症状。有肺脏内伤的久咳、久嗽病史。

2. 鉴别诊断

（1）肺痿与肺痈：肺痈属实，肺痿属虚。肺痈失治久延，可以转为肺痿。

（2）肺痨：主症为咳嗽、咳血、潮热、盗汗等，有传染性。肺痨后期可以转为肺痿重证。

四、辨证论治

1. 治疗原则 补肺生津。

2. 分证论治

证型	证候			治法	方药
虚热	咳吐涎沫	质黏，口渴咽燥，午后潮热，形体消瘦	舌红而干，脉虚数	滋阴清热，润肺生津	麦门冬汤合清燥救肺汤
虚寒		质清稀量多，形寒，小便数	舌淡，脉虚弱	温肺益气，生津润肺	甘草干姜汤/生姜甘草汤

第二章 心系病证

第一节 心悸

一、概念

心悸是以心中悸动、惊惕不安，甚则不能自主为主症的疾病。病情较轻者为惊悸，多为阵发性；病情较重者为怔忡，可呈持续性。

二、病因病机

1. 病因 体虚劳倦、七情所伤、感受外邪、药食不当。

2. 病机 气血阴阳亏虚，心失所养，或邪扰心神，心神不宁。

3. 病位 在心，与肝、脾、肺、肾相关。

4. 病理因素 气滞、血瘀、痰浊、水饮。

三、诊断与鉴别诊断

1. 诊断要点

（1）自觉心中悸动不安，心搏异常，呈阵发性或持续不解，不能自主。可见数、促、结、代、缓、沉、迟等脉象。

（2）伴有胸闷不舒，易激动，心烦寐差，颤抖乏力，头晕等。中老年患者，可伴有心胸疼痛，甚则喘促，汗出肢冷，或见晕厥。

（3）发病常与情志刺激（如惊恐、紧张）、劳倦、饮酒、饱食、服用特殊药物等有关。

2. 鉴别要点☆

（1）惊悸与怔忡

	惊悸	怔忡
病因	多与情绪因素有关	久病体虚，心脏受损所致
诱因	惊恐、忧思恼怒、悲哀过极或过度紧张	无精神性因素亦可发生
病理性质	实证居多	虚证或虚中夹实

续表

	惊悸	怔忡
发作情况	阵发性	持续心悸，心中惕惕不能自控，活动后加重
病势病情	发病急、病情轻，可自行缓解，不发时如常人	发病缓、病情重，不发时可兼见脏腑虚损症状
预后	心悸日久不愈，亦可形成怔忡	

（2）心悸与奔豚：心悸为心中剧烈跳动，发自心；奔豚发作之时，亦觉心胸躁动不安，乃冲气上逆，发自少腹。

四、辨证论治

1. 辨证要点　辨虚实。

心悸应辨虚实，虚者为脏腑气血阴阳亏虚，实者多为水饮、瘀血、痰火上扰。临床也常见虚实夹杂者，宜分清虚实主次。

心悸的病位在心，心脏病变可以导致其他脏腑功能失调或亏损，其他脏腑病变亦可以直接或间接影响心。故临床亦应分清心脏与他脏的病变情况，有利于决定治疗的先后缓急。

2. 治疗原则☆　治疗应分虚实。虚证宜补气、养血、滋阴、温阳；实证则应祛痰、化饮、清火、行瘀。

3. 分证论治

证型	证候			治法	方药
心虚胆怯	心中悸动，惊惕不安	善惊易恐，坐卧不安，恶闻声响	苔薄白，脉细弦	镇惊定志，养心安神	安神定志丸
心血不足		头晕目眩，失眠健忘，面色无华	舌淡红，脉细弱	补血养心，益气安神	归脾汤
阴虚火旺		五心烦热，口干，盗汗，耳鸣腰酸	舌红少苔，脉细数	滋阴清火，养心安神	天王补心丹合朱砂安神丸
心阳不振		胸闷气短，动则尤甚，形寒肢冷	舌淡苔白，脉沉细无力	温补心阳，安神定悸	桂枝甘草龙骨牡蛎汤合参附汤
水饮凌心		胸脘痞满，渴不欲饮，面浮肢肿	舌淡胖苔白滑，脉弦滑	振奋心阳，化气行水，宁心安神	苓桂术甘汤
瘀阻心脉		痛如针刺，唇甲青紫	舌紫暗，脉结代	活血化瘀，理气通络	桃仁红花煎
痰火扰心		胸闷烦躁，口干苦，便结尿赤	舌红苔黄腻，脉弦滑	清热化痰，宁心安神	黄连温胆汤

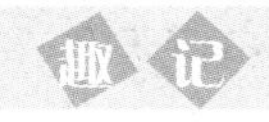

桃花炖猪配黄连。注：心悸实证选方。

第二节　胸痹

一、概念

胸痹是指以胸部闷痛，甚则胸痛彻背，喘息不得卧为主症的一种疾病，轻者仅感胸闷如窒，呼吸欠畅，重者则有胸痛，严重者心痛彻背，背痛彻心。

二、病因病机

1. 病因 ①寒邪内侵；②饮食失调；③情志失调；④劳倦内伤；⑤年迈体虚。

2. 病机 心脉痹阻（阳微阴弦）。

3. 病位 在心，涉及肝、肺、脾、肾等脏。

4. 病理性质 本虚标实，虚实夹杂。

三、诊断与鉴别诊断

1. 诊断要点

（1）胸部憋闷疼痛，甚则痛彻左肩背、咽喉、胃脘部、左上臂内侧等部位，一般持续几秒到几十分钟，休息或用药后可缓解。呈反复性发作，常伴有心悸、气短、汗出，甚则喘息不得卧。

（2）突然发病，时作时止，反复发作。严重者可见胸痛剧烈，持续不解，汗出肢冷，面色苍白，唇甲青紫，脉散乱或微细欲绝等危候，可发生猝死。

（3）多见于中年以上，常因操劳过度、抑郁恼怒、暴饮暴食或气候变化而诱发，亦有无明显诱因或安静时发病者。

2. 鉴别诊断

（1）与悬饮鉴别：胸痹为当胸闷痛。悬饮为胸胁胀痛，多伴有咳唾、转侧、呼吸时疼痛加重，肋间饱满，并有咳嗽、咳痰等肺系证候。

（2）与胃痛鉴别：胸痹以闷痛为主，为时极短，虽与饮食有关，但休息、服药常可缓解。胃痛与饮食相关，以胀痛为主，局部有压痛，持续时间较长，常伴有泛酸、嘈杂、嗳气、呃逆等胃部症状。

四、辨证论治☆

1. 辨证要点 首辨标本虚实，次辨病情轻重。

2. 分证论治

<table>
<tr><th>证型</th><th colspan="3">证候</th><th>治法</th><th>方药</th></tr>
<tr><td>心血瘀阻</td><td rowspan="7">胸部闷痛</td><td>心痛如绞，痛有定处，入夜为甚</td><td>舌紫暗有瘀斑，苔薄，脉弦涩</td><td>活血化瘀，通脉止痛</td><td>血府逐瘀汤</td></tr>
<tr><td>气滞心胸</td><td>时欲太息，情志不遂时诱发或加重</td><td>苔薄，脉细弦</td><td>疏肝理气，活血通络</td><td>柴胡疏肝散</td></tr>
<tr><td>痰浊闭阻</td><td>痰多气短，头身困重，形体肥胖</td><td>舌胖大有齿痕，苔浊腻，脉滑</td><td>通阳泄浊，豁痰宣痹</td><td>瓜蒌薤白半夏汤合涤痰汤</td></tr>
<tr><td>寒凝心脉</td><td>心痛如绞，遇寒而发，形寒，甚则手足不温</td><td>苔薄白，脉沉紧</td><td>辛温散寒，宣通心阳</td><td>枳实薤白桂枝汤合当归四逆汤</td></tr>
<tr><td>气阴两虚</td><td>心胸隐痛，气短，疲倦懒言，易汗出</td><td>舌淡红苔薄白，脉虚细缓</td><td>益气养阴，活血通脉</td><td>生脉散合人参养荣汤</td></tr>
<tr><td>心肾阴虚</td><td>心悸盗汗，虚烦不寐，腰酸膝软，头晕耳鸣</td><td>舌红少津，苔薄，脉细数</td><td>滋阴清火，养心和络</td><td>天王补心丹合炙甘草汤</td></tr>
<tr><td>心肾阳虚</td><td>面色㿠白，神倦怯寒</td><td>舌淡胖，苔白，脉沉细迟</td><td>温补阳气，振奋心阳</td><td>参附汤合右归饮</td></tr>
</table>

第三节　不寐

一、概念

不寐是以经常不能获得正常睡眠为主症的疾病，主要表现为睡眠时间、深度的不足。轻者入睡困难，或寐而不酣，时寐时醒，或醒后不能再寐，重则彻夜不寐。

二、病因病机

1. 病因 饮食不节，情志失常，劳倦、思虑过度，及病后体虚等。

2. 病机 阳盛阴衰，阴阳失交。

3. 病位 在心，与肝、脾、肾相关。

三、鉴别诊断

1. 一过性失眠 在日常生活中常见，可因一时性情志不舒、居住环境改变，或因饮用浓茶、咖啡和服用药物等引起。一般有明显诱因，且病程不长。一过性失眠不属病态，一般不需任何治疗，可通过身体自然调节而复常。

2. 生理性少寐 多见于老年人，虽少寐早醒，但无明显痛苦或不适，属生理现象。

四、辨证论治

1. 治疗原则 补虚泻实，调整脏腑阴阳。

2. 分证论治

证型	证候			治法	方药
肝火扰心	难以入睡	急躁易怒，目赤耳鸣，口干而苦，便秘溲赤	舌红苔黄，脉弦而数	疏肝泻火，镇心安神	龙胆泻肝汤
痰热扰心		胸闷脘痞，泛恶嗳气，头重目眩，口苦	舌红苔黄腻，脉滑数	清化痰热，和中安神	黄连温胆汤
心脾两虚		心悸健忘，腹胀便溏，面色少华	舌淡苔薄，脉细无力	补益心脾，养血安神	归脾汤
心肾不交		心悸多梦，头晕耳鸣，腰膝酸软，潮热盗汗	舌红少苔，脉细数	滋阴降火，交通心肾	六味地黄丸合交泰丸
心胆气虚		触事易惊，终日惕惕，胆怯心悸，气短自汗	舌淡，脉弦细	益气镇惊，安神定志	安神定志丸合酸枣仁汤

第四节 心衰

一、概念

心衰是以乏力、心悸、气喘、肢体水肿为主症的一种病证，为多种慢性心系疾病反复发展，迁延不愈，日渐加重的终末期阶段。

二、病因病机

1. 病因 久病耗伤，感受外邪，情志失调，劳倦内伤。

2. 病机 心之气血阴阳亏损，血脉瘀阻，痰浊、水饮停聚。

3. 病位 在心，涉及肺、脾、肾、肝。

总之，心衰的病机关键可用虚、瘀、痰、水四者概括，虚实之间可相互转化。心气虚衰是基础，血瘀是中心病理环节，痰浊和水饮是主要病理产物。

三、诊断与鉴别诊断

1. 诊断要点

（1）以乏力、心悸、气喘、肢体水肿等为主症。轻者可仅表现为气短、乏力。重者可见喘促，心悸，不能平卧，或伴咳痰，尿少肢肿，或口唇发绀，胁下痞块，颈脉显露，甚至出现喘悸不休，汗出肢冷，表情淡漠或烦躁不安等厥脱危象。

（2）有心系疾患病史多年，时轻时重，经久难愈。

（3）多见于中老年人。常因外感、劳倦、情志刺激等诱发或加重。

2. 鉴别诊断☆

（1）心衰与喘证：心衰常见喘促短气之症，发作时除喘促外，尚可伴见心悸、浮肿、尿少等表现；喘证多是由外感诱发或加重的急慢性呼吸系统疾病。

（2）心衰与水肿、鼓胀

	心衰	水肿	鼓胀
病变脏腑	心肺肝脾肾	肺脾肾	肝脾
病机	心气不足、心阳亏虚	肺、脾、肾功能失调，全身气化功能障碍，水湿泛溢	气、血、水结于腹中
主症	气短、喘促、心悸	身肿、腹大、小便难	腹大、肢细、腹壁脉络显露

四、辨证论治

1. 辨证要点

（1）首辨轻重缓急。

（2）次辨标本虚实：以心之阳气虚衰为本，痰、瘀、水停聚为标。

2. 治疗原则　补虚泻实，常以益气养阴温阳、活血化痰利水为基本治法。

3. 分证论治

证型	证候			治法	方药
气虚血瘀	心悸、气喘、肢体水肿	神疲乏力，自汗，气短懒言，口唇发绀	舌淡暗有斑，脉沉细	益气温阳，活血化瘀	保元汤合血府逐瘀汤
气阴两虚		神疲乏力，口干，五心烦热，两颧潮红	舌暗红少苔，脉细数无力	益气养阴，活血通脉	生脉散
阳虚水泛		面浮肢肿，神疲乏力，畏寒肢冷	舌淡胖有齿痕，脉结代	益气温阳，活血利水	真武汤合葶苈大枣泻肺汤
喘脱危证		面色晦暗，烦躁不安，四肢厥冷	舌淡苔白，脉微细欲绝	益气回阳固脱	四逆加人参汤

第三章　脑系病证

第一节　头痛

一、病因病机

1. 病因　感受外邪、情志失调、先天不足或房事不节、饮食劳倦、头部外伤或久病入络。

2. 病机　不通则痛，不荣则痛。

3. 病位　在头脑，多与肝、脾、肾三脏密切相关。

4. 病理因素　痰湿、风火、血瘀。

二、鉴别诊断☆

1. 与眩晕鉴别　头痛病因有外感内伤，以疼痛为主，实证多；眩晕主要是内伤，以昏眩为主，虚证多。二者可并见。

2. 与真头痛鉴别　真头痛为头痛的一种特殊重症，起病急骤，多表现为突发的剧烈头痛，持续不解，阵发加重，手足逆冷至肘膝，甚至呕吐如喷、肢厥、抽搐，本病凶险。

三、辨证论治

1. 辨证要点 首辨外感内伤，次辨头痛部位，再辨头痛性质。

2. 治疗原则

（1）外感头痛：属实证，以风邪为主，故治疗主以疏风，兼以散寒、清热、祛湿。

（2）内伤头痛：多属虚证或虚实夹杂证。虚者以补养气血，益肾填精为主；实证当平肝、化痰、行瘀；虚实夹杂者，酌情兼顾并治。

3. 分证论治

证型	头痛特点	证候		治法	方药
外感头痛					
风寒头痛	掣痛	痛连项背，恶风畏寒	舌淡红，苔薄白脉浮紧	疏风散寒止痛	川芎茶调散
风热头痛	胀痛	发热恶风，面红目赤，口渴喜饮	舌红苔黄，脉浮数	疏风清热和络	芎芷石膏汤
风湿头痛	如裹	肢体困重，胸闷纳呆	苔白腻，脉濡	祛风胜湿通窍	羌活胜湿汤
内伤头痛					
肝阳头痛	胀痛，两侧为重	烦躁少寐，口苦面红	舌红苔薄黄，脉弦数	平肝潜阳息风	天麻钩藤饮
肾虚头痛	空痛	腰酸耳鸣，神疲失眠	舌红少苔，脉细无力	养阴补肾，填精生髓	大补元煎
血虚头痛	隐痛	神疲乏力，面色少华	舌淡苔薄白，脉细弱	养血滋阴，和络止痛	加味四物汤
痰浊头痛	昏胀沉重	胸脘满闷，呕恶痰涎	舌淡苔白腻，脉滑	健脾燥湿，化痰降逆	半夏白术天麻汤
瘀血头痛	刺痛	痛处固定不移，日轻夜重	舌紫暗，脉细涩	活血化瘀，通窍止痛	通窍活血汤
气虚头痛	隐痛	神疲乏力，气短懒言	舌淡苔薄白，脉细弱	健脾益气升清	益气聪明汤

第二节　眩晕

一、病因病机

1. 病因 情志不遂、年老体弱、病后体虚、饮食不节、跌仆损伤、感受外邪。

2. 病机 包括虚实两端。本虚多为肝肾亏虚，气血亏虚，或髓海不足，清窍失养；标实多为风、火、痰、瘀，扰乱清窍。

3. 病位 在脑窍，其病变脏腑与肝、脾、肾三脏相关。

4. 病理因素 风、火、痰、瘀、虚。

二、鉴别诊断

1. 眩晕与中风 中风以猝然昏仆，不省人事，口舌歪斜，半身不遂，或不经昏仆，仅以歪僻不遂为特征；眩晕之甚者亦可仆倒，但无半身不遂及不省人事、口舌歪斜诸症。

2. 眩晕与厥证 厥证以突然昏仆、不省人事、四肢厥冷为特征，发作后可在短时间内苏醒，严重者可一厥不复而死亡。眩晕严重者也有欲仆或眩晕仆倒的表现，但眩晕患者无昏迷、不省人事的表现。

三、辨证论治☆

1. 辨证要点 ①辨相关脏腑；②辨标本虚实；③辨缓急轻重。

2. 治疗原则 补虚泻实，调整阴阳。

3. 分证论治

证型	证候			治法	方药
肝阳上亢	头晕目眩	头胀耳鸣，口苦，急躁易怒	舌红苔黄，脉弦	平肝潜阳，清火息风	天麻钩藤饮
气血亏虚		动则加剧，劳累即发，面色不华，疲乏懒言	舌淡，苔薄白，脉细弱	补养气血，调养心脾	归脾汤
肾精不足		腰酸膝软，精关不固，两足痿弱，耳鸣齿摇	舌淡，苔白，脉弱尺甚	滋养肝肾，益精填髓	左归丸
痰湿中阻		头重昏蒙，胸闷恶心，呕吐痰涎	苔白腻，脉濡滑	化痰祛湿，健脾和胃	半夏白术天麻汤
瘀血阻窍		头痛如刺，面唇紫暗	舌暗有瘀斑，脉涩	活血通窍，祛瘀生新	通窍活血汤

第三节　中风

一、概念

中风是以半身不遂，肌肤不仁，口舌歪斜，语言不利，猝然昏仆，不省人事为主症的病证。

二、病因病机

1. 病因　内伤积损、劳欲过度、饮食不节、情志所伤。

2. 病机　阴阳失调，气血逆乱。气血不足或肝肾阴虚是致病之本，风火痰瘀是发病之标，故总结虚（阴虚、气虚）、火（肝火、心火）、风（肝风、外风）、痰（风痰、湿痰）、气（气逆）、血（血瘀）为其病机六端。按中风病位深浅、病情轻重不同，分为中经络和中脏腑两类。

3. 病位　在脑，与心、肝、脾、肾有关。

4. 病理因素　风、火、痰、瘀。

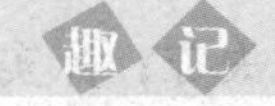

病理因素为风火痰瘀的疾病有头痛、眩晕、中风、痫病、颤证。

三、鉴别诊断

与口僻、厥证、痉证、痫证、痿证等疾病鉴别。

	证候特征	基本病机
中风	突然昏仆，半身不遂，言语謇涩，口舌歪斜，偏瘫	阴阳失调，气血逆乱，上犯于脑
口僻	口舌歪斜，常伴耳后疼痛，口角流涎，言语不清，无半身不遂或神志障碍	正虚邪中，气血痹阻
厥证	突然神昏，四肢逆冷，移时苏醒，醒后无半身不遂	气机逆乱，阴阳失调
痉证	四肢抽搐，项背强直，角弓反张，神昏多出现在抽搐之后	邪壅经络，伤津耗液，筋脉挛急
痫证	阵发性神昏，四肢抽搐，口吐白沫，可自行苏醒，醒后一如常人	脏腑失调，肝风内动
痿证	起病缓慢，双下肢瘫痪或四肢瘫痪，肌肉萎缩	筋脉失于濡养，弛缓不收

四、辨证论治

1. 辨证要点☆

（1）首辨中经络和中脏腑：中经络病位浅，病情轻，不伴意识障碍；中脏腑病位深，病情重，伴有意识障碍。

（2）中脏腑者辨闭证与脱证：①闭证属实，因邪气内闭清窍所致，症见神志昏迷、牙关紧闭、口噤不开、两手握固、肢体强痉；②脱证属虚，乃为阳脱于外，症见神志昏聩无知、目合口开、四肢松懈瘫软、手撒肢冷汗多、二便自遗、鼻息低微等。

（3）闭证辨阳闭与阴闭：阳闭有瘀热痰火之象；阴闭有寒湿痰浊之征。

（4）辨病程分期：急性期为发病后两周以内，中脏腑可至一个月；恢复期指发病两周后或一个月至半年内；后遗症期指发病半年以上。

2. 治疗原则

（1）中经络：中风急性期，当急则治其标，以祛邪为主，以平肝息风、化痰通腑、活血通络为主。

（2）中脏腑：以醒神开窍为主，闭证宜清热化痰开窍、脱证宜救阴回阳固脱。

3. 分证论治

（1）中风中经络

<table>
<tr><th>证型</th><th colspan="3">证候</th><th>治法</th><th>方药</th></tr>
<tr><td>风痰入络</td><td rowspan="3">意识清楚，半身不遂，口舌歪斜，语言不利</td><td>头晕头痛，手足麻木</td><td>舌紫暗，苔薄白，脉弦涩</td><td>息风化痰，活血通络</td><td>半夏白术天麻汤合桃仁红花煎</td></tr>
<tr><td>风阳上扰</td><td>头晕头痛，耳鸣目眩</td><td>舌红苔黄，脉弦</td><td>清肝泻火，息风潜阳</td><td>天麻钩藤饮</td></tr>
<tr><td>阴虚风动</td><td>头晕耳鸣，腰酸，手指瞤动</td><td>舌红苔腻，脉弦细数</td><td>滋养肝肾，潜阳息风</td><td>镇肝熄风汤</td></tr>
</table>

（2）中风中脏腑

<table>
<tr><th>证型</th><th colspan="3">证候</th><th>治法</th><th>方药</th></tr>
<tr><td>阳闭（痰火瘀闭）</td><td rowspan="2">突然昏仆，不省人事，牙关紧闭，口噤不开，两手握固，二便闭，肢体偏瘫</td><td>面红身热，气粗口臭，躁扰不宁</td><td>舌红苔黄腻，脉弦滑数有力</td><td>清肝息风，豁痰开窍</td><td>羚角钩藤汤合安宫牛黄丸</td></tr>
<tr><td>阴闭（痰浊瘀闭）</td><td>面白唇暗，四肢不温</td><td>苔白腻，脉沉滑</td><td>豁痰息风，宣郁开窍</td><td>涤痰汤合苏合香丸</td></tr>
<tr><td>脱证</td><td>突然昏仆，不省人事，目合口张</td><td>手撒肢冷，汗多，大小便自遗</td><td>舌痿，脉微欲绝</td><td>回阳救阴，益气固脱</td><td>参附汤合生脉散</td></tr>
</table>

（3）中风恢复期和后遗症期

<table>
<tr><th>证型</th><th colspan="3">证候</th><th>治法</th><th>方药</th></tr>
<tr><td>风痰瘀阻</td><td rowspan="3">肢体活动不利</td><td>肢麻，口舌歪斜，舌强语謇</td><td>舌暗紫，苔滑腻，脉弦滑</td><td>搜风化痰，行瘀通络</td><td>解语丹</td></tr>
<tr><td>气虚络瘀</td><td>肢软无力，肢体偏枯不用</td><td>舌淡紫或有瘀斑，苔薄白，脉细弱</td><td>益气养血，化瘀通络</td><td>补阳还五汤</td></tr>
<tr><td>肝肾亏虚</td><td>患肢僵硬，拘挛变形，肌肉萎缩</td><td>舌淡红，脉沉细</td><td>滋养肝肾</td><td>左归丸合地黄饮子</td></tr>
</table>

第四节　痴呆

一、概念

痴呆是以获得性智能缺损为特征，以善忘、失语、失认、失用、执行不能或生活能力下降等为主症的疾病，又称呆病。

二、病因病机

1. 病因 禀赋不足、后天失养、年老肾虚、情志所伤、久病耗损。

2. 病机 髓减脑消，神机失用。

3. 病位 在脑，与心、肝、脾、肾有关。

4. 病性 多属本虚标实，本虚为肾精不足、气血亏虚。肾精不足则髓海空虚，气血亏虚则脑脉失养。标实为痰浊、瘀血痹阻脑络。

三、鉴别诊断

1. 与郁证鉴别 郁证以抑郁症状为主，如心境不佳、表情淡漠、少言寡语，也常主诉记忆力减退、注意力不集中等类似痴呆的症状，但无智能缺损和生活失能情况，抗抑郁治疗有明显效果。痴呆以智能症状为主，如善忘、智能缺损、生活失能，抑郁情绪或有或无，抗抑郁治疗无明显效果。

2. 与癫狂鉴别 癫狂早期即以沉闷寡言、情感淡漠、语无伦次，或喃喃自语、静而少动等情志失常为主，或以喧扰不宁、烦躁不安、妄见妄闻、妄思妄行甚至狂越等形神失控症状为主，迁延至后期，也会发生智能缺损。但痴呆早期即以善忘、智能缺失、生活失能等症状为主，中后期会有烦躁不安、急躁易怒、妄见妄闻、妄思离奇等形神失常症状，少见喧扰不宁、妄行狂越等严重形神失控症状。

3. 与健忘鉴别 健忘既是一种独立疾病，又是痴呆的早期表现或首发症状。健忘是遇事善忘，不能回忆的一种病证，一般无渐进性加重，也无智能缺失，生活能力始终正常。痴呆也有健忘症状，通常有渐进性加重，且智能缺失，生活能力同时受损。跟踪随访，有助于鉴别。

四、辨证论治

1. 辨证要点 首要辨识病期，次辨虚实，最后辨脏腑。

2. 治疗原则 痴呆的治疗原则是补虚泻实。补虚常用补肾填精益髓、健脾补益气血等法以治其本，泻实常用开郁逐痰、活血通窍、平肝泻火等法以治其标。

3. 分证论治

<table>
<tr><th>证型</th><th colspan="3">证候</th><th>治法</th><th>方药</th></tr>
<tr><td>髓海不足</td><td rowspan="7">善忘、失语、失认、失用、执行不能或生活能力下降</td><td>起居怠惰，腰胫酸软，齿枯发焦，脑转耳鸣</td><td>舌质瘦色淡，脉沉细</td><td>滋补肝肾，填精补髓</td><td>七福饮</td></tr>
<tr><td>脾肾两虚</td><td>易惊善恐，食少纳呆，四肢不温</td><td>苔白或腻，脉沉细弱，两尺尤甚</td><td>温补脾肾，养元安神</td><td>还少丹</td></tr>
<tr><td>气血不足</td><td>言语颠倒，多梦易惊，面唇无华，爪甲苍白</td><td>苔白，脉细弱</td><td>益气健脾，养血安神</td><td>归脾汤</td></tr>
<tr><td>痰浊蒙窍</td><td>口吐痰涎，纳呆呕恶，体肥懒动</td><td>舌苔黏腻浊，脉弦而滑</td><td>化痰开窍，健脾醒神</td><td>洗心汤</td></tr>
<tr><td>瘀阻脑络</td><td>面色晦暗，常伴半身不遂，口眼歪斜</td><td>舌质紫瘀斑，脉细弦或沉迟</td><td>活血化瘀，通窍醒神</td><td>通窍活血汤</td></tr>
<tr><td>心肝火旺</td><td>头晕目眩，头痛，耳鸣如潮，口臭口疮</td><td>苔黄或黄腻，脉弦滑或弦数</td><td>清心平肝，安神定志</td><td>天麻钩藤饮</td></tr>
<tr><td>热毒内盛</td><td>无欲无语，迷蒙昏睡，或躁扰不宁，或谵语妄言</td><td>苔少，或苔黏腻，或腐秽厚积，脉数</td><td>清热解毒，通络达邪</td><td>黄连解毒汤</td></tr>
</table>

第五节 痫证

一、概念

痫证，又称“癫痫”，是以发作性神情恍惚，甚则突然仆倒，昏不知人，口吐涎沫，两目上视，肢体抽搐，或口中怪叫，移时苏醒，醒后一如常人为主症的疾病。发作前可伴眩晕、胸闷等先兆，发作后常有疲倦、乏力等症状。

二、病因病机

1. 病因 禀赋异常、神志失调、饮食不节、脑窍损伤。

2. 病机 气机逆乱，元神失控。

3. 病位 在脑，与心、肝、脾、肾等脏腑密切相关。

4. 病理因素 风、火、痰、瘀，其中尤以痰邪作祟最为重要。

三、鉴别诊断

1. 与中风鉴别 昏迷持续时间长，醒后常有半身不遂等后遗症。

2. 与厥证鉴别 厥证除见突然仆倒，昏不知人主症外，还有面色苍白、四肢厥冷，或见口噤、握拳、手指拘急，而无口吐涎沫、两目上视、四肢抽搐和病作怪叫之见症，临床上不难区别。

四、辨证论治

1. 治疗原则 痫证的治疗首当分清标本虚实、轻重缓急。发作期病急，开窍醒神定痫以治其标，治宜清泻肝火，豁痰息风，开窍定痫；休止期病缓，祛邪补虚以治其本，治宜健脾化痰，滋补肝肾，养心安神等。

2. 分证论治

证型	证候			治法	方药
发作期					
阳痫	多实或实中夹虚	口唇青紫，牙关紧闭，两目上视，项背强直，四肢抽搐	苔白腻或黄腻，脉弦数或弦滑	急以开窍醒神，继以泄热涤痰息风	黄连解毒汤合定痫丸
阴痫		手足清冷，双眼半开半合，肢体拘急	苔白腻，脉多沉细或沉迟	急以开窍醒神，继以温化痰涎，顺气定痫	五生饮合二陈汤
休止期					
肝火痰热	多虚或虚中夹实	急躁易怒，面红目赤，心烦失眠	苔黄腻，脉弦滑而数	清肝泻火，化痰宁心	龙胆泻肝汤合涤痰汤
脾虚痰盛		神疲乏力，少气懒言，胸脘痞闷，纳差便溏	苔白腻，脉濡滑或弦细滑	健脾化痰	六君子汤
肝肾阴虚		面色晦暗，头晕目眩，腰膝酸软	苔薄白或薄黄少津，脉沉细数	滋养肝肾，填精益髓	大补元煎
瘀阻脑络		痛有定处，单侧肢体抽搐，口唇青紫	苔薄白，脉涩或弦	活血化瘀，息风通络	通窍活血汤

第六节　癫狂

一、概念

癫狂为精神失常疾病，癫证以精神抑郁，表情淡漠，沉默痴呆，语无伦次，静而多喜为特征。狂证以精神亢奋，狂躁不安，喧扰不宁，骂詈毁物，动而多怒为特征。

二、病因病机

1. 病因　七情内伤，饮食失节，禀赋不足。

2. 病机　脏腑功能失调或阴阳失衡。

3. 病位　在脑，与肝、心、胆、脾、肾相关。

4. 病理因素　以气、痰、火、瘀为主，多以气郁为先。

三、鉴别诊断

1. 癫证与狂证　癫证以精神抑郁、表情淡漠、沉默呆钝、语无伦次，或喃喃自语、静而少动为主要症状。狂证以精神亢奋、狂躁刚暴、喧扰不宁、毁物打骂、动而多怒为主要症状。

2. 癫证与郁证　均与五志过极、七情内伤有关。郁证以心情抑郁，喉中如有异物等自我感觉异常为主，无神志错乱。

3. 癫证与痴呆　痴呆以智能低下为突出表现，部分症状可自制，病机是髓减脑衰，神机失调，或痰浊瘀血，阻痹脑脉。

4. 癫证与痫病　痫病是以突然昏仆、不省人事、两目上视、口吐涎沫、四肢抽搐为特征的发作性疾病。

四、辨证论治

1. 辨证要点　首辨癫证与狂证之不同，次辨病性虚实，还要辨病情轻重。

2. 治疗原则　癫证与狂证治疗总以调整阴阳为主要原则。初期多以邪实为主，治当理气解郁，畅达神机，降（泻）火豁痰，化瘀通窍。后期以正虚为主，治当补益心脾，育阴养血，调整阴阳。

3. 分证论治

证型	证候			治法	方药
癫证					
痰气郁结	精神抑郁，表情淡漠	沉默痴呆，时时太息，不思饮食	舌红苔白腻，脉弦滑	疏肝解郁，化痰醒神	逍遥散合涤痰汤
心脾两虚		心悸易惊，善悲欲哭，饮食锐减	舌淡苔薄白，脉沉细无力	健脾益气，养心解郁	养心汤合越鞠丸
狂证					
痰火扰神	精神亢奋，狂躁不安	性情急躁，两目怒视，面红目赤	舌红绛苔黄腻，脉弦大滑数	清肝泻火，镇心涤痰	生铁落饮
痰热瘀结		躁扰不安，多言不序，恼怒不休	舌紫暗有瘀斑，脉细涩	豁痰化瘀，调畅气血	癫狂梦醒汤
火盛阴伤		狂证日久，时作时止，妄言妄为，有疲惫之象	舌尖红无苔，有剥裂，脉细数	滋阴降火，安神定志	二阴煎合琥珀养心丹

【拓展】癫证：地摊逍遥，越养越好；狂证：二虎铁定能醒。

第四章　脾胃病证

第一节　胃痛

一、病因病机

1. 病因　外邪侵袭、饮食不节、情志失调和久病体虚。

2. 病机　胃气郁滞，胃失和降，不通则痛。

3. 病位　在胃，与肝、脾密切相关。

4. 病理因素　气滞、寒凝、热郁、湿阻、血瘀。

二、鉴别诊断☆

1. 与真心痛鉴别　真心痛多见于老年人，为当胸而痛，其多绞痛、闷痛，动辄加重，痛引肩背，常伴心悸气短、汗出肢冷，病情危急。而胃痛多表现为胀痛、刺痛、隐痛，有反复发作史，一般无放射痛，伴有嗳气、泛酸、嘈杂等脾胃病证候。

2. 与胁痛鉴别　胁痛是以胁部疼痛为主症。

3. 与腹痛鉴别　腹痛是以胃脘部以下、耻骨毛际以上整个部位疼痛为主症。

三、辨证论治

1. 辨证要点　应辨虚实寒热，在气在血。

2. 治疗原则　以理气和胃止痛为主。

3. 分证论治

证型	证候			治法	方药
寒邪客胃	胃脘疼痛	胃痛暴作，恶寒喜暖，得温痛减	舌淡，苔薄白，脉弦紧	温胃散寒，行气止痛	香苏散合良附丸
饮食伤胃		胀满拒按，嗳腐吞酸，吐不消化食物	苔厚腻，脉滑	消食导滞，和胃止痛	保和丸
肝气犯胃		痛连两胁，喜叹息，随情志加重	苔薄白，脉弦	疏肝解郁，和胃止痛	柴胡疏肝散
肝胃郁热		胃脘灼痛，烦躁易怒，烦热不安，胁胀不舒，泛酸嘈杂，口干口苦	舌质红，苔黄，脉弦或数	疏肝泻热，和胃止痛	化肝煎
湿热中阻		痛势急迫，脘闷灼热，口渴不欲饮	苔黄腻，脉滑数	清热化湿，理气和胃	清中汤
胃阴不足		隐隐作痛，似饥而不欲食，五心烦热	舌红少津，脉细数	养阴益胃，和中止痛	益胃汤
瘀血停滞		如针刺样痛，痛有定处，入夜尤甚	舌有瘀斑，脉涩	化瘀通络，理气和胃	失笑散合丹参饮
脾胃虚寒		胃痛隐隐，绵绵不休，喜温喜按，空腹痛甚	舌淡苔白，脉虚弱	温中健脾，和胃止痛	黄芪建中汤

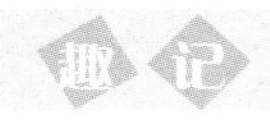

一勺黄芪加小蛋，心情保证舒服。

四、预后与转归

1. 胃热炽盛，迫血妄行，或瘀血阻滞，血不循经，或脾气虚弱，不能统血，而致便血、吐血。

2. 脾胃运化失职，湿浊内生，郁而化热，火热内结，腑气不通，腹痛剧烈拒按，导致大汗淋漓，四肢厥逆的厥脱危证。

3. 日久成瘀，气机壅塞，胃失和降，胃气上逆，致呕吐反胃。

4. 胃痛日久，痰瘀互结，壅塞胃脘，可形成噎膈。

第二节　胃痞

一、概念

胃痞是指以自觉心下痞塞，胸膈胀满，触之无形，按之柔软，压之无痛为主要症状的病证。

二、病因病机

1. 病因　内伤饮食、情志失调、体虚久病、药毒误治等。

2. 病机　中焦气机不利，脾胃升降失职。

3. 病位　在胃，与肝、脾相关。

三、鉴别诊断

1. 与胃痛鉴别　胃痛以疼痛为主，胃痞以满闷不适为患，可累及胸膈。

2. 与鼓胀鉴别　鼓胀以腹部胀大如鼓、皮色苍黄、脉络暴露为主症，胃痞则以自觉满闷不舒、外无胀形为特征。鼓胀发于大腹，胃痞则在胃脘；鼓胀按之腹皮绷急，胃痞却按之柔软。

3. 与胸痹鉴别　胸痹是胸中痞塞不通，而致胸膺内外疼痛之证，以胸闷、胸痛、短气为主症，偶兼脘腹不舒。而胃痞并无胸痛等表现。

4. 与结胸鉴别　两者病位皆在脘部，然结胸以心下至小腹硬满而痛、拒按为特征。

四、辨证论治

1. 辨证要点　首辨虚实，次辨寒热。

2. 治疗原则　调理脾胃升降，行气除痞消满。

3. 分证论治

证型	证候			治法	方药
饮食内停	自觉心下痞塞	进食尤甚，拒按，嗳腐吞酸	苔厚腻，脉滑	消食和胃，行气消痞	保和丸
痰湿中阻		头晕目眩，身重困倦，呕恶纳呆	苔厚腻，脉沉滑	除湿化痰，理气和中	二陈平胃汤
湿热阻胃		恶心呕吐，口干不欲饮，口苦纳少	舌红苔黄腻，脉滑数	清热化湿，和胃消痞	连朴饮
肝胃不和		心烦易怒，善太息，呕吐苦水	舌淡红，苔薄白，脉弦	疏肝解郁，和胃消痞	越鞠丸合枳术丸
脾胃虚弱		纳呆便溏，神疲乏力，少气懒言	舌淡，苔薄白，脉细弱	补气健脾，升清降浊	补中益气汤
胃阴不足		脘腹痞闷，嘈杂，饥不欲食	舌红少苔，脉细数	养阴益胃，调中消痞	益胃汤

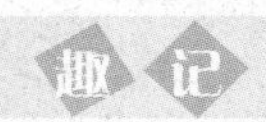

一补二泼举只猪。

第三节　呕吐

一、概念

呕吐是指胃失和降，气逆于上，迫使胃内容物从口中吐出的一种病证。一般以有物有声谓之呕，有物无声谓之吐，无物有声谓之干呕。

二、病因病机

1. 病因 外邪犯胃、内伤饮食、情志不调、病后体虚。

2. 病机 胃失和降，胃气上逆。

3. 病位 在胃，与肝、脾相关。

三、鉴别诊断

1. 与噎膈鉴别☆

	呕吐	噎膈
症状	进食顺畅，吐无定时	进食梗噎不顺或食不得入，或食入即吐，甚则因噎废食
病情	较轻	深重
病程	较短	较长
预后	尚好	欠佳

2. 与反胃鉴别 反胃系脾胃虚寒，胃中无火，难以腐熟食入之谷物，朝食暮吐，暮食朝吐，吐出物多为未消化之宿食，呕吐量较多，吐后即感舒适。呕吐往往吐无定时，或轻或重，吐出物为食物或痰涎清水，呕吐量或多或少。

四、辨证论治

1. 辨证要点☆

（1）首辨虚实。

（2）次辨呕吐特点

①呕吐物酸腐量多，气味难闻者，多属食积内腐。

②呕吐出苦水、黄水者，多由胆热犯胃。

③呕吐物为酸水、绿水者，多因肝热犯胃。

④呕吐物为浊痰涎沫者，多属痰饮中阻。

⑤呕吐清水者，多因脾胃虚寒。

⑥干呕嘈杂，或伴口干、似饥而不欲食者，为胃阴不足。

2. 治疗原则 以和胃、降逆、止呕为总的治疗原则。

3. 分证论治

证型	证候			治法	方药
外邪犯胃	呕吐	发热恶寒，头身疼痛	舌苔白腻，脉濡缓	疏邪解表，化浊和中	藿香正气散
食滞内停		呕吐酸腐，脘腹胀满，嗳气厌食	苔厚腻，脉滑实	消食化滞，和胃降逆	保和丸
痰饮中阻		呕吐清水痰涎，头眩心悸	苔白腻，脉滑	温中化饮，和胃降逆	小半夏汤合苓桂术甘汤
肝气犯胃		呕吐吞酸，胸胁胀痛，嗳气厌食	舌红苔薄，脉弦	疏肝理气，和胃降逆	半夏厚朴汤合左金丸
脾胃虚寒		喜暖恶寒，四肢不温，大便溏薄	舌淡，脉濡弱	温中健脾，和胃降逆	理中汤
胃阴不足		似饥而不欲食，口燥咽干	舌红少津，脉细数	滋养胃阴，降逆止呕	麦门冬汤

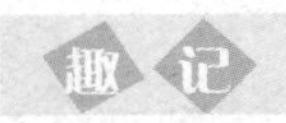

中东七猪下六子。

第四节 呃逆

一、概念

呃逆是指胃气上逆动膈，以气逆上冲，喉间呃呃连声，声短而频，难以自制为主要表现的病证。

二、病因病机

1. 病因 寒邪犯胃、饮食不当、情志不遂、体虚病后。

2. 病机 胃失和降，膈间气机不利，气逆动膈。

3. 病位 在胃，与肝、脾、肺、肾诸脏腑有关。

三、鉴别诊断

1. 与干呕鉴别 两者同属胃气上逆的表现，干呕属于有声无物的呕吐，乃胃气上逆，冲咽而出，发出呕吐之声。

2. 与嗳气鉴别 嗳气乃胃气阻郁，气逆于上，冲咽而出，发出沉缓的嗳气声，常伴酸腐气味，食后多发。

四、辨证论治

1. 辨证要点 首当分清虚、实、寒、热，其次辨病情轻重。

2. 治疗原则 理气和胃，降逆止呃。

3. 分证论治

证型	呃声	证候		治法	方药
胃寒气逆	沉缓有力	得热则减，遇寒更甚	苔白润，脉迟缓	温中散寒，降逆止呃	丁香散
胃火上逆	洪亮有力	口臭烦渴，多喜冷饮	苔黄燥，脉滑数	清胃泻热，降逆止呃	竹叶石膏汤
气机郁滞	连声	情志不畅，嗳气纳减，肠鸣矢气	苔薄白，脉弦	顺气解郁，和胃降逆	五磨饮子
脾胃阳虚	低长无力	泛吐清水，喜温喜按，手足不温	舌淡苔薄白，脉细弱	温补脾胃，降逆止呃	理中丸
胃阴不足	短促不得续	口干咽燥，不思饮食	舌红少苔，脉细数	养胃生津，降逆止呃	益胃汤

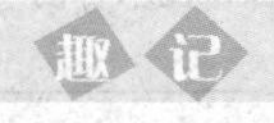

叮嘱五子喂梨。

第五节　噎膈

一、概念

噎膈是指吞咽食物梗噎不顺，饮食难下，或纳而复出的疾患。噎即噎塞，指吞咽之时梗噎不顺；膈为格拒，指饮食不下。

二、病因病机

1. 病因　七情内伤、饮食不节、久病年老。

2. 病机　气、痰、瘀交结，阻隔于食道、贲门而引起食道、贲门拘急、狭窄。

3. 病位　在食道，属胃所主，病变脏腑与肝、脾、肾密切有关。

三、鉴别诊断☆

1. 与反胃鉴别　两者皆有食入即吐的症状。噎膈多系阴虚有热，主要表现为吞咽困难，阻塞不下，旋食旋吐，或徐徐吐出；反胃多属阳虚有寒，主要表现为食尚能入，但经久复出，朝食暮吐，暮食朝吐。

2. 与梅核气鉴别　噎膈系有形之物瘀阻于食道，吞咽困难。梅核气则系气逆痰阻于咽喉，为无形之气，咽中有梗塞不舒的感觉，但无吞咽困难及饮食不下的症状。

四、辨证论治

1. 辨证要点　应首辨虚实，次辨标本主次。

2. 治疗原则　理气开郁，化痰消瘀。

3. 分证论治

证型	证候			治法	方药
痰气交阻	吞咽梗阻	情志抑郁时加重，嗳气呃逆，呕吐痰涎	舌红苔薄腻，脉弦滑	开郁化痰，润燥降气	启膈散
津亏热结		心烦口干，胃脘灼热，大便干结	舌光红，干裂少津，脉细数	滋阴清热，润燥生津	沙参麦冬汤
瘀血内结		呕出物如赤豆汁，胸膈疼痛，固着不移	舌紫暗，脉细涩	破血行瘀，滋阴养血	通幽汤
气虚阳微		面浮足肿，形寒气短，精神疲惫	舌淡苔白，脉细弱	温补脾肾	补气运脾汤

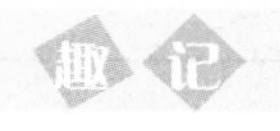

祁同伟卖脾。

第六节　腹痛

一、概念

腹痛是指以胃脘以下、耻骨毛际以上部位发生疼痛为主症的病证。

二、病因病机

1. 病因　外感时邪、饮食不节、情志失调、素体阳虚等可导致本病。此外，跌仆损伤、腹部术后也可致腹痛。

2. 病机　脏腑气机阻滞，气血运行不畅，经脉痹阻，不通则痛，或脏腑经脉失养，不荣而痛。

三、鉴别诊断

与胃痛的鉴别 首先是部位不同，胃痛在胃脘处，腹痛在胃脘以下、耻骨毛际以上；其次是伴随症状不同，胃痛常伴有恶心、嗳气等胃病症状，腹痛可伴有便秘、腹泻或尿频、尿急等症状。

四、辨证论治

1. 辨证要点☆

（1）首辨腹痛性质

①寒痛：腹痛拘急，暴作，痛无间断，遇冷痛剧。

②热痛：腹痛急迫，痛处灼热，腹胀便秘。

③气滞：腹痛胀满，时轻时重，痛处不定。

④血瘀：腹部刺痛，痛无休止，痛处不移，痛处拒按，入夜尤甚。

⑤伤食：脘腹胀满，疼痛拒按，嗳腐吞酸，呕恶厌食。

⑥虚痛：一般痛势绵绵，喜揉喜按，时缓时急，痛而无形，饥而痛增。

（2）次辨腹痛部位

①胁腹、少腹疼痛，多为厥阴肝经病证。

②脐以上大腹疼痛，多为脾胃病证。

③脐腹疼痛，多为大小肠病证或虫积。

④脐以下小腹疼痛，多为肾、膀胱、胞宫病证。

2. 治疗原则 以通立法。

3. 分证论治

证型	证候			治法	方药
寒邪内阻	腹部疼痛	腹痛拘急，遇寒痛甚，得温痛减	苔白腻，脉弦紧	温中散寒，理气止痛	良附丸合正气天香散
湿热壅滞		腹部拒按，烦渴引饮，便秘尿赤	苔黄腻，脉滑数	泄热通腑，行气导滞	大承气汤
饮食积滞		脘腹胀满，嗳腐吞酸，厌食呕恶，泻后痛减	苔厚腻，脉滑	消食导滞，理气止痛	枳实导滞丸
肝郁气滞		胀满不舒，得嗳气、矢气则舒，痛无定处	舌淡红，苔薄白，脉弦	疏肝解郁，理气止痛	柴胡疏肝散
瘀血内停		痛如针刺，痛处固定，入夜尤甚	舌紫暗，脉细涩	活血化瘀，和络止痛	少腹逐瘀汤
中虚脏寒		腹痛绵绵，喜温喜按，形寒肢冷	舌淡苔薄白，脉沉细	温中补虚，缓急止痛	小建中汤

第七节 泄泻

一、病因病机

1. 病因 感受外邪、饮食所伤、情志不调、久病体虚。

2. 病机 脾虚湿盛，肠道传导失司。

3. 病位 脾、胃、大肠、小肠；主脏在脾，与肝、肾密切相关。

4. 病理因素 湿。

二、鉴别诊断

1. 与痢疾鉴别 两者均为大便次数增多、粪质稀薄的病证。泄泻以大便次数增加，粪质稀溏，甚则如水样，或完谷不化为主症，大便不带脓血，也无里急后重，或无腹痛；而痢疾以腹痛、里急后重、便下赤白脓血为特征。

2. 与霍乱鉴别 霍乱是一种上吐下泻同时并作的病证，来势急骤，变化迅速，病情凶险，起病时先突然腹痛，继则吐泻交作，所吐之物均为未消化之食物，气味酸腐恶臭；所泻之物多为黄色粪水，如米泔，常伴恶寒、发热，部分患者在吐泻之后，津液耗伤，迅速消瘦，或发生转筋，腹中绞痛。若吐泻剧烈，可致津竭阳衰之危候。

三、辨证论治

1. 辨证要点 首辨暴泻与久泻，次辨虚实寒热，再辨证候特征。

2. 治疗原则 运脾化湿。急性泄泻多以湿盛为主，重在化湿，佐以分利。久泻以脾虚为主，当重健脾。暴泻不可骤用补涩，以免关门留寇；久泻不可分利太过，以防劫其阴液。

3. 分证论治

证型	证候			治法	方药
寒湿内盛	排便次数增多，粪便稀溏	泄泻清稀，甚如水样，或兼外感风寒	苔白腻，脉濡缓	芳香化湿，解表散寒	藿香正气散
湿热伤中		泻下急迫，肛门灼热，烦热口渴	舌红苔黄腻，脉滑数	清热利湿，分利止泻	葛根芩连汤
食滞肠胃		臭如败卵，泻后痛减，脘腹胀满，嗳腐酸臭	苔厚腻，脉滑	消食导滞，和中止泻	保和丸
肝气乘脾		攻窜作痛，情志诱发	舌淡红，脉弦	抑肝扶脾	痛泻要方
脾胃虚弱		时溏时泄，稍进油腻则大便次数增多，面色萎黄	舌淡苔白，脉细弱	健脾益气，化湿止泻	参苓白术散
肾阳虚衰		黎明前脐腹作痛，肠鸣即泻，形寒肢冷	舌淡苔白，脉沉细	温肾健脾，固涩止泻	四神丸

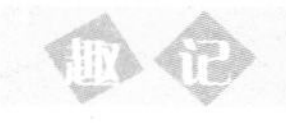

藿哥四婶抱了就泄泻。注：藿香正气散、葛根芩连汤、四神丸、参苓白术散、保和丸、痛泻要方。

第八节 痢疾

一、概念

痢疾是以腹痛、里急后重、下痢赤白脓血为主症的病证。多发于夏秋季节，部分病例具有传染性。

二、病因病机

1. 病因 外感时邪疫毒、饮食不节和脾胃虚弱。感邪有三：一为疫毒之邪，二为湿热之邪，三为夏暑感寒伤湿。

2. 病机 邪客肠腑，气血壅滞，肠道传化失司，脂膜血络受伤，腐败化为脓血而成痢。

3. 病位 在肠，与脾、胃、肾密切相关。

4. 病理因素 以湿热疫毒为主。

三、辨证论治

1. 辨证要点

（1）应首辨久暴，察虚实主次。

（2）其次识寒热偏重。

（3）再辨伤气、伤血

①下痢白多赤少，为湿邪伤及气分。

②赤多白少，或以血为主者，为热邪伤及血分。

2. 治疗原则 以祛邪导滞，调和气血为基本原则。热痢清之，寒痢温之；初痢实则通之，久痢虚则补之；寒热交错者清温并用，虚实夹杂者攻补兼施。

（1）调气则后重自除，行血则便脓自愈。

（2）赤多重用血药，白多重用气药。

（3）忌过早补涩、忌峻下攻伐、忌分利小便。

3. 分证论治

证型	证候			治法	方药
湿热痢	腹痛、里急后重、泻下赤白脓血便	大便腥臭，肛门灼热	苔黄腻，脉滑数	清肠化湿，调气和血	芍药汤
疫毒痢		壮热口渴，痢下鲜紫脓血，神昏惊厥	舌红绛苔黄燥，脉滑数	清热解毒，凉血止痢	白头翁汤合芍药汤
寒湿痢		痢下赤白黏冻，白多赤少，头身困重	舌淡苔白腻，脉濡缓	温中燥湿，调气和血	不换金正气散
阴虚痢		脓血黏稠，脐下灼痛，虚坐努责，心烦口干	舌红绛少津，苔少或花剥，脉细数	养阴和营，清肠化湿	黄连阿胶汤合驻车丸
虚寒痢		痢下赤白清稀，食少神疲，畏寒肢冷	舌淡苔薄白，脉沉细弱	温补脾肾，收涩固脱	桃花汤合真人养脏汤
休息痢		下痢时发时止，迁延不愈，劳累而发	舌淡苔腻，脉濡软	温中清肠，调气化滞	连理汤

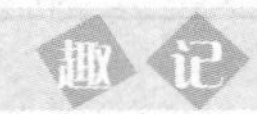

人若桃花驻少年，连理白头全不换。

第九节 便秘

一、病因病机

1. 病因 饮食不节、情志失调、年老体虚、感受外邪。

2. 病机 大肠传导失常。

3. 病位 在大肠，与肺、脾、胃、肝、肾相关。

二、鉴别诊断

与肠结鉴别 两者皆为大便秘结不通。但肠结多为急病，因大肠通降受阻所致，表现为腹部疼痛拒按，大便完全不通，且无矢气和肠鸣音，常需结合外科措施治疗。

三、辨证论治☆

1. 治疗原则 通下为主，绝不可单纯用泻下药。

2. 分证论治

证型	证候			治法	方药
热秘	大便排出困难	口干口臭，面红心烦	舌红苔黄燥，脉滑数	泻热导滞，润肠通便	麻子仁丸
气秘		便而不爽，肠鸣矢气，腹中胀痛，嗳气频作	苔薄腻，脉弦	顺气导滞，降逆通便	六磨汤
冷秘		腹痛拘急，手足不温，呃逆呕吐	苔白腻，脉弦紧	温里散寒，通便止痛	大黄附子汤
气虚秘		用力努挣则汗出短气，便后乏力，面白神疲	舌淡苔白，脉弱	补脾益肺，润肠通便	黄芪汤
血虚秘		面色无华，口唇色淡	舌淡苔少，脉细	养血滋阴，润肠通便	润肠丸
阴虚秘		如羊屎状，形体消瘦，潮热盗汗，腰膝酸软	舌红少苔，脉细数	滋阴增液，润肠通便	增液汤
阳虚秘		小便清长，四肢不温，腹中冷痛	舌淡苔白，脉沉迟	补肾温阳，润肠通便	济川煎

第五章　肝胆病证

第一节　胁痛

一、病因病机

1. 病因　情志不遂、跌仆损伤、饮食所伤、外邪侵袭、劳欲久病。

2. 病机　肝络失和。

3. 病理变化　不通则痛，不荣则痛。

4. 病位　在肝、胆，又与脾、胃及肾相关。

5. 病理因素　气滞、血瘀、湿热。

二、鉴别诊断☆

与悬饮鉴别　悬饮多因素体虚弱，时邪外袭，肺失宣通，饮停胸胁而致，其表现为咳唾引痛胸胁，呼吸或转侧加重，患侧肋间饱满，叩诊呈浊音，或见发热。

三、辨证论治

1. 辨证要点　应首辨在气在血，其次辨属虚属实。

2. 治疗原则　疏肝和络止痛。

3. 分证论治

证型	证候			治法	方药
肝郁气滞	胁肋部疼痛	胀痛，走窜不定，因情志变化而增减	苔薄白，脉弦	疏肝理气	柴胡疏肝散
瘀血阻络		刺痛，痛有定处，痛处拒按，胁肋下或见癥块	舌紫暗，脉沉涩	祛瘀通络	血府逐瘀汤/复元活血汤
肝胆湿热		灼热疼痛，口苦口黏，胸闷纳呆	舌红苔黄腻，脉弦滑数	清热利湿	龙胆泻肝汤
肝络失养		隐痛，悠悠不休，遇劳加重	舌红少苔，脉细弦数	养阴柔肝	一贯煎

四、预后与转归

1. 湿热蕴阻肝胆，脉络受阻之胁痛，因湿热交蒸，逼胆汁外溢，则可同时合并黄疸。
2. 肝郁气滞所致胁痛，经久不愈，瘀血停滞，胁下积块则可转为积证。
3. 因肝失疏泄，脾失健运，久而影响及肾，导致气血水内停腹中，则可转为鼓胀等。

第二节　黄疸

一、概念

黄疸是以目黄、身黄、小便黄为主症的一种病证，其中目睛黄染尤为本病的重要特征。

二、病因病机

1. 病因　感受外邪、饮食所伤、脾胃虚寒、病后续发、其他。

2. 病机　湿邪壅阻中焦，脾胃失健，肝气郁滞，疏泄不利，致胆汁输泄失常，胆液不循常道，外溢肌肤，下注膀胱。

3. 病位　脾、胃、肝、胆。

4. 病理因素　有湿邪、热邪、寒邪、疫毒、气滞、瘀血六种，但其中以湿邪为主。

三、鉴别诊断

与萎黄鉴别　萎黄之病因与饥饱劳倦、食滞虫积或病后失血有关；其病机为脾胃虚弱，气血不足，肌肤失养；其主症为肌肤萎黄不泽，目睛及小便不黄，常伴头昏倦怠、心悸少寐、纳少便溏等症状。

四、辨证论治☆

1. 辨证要点　应首辨阳黄、阴黄与急黄；次辨阳黄湿热之轻重。

2. 治疗原则　化湿邪，利小便。

3. 分证论治

<table>
<tr><th>证型</th><th colspan="3">证候</th><th>治法</th><th>方药</th></tr>
<tr><td colspan="6">阳黄</td></tr>
<tr><td>热重于湿</td><td rowspan="4">身目发黄，黄色鲜明</td><td>发热口渴，口干而苦，大便秘结，小便短黄</td><td>苔黄腻，脉弦数</td><td>清热通腑，利湿退黄</td><td>茵陈蒿汤</td></tr>
<tr><td>湿重于热</td><td>头重身困，胸脘痞满，便溏</td><td>苔厚腻微黄，脉濡数</td><td>化湿利小便，佐以清热</td><td>茵陈五苓散合甘露消毒丹</td></tr>
<tr><td>胆腑郁热</td><td>右胁胀闷疼痛，牵引肩背，身热不退</td><td>舌红苔黄，脉弦滑数</td><td>疏肝泄热，利胆退黄</td><td>大柴胡汤</td></tr>
<tr><td>疫毒炽盛（急黄）</td><td>其色如金，皮肤瘙痒，高热口渴，神昏谵语</td><td>舌红绛，苔黄燥，脉弦滑</td><td>清热解毒，凉血开窍</td><td>犀角地黄散</td></tr>
<tr><td colspan="6">阴黄</td></tr>
<tr><td>寒湿阻遏</td><td rowspan="2">身目发黄，黄色晦暗</td><td>脘痞纳少，神疲畏寒，口淡不渴</td><td>舌淡苔腻，脉濡缓</td><td>温中化湿，健脾和胃</td><td>茵陈术附汤</td></tr>
<tr><td>脾虚湿滞</td><td>肢软乏力，大便溏薄</td><td>舌淡苔薄，脉濡细</td><td>健脾和血，利湿退黄</td><td>黄芪建中汤</td></tr>
</table>

续表

证型	证候			治法	方药
黄疸消退后的调治					
湿热留恋	脘痞胀闷，胁肋隐痛	脘痞腹胀，尿赤	苔腻，脉濡数	清热利湿	茵陈四苓散
肝脾不调		胁肋隐痛不适，大便不调	苔薄白，脉细弦	调和肝脾，理气助运	柴胡疏肝散/归芍六君子汤
气滞血瘀		胁下结块，面颈赤丝	舌紫斑，脉涩	疏肝理气，活血化瘀	逍遥散合鳖甲煎丸

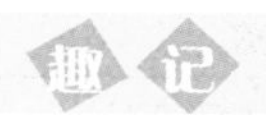

耗子小，拎大壶，犀角建中配术。

第三节　鼓胀

一、概念

鼓胀是指以腹部胀大如鼓为主症的疾病，临床以腹大胀满，绷急如鼓，皮色苍黄，脉络显露为特征，故名鼓胀。

二、病因病机

1. 病因　酒食不节、情志刺激、虫毒感染、他病继发。

2. 病机　肝、脾、肾三脏功能受损，气滞、血瘀、水停腹中。

3. 病位　在肝、脾，久则及肾。

4. 病理因素　气滞、血瘀、水湿。

三、鉴别诊断

与肠蕈鉴别　肠蕈主要因湿热瘀毒流连肠道，阻滞气机而致。常见下腹部肿块，早期肿块局限于下腹部，大如鸡卵，以后逐渐增大，可如怀胎之状，按之坚硬，推之可移，无水液波动感。早期以实证居多。肠蕈为慢性耗损性疾病，若不积极治疗，预后不佳。鼓胀虽同见腹部胀大，但触之常未见有形肿块，常伴水液停聚。

四、辨证论治

1. 辨证要点　本病多属本虚标实之证，初期以实为主，其实又有气滞、血瘀、水停的侧重，同时又有肝、脾、肾脏腑之不同；晚期以虚为主，同时可兼见出血、昏迷等危重证候。鼓胀早期辨病性与病位，鼓胀晚期辨阴阳与危候。

2. 治疗原则　治疗当攻补兼施，祛邪不伤正，扶正不留邪。初期一般以实证居多，治疗以祛邪为主，后期一般以虚证为主，治疗以补虚为要。鼓胀后期伴有出血、昏迷、阳气虚脱等危重证候者，应“急则治其标”。

3. 分证论治

证型	证候			治法	方药
气滞湿阻	腹部胀大如鼓	按之不坚，食后胀甚，得嗳气、矢气稍减	苔薄白腻，脉弦	疏肝理气，运脾利湿	柴胡疏肝散合胃苓汤
水湿困脾		按之如囊裹水，脘腹痞胀，尿少便溏	苔白腻，脉缓	温中健脾，行气利水	实脾散

续表

证型	证候			治法	方药
湿热蕴结	腹部胀大如鼓	脘腹胀急，烦热口苦，渴不欲饮	苔黄腻，脉弦数	清热利湿，攻下逐水	中满分消丸
肝脾血瘀		脘腹坚满，青筋显露，胁痛如针刺	舌紫暗，脉细涩	活血化瘀，行气利水	调营饮
脾肾阳虚		形似蛙腹，神倦怯寒，肢冷浮肿	苔淡白，脉沉细无力	温补脾肾，化气利水	附子理苓汤
肝肾阴虚		口干而燥，心烦失眠	舌红绛少苔，脉弦细数	滋肾柔肝，养阴利水	六味地黄丸合一贯煎
鼓胀变证	黄疸	身目黄染如金，肝区胀痛，腹部膨隆，双下肢水肿，尿少如浓茶	苔黄腻，脉弦滑	清热解毒，利湿退黄	甘露消毒丹
	出血	轻者可见牙龈出血，重者大量呕吐鲜血或大便下血	舌红苔黄，脉弦数	泻火解毒，凉血止血	犀角地黄汤
	神昏	神昏谵语，昏不识人，发热，口臭便秘，溲赤尿少	苔黄燥，脉细数	清热解毒，醒脑开窍	清营汤合安宫牛黄丸

第四节 积证

一、概念

积证是以腹内结块，或痛或胀，结块固定不移，痛有定处为主要临床表现的一类病证。

二、病因病机

1. 病因 情志失调、饮食所伤、感受外邪、他病续发、正气亏虚所致。

2. 病机 气机阻滞，瘀血内结。

3. 病位 肝、脾、胃、肠。

4. 病理因素 有气滞、血瘀、寒邪、湿浊、痰浊、食滞、虫积等，但主要以血瘀为主。

三、鉴别诊断☆

1. 与聚证鉴别

	积证（癥积）	聚证（瘕聚）
病位	血分	气分
病性	脏病	腑病
病机	痰凝血瘀	气机阻滞
主症	腹内结块触之有形，固定不移，痛有定处，刺痛为主	腹内结块聚散无常，痛无定处，胀痛为主
病情	病史较长，病情较重	病史较短，病情较轻

2. 与鼓胀鉴别 鼓胀除腹内积块以外，更有水液停聚于腹内，肚腹胀大；而积证一般腹内尚无停水，但积证日久可转化为鼓胀。

3. 与腹痛（瘀血内停证）鉴别 瘀血内停的腹痛甚者，亦可有腹部结块。但积证以腹内结块为主症，兼有腹痛。瘀血内停腹痛日久亦有可能转化为积证。

四、辨证论治

1. 辨证要点 首辨积块的部位；次辨积证的初、中、末三期；再辨病证的标本缓急。

2. 治疗原则 积证治疗宜分初、中、末三个阶段。①积证初期属邪实，应予行气活血、软坚消积。②中期邪实正虚，予消补兼施。③后期以正虚为主，应予扶正为主，酌加理气、化瘀、消积之品。

3. 分证论治

证型	证候			治法	方药
气滞血阻	腹内结块	质软不坚，胁肋疼痛，脘腹痞满	舌暗苔薄白，脉弦	理气活血，通络消积	大七气汤
瘀血内结		质地较硬，刺痛，面色晦暗	舌质紫或有瘀斑，脉细涩	祛瘀软坚	膈下逐瘀汤
正虚瘀阻		久病体弱，积块坚硬，肌肉瘦削，神倦乏力	舌淡紫，脉细数	补益气血，活血化瘀	八珍汤合化积丸

五、预后与转归

1. 积久肝脾两伤，藏血与统血失职，或瘀热灼伤血络，而导致出血。
2. 若湿热瘀结，肝脾失调，胆汁外溢，可出现黄疸。
3. 若气血瘀阻，水湿泛滥，亦可出现腹满肢肿等鼓胀病证。

第五节 聚证

一、概念

聚证是以腹内结块，或痛或胀，聚散无常，痛无定处为主要临床表现的一类病证。

二、病因病机

1. 病因 情志失调、食滞痰阻。

2. 病机 气机逆乱。

3. 病位 肝、脾。

4. 病理因素 有气滞、寒湿、痰浊、食滞、虫积等，但以气滞为主。

三、鉴别诊断

1. 与鼓胀鉴别 均有脘腹满闷、胀痛。鼓胀之气鼓以腹部膨隆，叩之如鼓为主；聚证以腹中气聚，局部可见结块，望之有形，按之柔软，聚散无常，痛无定处为主。

2. 与胃痞鉴别 胃痞的胃脘满闷是自觉症状，无结块可扪及。聚证有腹部时聚时散的结块，结块望之有形，但按之无块，结块消散时，脘腹胀闷好转。

四、辨证论治

1. 治疗原则 聚证病在气分，应以疏肝理气、行气消聚为治疗原则。

2. 分证论治

证型	证候			治法	方药
肝郁气滞	腹内结块，聚散无常	腹中气聚，时聚时散，随情绪变化起伏	苔薄，脉弦	疏肝解郁，行气散结	逍遥散
食滞痰阻		腹部时有条索状物聚起，便秘、纳呆	苔腻，脉弦滑	理气化痰，导滞通便	六磨汤

第六节　瘿病

一、概念

瘿病是以颈前喉结两旁结块肿大为主要临床特征的一类疾病。

二、病因病机

1. 病因　情志内伤、饮食及水土失宜、体质因素。

2. 病机　气滞、痰凝、血瘀壅结颈前。

3. 病位　在肝、脾，与心有关。

4. 病理因素　气滞、痰浊、瘀血。

三、鉴别诊断

1. 瘿病与瘰疬　均可在颈项部出现肿块。瘿病肿块在颈部正前方，肿块一般较大。瘰疬的病变部位在颈项的两侧或颌下，肿块一般较小，每个约黄豆大，个数多少不等。

2. 瘿囊与瘿瘤　瘿囊颈前肿块较大，两侧比较对称，肿块光滑，柔软，主要病机为气郁痰阻，若日久兼瘀血内停者，局部可出现结节。瘿瘤表现为颈前肿块偏于一侧，或一侧较大，或两侧均大，瘿肿大小如桃核，质较硬。病情严重者，肿块迅速增大，质地坚硬，表面高低不平。

四、辨证论治

1. 辨证要点　首辨在气在血，次辨火旺与阴伤的不同，三辨病情的轻重。

2. 治疗原则　以理气化痰，消瘿散结为基本治则。

3. 分证论治

证型	证候			治法	方药
气郁痰阻	颈前喉结两旁结块肿大	质软不痛，胸闷，喜太息，病情常随情志波动	苔薄白，脉弦	理气舒郁，化痰消瘿	四海舒郁丸
痰结血瘀		按之较硬，肿块经久未消，胸闷	舌暗苔薄白，脉涩	理气活血，化痰消瘿	海藻玉壶汤
肝火旺盛		急躁易怒，眼球突出，手指颤抖	舌红苔薄黄，脉弦数	清肝泻火，消瘿散结	栀子清肝汤合消瘰丸
心肝阴虚		心悸，心烦少寐，手指颤动，眼干目眩	舌红少苔，舌体颤动，脉弦细数	滋阴降火，宁心柔肝	天王补心丹/一贯煎

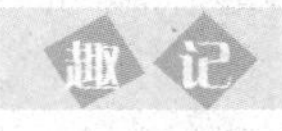

四海玉壶清消补。

第七节　疟疾

一、概念

疟疾是感受疟邪引起的以寒战、壮热、头痛、汗出、休作有时为主症的疾病。

二、病因病机

1. 病因　感受疟邪，正虚抗邪能力下降。

2. 病机　疟邪入侵，伏于半表半里之间，内搏五脏，横连募原，出与营卫相搏，正邪相争则疟病发作；至正胜邪退，与营卫相离，疟邪伏藏，则发作停止；当疟邪再次与营卫相搏时，则再次发作。

3. 病位 在少阳，所谓“疟不离少阳”。

4. 病理性质 邪实。

三、鉴别诊断☆

与风温发热鉴别 风温初起，邪在卫分可见寒战发热，多伴有咳嗽气急、胸痛等肺系症状；若邪热壅盛，转入气分，则卫分症状消失，可见壮热，有汗不解，兼见咳嗽、口渴、烦躁、便秘等肺胃两经症状。疟疾则以寒热往来，汗出热退，休作有时为特征，无肺系症状。在发病季节上，风温多见于冬春，疟疾常发于夏秋。

四、辨证论治

1. 辨证要点 应根据病情的轻重、寒热的偏颇、正气的盛衰以及病程的长短等确定疟疾的证型。

2. 治疗原则 以祛邪截疟为基本治则。

3. 分证论治

证型	证候			治法	方药
正疟	寒战壮热、头痛汗出、休作有时	先呵欠乏力，继则寒栗鼓颔，寒罢内外皆热	舌红苔薄白，脉弦	祛邪截疟，和解表里	柴胡截疟饮/截疟七宝饮
温疟		热多寒少，汗出不畅，便秘尿赤，口渴引饮	舌红苔黄，脉弦数	清热解表，和解祛邪	白虎加桂枝汤/白虎加人参汤
寒疟		热少寒多，口不渴，胸脘痞闷	苔白腻，脉弦	和解表里，温阳达邪	柴胡桂枝干姜汤合截疟七宝饮
热瘴		热甚寒微，面红目赤，神昏谵语，烦渴饮冷	舌绛苔黄腻，脉洪数	解毒除瘴，清热保津	清瘴汤
冷瘴		寒甚热微，甚则神昏，嗜睡	苔白厚腻，脉弦	解毒除瘴，芳化湿浊	加味不换金正气散
劳疟		迁延日久，遇劳易发，倦怠乏力，短气懒言	舌淡，脉细无力	益气养血，扶正祛邪	何人饮

第六章 肾系病证

第一节 水肿

一、病因病机

1. 病因 风邪袭表、疮毒内犯、外感水湿、饮食劳倦、体虚久病。

2. 病机 肺失通调，脾失转输，肾失开阖，三焦气化不利，水液泛滥肌肤。

3. 病位 在肺、脾、肾，而关键在肾。

4. 病理因素 风邪、水湿、疮毒、湿热、气滞、瘀血。

二、辨证论治☆

1. 辨证要点 首辨阳水、阴水，其次辨病变之脏腑。

2. 治疗原则 发汗、利尿、泻下逐水。

3. 分证论治

证型	证候			治法	方药
阳水					
风水相搏	眼睑浮肿，延及全身	来势迅速，恶寒发热，肢节酸楚	苔薄白，脉浮滑，或舌红，脉浮滑数	疏风清热，宣肺行水	越婢加术汤
湿毒浸淫		身发疮痍，甚则溃烂，恶风发热	舌红苔薄黄，脉浮数	宣肺解毒，利湿消肿	麻黄连翘赤小豆汤合五味消毒饮
水湿浸渍		下肢明显，按之没指，胸闷纳呆	苔白腻，脉沉缓	运脾化湿，通阳利水	五皮饮合胃苓汤
湿热壅盛		皮肤绷急光亮，胸脘痞闷，烦热口渴	舌红苔黄腻，脉沉数	分利湿热	疏凿饮子
阴水					
脾阳亏虚	水肿日久，按之不易恢复	脘腹胀闷，纳减便溏，神疲乏力	舌淡苔白滑，脉沉缓	健脾温阳，行气利水	实脾饮
肾阳衰微		腰酸冷痛，四肢厥冷，怯寒神疲	舌淡胖苔白，脉沉细	温肾助阳，化气行水	济生肾气丸合真武汤
瘀水互结		肿势不一，皮肤瘀斑，腰部刺痛	舌紫暗苔白，脉沉细涩	活血祛瘀，化气行水	桃红四物汤合五苓散

三、预后与转归

1. 若水邪壅盛或阴水日久，脾肾衰微，水气上犯，则可出现水邪凌心犯肺之重证。

2. 若病变后期，肾阳衰败，气化不行，浊毒内闭，则由水肿发展为关格。

3. 若肺失通调，脾失健运，肾失开阖，致膀胱气化无权，可见小便点滴或闭塞不通，则是水肿转为癃闭。

4. 若阳损及阴，造成肝肾阴虚，肝阳上亢，则可兼见眩晕。

第二节　淋证

一、病因病机

1. 病因　外感湿热、饮食不节、情志失调、禀赋不足或劳伤久病。

2. 病机　湿热蕴结下焦，肾与膀胱气化不利。

3. 病位　在膀胱与肾，与肝、脾相关。

4. 病理因素　主要为湿热之邪。

二、鉴别诊断☆

1. 淋证与癃闭鉴别　均有小便量少，排尿困难。淋证尿频而尿痛，且每日排尿总量多为正常；癃闭无尿痛，每日排尿量少于正常，严重时甚至无尿。

2. 血淋与尿血鉴别　均有小便出血，尿色红赤，甚至溺出纯血等症状。其鉴别要点是有无尿痛。痛者为血淋，不痛者为尿血。

3. 膏淋与尿浊鉴别　二者在小便浑浊症状上相似，但尿浊在排尿时无疼痛滞涩感。

三、辨证论治

1. 辨证要点　应首辨六淋的类别，次辨证候之虚实，最后辨明各淋证的转化与兼夹。

2. 治疗原则　实则清利，虚则补益。

3. 分证论治

证型	证候			治法	方药
热淋	小便频数，淋沥涩痛	灼热刺痛，溺色黄赤	苔黄腻，脉滑数	清热利湿通淋	八正散
石淋		尿中夹砂石，尿道窘迫疼痛，一侧腰腹绞痛难忍	舌红苔薄黄，脉弦	清热利湿，排石通淋	石韦散
血淋		尿色深红，或夹血块	舌尖红苔黄，脉滑数	清热通淋，凉血止血	小蓟饮子
气淋		郁怒后，小便涩滞，淋沥不畅	苔薄白，脉弦	理气疏导，通淋利尿	沉香散
膏淋		小便浑浊如米泔水，上有浮油，置之沉淀	舌红苔黄腻，脉濡数	清热利湿，分清泄浊	程氏萆薢分清饮
劳淋		遇劳即发，淋沥不已，腰膝酸软，神疲乏力	舌淡，脉细弱	补脾益肾	无比山药丸

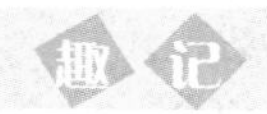

八块石头或小香山。

第三节 癃闭

一、概念

癃闭以小便量少，排尿困难，甚则小便闭塞不通为主症。其中小便不畅，点滴而短少，病势较缓者称为癃；小便闭塞，点滴不通，病势较急者称为闭。

二、病因病机

1. 病因 外感湿热、感受热毒、饮食不节、情志内伤、尿路阻塞、体虚久病、药毒所伤。

2. 病机 肾与膀胱气化功能失调，尿液生成或排泄障碍。

3. 病位 在膀胱与肾，与三焦、肺、脾、肝密切相关。

4. 病理因素 湿热、热毒、气滞及瘀血。

三、鉴别诊断

与关格鉴别 均有小便量少或闭塞不通。关格常由水肿、淋证、癃闭等经久不愈发展而来，是小便不通与呕吐并见的病证，而癃闭不伴有呕吐。

四、辨证论治

1. 辨证要点 ①当辨虚实；②辨病情之缓急、病势之轻重。

2. 治疗原则 以“腑以通为用”为原则。

3. 分证论治

证型	证候			治法	方药
膀胱湿热	小便不利，点滴不畅	小便短赤灼热，渴不欲饮	舌红苔黄腻，脉数	清利湿热，通利小便	八正散
肺热壅盛		咽干咳嗽，烦渴欲饮，呼吸急促	舌红苔薄黄，脉数	清泄肺热，通利水道	清肺饮
肝郁气滞		情志抑郁，多烦善怒，胁腹胀满	舌红苔薄黄，脉弦	疏利气机，通利小便	沉香散

续表

证型	证候			治法	方药
浊瘀阻塞	小便不利，点滴不畅	尿如细线，阻塞不通，小腹胀痛	舌紫暗，脉涩	行瘀散结，通利水道	代抵当丸
脾气不升		小腹坠胀，神疲乏力，气短声低	舌淡苔薄，脉细	升清降浊，化气行水	补中益气汤合春泽汤
肾阳衰惫		排便无力，面色㿠白，畏寒肢冷	舌淡胖，苔薄白，脉沉细	温补肾阳，化气利水	济生肾气丸

五、常用外治法

1. 取嚏或探吐法。
2. 外敷法。
3. 流水诱导法。
4. 导尿法。

第四节　阳痿

一、病因病机

1. 病因　劳伤久病、情志失调、饮食不节、外邪侵袭。

2. 病机　肝、肾、心、脾受损，气血阴阳亏虚，阴络失荣，或邪气郁阻，经络失畅导致宗筋不用而成。

3. 病位　在宗筋，病变脏腑主要在肝、肾、心、脾。

二、鉴别诊断

与早泄鉴别　早泄为同房时，阴茎能勃起，但过早射精，射精后阴茎痿软的病证。若早泄日久不愈，可进一步导致阳痿，故阳痿病情重于早泄。

三、辨证论治

分证论治

证型	证候			治法	方药
命门火衰	阳事不举	精薄清冷，畏寒肢冷，夜尿清长	舌淡胖，苔薄白，脉沉迟或细	温肾填精，壮阳起痿	赞育丸
心脾亏虚		遇劳加重，心悸，失眠多梦，食少纳呆	舌淡边有齿痕，苔薄白，脉细弱	补益心脾，益气起痿	归脾汤
肝郁不舒		心情抑郁，胸胁胀痛，脘闷不适	舌淡，苔薄白，脉弦或弦细	疏肝解郁，行气起痿	柴胡疏肝散
惊恐伤肾		心悸易惊，胆怯多疑	舌淡，苔薄白，脉弦细	益肾宁神	启阳娱心丹
湿热下注		阴囊潮湿，瘙痒腥臭，泛恶口苦	舌红苔黄腻，脉滑数	清利湿热	龙胆泻肝汤

第七章　气血津液病证

第一节　郁证

一、概念

郁证是由于情志不舒、气机郁滞所致，以心情抑郁，情绪不宁，胸部满闷，胁肋胀痛，或易怒喜哭，或咽中如有异物梗塞等为主要临床表现的一类病证。

二、病因病机

1. 病因 七情所伤、思虑劳倦，脏气素虚、体质偏颇。

2. 病机 气机失常、脏腑阴阳气血失调。

3. 病位 与肝的关系最为密切，其次涉及心、脾、肾。

三、鉴别诊断☆

1. 郁证梅核气与虚火喉痹鉴别

		梅核气	虚火喉痹
相同点		咽部异物感	
不同点	病因	因情志抑郁而起病	多因感冒、长期吸烟及嗜食辛辣引发
	症状	与情绪波动有关，无咽痛及吞咽困难	尚觉咽干、灼热、咽痒，与情绪无关

2. 郁证梅核气与噎膈鉴别 皆有咽中有物梗塞感觉。梅核气无吞咽困难；噎膈梗塞感觉主要在胸骨后部，与情绪波动无关，吞咽困难程度日渐加重。

3. 郁证脏躁与癫证鉴别 均与五志过极、七情内伤有关，临床表现都有心神失常症状。癫证多发于青壮年，主要表现为精神错乱，缺乏自知自控能力，心神失常的症状极少自行缓解。

四、辨证论治

1. 辨证要点

（1）首辨受病脏腑与六郁的关系：一般说来，气郁、血郁、火郁主要关系于肝；食郁、湿郁、痰郁主要关系于脾；而虚证则与心的关系最为密切，其次是肝、脾、肾的亏虚。

（2）次辨证候虚实。

2. 治疗原则 理气开郁、调畅气机、移情易性。

3. 分证论治

证型	证候			治法	方药
肝气郁结	情绪不宁	精神抑郁，胁肋胀痛，脘闷嗳气，不思饮食	苔薄腻，脉弦	疏肝解郁，理气畅中	柴胡疏肝散
气郁化火		急躁易怒，口苦而干，头痛目赤	舌红苔黄，脉弦数	疏肝解郁，清肝泻火	丹栀逍遥散
痰气郁结（梅核气）		咽中如有物梗塞，吞之不下，咳之不出	苔白腻，脉弦滑	行气开郁，化痰散结	半夏厚朴汤
心神失养（脏躁）		精神恍惚，悲忧善哭，喜怒无常	舌淡苔薄白，脉弦细	甘润缓急，养心安神	甘麦大枣汤
心脾两虚		多思善疑，头晕神疲，心悸胆怯，失眠健忘	舌淡苔薄白，脉细弱	健脾养心，补益气血	归脾汤
心肾阴虚		虚烦少寐，腰膝酸软，五心烦热	舌红少苔，脉细数	滋养心肾	天王补心丹合六味地黄丸

第二节　血证

一、概念

凡血液不循常道，或上溢于口鼻诸窍，或下泄于前后二阴，或渗出于肌肤所形成的一类出血性疾患，统称为血证。

二、病因病机

1. 病因 感受外邪、情志过极、饮食不节、劳欲太过、久病体虚等。

2. 病机 火热熏灼、迫血妄行，气虚不摄、血溢脉外，瘀血阻络、血不循经。

三、诊断与鉴别诊断

1. 各类血证的诊断要点

（1）鼻衄：①血自鼻道外溢；②非因外伤、倒经所致者。

（2）齿衄：①血自齿龈或齿缝外溢；②排除外伤所致者。

（3）咳血：血由肺、气道而来，经咳嗽而出，或觉喉痒胸闷，一咳即出，血色鲜红，或夹泡沫，或痰血相兼，痰中带血。

（4）吐血：①血随呕吐而出，常伴有食物残渣等胃内容物，血色多为咖啡色或紫暗色，也可为鲜红色，大便色黑如漆，或呈暗红色；②有胃痛、胁痛、黄疸、癥积等病史；③发病急骤，吐血前多有恶心、胃脘不适、头晕等症。

（5）便血：①大便色鲜红、暗红或紫暗，甚至黑如柏油样，次数增多；②有胃肠疾病或肝病病史。

（6）尿血：①小便中混有血液或夹有血丝；②排尿时无疼痛。

（7）紫斑：①肌肤出现青紫斑点，小如针尖，大者融合成片，压之不褪色。②紫斑好发于四肢，尤以下肢为甚，常反复发作。重者可伴有鼻衄、齿衄、尿血、便血及崩漏。③小儿及成人皆可患此病，但以女性为多见。

2. 鉴别诊断☆

（1）鼻衄与外伤鼻衄、经行鼻衄鉴别

	鼻衄	外伤鼻衄	经行鼻衄
相同点	鼻腔出血		
不同点	非外伤、非倒经	出血在损伤一侧，无全身症状	在经期或经行前期出现

（2）咳血与吐血鉴别

	咳血	吐血
来源	肺	胃
排出方式	咳嗽	呕吐
血色	鲜红，混有痰液	紫暗，夹有食物残渣
兼证	多有咳嗽，胸闷，喉痒	多有胃脘不适，或胃痛，恶心，黑便

（3）便血的远血与近血鉴别：①远血——病位在胃、小肠，血色如黑漆色或暗紫色；②近血——病位在乙状结肠、直肠、肛门，血便分开，血色多鲜红或暗红。

（4）肠风与脏毒鉴别：两者均属便血。肠风血色鲜泽清稀，其下如溅，属风热为患；脏毒血色暗浊黏稠，点滴不畅，因湿热（毒）所致。

（5）紫斑与出疹鉴别：均有局部肤色的改变。紫斑呈点状者需与出疹的疹点区别。紫斑隐于皮内，压之不褪色，触之不碍手；疹高于皮肤，压之褪色，摸之碍手。

四、辨证论治

1. 辨证要点 首辨病证的不同，次辨病变脏腑，再辨证候之虚实。

2. 治疗原则 治火、治气、治血。

3. 分证论治

（1）鼻衄

证型	证候			治法	方药
热邪犯肺	鼻道出血	其色鲜红，口干咽燥，身热恶风	舌红苔薄，脉数	清泄肺热，凉血止血	桑菊饮
胃热炽盛		血色鲜红，口渴欲饮，口干臭秽，烦躁便秘	舌红苔黄，脉数	清胃泻火，凉血止血	玉女煎
肝火上炎		血色鲜红，头痛目眩，烦躁易怒，口苦	舌红，脉弦数	清肝泻火，凉血止血	龙胆泻肝汤
气血亏虚		血色淡红，神疲乏力	舌淡，脉细无力	补气摄血	归脾汤

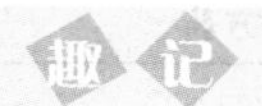

鼻衄热迫肺胃肝，桑菊玉女与龙胆（+归脾汤）。

（2）齿衄

证型	证候			治法	方药
胃火炽盛	齿龈出血	血色鲜红，齿龈红肿疼痛，口臭	舌红苔黄，脉洪数	清胃泻火，凉血止血	加味清胃散合泻心汤
阴虚火旺		血色淡红，齿摇不坚	舌红少苔，脉细数	滋阴降火，凉血止血	六味地黄丸合茜根散

（3）咳血

证型	证候			治法	方药
燥热伤肺	咳嗽，痰中带血	口干鼻燥，身热	舌红少津，苔薄黄，脉数	清热润肺，宁络止血	桑杏汤
肝火犯肺		胸胁胀痛，烦躁易怒，口苦	舌红苔薄黄，脉弦数	清肝泻肺，凉血止血	泻白散合黛蛤散
阴虚肺热		口干咽燥，潮热盗汗	舌红少苔，脉细数	滋阴润肺，宁络止血	百合固金汤

（4）吐血

证型	证候			治法	方药
胃热壅盛	呕吐出血	脘腹胀闷，嘈杂不适，口臭便秘	舌红，苔黄腻，脉滑数	清胃泻火，化瘀止血	泻心汤合十灰散
肝火犯胃		口苦胁痛，心烦易怒	舌红，苔黄，脉弦数	泻肝清胃，凉血止血	龙胆泻肝汤
气虚血溢		血色暗淡，神疲乏力，心悸气短	舌淡，脉细弱	健脾益气摄血	归脾汤

（5）便血

证型	证候			治法	方药
肠道湿热	大便出血	便血色红黏稠，大便稀溏，腹痛，口苦	舌红苔黄腻，脉濡数	清化湿热，凉血止血	地榆散合槐角丸
热灼胃络		便色如柏油，伴胃脘疼痛，口干尿赤	舌淡红，苔薄黄，脉弦细	清胃止血	泻心汤合十灰散
气虚不摄		便血色淡红，食少体倦，面色萎黄	舌淡，脉细	益气摄血	归脾汤
脾胃虚寒		便血紫暗，腹部隐痛，喜热饮	舌淡，脉细	健脾温中，养血止血	黄土汤

（6）尿血

证型	证候			治法	方药
下焦湿热	尿血	小便黄赤灼热，心烦口渴，面赤口疮	舌红，脉数	清热利湿，凉血止血	小蓟饮子
肾虚火旺		头晕耳鸣，颧红潮热，腰膝酸软	舌红少苔，脉细数	滋阴降火，凉血止血	知柏地黄丸
脾不统血		体倦乏力，气短声低，面色无华	舌淡，脉细弱	补中健脾，益气摄血	归脾汤
肾气不固		久病尿血，头晕耳鸣，腰脊酸痛	舌淡，脉沉弱	补益肾气，固摄止血	无比山药丸

（7）紫斑

证型	证候			治法	方药
血热妄行	皮肤出现青紫斑点	发热，口渴，便秘	舌红苔黄，脉弦数	清热解毒，凉血止血	犀角地黄汤合十灰散
阴虚火旺		颧红心烦，手足心热	舌红少苔，脉细数	滋阴降火，宁络止血	茜根散
气不摄血		久病不愈，神疲乏力	舌淡，脉细弱	补气摄血	归脾汤

第三节　痰饮

一、概念

痰饮是指体内水液输布、运化失常，停积于某些部位的一类病证。

二、痰饮的分类☆

	停积部位	症状
痰饮（狭义）	胃肠	心下痞满，呕吐清水痰涎，胃肠沥沥有声
悬饮	胁下	胸胁饱满，咳唾引痛，喘促不能平卧
溢饮	肢体	身体疼痛沉重，甚则肢体浮肿
支饮	胸胁	咳逆倚息，短气不得卧，其形如肿

三、病因病机

1. 病因　外感寒湿、饮食不当、劳欲体虚。

2. 病机　肺、脾、肾三脏功能失调，三焦气化失宣，津液停积机体某部位而成。

3. **病位** 为肺、脾、肾、三焦，以脾首当其冲。

四、鉴别诊断

1. **悬饮与胸痹** 均有胸痛。胸痹为胸膺部或心前区闷痛，且可引及左侧肩背，历时较短，休息或用药后缓解；悬饮为胸胁胀痛，持续不解，多伴咳唾、转侧、呼吸时疼痛加重等肺系证候。

2. **溢饮与水肿（风水相搏证）** 水肿分表实、表虚。表实者，水肿而无汗，身体疼重，与水泛肌表之溢饮基本相同。如见肢体浮肿而汗出恶风，则属表虚，与溢饮有异。

五、辨证论治☆

1. **辨证要点** 首辨饮停部位，次辨标本的主次，三辨病邪的兼夹。

2. **治疗原则** 以温化为原则（“病痰饮者，当以温药和之”）。

3. **分证论治**

证型		证候			治法	方药
痰饮	脾阳虚弱	饮停胃肠	胃中有振水音，脘腹喜温畏冷，泛吐清水痰涎	苔白滑，脉弦细而滑	温脾化饮	苓桂术甘汤合小半夏加茯苓汤
	饮留胃肠		心下坚满或痛，水走肠间，沥沥有声	苔腻，色白或黄，脉沉弦	攻下逐饮	甘遂半夏汤/己椒苈黄丸
悬饮	邪犯胸肺	饮流胁下	胸胁疼痛，心下痞硬，寒热往来，口苦咽干	苔薄，脉弦数	和解宣利	柴枳半夏汤
	饮停胸胁		胸胁疼痛，咳唾引痛，病侧肋间胀满，甚则胸廓隆起	苔白，脉沉弦	泻肺祛饮	椒目瓜蒌汤合十枣汤/控涎丹
	络气不和		胸胁疼痛，如灼如刺，闷咳不舒，呼吸不畅	舌暗苔薄，脉弦	理气和络	香附旋覆花汤
	阴虚内热		咳呛时作，咳吐少量黏痰，口干咽燥	舌红少苔，脉细数	滋阴清热	沙参麦冬汤合泻白散
溢饮	表寒里饮	饮溢肢体	肢体浮肿，恶寒无汗	苔白，脉弦紧	发表化饮	小青龙汤
支饮	寒饮伏肺	饮邪支撑胸肺	咳逆喘满不得卧，天冷受寒加重，身体振振瞤动	苔白滑，脉弦紧	宣肺化饮	小青龙汤
	脾肾阳虚		喘促动则为甚，心悸气短，怯寒肢冷	舌胖大，苔白润，脉沉细滑	温脾补肾，以化水饮	金匮肾气丸合苓桂术甘汤

第四节 消渴

一、概念

消渴是以多饮、多食、多尿、乏力、消瘦或尿有甜味为主症的疾病。

二、病因病机

1. **病因** 禀赋不足、饮食失节、情志失调、劳逸失度等。
2. **病机** 阴津亏损，燥热偏盛（阴虚为本，燥热为标）。
3. **病位** 在肺、胃、肾，尤以肾为关键。
4. **病理因素** 主要是虚火、浊瘀。

三、辨证论治

1. **辨证要点**

（1）首辨病位：多饮症状较为突出者为上消，以肺燥津伤为主；多食症状较为突出者为中消，以胃热炽盛为主；多尿症状较突出者为下消，以肾虚为主。

（2）次辨标本。

（3）三辨本症与并发症。

2. 治疗原则 清热润燥，养阴生津。

3. 分证论治

证型		证候			治法	方药
上消	肺热津伤	多饮	口舌干燥，尿频量多，烦热多汗	舌边尖红，苔薄黄，脉洪数	清热润肺，生津止渴	消渴方
中消	胃热炽盛	多食	多食易饥，口渴尿多，大便干燥，形体消瘦	苔黄，脉滑实有力	清胃泻火，养阴增液	玉女煎
	气阴亏虚		能食与便溏并见，精神不振，乏力，消瘦	舌淡红，苔白而干，脉弱	益气健脾，生津止渴	七味白术散
下消	肾阴亏虚	多尿	尿频量多，浑浊如脂膏，腰膝酸软	舌红少苔，脉细数	滋阴固肾	六味地黄丸
	阴阳两虚		饮一溲一，面容憔悴，耳轮干枯，四肢欠温	舌淡，苔白而干，脉沉细无力	滋阴温阳，补肾固涩	金匮肾气丸

四、消渴并发症☆

1. 白内障、雀盲、耳聋：主要病机为肝肾精血不足，不能上承耳目，宜滋补肝肾，益精补血，可用杞菊地黄丸或明目地黄丸。

2. 对于并发疮毒痈疽者，则治宜清热解毒，消散痈肿，用五味消毒饮。在痈疽的恢复阶段，则治疗上要重视托毒生肌。

3. 并发肺痨、水肿、中风者，则可参考有关章节辨证论治。

五、预后与转归

1. 肺失滋养，日久可并发肺痨。

2. 肾阴亏损，肝失濡养，肝肾精血不能上承于耳目，则可并发白内障、雀目、耳聋。

3. 燥热内结，营阴被灼，脉络瘀阻，蕴毒成脓，则发为疮疖痈疽。

4. 阴虚燥热，炼液成痰，以及血脉瘀滞，痰瘀阻络，脑脉闭阻或血溢脉外，发为中风偏瘫。

5. 阴损及阳，脾肾衰败，水湿潴留，泛滥肌肤，则发为水肿。

第五节　内伤发热

一、病因病机

1. 病因 久病体虚、饮食劳倦、情志失调及外伤出血。

2. 病机 气血阴阳失衡，脏腑功能失调。

二、鉴别诊断☆

内伤发热与外感发热鉴别。

	内伤发热	外感发热
病因	气血阴阳亏虚或气郁、血瘀、湿阻	感受外邪
病势	起病缓，多为低热或自觉发热	起病急，高热
病程	较长	较短
虚实	虚证多	实证多
兼症	不恶寒，虽有怯冷，得温则减	恶寒等表证

三、辨证论治

1. 辨证要点 首辨证候虚实，次辨病情轻重，再辨病位。

2. 治疗原则 属实者，治宜解郁、活血、除湿为主，适当配伍清热。属虚者，则应益气、养血、滋阴、温阳。

3. 分证论治

证型	发热特点	证候		治法	方药
阴虚发热	午后或夜晚发热	手足心热，盗汗，咽干	舌红少苔，脉细数	滋阴清热	清骨散
血虚发热	低热	头晕眼花，面白少华，唇甲色淡	舌质淡，脉细弱	益气养血	归脾汤
气虚发热	发热或低或高	劳累后加剧，倦怠乏力，气短懒言，自汗，易感冒	舌淡，苔薄，脉细弱	益气健脾，甘温除热	补中益气汤
阳虚发热	发热而欲近衣	形寒怯冷，四肢不温	舌淡胖，苔白润，脉沉细无力	温补阳气，引火归原	金匮肾气丸
气郁发热	低热或潮热	热势常随情绪波动而起伏，胁肋胀满，精神抑郁	舌红苔黄，脉弦数	疏肝理气，解郁泄热	丹栀逍遥散
痰湿郁热	低热，午后热甚	胸闷脘痞，渴不欲饮	苔黄腻，脉濡数	燥湿化痰，清热和中	黄连温胆汤合中和汤
血瘀发热	午后或夜晚发热	痛处固定，面色晦暗，口燥咽干，但不多饮	舌有瘀斑，脉涩	活血化瘀	血府逐瘀汤

第六节　汗证

一、概念

汗证是指由于阴阳失调，腠理不固，而致汗液外泄失常的病证。其中，不因外界环境因素的影响，而白昼时时汗出，动辄益甚者，称为自汗；寐中汗出，醒来自止者，称为盗汗，亦称为寝汗。

二、病因病机

1. 病因 病后体虚、情志不调、饮食不节。

2. 病机 阴阳失调，腠理不固，营卫失和，汗液外泄失常。

3. 病位 心、肝、脾、胃、肺、肾。

三、鉴别诊断

1. 与脱汗鉴别 脱汗表现为大汗淋漓，汗出如珠，常同时出现声低息微，精神疲惫，四肢厥冷，脉微欲绝或散大无力，多在疾病危重时出现，为病势危急的征象。

2. 与战汗鉴别 战汗主要出现于急性热病过程中，表现为突然恶寒战栗，全身汗出，发热，口渴，烦躁不安，为邪正交争的征象。

3. 与黄汗鉴别 黄汗为汗出色黄，染衣着色，常伴见口中黏苦，渴不欲饮，小便不利，苔黄腻，脉弦滑等湿热内郁表现。可以为汗证中的邪热郁蒸型，但汗出色黄的程度较重。

四、辨证论治

1. 辨证要点 应着重辨明阴阳虚实。

2. 治疗原则 虚证治以益气、养阴、补血、调和营卫；实证当治以清肝泄热、化湿和营；虚实夹杂者，则根据虚实的主次而适当兼顾。

3. 分证论治

证型	证候			治法	方药
肺卫不固	汗液外泄	汗出恶风，稍劳汗出尤甚，易于感冒	苔薄白，脉细弱	益气固表	玉屏风散
心血不足		心悸少寐，神疲气短，面色不华	舌淡，脉细	养血补心	归脾汤
阴虚火旺		夜寐盗汗，五心烦热，午后潮热，两颧色红	舌红少苔，脉细数	滋阴降火	当归六黄汤
邪热郁蒸		蒸蒸汗出，汗液易使衣服黄染，面赤烘热	苔薄黄，脉弦数	清肝泄热，化湿和营	龙胆泻肝汤

第七节　虚劳

一、概念

虚劳是以脏腑亏损，气血阴阳虚衰，久虚不复成劳为主要病机，以五脏虚证为主要临床表现的多种慢性虚弱证候的总称。

二、病因病机

1. 病因　禀赋薄弱、烦劳过度、饮食不节、大病久病、误治失治。

2. 病位　主要在五脏，尤以脾肾为主。

3. 病理性质　气、血、阴、阳的亏虚。

三、辨证论治

1. 辨证要点　首辨五脏气血阴阳亏虚，次辨有无兼夹病证。

2. 治疗原则　以补益为基本原则。

3. 分证论治

证型	证候			治法	方药
气虚					
肺气虚	气短懒言，语声低微	咳嗽无力，平素易于感冒	舌淡，脉弱	补益肺气	补肺汤
心气虚		心悸，神疲体倦		益气养心	七福饮
脾气虚		饮食减少，食后胃脘不舒，便溏		健脾益气	加味四君子汤
肾气虚		腰膝酸软，小便频数而清		益气补肾	大补元煎
血虚					
心血虚	面唇色淡	心悸怔忡，健忘失眠	舌淡，脉细	养血宁心	养心汤
肝血虚		头晕目眩，胁痛，肢体麻木	舌淡，脉弦细	补血养肝	四物汤
阴虚					
肺阴虚	潮热盗汗，五心烦热	干咳，咽燥，甚或失音	舌红少津，脉细数	养阴润肺	沙参麦冬汤
心阴虚		心悸失眠，口舌生疮		滋阴养心	天王补心丹
脾胃阴虚		口干唇燥，不思饮食，大便燥结	舌红少苔，脉细数	养阴和胃	益胃汤
肝阴虚		眩晕耳鸣，视物不明	舌红少苔，脉弦细数	滋养肝阴	补肝汤
肾阴虚		腰酸遗精，耳鸣耳聋，口干，咽痛	舌红少津，脉沉细	滋补肾阴	左归丸

续表

证型	证候			治法	方药
阳虚					
心阳虚	手足不温	心悸自汗，神倦嗜卧	舌淡或紫暗，脉细弱或沉迟	益气温阳	保元汤
脾阳虚		面色萎黄，大便溏薄，食少	舌淡苔白，脉弱	温中健脾	附子理中汤
肾阳虚		遗精阳痿，五更泄泻	舌淡胖，有齿痕，脉沉迟	温补肾阳	右归丸

【拓展】 虚劳心血虚与心悸心血不足的主要鉴别点：心悸心血不足具有食少纳呆的症状。

第八节　癌病

一、概念

癌病是多种恶性肿瘤的总称，以脏腑组织发生异常增生为其基本特征，临床表现主要为肿块逐渐增大、表面高低不平、质地坚硬，时有疼痛，常伴发热、乏力、纳差、消瘦并进行性加重。

二、病因病机

1. 病因　素体内虚、六淫邪毒、饮食失调、内伤七情。

2. 病机　正气亏虚，脏腑功能失调，气机郁滞，痰瘀久羁酿毒而成有形之肿块。

3. 病理因素　气郁、痰浊、湿阻、血瘀、毒聚（热毒、寒毒）。

三、辨证论治

1. 辨证要点　首辨病期，次辨正虚，最后辨邪实。

2. 治疗原则　扶正祛邪，攻补兼施。扶正分别采用补气、养血、滋阴、温阳；祛邪采用理气、除湿、化痰、祛瘀、解毒（热毒、寒毒）、软坚散结等法。

3. 分证论治

证型	证候			治法	方药
气郁痰瘀	肿块质地坚硬	脘腹胀满，善太息，纳呆便溏，呕血	舌暗隐紫，苔薄腻，脉细涩	行气解郁，化痰祛瘀	越鞠丸合化积丸
热毒炽盛		发热，口咽干燥，心烦寐差，热势壮盛	舌红苔黄腻，脉细数	清热解毒，凉血散瘀	犀角地黄汤合犀黄丸
湿热郁毒		黏液脓血便，身、目、尿黄，里急后重	舌红苔黄腻，脉滑数	清热利湿，解毒散结	龙胆泻肝汤合五味消毒饮
瘀毒内阻		肌肤甲错，痛有定处，痰中带血，尿血	舌暗有瘀点，苔薄，脉细涩	化瘀软坚，理气止痛	血府逐瘀汤
气阴两虚		神疲乏力，口咽干燥，盗汗，头晕耳鸣	舌淡红少苔，脉细数	益气养阴，扶正抗癌	生脉地黄汤
气血两虚		面色无华，唇甲色淡，气短乏力	舌淡，脉细弱	益气养血，扶正抗癌	十全大补丸

第九节　厥证

一、概念

厥证是以突然昏倒，不省人事，或伴有四肢逆冷为主要临床表现的一种急性病证。病情轻者，一般在短时间内苏醒，醒后无偏瘫、失语及口眼歪斜等后遗症；病情重者，昏厥时间较长，甚至一厥不复而导致死亡。

二、病因病机

1. 病因　情志内伤（恼怒致厥为多）、饮食不节（过度饥饿或暴饮暴食）、亡血失津、体虚劳倦。

2. 病机　气机逆乱，升降乖戾，气血阴阳不相顺接。

3. 病位　在心、肝，涉及脑（清窍），与肺、脾、肾密切相关。

三、辨证论治

1. 辨证要点　首辨病因，次辨虚实，再辨气血。

2. 治疗原则　厥证乃危急之候，当及时救治为要，醒神回厥是主要的治疗原则。实证应开窍、化痰、辟秽而醒神，虚证宜益气、回阳、救逆而醒神。

3. 分证论治

证型	证候			治法	方药
气厥实证	突然昏仆，不省人事，四肢厥冷	精神刺激发作，呼吸气粗，口噤握拳	苔薄白，脉伏	开窍，顺气，解郁	通关散合五磨饮子
气厥虚证		面色苍白，呼吸微弱	舌淡，脉沉细微	补气，回阳，醒神	生脉注射液、参附注射液、四味回阳饮
血厥实证		急躁恼怒而发，牙关紧闭，面赤唇紫	舌暗红，脉弦有力	平肝潜阳，理气通瘀	羚角钩藤汤/通瘀煎
血厥虚证		失血过多而发，口唇无华，目陷口张，呼吸微弱	舌淡，脉芤	补养气血	急用独参汤灌服，继服人参养荣汤
痰厥		素有咳喘宿痰，喉有痰声，呕吐涎沫	苔白腻，脉沉滑	行气豁痰	导痰汤

第八章　肢体经络病证

第一节　痹证

一、概念

痹证是以肢体筋骨、关节、肌肉等处发生疼痛、重着、酸楚、麻木，或关节屈伸不利、僵硬、肿大、变形等症状的一种疾病。

二、病因病机

1. 病机　邪气痹阻经脉，即风、寒、湿、热、痰、瘀等邪气滞留于肢体筋脉、关节、肌肉、经脉，气血痹阻不通，不通则痛。

2. 病理因素　风、寒、湿、热、痰、瘀。

三、鉴别诊断☆

与痿证鉴别。

	痹证	痿证
疼痛	痛	不痛
活动度	因痛而影响活动	无力运动
肌肉萎缩	初起即有	关节日久废用，致肌肉萎缩

四、辨证论治

1. 辨证要点 首辨病邪，次辨虚实，再辨体质。

2. 治疗原则

（1）以祛邪通络为基本原则。

（2）治风宜重视养血活血，即所谓“治风先治血，血行风自灭”。

（3）治寒宜结合温阳补火，即所谓“阳气并则阴凝散”。

（4）治湿宜结合健脾益气，即所谓“脾旺能胜湿，气足无顽麻”。

3. 分证论治

证型		证候			治法	方药
风寒湿痹	行痹	关节疼痛，活动受限	疼痛呈游走性	苔薄白，脉弦紧或濡缓	祛风通络，散寒除湿	防风汤
	痛痹		痛势较剧，部位固定	舌淡苔薄白，脉弦紧	温经散寒，祛风除湿	乌头汤
	着痹		酸楚重着，麻木不仁，肿胀散漫	舌淡苔白腻，脉濡缓	除湿通络，祛风散寒	薏苡仁汤
风湿热痹			局部灼热红肿，得冷则舒	舌红苔黄，脉滑数	清热通络，祛风除湿	白虎加桂枝汤/宣痹汤
痰瘀痹阻			刺痛固定不移，关节肌肤紫暗、肿胀	舌紫暗，苔白腻，脉弦涩	化痰行瘀，蠲痹通络	双合汤
寒热错杂			灼热肿痛，或冷痛喜温，恶风怕冷，口干口苦	苔白或黄，脉弦或紧或数	温经散寒，清热除湿	桂枝芍药知母汤
气血虚痹			劳倦活动后加重，神疲乏力，短气自汗	舌淡苔薄，脉细弱	益气养血，和营通络	黄芪桂枝五物汤
肝肾虚痹			腰膝酸软，畏寒肢冷，骨蒸劳热	舌淡红，脉沉细弱	培补肝肾，舒筋活络	独活寄生汤

五、预后及转归

1. 痹证日久，耗伤气血，可逐渐演变为虚劳。

2. 内损于心，心脉闭阻，胸闷心悸，喘急难于平卧而为心悸、喘证。

3. 内损于肺，肺失肃降，气不化水，则咳嗽频作，胸痛，少痰，气急，可转为咳喘、悬饮等证。

第二节 痿证

一、概念

痿证是指肢体筋脉弛缓，软弱无力，不能随意运动，或伴有肌肉萎缩的一种病证。临床以下肢痿弱较为常见，亦称“痿躄”。“痿”是指机体痿弱不用；“躄”是指下肢软弱无力，不能步履。

二、病因病机

1. 病因 感受温毒、湿热浸淫、饮食毒物所伤、久病房劳、跌仆瘀阻。

2. 病机 五脏受损，精津不足，气血亏耗，进而肌肉筋脉失养。

3. 病位 在筋脉肌肉，但根柢在于五脏虚损。

4. 病理因素 湿、热、痰、瘀。

三、辨证论治☆

1. 辨证要点 首辨脏腑病位，次辨标本虚实。

2. 治疗原则 治痿者独取阳明，重视补益脾胃或清胃火、祛湿热以调理脾胃。避免使用辛温发散祛风之药，以免耗伤阴血，病情加重。

3. 分证论治

证型	证候			治法	方药
肺热津伤	肢体筋脉软弱无力	皮肤干燥，心烦口渴，咽干不利	舌红苔黄，脉细数	清热润燥，养阴生津	清燥救肺汤
湿热浸淫		肢体困重，喜凉恶热，胸脘痞闷，小便赤涩热痛	舌红苔黄腻，脉濡数	清热利湿，通利经脉	加味二妙散
脾胃虚弱		神疲肢倦，少气懒言，纳呆便溏	舌淡苔薄白，脉细弱	补中益气，健脾升清	参苓白术散合补中益气汤
肝肾亏损		腰膝酸软，不能久立，眩晕耳鸣	舌红少苔，脉细数	补益肝肾，滋阴清热	虎潜丸
脉络瘀阻		手足麻木不仁，青筋显露	舌痿不能伸缩，色暗淡，脉细涩	益气养营，活血行瘀	圣愈汤合补阳还五汤

第三节 颤证

一、概念

颤证是以头部或肢体摇动颤抖，不能自制为主要临床表现的一种病证。

二、病因病机

1. 病机 肝风内动，筋脉失养。

2. 病位 在筋脉，与肝、肾、脾等脏关系密切。

3. 病理因素 风、火、痰、瘀。

三、鉴别诊断

与瘛疭鉴别 瘛疭抽搐多呈持续性，手足屈伸牵引，弛纵交替，部分患者可有发热、两目上视、神昏等症状。颤证以头颈、手足不自主颤动、振摇为主要症状，手足颤抖动作幅度小，频率较快，而无肢体抽搐牵引和发热、神昏等症状。

四、辨证论治

1. 辨证要点 辨标本虚实。

2. 分证论治

<table>
<tr><th>证型</th><th colspan="3">证候</th><th>治法</th><th>方药</th></tr>
<tr><td>风阳内动</td><td rowspan="5">头部或肢体摇动颤抖</td><td>眩晕耳鸣，面赤烦躁，易激动</td><td>舌红苔黄，脉弦滑数</td><td>镇肝息风，舒筋止颤</td><td>天麻钩藤饮合镇肝熄风汤</td></tr>
<tr><td>痰热风动</td><td>胸脘痞闷，口苦口黏，口吐痰涎</td><td>舌红苔黄腻，脉弦滑数</td><td>清热化痰，平肝息风</td><td>导痰汤合羚角钩藤汤</td></tr>
<tr><td>气血亏虚</td><td>面色㿠白，表情淡漠，心悸健忘，眩晕</td><td>舌淡红，苔薄白滑，脉沉濡无力</td><td>益气养血，濡养筋脉</td><td>人参养荣汤</td></tr>
<tr><td>髓海不足</td><td>持物不稳，腰膝酸软，失眠心烦，善忘</td><td>舌红苔薄白，脉细数</td><td>填精补髓，育阴息风</td><td>龟鹿二仙膏合大定风珠</td></tr>
<tr><td>阳气虚衰</td><td>畏寒肢冷，小便清长或自遗，大便溏</td><td>舌淡苔薄白，脉沉迟无力</td><td>补肾助阳，温煦筋脉</td><td>地黄饮子</td></tr>
</table>

第四节　腰痛

一、病因病机

1. 病因　外邪侵袭、年老体虚、跌仆闪挫。

2. 病机　筋脉痹阻，腰府失养。

3. 病位　在腰，与肾及足少阴、足太阳、任、督、带等诸经脉有关。

二、鉴别诊断

与肾痹鉴别　腰痛以腰部疼痛为主；肾痹指腰背强直弯曲，不能屈伸，行动困难而言，多由骨痹日久而成。

三、辨证论治

1. 辨证要点　应辨外感、内伤与跌仆闪挫之外伤。

2. 治疗原则　感受外邪属实，治宜祛邪通络；外伤腰痛属实，治宜活血祛瘀，通络止痛为主；内伤致病多属虚，治宜补肾固本为主，兼顾肝脾。虚实兼见者，宜辨主次轻重，标本兼顾。

3. 分证论治

<table>
<tr><th colspan="2">证型</th><th colspan="3">证候</th><th>治法</th><th>方药</th></tr>
<tr><td colspan="2">寒湿腰痛</td><td rowspan="5">腰部疼痛</td><td>冷痛重着，寒冷和阴雨天加重</td><td>舌淡，苔白腻，脉沉而迟缓</td><td>散寒行湿，温经通络</td><td>甘姜苓术汤</td></tr>
<tr><td colspan="2">湿热腰痛</td><td>重着而热，身体困重，小便短赤</td><td>舌红，苔黄腻，脉濡数</td><td>清热利湿，舒筋止痛</td><td>四妙丸</td></tr>
<tr><td colspan="2">瘀血腰痛</td><td>痛如针刺，痛处拒按，日轻夜重</td><td>舌暗紫，脉涩</td><td>活血化瘀，通络止痛</td><td>身痛逐瘀汤</td></tr>
<tr><td rowspan="2">肾虚腰痛</td><td>肾阴虚</td><td>心烦少寐，面色潮红，手足心热</td><td>舌红少苔，脉弦细数</td><td>滋补肾阴，濡养筋脉</td><td>左归丸</td></tr>
<tr><td>肾阳虚</td><td>局部发凉，喜温喜按，肢冷畏寒</td><td>舌淡，苔薄白，脉沉细无力</td><td>补肾壮阳，温煦经脉</td><td>右归丸</td></tr>
</table>

中医外科学

第一章　中医外科疾病的病因病机

一、病因病机

1. 外感六淫致病

六淫	致病特点
风邪	阳证——发病迅速，其肿宣浮，痛无定处，走注甚速
寒邪	阴证——得温痛减，肿势散漫，痛有定处，化脓迟缓
暑邪	阳证——必夹湿邪。暑邪＝热象＋湿＋耗气伤津
湿邪	多湿热相兼。流水——水疱、脓疱、糜烂流滋
燥邪	干——干燥、枯槁、皲裂、脱屑
火邪	阳证——发病迅速，来势猛急，纯热象
外科——以“热毒”“火毒”最常见	

2. 外来伤害致病

（1）跌仆损伤、沸水、火焰、寒冻、金刃竹木创伤。

（2）外伤＋感受毒邪——破伤风，手足部疔疮。

（3）损伤＋脉络瘀阻，气血运行失常，筋脉失养——脱疽。

3. 感受特殊之毒致病

（1）毒：虫毒、蛇毒、疯犬毒、药毒、食物毒。

（2）疫毒。

（3）无名毒：未能找到明确致病因素的病邪。

（4）特点：一般发病迅速，有的可有传染性，伴发热、口渴等全身症状。

二、发病机理

邪正盛衰、气血凝滞、经络阻塞、脏腑失和是外科疾病总的发病机理。阴阳平衡失调是疾病发生、发展的根本原因。

第二章　中医外科疾病辨证

一、阴阳辨证（总纲）☆

	阳证	阴证
肿胀形势	肿势高起	平坦下陷
肿胀范围	根脚收束	根脚散漫

续表

	阳证	阴证
肿块硬度	软硬适度，溃后渐消	坚硬如石/柔软如棉
脓液稀稠	稠厚	稀薄/纯血水
预后顺逆	易消、易溃、易敛，预后多顺	难消、难溃、难敛，预后多逆

二、部位辨证

	病因	多发部位
上部（多阳证）	风温、风热	头面、颈项、上肢
中部	气郁、火郁	胸腹、胁肋、腰背
下部（多阴证）	寒湿、湿热	臀、前后阴、腿胫足

三、经络辨证☆

1. 十二经脉气血多少与外科疾病的关系

经脉	气血特点	治疗
手足阳明经	多气多血	病多易溃易敛，实证居多，治疗时注意行气活血
手足太阳、厥阴经	多血少气	多血则易凝滞，治疗时注意破血；气少则外发较缓，治疗时注意补托
手足少阳、少阴、太阴经	多气少血	气多则结必甚，治疗时注意行气；血少则收敛较难，治疗时注意滋养

2. 引经药

经脉	引经药	经脉	引经药
手太阳经	黄柏、藁本	足太阳经	羌活
手阳明经	升麻、石膏、葛根	足阳明经	白芷、升麻、石膏
手少阳经	柴胡、连翘、地骨皮（上）、青皮（中）、附子（下）	足少阳经	柴胡、青皮
手太阴经	桂枝、升麻、白芷、葱白	足太阴经	升麻、苍术、白芍
手厥阴经	柴胡、牡丹皮	足厥阴经	柴胡、青皮、川芎、吴茱萸
手少阴经	黄连、细辛	足少阴经	独活、知母、细辛

四、局部辨证

1. 辨肿

分类	特点
实肿	肿势高突，根盘收束。见于正盛邪实之疮疡
虚肿	肿势平坦，根盘散漫。见于正虚不能托毒之疮疡
热肿	红肿热痛。见于阳证疮疡
寒肿	白，冷，得暖则舒。见于冻疮、脱疽等
湿肿	重，深按凹陷，如烂棉不起；浅则光亮如水疱，破流黄水。见于股肿、湿疮
痰肿	软如棉/硬如馒，皮色不变。见于瘰疬、脂瘤等
风肿	急，漫肿宣浮/游走不定。见于痄腮、大头瘟等
气肿	皮紧内软，按之凹陷，松手即起，或随喜怒消长。见于气瘿、乳癖等
脓肿	剧烈跳痛，按之应指。见于外痈、肛痈等

续表

分类	特点
瘀血肿	肿而胀急，病程较快，色初暗褐，后转青紫，逐渐变黄至消退。也有血肿染毒、化脓而肿。见于皮下血肿等

2. 辨痛

分类	特点
热痛	灼痛，红肿热痛 + 遇冷痛减。见于阳证疮疡
寒痛	酸痛，不红不热 + 得温痛缓。见于脱疽、寒痹等
风痛	痛无定处 + 走注甚速 + 遇风则剧。见于行痹等
气痛	攻痛无常 + 喜缓怒甚。见于乳癖等
湿痛	痛而酸胀 + 肢体沉重 + 糜烂流滋。见于臁疮、股肿等
痰痛	疼痛轻微 + 皮色不变 + 压之酸痛。见于脂瘤、肉瘤
化脓痛	痛如鸡啄，按之中软应指。见于疮疡成脓期
瘀血痛	隐痛，胀痛 + 皮色暗褐/青紫瘀斑。见于创伤或创伤性皮下出血

3. 辨痒

分类	特点
风胜	走窜无定，遍体作痒。见于牛皮癣、瘾疹等
湿胜	黄水淋漓 + 越腐越痒。见于急性湿疮；或有传染性，如脓疱疮
热胜	糜烂、滋水淋漓 + 红灼热作痒。见于接触性皮炎
虫淫	黄水频流 + 虫行皮中 + 其痒尤甚。见于手足癣、疥疮等
血虚	皮肤干燥，脱屑。见于牛皮癣、慢性湿疮

4. 辨脓

（1）成脓：跳痛（鸡啄样）+应指感（有无波动感）。

（2）确认方式☆

方法	适应证
点压法	适用于指、趾部脓液很少的情况
透光法	适用于指、趾部甲下辨脓
穿刺法	适用于脓液不多且位于组织深层时

（3）辨深浅：浅部脓疡局部明显；深部脓疡局部不明显。目的是为切开引流提供进刀深度。

5. 辨溃疡

（1）辨溃疡色泽

溃疡	特点
阳证溃疡	色泽红活鲜润，疮面脓液稠厚黄白，腐肉易脱，疮口易收，知觉正常
阴证溃疡	色泽灰暗，脓液清稀，腐肉不脱，或新肉不生，疮口难敛，不知痛痒
疔疮走黄	疮顶突然陷黑无脓，四周皮肤暗红，肿势扩散
虚陷	疮面腐肉已尽，但脓水灰薄，新肉不生，状如镜面，光白板亮

（2）辨溃疡形态☆

溃疡	特点
化脓性溃疡	疮面边沿整齐，周围皮肤微红肿，一般口大底小，内有少量脓性分泌物
压迫性溃疡	初期皮肤暗紫，很快变黑坏死，滋水、液化、腐烂，可深达骨膜
疮痨性溃疡	疮口呈潜行空洞或漏管，疮面肉色不鲜，脓水清稀，并夹有败絮状物
岩性溃疡	疮面多翻花如岩穴，内有紫黑坏死组织，渗流血水，伴腥臭味
梅毒性溃疡	多呈半月形，边缘整齐，坚硬削直如凿，基底面高低不平，存有稀薄臭秽物

6. 辨出血 以便血、尿血最常见，准确辨认出血性状、部位、原因，对及时诊断、合理治疗有重要意义。

第三章 中医外科疾病治法

一、内治法

1. 治则☆

治则	适应证
消法（未成脓）	实——消散肿疡
托法（已成脓）	毒盛但正气未衰——透托法
	正虚毒盛——补托法
补法（溃脓后）	虚——补养，恢复正气

2. 治法

（1）清热法：清热解毒（五味消毒饮）、清气分热（黄连解毒汤）、清血分热（犀角地黄汤、清营汤）、养阴清热（知柏八味丸）、清骨蒸潮热（清骨散）。

（2）和营法：活血化瘀（桃红四物汤）、活血逐瘀（大黄䗪虫丸）。

（3）温通法：温经通阳（阳和汤）、温经散寒（独活寄生汤）。

（4）祛痰法：疏风化痰（牛蒡解肌汤＋二陈汤）、清热化痰（清咽利膈汤＋二母散）、解郁化痰（逍遥散＋二陈汤）、养营化痰（香贝养营汤）。

（5）内托法：透托（透脓散）、益气托毒（托里消毒散）、温阳托毒（神功内托散）。

二、外治法☆

1. 膏药 古称薄贴，现称硬膏。

分类	功效	适应证
太乙膏	消肿、清火、解毒、生肌	红肿热痛明显之阳证疮疡，为肿疡、溃疡通用方
千捶膏	消肿、解毒、提脓、祛腐、止痛	
阳和解凝膏	温经和阳，祛风散寒，调气活血，化痰通络	疮形不红不热，漫肿无头之阴证疮疡未溃者
咬头膏	蚀破疮头	肿疡脓成，不能自破，以及患者不愿接受手术切开排脓者

注：一切外科病初起、成脓、溃后各个阶段，膏药均可应用。

2. 油膏 现称软膏。

（1）金黄膏、玉露膏用于疮疡阳证；冲和膏用于半阴半阳证；回阳玉龙膏用于阴证。

（2）溃疡期可选用生肌玉红膏、红油膏、生肌白玉膏。

（3）疯油膏用于牛皮癣、慢性湿疮、皲裂等。

（4）青黛散油膏用于蛇串疮、急慢性湿疮等皮肤焮红痒痛、渗液不多之症，或痄腮，以及对各种油膏过敏者。

（5）消痔膏、黄连膏用于内痔脱出、赘皮外痔、血栓外痔等出血、水肿、疼痛之症。

3. 箍围药 古称敷贴。

（1）适应证：外疡初起、成脓及溃后，肿势散漫不聚，而无集中之硬块者。

（2）用法：金黄散、玉露散用于阳证疮疡；冲和散用于半阴半阳证；回阳玉龙散用于阴证。阳证多用菊花汁、银花露或冷茶汁调制，半阴半阳证多用葱、姜、韭捣汁或用蜂蜜调制，阴证多用醋、酒调敷。

4. 掺药 古称散剂，现称粉剂。

（1）消散药：适用于肿疡初起，尚未成脓者。阳毒内消散、红灵丹适用于一切阳证。阴毒内消散、桂麝散、黑退消适用于一切阴证。

（2）提脓祛腐药：适用于溃疡初期，脓栓未溶，腐肉未脱；或脓水不净，新肉未生的阶段。

（3）腐蚀药与平胬药：适用于肿疡在脓未溃时，或痔疮、瘰疬、赘疣、息肉等病；或溃疡破溃以后，疮口太小，引流不畅；或疮口僵硬，胬肉突出，腐肉不脱等妨碍收口时。

（4）生肌收口药：适用于溃疡腐肉已脱、脓水将尽时。

（5）止血药：适用于溃疡或创伤出血。

（6）祛腐生肌药：适用于溃疡日久，腐肉难脱，新肉不生；或腐肉已脱，新肉不长，久不收口者。

（7）清热收涩药：适用于一切急性皮肤病或亚急性皮炎而渗液不多者。

（8）酊剂：适用于疮疡未溃及皮肤病等。

（9）洗剂：适用于急性、过敏性皮肤病。

三、手术疗法

1. 切开法☆

部位	切口选择
乳房部	以乳头为中心，放射状切开
肛旁低位脓肿	以肛管为中心，放射状切开
肛旁高位脓肿	“弧形”切口
面部	沿皮肤自然纹理
手指	侧方
关节区附近	避免越过关节
关节区	横切口、弧形切口、S形切口

2. 其他手术疗法

分类	适应证
砭镰法	适用于急性阳证疮疡，如下肢丹毒、红丝疔、疖疮痈肿初起、外伤瘀血肿痛、痔疮肿痛等
	头、面、颈部不宜施用砭镰法，阴证、虚证及有出血倾向者禁用
挑治法	适用于内痔出血、肛裂、脱肛、肛门瘙痒、颈部多发性疖肿等
挂线法	适用于瘘管/窦道－肛瘘

续表

分类	适应证
结扎法	适用于瘤、赘疣、痔、脱疽等病，以及脉络断裂引起的出血之症
	对血瘤、岩肿当禁忌使用

四、其他疗法

1. 垫棉法 适用于溃疡脓出不畅有袋脓者；或疮孔窦道形成脓水不易排尽者；或溃疡脓腐已尽，新肉已生，但皮肉一时不能黏合者。

2. 引流法

分类	适应证
药线引流	适用于疮口过小，脓水不易排出；已成瘘管、窦道者
导管引流	适用于附骨疽、流痰、流注等脓腔较深者；腹腔手术后
扩创引流	适用于痈、有头疽等脓肿溃后有袋脓者

3. 溻渍法 适用于阳证疮疡初起、溃后；半阴半阳证及阴证疮疡；美容、保健等。

4. 药筒拔法、针灸法、熏法、冷冻法、熨法、激光疗法。

第四章　疮疡

第一节　疖

一、概述

疖是指发生在肌肤浅表部位、范围较小的急性化脓性疾病。其特点是肿势局限，范围多在3cm左右，突起根浅，色红、灼热、疼痛，易脓、易溃、易敛。

二、分类及临床表现

1. 有头疖 患处皮肤上有一红色结块，范围约3cm，灼热疼痛，突起根浅，中心有一脓头，出脓即愈。

2. 无头疖 皮肤上有一红色结块，范围约3cm，无脓头，表面灼热，触之疼痛，2～3天化脓，溃后多迅速愈合。

3. 蝼蛄疖 多发于儿童头部。临床常见两种类型。一种是坚硬型，疮形肿势虽小，但根脚坚硬，溃破出脓而坚硬不退，疮口愈合后还会复发，常为一处未愈，他处又生。一种是多发型，疮大如梅李，相连三五枚，溃破脓出而不易愈合，日久头皮窜空，如蝼蛄串穴之状。病久可损及颅骨，如以探针或药线探之，可触及粗糙的骨质。

4. 疖病 好发于项后发际、背部、臀部。几个到几十个，反复发作，缠绵不愈。一处将愈，他处续发，或间隔周余、月余再发。患消渴病、习惯性便秘或营养不良者易患本病。

三、治法

本病以清热解毒为主。暑疖需兼清暑化湿；疖病多虚实夹杂，必须扶正固本与清热解毒并施，或兼养阴清热或健脾和胃；对伴消渴病等慢性病者，必须积极治疗相关疾病。

1. 内治法

证型	治法	方药
热毒蕴结	清热解毒	五味消毒饮、黄连解毒汤加减
暑热浸淫	清暑化湿解毒	清暑汤加减
体虚毒恋，阴虚内热	养阴清热解毒	仙方活命饮合增液汤加减
体虚毒恋，脾胃虚弱	健脾和胃，清化湿热	五神汤合参苓白术散加减

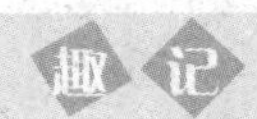

神灵赠仙方，清吾皇毒。注：①神灵——五神汤合参苓白术散；②赠仙方——仙方活命饮合增液汤；③吾皇——五味消毒饮、黄连解毒汤。

2. 外治法

（1）初起，小者用千捶膏盖贴或三黄洗剂外搽；大者用金黄散或玉露散，以金银花露或菊花露调成糊状敷于患处，或紫金锭水调外敷；也可用鲜野菊花叶、蒲公英、芙蓉叶、龙葵、败酱草、丝瓜叶取其一种，洗净捣烂敷于患处，每天1～2次，或煎后每日外洗2次。

（2）脓成，宜切开排脓，掺九一丹、太乙膏盖贴；深者可用药线引流。脓尽用生肌散掺白玉膏收口。

（3）蝼蛄疖，宜作十字形切开，如遇出血，可用棉垫加多头带缚扎以压迫止血。若有死骨，待松动时用镊子钳出。可配合垫棉法，使皮肉粘连而愈合。

第二节　疔

一、概述

疔是一种发病迅速、易于变化而危险性较大的急性化脓性疾病。多发于颜面和手足等处。其特点是疮形虽小（3～6cm），但根脚坚硬，状如钉丁，病情变化迅速，易毒邪走散。发于颜面部的疔疮，易走黄而有生命危险；发于手足部的疔疮，易损筋伤骨而影响功能。

根据发病部位和性质不同，疔分颜面部疔疮、手足部疔疮、红丝疔、烂疔、疫疔等。

二、颜面部疔疮☆

1. 概述　颜面部疔疮是指发生于颜面部的急性化脓性疾病。相当于西医的颜面部疖、痈。由于发病部位不同，名称各异，如生于人中两旁者，称虎须疔；生于两唇内里者，称反唇疔；生于颏部者，称承浆疔等。

2. 病因病机　主要因火热之毒为患。

3. 内治法　内治以清热解毒为大法，火毒炽盛证宜凉血清热解毒。

证型	方药
热毒蕴结	五味消毒饮、黄连解毒汤加减
火毒炽盛	犀角地黄汤、五味消毒饮、黄连解毒汤加减

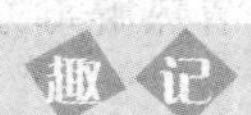

二吾皇吸毒。注：①二吾皇——五味消毒饮、黄连解毒汤（两次）；②吸——犀角地黄汤。

4. 外治法　外治根据初起、成脓、溃后，分别采用箍毒消肿、提脓祛腐、生肌收口治疗。

（1）初起宜箍毒消肿，用金黄散、玉露散以金银花露或水调成糊状围敷，或千捶膏盖贴，或六神丸、紫金锭研碎醋调外敷。

（2）脓成宜提脓祛腐，用九一丹、八二丹撒于疮顶部，再用玉露膏或千捶膏敷贴。若脓出不畅，用药线引流；若脓已成熟，中央已软有波动感时，可切开排脓。

（3）溃后宜提脓祛腐，生肌收口。疮口掺九一丹，外敷金黄膏；脓尽改用生肌散、太乙膏或红油膏盖贴。

三、手足部疔疮☆

手足疔	临床表现	切开引流要求
蛇眼疔	初起时多局限于指甲一侧边缘的近端处，轻微红肿疼痛，2～3天成脓	沿甲旁0.2cm挑开引流
蛇头疔	初起指端麻痒而痛，中期肿势扩大，手指末节蛇头状肿胀，酿脓时剧烈跳痛	在指掌面一侧行纵行切口，必要时对口引流
蛇肚疔	发于指腹，整个患指红肿疼痛，形似小胡萝卜，指微屈而难伸	在手指侧面行纵行切口，长度不得超过上下指关节面
托盘疔	初起整个手掌肿胀高突，失去掌心凹陷	依掌横纹切开，切口应够大，保持引流通畅
足底疔	初起足底部疼痛，不能着地，按之坚硬	

四、红丝疔

1. 概述 红丝疔是发于四肢，皮肤呈红丝显露，迅速向上走窜的急性感染性疾病。其特点是先有手足疔疮或皮肤破损，红肿热痛，继则患肢内侧皮肤出现红丝一条或数条，迅速向躯干方向走窜，可伴恶寒发热等症状，邪毒重者可内攻脏腑，发生走黄。

2. 内治法

证型	方药
火毒入络	五味消毒饮加减
火毒入营	犀角地黄汤、五味消毒饮、黄连解毒汤加减

3. 外治法 红丝细者，宜用砭镰法，局部皮肤消毒后，以刀针沿红丝行走途径，寸寸挑断，并用拇指和食指轻捏针孔周围皮肤，微令出血，或在红丝尽头挑断，挑破处均盖贴太乙膏掺红灵丹。

第三节 痈

一、概述

痈是指发生于体表皮肉之间的急性化脓性疾病。痈有“内痈”“外痈”之分。本节只叙述外痈。其特点是局部光软无头，红肿疼痛（少数初起皮色不变），结块范围多在6～9cm，发病迅速，易肿、易脓、易溃、易敛，或伴恶寒、发热、口渴等症状。

二、痈的辨证论治

治疗宜清热解毒，和营消肿，并结合发病部位辨证用药。外治按一般阳证疮疡治疗。

1. 内治法

证型	治法	方药
火毒凝结	清热解毒，行瘀活血	仙方活命饮加减
热胜肉腐	和营清热，透脓托毒	仙方活命饮合五味消毒饮加减
气血两虚	益气养血，托毒生肌	托里消毒散加减

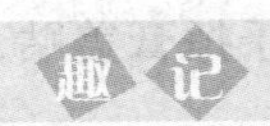

五仙用仙方消毒活命。注：①五仙——仙方活命饮合五味消毒饮；②仙方——仙方活命饮；③消毒——托里消毒散。

2. 外治法

（1）初起用金黄膏或金黄散，以冷开水调成糊状外敷。热盛者，可用玉露膏或玉露散外敷，或太乙膏外敷，掺药均可用红灵丹或阳毒内消散。

（2）成脓宜切开排脓，以得脓为度。

（3）溃后先用药线蘸八二丹插入疮口，三五日后改用九一丹，外盖金黄膏或玉露膏。待肿势消退十之八九时，改用红油膏盖贴。脓腐已尽，见出透明浅色黏液者，改用生肌散、太乙膏或生肌白玉膏或生肌玉红膏盖贴。

（4）有袋脓者，可先用垫棉法加压包扎，如无效可扩创引流。

三、颈痈

1. 概述 颈痈是发生在颈部两侧的急性化脓性疾病。俗名痰毒，又称时毒。其特点是多见于儿童，冬春易发，初起时局部肿胀、灼热、疼痛而皮色不变，结块边界清楚，具有明显的风温外感症状。

2. 内治法 风热痰毒证——散风清热，化痰消肿——牛蒡解肌汤或银翘散。

3. 外治法 初起用金黄膏外敷。脓成应切开排脓。溃后用九一丹或八二丹药线引流，外盖金黄膏或红油膏。脓尽用生肌散、白玉膏。

第四节 发

一、概述

发是病变范围较痈大的急性化脓性疾病。相当于西医的蜂窝织炎。其特点是初起无头、红肿蔓延成片，中央明显，四周较淡，边界不清，灼热疼痛，有的3~5日后中央色褐腐溃，周围湿烂，全身症状明显。常见的发有生于结喉处的锁喉痈、生于臀部的臀痈、生于手背部的手发背、生于足背的足发背。

二、锁喉痈

1. 概述 锁喉痈是发于颈前正中结喉处的急性化脓性疾病，因其红肿绕喉故名。又称猛疽、结喉痈，俗称盘颈痰毒。其特点是来势暴急，初起结喉处红肿绕喉，根脚散漫，坚硬灼热疼痛，范围较大，肿势蔓延至颈部两侧、腮颊及胸前，可连及咽喉、舌下，并发喉风、重舌甚至痉厥等险症，伴壮热口渴、头痛项强等症状。

2. 内治法

证型	治法	方药
痰热蕴结	散风清热，化痰解毒	普济消毒饮加减
热胜肉腐	清热化痰，和营托毒	仙方活命饮加减
热伤胃阴	清养胃阴	益胃汤加减

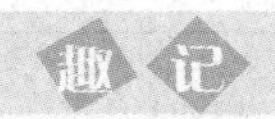

普济仙方益胃治锁喉。

3. 外治法

（1）初起用玉露散或金黄散或双柏散以金银花露或菊花露调敷。

（2）成脓后应及早切开，用九一丹药线引流，外盖金黄膏或红油膏。

（3）脓尽用生肌散、白玉膏。

三、臀痈

1. 概述 臀痈是发生于臀部肌肉丰厚处范围较大的急性化脓性疾病。由于肌内注射引起者，俗称针毒结块。其特点是来势急，病位深，范围大，难以起发，成脓较快，但腐溃较难，收口亦慢。

2. 内治法

证型	治法	方药
湿火蕴结	清热解毒，和营化湿	黄连解毒汤合仙方活命饮加减
湿痰凝滞	和营活血，利湿化痰	仙方活命饮合桃红四物汤加减
气血两虚	调补气血	八珍汤加减

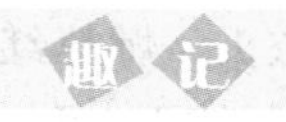

黄桃二仙吞八珍。注：①黄桃——黄连解毒汤、桃红四物汤；②二仙——仙方活命饮（两次）。

3. 外治法 未溃用玉露膏、金黄膏或冲和膏；成脓后切开排脓；溃后用八二丹、红油膏盖贴；脓尽用生肌散、白玉膏收口；疮口有空腔不易愈合者，用垫棉法。

第五节 丹毒

一、概述

丹毒是患部皮肤突然发红成片、色如涂丹的急性感染性疾病。其特点是病起突然，恶寒发热，局部皮肤忽然变赤，色如丹涂脂染，焮热肿胀，边界清楚，迅速扩大，数日内可逐渐痊愈，但容易复发。

根据其发病部位的不同，丹毒有不同的病名，如生于躯干部的内发丹毒，发于头面部的抱头火丹，发于小腿足部的流火，多生于新生儿臀部的赤游丹毒等。

二、病因病机

本病总由血热火毒为患。发于头面部者，多夹风热；发于胸腹腰胯部者，多夹肝脾郁火；发于下肢者，多夹湿热；发于新生儿者，多有胎热火毒。

三、内治法

证型	治法	方药
风热毒蕴	疏风清热解毒	普济消毒饮加减
湿热毒蕴	利湿清热解毒	五神汤合萆薢渗湿汤加减
胎火蕴毒	凉血清热解毒	犀角地黄汤合黄连解毒汤加减
肝脾湿火	清肝泻火利湿	柴胡清肝汤、龙胆泻肝汤或化斑解毒汤加减

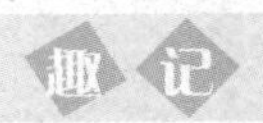

普济折龙，化黄犀角，必泻吾身丹毒。注：①折龙——柴胡清肝汤、龙胆泻肝汤；②化——化斑解毒汤；③黄犀角——犀角地黄汤合黄连解毒汤；④必泻吾身——五神汤合萆薢渗湿汤。

四、外治法

1. 外敷法。用玉露散或金黄散，以冷开水或鲜丝瓜叶捣汁或金银花露调敷。或鲜荷叶、鲜蒲公英、鲜地丁全草、鲜马齿苋、鲜冬青树叶等捣烂湿敷。

2. 砭镰法。患处消毒后，用七星针或三棱针叩刺患部皮肤，放血泄毒。适用于下肢复发性丹毒，禁用于赤游丹毒、抱头火丹患者。

3. 若流火结毒成脓者，可在坏死部分做小切口引流，掺九一丹，外敷红油膏。

第六节 有头疽

一、概述

有头疽是发生于肌肤间的急性化脓性疾病。其特点是初起皮肤上即有粟粒样脓头，焮热红肿胀痛，迅速向深部及周围扩散，脓头相继增多，溃烂后状如莲蓬、蜂窝，范围常超过9~12cm，大者可在30cm以上。好发于项后、背部等皮肤厚韧之处，多见于中老年人及消渴病患者，并容易发生内陷。

二、临床表现

1. 初期 局部红肿结块，上有粟粒状脓头，作痒作痛，逐渐向周围和深部扩散，脓头增多，色红、灼热、疼痛。伴恶寒发热，头痛，食欲不振，舌苔白腻或黄腻，脉多滑数或洪数等明显的全身症状。此为一候。

2. 溃脓期 疮面腐烂形似蜂窝，肿势范围大小不一，常超过10cm，甚至大逾盈尺；伴高热口渴，便秘溲赤。如脓液畅泄，腐肉逐渐脱落，红肿热痛随之减轻，全身症状也渐减或消失。此为二至三候，病变范围大者往往需3~4周。

3. 收口期 脓腐渐尽，新肉生长，肉色红活，逐渐收口而愈。少数病例亦有腐肉虽脱，但新肉生长迟缓者。此为四候，常需1~3周。

三、内治法

证型	治法	方药
火毒凝结	清热泻火，和营托毒	黄连解毒汤合仙方活命饮加减
湿热壅滞	清热利湿，和营托毒	仙方活命饮加减
阴虚火炽	滋阴生津，清热托毒	竹叶黄芪汤加减
气虚毒滞	扶正托毒	八珍汤合仙方活命饮加减

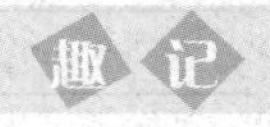

有头八仙聚，黄仙、竹仙。注：①有头——有头疽；②八仙——八珍汤合仙方活命饮；③黄仙——黄连解毒汤合仙方活命饮；④竹仙——竹叶黄芪汤、仙方活命饮。

四、外治法

分期	治法
未溃	火毒凝结证/湿热壅滞证用千锤膏/金黄膏，阴虚火炽证/气虚毒滞证用冲和膏
酿脓期	八二丹。若脓水稀薄而带灰绿色用七三丹＋金黄膏，脓腐脱落用九一丹＋红油膏
收口期	生肌散＋白玉膏
后期	垫棉法加压

注：若疮肿有明显波动，应扩创排毒，做“＋”或“＋＋”切口。

第七节　走黄与内陷

一、概述☆

	走黄	内陷
概念	是疔疮火毒炽盛，早期失治，毒势未能及时控制，走散入营，内攻脏腑而引起的一种全身性危急疾病。又名癀走	是疮疡阳证疾患过程中，因正气内虚，火毒炽盛，导致毒邪走散，正不胜邪，毒不外泄，反陷入里，客于营血，内传脏腑的一种危急疾病
特点	疮顶忽然凹陷，色黑无脓，肿势迅速扩散，伴见七恶证	肿疡隆起的疮顶忽然凹陷，或溃疡脓腐未净而忽然干枯无脓，或脓净红活的疮面忽变光白板亮，同时伴邪盛热极或正虚邪盛或阴阳两竭的全身证候
病因病机	火毒炽盛，毒入营血，内攻脏腑	正气内虚，火毒炽盛，加之失治或不当，以致正不胜邪，反陷入里，客于营血，内犯脏腑

二、内陷分类☆

1. 火陷　阴液不足，火毒炽盛，复因挤压疮口，或治疗不当或失时，以致正不胜邪，毒邪客于营血，内犯脏腑而成。发于有头疽1～2候毒盛期。

2. 干陷　气血两亏，正不胜邪，不能酿化为脓，载毒外泄，以致正愈虚，毒愈盛，形成内闭外脱。发于有头疽2～3候溃脓期。

3. 虚陷　毒邪虽已衰退，而气血大伤，脾气不复，肾阳亦衰，导致生化乏源，阴阳两竭，余邪走窜入营。发于有头疽4候收口期。

第八节　瘰疬

一、概述

瘰疬是一种发生于颈部的慢性感染性疾病。因其结核累累如串珠状，故名瘰疬。本病相当于西医学的颈部淋巴结结核。其临床特点是多见于体弱儿童或青年人，多为女性，好发于颈部及耳后，起病缓慢，初起时结核如豆，不红不痛，逐渐增大，融合成串，溃后脓水清稀，夹有败絮样物，此愈彼溃，经久难愈，形成窦道，愈后形成凹陷性瘢痕。

二、临床表现及分期

1. 临床表现　多见于儿童或青年人，好发于颈项及耳前、耳后，一侧或两侧，也有延及颌下、锁骨上及腋部者，病程进展缓慢；发病前常有虚痨病史。

2. 分期

（1）初期：颈部结核如豆，一个或数个不等，孤立或成串状，皮色不变，按之坚实，推之活动，不热不痛，多无全身症状。

（2）中期：颈部结核渐大，渐感疼痛，皮核粘连，皮色渐转暗红，扪之微热，按之有应指感为脓已成，有时相邻的结核可互相融合成块，推之不动。伴低热及食欲不振、全身乏力等症状。

（3）后期：脓肿切开或自行溃破后，脓液稀薄，夹有败絮样物质，疮口呈潜行性空腔，疮面肉色灰白，疮周皮肤紫暗，疮口久不收敛，形成窦道。

三、治疗

1. 内治法☆

证型	治法	方药
气滞痰凝	疏肝理气，化痰散结	逍遥散合二陈汤加减。或选用内消瘰疬丸、小金丸
阴虚火旺	滋阴降火	知柏地黄汤加减
气血两虚	益气养血	香贝养荣汤加减

2. 外治法

（1）初期：局部肿块外敷冲和膏或用阳和解凝膏掺黑退消。

（2）中期：潜行性穿刺抽脓、冲洗；或切开引流。

（3）后期：溃疡疮面外用七三丹或八二丹，红油膏或冲和膏外敷。

第五章　乳房疾病

第一节　概述

一、乳房与脏腑经络的关系

	乳头	乳房
男	属肝	属肾
女	属肝	属胃

二、乳房的检查

1. 触诊顺序　内上、外上、外下、内下象限。

2. 检查乳房最佳时间　月经来潮的第7～10天，是乳房生理最平稳的时期，有病变易发现。

第二节　乳痈

一、病因病机

1. 乳汁淤积是最常见的原因。
2. 肝郁胃热。
3. 感受外邪。

二、临床表现及特点

1. 乳房部红肿热痛。
2. 多见于产后3～4周的哺乳期妇女。

三、内治法

证型	治法	方药
气滞热壅	疏肝清胃，通乳消肿	瓜蒌牛蒡汤加减
热毒炽盛	清热解毒，托里透脓	透脓散加味
正虚毒恋	益气和营托毒	托里消毒散加减

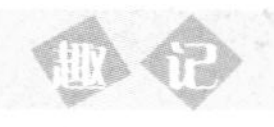

托里偷乳瓜。注：①托里——托里消毒散；②偷——透脓散；③瓜——瓜蒌牛蒡汤。

四、外治法

分期	治法
初起	热敷+乳房按摩；金黄散/玉露散外敷
成脓	切开排脓
溃后	八二丹/九一丹提脓拔毒+金黄膏外敷
袋脓或乳汁从疮口溢出	垫棉法
传囊	切口引流/用拖线法

附：成脓期切开时选择波动感、压痛最明显处；脓肿稍低部位切开，避免导致袋脓；沿乳络方向（放射状），避免损伤乳络形成乳漏。

第三节　粉刺性乳痈

概述

粉刺性乳痈即西医的“浆细胞性乳腺炎”。是一种以乳腺导管扩张，浆细胞浸润为病变基础的慢性非细菌性感染的乳腺化脓性疾病。其特点是多在非哺乳期或非妊娠期发病，常有乳头凹陷或溢液，初起肿块多位于乳晕部，化脓溃破后脓中夹有脂质样物质，易反复发作，形成瘘管，经久难愈，全身炎症反应较轻。

第四节　乳癖

一、概述

乳癖是乳腺组织的既非炎症也非肿瘤的良性增生性疾病。相当于西医的乳腺增生病。其特点是单侧或双侧乳房疼痛并出现肿块，乳痛和肿块与月经周期及情志变化密切相关。乳房肿块大小不等，形态不一，边界不清，质地不硬，活动度好。本病好发于25～45岁的中青年妇女，其发病率占乳房疾病的75%，是临床上最常见的乳房疾病。

二、内治法

证型	治法	方药
肝郁痰凝	疏肝解郁，化痰散结	逍遥蒌贝散加减
冲任失调	调摄冲任	二仙汤合四物汤加减

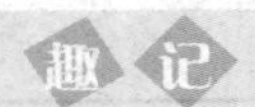

乳癖痰凝逍遥婆，冲任四物合二仙。

三、外治法

中药局部外敷于乳房肿块处，多为辅助疗法，如用阳和解凝膏掺黑退消或桂麝散盖贴；或以生白附子或鲜蟾蜍皮外敷，或用大黄粉以醋调敷。若对外用药过敏者，应忌用之。

第五节 乳核

一、概述

1. 特点 乳核是发生在乳房部最常见的良性肿瘤。相当于西医的乳腺纤维腺瘤。其特点是好发于20～25岁青年妇女，乳中结核，形如丸卵，边界清楚，表面光滑，推之活动。历代文献将本病归属“乳癖”“乳痞”“乳中结核”的范畴。

2. 临床表现 多发于20～25岁女性，其次是15～20岁和25～30岁。肿块常单个发生，也可见多个在单侧或双侧乳房内同时或先后出现。

二、内治法

证型	治法	方药
肝气郁结	疏肝解郁，化痰散结	逍遥散加减
血瘀痰凝	疏肝活血，化痰散结	逍遥散合桃红四物汤加山慈菇、海藻

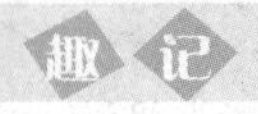

乳核肝郁逍遥散，血痰逍遥桃红拦。

三、外治法

阳和解凝膏掺黑退消外贴，7天换药1次。

第六节 乳岩

一、概述

乳岩的特点是乳房部出现无痛、无热、皮色不变而质地坚硬的肿块，推之不移，表面不光滑，凹凸不平，或乳头溢血，晚期溃烂，凸如泛莲。是女性最常见的恶性肿瘤之一。无生育史或无哺乳史的妇女；月经过早来潮或绝经期愈晚的妇女；有乳腺癌家族史的妇女，乳腺癌的发病率相对较高。男性乳腺癌较少发生。

二、诊断

1. 一般类型乳腺癌 常为乳房内触及无痛性肿块，边界不清，质地坚硬，表面不光滑，不易推动，常与皮肤粘连而呈现酒窝征，个别可伴乳头血性或水样溢液。

2. 特殊类型乳腺癌

（1）炎性癌：临床少见，多发于青年妇女，半数发生在妊娠或哺乳期。起病急骤，乳房迅速增大，皮肤肿胀，色红或紫红，发热，但无明显的肿块。转移甚广，对侧乳房往往不久即被侵及，并很早出现腋窝部、锁骨上淋巴结肿大。本病恶性程度极高，病程较短，常于1年内死亡。

（2）湿疹样癌：临床较少见，其发病占女性乳腺癌的0.7%～3%。早期临床表现似慢性湿疮，乳头和乳晕的皮肤发红，轻度糜烂，有浆液渗出，有时覆盖着黄褐色的鳞屑状痂皮。病变的皮肤甚硬，与周围分界清楚。多数患者感到奇痒，或有轻微灼痛。中期为数年后病变蔓延到乳晕以外皮肤，色紫而硬，乳头凹陷。后期表现为溃后易于出血，逐渐乳头蚀落，疮口凹陷，边缘坚硬，乳房内也可出现坚硬的肿块。

三、内治法

证型	治法	方药
肝郁痰凝	疏肝解郁，化痰散结	神效瓜蒌散合开郁散加减
冲任失调	调摄冲任，理气散结	二仙汤合开郁散加减
正虚毒盛	调补气血，清热解毒	八珍汤加减
气血两亏	补益气血，宁心安神	人参养荣汤加减
脾虚胃弱	健脾和胃	参苓白术散或理中汤加减

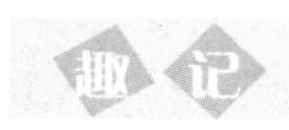

二神灵力治八人乳岩。

四、鉴别诊断

1. 乳癖　好发于30～45岁女性。月经期乳房疼痛、胀大。有大小不等的结节状或片块状肿块，边界不清，质地柔韧，常为双侧性。肿块和皮肤不粘连。

2. 乳核　多见于20～30岁的女性，肿块多发生于一侧，形如丸卵，表面坚实光滑，边界清楚，活动度好，可推移。病程进展缓慢。

第六章　瘿

第一节　气瘿

一、概述

1. 病因病机　外因平素饮水或食物中含碘不足。内因情志不畅，忧怒无节，气化失调，升降障碍，营运阻塞。产后肾气亏虚，外邪乘虚侵入，亦能引起本病。

2. 临床表现　女性发病率较男性高。一般多发生在青春期，在流行地区常见于入学年龄的儿童。初起时无明显不适感，甲状腺呈弥漫性肿大，腺体表面较平坦，质软不痛，皮色如常，腺体随吞咽动作而上下移动。

3. 并发症　肿块进行性增大，可下垂压迫引起以下症状。

（1）压迫气管导致呼吸困难。

（2）压迫喉返神经导致发音嘶哑。

（3）压迫食管导致吞咽不适。

（4）压迫静脉导致表浅静脉扩张。

二、内治法

肝郁气滞证——疏肝解郁，化痰软坚——四海舒郁丸加减。

第二节　肉瘿

一、概述

肉瘿是瘿病中较常见的一种，其临床特点是颈前喉结一侧或两侧结块，柔韧而圆，如肉之团，随吞咽动作而上下移动，发展缓慢。好发于青年女性及中年人。相当于西医的甲状腺腺瘤或囊肿，属甲状腺的良性肿瘤。

二、内治法

证型	治法	方药
气滞痰凝	理气解郁，化痰软坚	逍遥散合海藻玉壶汤加减
气阴两虚	益气养阴，软坚散结	生脉散合海藻玉壶汤加减

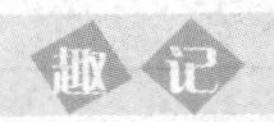

躁虎笑卖鹰肉。注：①躁虎——海藻玉壶汤；②笑——逍遥散；③卖——生脉散。

三、外治法

阳和解凝膏掺黑退消或桂麝散外敷。

第三节　石瘿

一、概述

瘿病坚硬如石不可移动者，称为石瘿。其特点是结喉两侧结块，坚硬如石，高低不平，推之不移。好发于40岁以上中年人。相当于西医的甲状腺癌。

二、诊断

1. 临床表现　多见于40岁以上患者，女多于男，或既往有肉瘿病史。颈前多年存在的肿块，生长迅速，质地坚硬如石，表面凹凸不平，推之不移，并可出现吞咽时移动受限。

2. 辅助检查　甲状腺同位素^{131}I扫描，多显示为凉结节（或冷结节），进行B超、CT检查，以明确诊断。

三、内治法

证型	治法	方药
痰瘀内结	解郁化痰，活血消坚	海藻玉壶汤合桃红四物汤加减
瘀热伤阴	和营养阴	通窍活血汤合养阴清肺汤加减

第四节　慢性淋巴细胞性甲状腺炎

一、概述

慢性淋巴细胞性甲状腺炎又称桥本甲状腺炎，是一种自身免疫性疾病。其临床特点是起病隐匿，发展缓慢，病程较长；主要表现为甲状腺肿大，多数为弥漫性，质地韧；大多发展成甲减，也可伴有甲亢。

二、病因病机

本病的发生与七情失调、劳倦内伤和体质遗传等因素有关。多属本虚标实之证，痰瘀互结为标，正气亏虚为本。

病机：肝郁痰凝；脾肾阳虚；气阴两虚。

三、临床表现

多见于中年女性，起病隐匿，发展缓慢。主要表现为甲状腺弥漫性肿大，或伴有结节，表面光滑，质韧。可有颈部憋闷不适。伴有甲减时，表现为乏力、怕冷、心动过缓、肿胀等；伴有甲亢时，表现为怕热、心慌、消瘦、急躁、心动过速等。

四、治疗

1. 内治法

证型	治法	方药
肝气郁滞	疏肝理气，软坚散结	柴胡疏肝散加减
血瘀痰结	活血祛瘀，化痰散结	桃红四物汤加减
气阴两虚	益气养阴，化痰散结	生脉散合消瘰丸加减
脾肾阳虚	温补脾肾，散寒化瘀	金匮肾气丸合阳和汤加减

2. 外治法 可外贴冲和膏或阳和解凝膏。

3. 其他疗法 根据病情需要可配合西药治疗，如甲减服用左甲状腺素（$L-T_4$），甲亢者给予抗甲状腺药物治疗。

第七章 瘤、岩

第一节 脂瘤

一、概述

脂瘤是皮脂腺中皮脂潴留郁积而形成的囊肿，又称粉瘤。其临床特点是皮肤间出现圆形质软的肿块，中央有粗大毛孔，可挤出有臭味的粉渣样物。脂瘤并非体表肿瘤，相当于西医的皮脂腺囊肿。

二、诊断

本病好发于青春期。多见于头面部、臀部、背部等皮脂腺、汗腺丰富的部位，生长缓慢，一般无明显自觉症状。肿块呈圆形或椭圆形，边界清楚，与皮肤无粘连，表皮紧张，中央导管开口处呈青黑色小孔，挤压后可有粉渣样内容物溢出，有臭味。脂瘤染毒后可有局部红肿、增大、疼痛，破溃流脓等。

三、治疗

脂瘤之小如豆粒者，可暂行观察，不予特殊治疗。脂瘤较大而未染毒者，宜首选手术疗法予以完整切除。脂瘤染毒成脓者要及时予切开引流。伴有全身症状者，可予内服药物治疗。

1. 内治法

证型	治法	方药
痰气凝结	理气化痰散结	二陈汤合四七汤加减
痰湿化热	清热化湿，和营解毒	龙胆泻肝汤合仙方活命饮加减

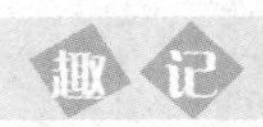

二七只留龙肝活命。注：①二七——二陈汤合四七汤；②只留——脂瘤；③龙肝活命——龙胆泻肝汤合仙方活命饮。

2. 外治法

（1）脂瘤染毒而未成脓者，予金黄膏、玉露膏外敷。

（2）脂瘤染毒成脓者，予“+”字切开引流，清除皮脂、脓液后，用棉球蘸七三丹填塞腔内，待囊壁被腐蚀脱落后，再予生肌散生肌收口，以免复发。

3. 其他疗法 将脂瘤完整手术切除，是最有效、最根本的治疗方法。

第二节 血瘤

一、概述

血瘤是指体表血络扩张，纵横丛集而形成的肿瘤。可发生于身体任何部位，大多数为先天性，其特点是病变局部色泽鲜红或暗紫，或呈局限性柔软肿块，边界不清，触之如海绵状。相当于西医的血管瘤。常见的有毛细血管瘤和海绵状血管瘤。

二、诊断

1. 毛细血管瘤 多在出生后1～2个月内出现，部分在5岁左右自行消失，多发生在颜面、颈部，可单发，也可多发。多数表现为在皮肤上有红色丘疹或小的红斑，逐渐长大，界线清楚，大小不等，质软可被压缩，色泽为鲜红色或紫红色，压之可褪色，抬手复原。

2. 海绵状血管瘤 表现为质地柔软似海绵，常呈局限性半球形、扁平或高出皮面的隆起物，肿物有很大压缩性，可因体位下垂而充盈，或随患肢抬高而缩小，在瘤内有时可扪及颗粒状的静脉石硬结，外伤后可引起出血，继发感染，可形成慢性出血性溃疡。

三、治疗

瘤体局限者可行手术切除。

1. 内治法

证型	治法	方药
心肾火毒	清心泻火，凉血解毒	芩连二母丸合凉血地黄汤加减
肝经火旺	清肝泻火，祛瘀解毒	丹栀逍遥散合清肝芦荟丸加减
脾统失司	健脾益气，化湿解毒	顺气归脾丸加减

2. 外治法

（1）对小面积毛细血管瘤及海绵状血管瘤可用五妙水仙膏外搽。

（2）清凉膏合藤黄膏外敷，包扎固定，1日换药1次，以促其消散。

（3）若肿瘤出血，可用云南白药掺敷伤口，既可止血，又具消散作用。

3. 其他疗法

（1）注射疗法：消痔灵注射液加1%普鲁卡因按1:1注入。

（2）手术疗法：孤立病变可行手术切除。

（3）冷冻疗法：适用于浅表较小的血瘤。

（4）放射疗法：适用于范围较大的血瘤。

第三节　肉瘤

概述

肉瘤是发于皮里膜外、由脂肪组织过度增生而形成的良性肿瘤。其特点是软似棉，肿似馒，皮色不变，不紧不宽，如肉之隆起。相当于西医的脂肪瘤。

第四节　失荣

一、概述

失荣是发于颈部及耳之前后的岩肿，因其晚期气血亏乏，面容憔悴，形体消瘦，状如树木枝叶发枯，失去荣华而命名。相当于西医的颈部淋巴结转移癌和原发性恶性肿瘤。多见于40岁以上的男性，属古代外科四大绝症之一。

二、临床表现

一般表现为颈部淋巴结肿大，生长较快，质地坚硬。病变开始时多为单发结节，可活动；后期肿块体积增大，数量增多，融合成团块或联结成串，表面不平，固定不移。一般无疼痛，但合并染毒时，可有压痛。日久癌肿溃破，疮面渗流血水，高低不平，形似翻花状。其肿痛波及范围可向面部、胸部、肩背部扩展。

三、内治法

证型	治法	方药
气郁痰结	理气解郁，化痰散结	化痰开郁方加减
阴毒结聚	温阳散寒，化痰散结	阳和汤加减
瘀毒化热	清热解毒，化痰散瘀	五味消毒饮合化坚二陈丸加减
气血两亏	补益气血，解毒化瘀	八珍汤合四妙勇安汤加减

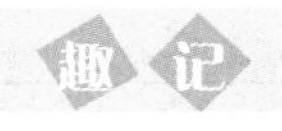

二四五八化阳痰。

四、外治法

1. 早期颈部硬肿为气郁痰结证者，可外贴太乙膏，或外敷天仙子膏。

2. 早期颈部硬肿若为阴毒结聚者，可外贴阳和解凝膏或冲和膏。

3. 岩肿溃破胬肉翻花者，可用白降丹、太乙膏。若溃久气血衰败，疮面不鲜，可用神灯照法，疮面掺阴毒内消散，外敷阳和解凝膏。

第五节　筋瘤

一、概述

筋瘤是以筋脉色紫、盘曲突起状如蚯蚓、形成团块为主要表现的浅表静脉病变。相当于西医的下肢静脉曲张。

二、治疗

1. 内治法

证型	治法	方药
劳倦伤气	补中益气，活血舒筋	补中益气汤加减
寒湿凝筋	暖肝散寒，益气通脉	暖肝煎合当归四逆汤加减
外伤瘀滞	活血化瘀，和营消肿	活血散瘀汤加减

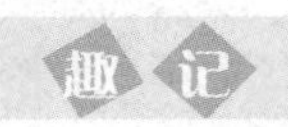

补肝当活血。

2. 外治法 患肢穿医用弹力袜或用弹力绷带包扎，有助于使瘤体缩小或停止发展。

第八章 皮肤及性传播疾病

第一节 概述

一、病因病机

1. 皮肤病 外因主要是风、湿、热、虫、毒；内因主要是七情内伤、饮食劳倦和肝肾亏损。病机主要因气血不和、脏腑失调、邪毒结聚而致生风、生湿、化燥、致虚、致瘀、化热、伤阴等。

病因	症状
风	骤起骤消；多上部；剧烈瘙痒，皮肤干燥，脱屑
湿	以水疱为主，或多形性；多下部；皮肤糜烂，淫浸四窜，滋水淋漓
热	多上部；皮损以红肿、红斑、脓疱、糜烂为主
虫	皮肤瘙痒甚剧；或可互相传染
毒	皮损形态多样；停止毒邪来源后，其病去也快
血瘀	多见于慢性皮肤病；皮损色暗、紫红、青紫；舌有瘀点，脉弦涩
血虚风燥	干燥、肥厚、粗糙、脱屑；少有糜烂、渗液
肝肾不足	干燥、肥厚、粗糙、脱屑；伴毛发枯槁，指甲受损等

2. 性传播疾病 主要由性接触染毒致病。

二、辨皮肤病的症状

1. 自觉症状 瘙痒（最常见）；疼痛；灼热感、蚁走感、麻木感。

2. 他觉症状

（1）原发性损害：指皮肤病在其病变过程中，直接发生及初次出现的皮损，有斑疹、丘疹、风团、结节、疱疹、脓疱等。

（2）继发性损害：是原发性皮损经过搔抓、感染、治疗处理和在损害修复过程中演变而成，有鳞屑、糜烂、溃疡、痂、抓痕、皲裂、苔藓样变、瘢痕、色素沉着、萎缩等。

三、辨皮肤病的性质☆

	急性皮肤病	慢性皮肤病
发病	起病急骤	发病缓慢
皮损	以原发性为主	以继发性为主
病因	风、湿、热、虫、毒（外因）	血瘀、营血不足、肝肾亏损、冲任不调
虚实	以实证为主	以虚证为主
相关脏腑	与肺、脾、心关系密切	与肝、肾密切相关

四、治法

1. 内治法

（1）祛风法：银翘散、桑菊饮、消风散、麻黄汤、麻桂各半汤、独活寄生汤、天麻钩藤饮。

（2）清热法：五味消毒饮、黄连解毒汤、犀角地黄汤、化斑解毒汤。

（3）祛湿法：茵陈蒿汤、龙胆泻肝汤、萆薢渗湿汤、除湿胃苓汤、滋阴除湿汤。

（4）润燥法：四物汤、当归饮子、凉血消风散。

（5）活血法：桃红四物汤、通络活血方、通窍活血汤、血府逐瘀汤等。

（6）温通法：当归四逆汤、独活寄生汤、阳和汤、独活寄生汤等。

（7）软坚法：海藻玉壶汤、活血散瘀汤。

（8）补肾法：知柏地黄汤、大补阴丸、肾气丸、右归丸。

2. 外治法☆

（1）外用药物的常用剂型：①溶液；②粉剂（又名散剂）；③洗剂（又名混悬剂、悬垂剂）；④酊剂；⑤油剂；⑥软膏。

（2）外用药物使用原则：①根据病情阶段正确选择剂型；②根据疾病性质合理选择药物；③用药宜先温和后强烈；④用药浓度宜先低后浓；⑤随时注意药敏反应。

第二节　热疮

一、病因病机及特点

1. 病因病机　外感风温热毒；肝经湿热下注；热邪伤津，阴虚内热。

2. 特点　好发于皮肤黏膜交界处，皮损初起为红斑，灼热而痒，继而形成针头大小簇集成群的水疱。

二、治疗

本病以清热解毒养阴为主要治法。初发以清热解毒治之；反复发作者，以扶正祛邪并治。

1. 内治法

证型	治法	方药
肺胃热盛	疏风清热	辛夷清肺饮合竹叶石膏汤加减
湿热下注	清热利湿	龙胆泻肝汤加减
阴虚内热	养阴清热	增液汤加减

2. 外治法

（1）初起者局部酒精消毒，用三棱针或一次性 5 号注射针头浅刺放出疱液。

（2）局部外用药以清热解毒、干燥收敛为主。

3. 其他疗法 局部外用3%阿昔洛韦水剂或乳剂，或1%喷昔洛韦膏等。病情严重者可以口服阿昔洛韦或泛昔洛韦。

第三节 蛇串疮

一、概述☆

蛇串疮是一种皮肤上出现成簇水疱，多呈带状分布，痛如火燎的急性疱疹性皮肤病。相当于西医的带状疱疹。

特点是皮肤上出现红斑、水疱或丘疱疹，累累如串珠，排列成带状，沿一侧周围神经分布区出现，局部刺痛或伴臖核肿大。多数患者愈后很少复发，极少数患者可多次发病。

二、内治法

治疗以清热利湿、行气止痛为主。初期以清热利湿为主；后期以活血通络止痛为主；体虚者，以扶正祛邪与通络止痛并用。

证型	治法	方药
肝经郁热	清泄肝火，解毒止痛	龙胆泻肝汤加减
脾虚湿蕴	健脾利湿，解毒止痛	除湿胃苓汤加减
气滞血瘀	理气活血，通络止痛	柴胡疏肝散合桃红四物汤加减

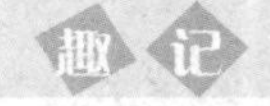

柴龙处死红蛇。

第四节 疣

一、分类及特点

中医病名	西医病名	特点
疣目	寻常疣	针尖至绿豆大小；蓬松枯槁，状如花蕊
扁瘊	扁平疣	针头、米粒到黄豆大小的扁平丘疹
鼠乳	传染性软疣	中央有脐凹，挤出白色乳酪样物质；半球形丘疹
跖疣	掌跖疣	角化性丘疹
线瘊/丝状疣		单个细软的丝状突起

二、治疗

1. 内治法

	证型	方药
寻常疣（疣目）	风热血燥	治瘊方加减
	湿热血瘀	马齿苋合剂加减
扁平疣（扁瘊）	风热蕴结	马齿苋合剂加减
	热瘀互结	桃红四物汤加减

2. 外治法 各种疣均可选用木贼草、板蓝根、马齿苋等煎汤趁热洗涤患处，可使部分皮

疹脱落。

（1）疣目：可选用推疣法、鸦胆子散敷贴法、荸荠或菱蒂摩擦法。

（2）扁瘊：可选用洗涤法、涂法。

（3）鼠乳：用消毒针头挑破患处，挤尽白色乳酪样物，再用碘酒或浓石炭酸溶液点患处。

第五节　癣

一、头癣、手足癣、体癣和花斑癣的临床特点与诊断☆

	头癣		手足癣		体癣	花斑癣
分类	白秃疮	肥疮	鹅掌风	脚湿气	圆癣	紫白癜风
年龄	学龄儿童	农村儿童	成年人		青壮年男性	多汗体质青年
部位	头皮		掌心、指缝	趾缝、足底	面颈、躯干、四肢	颈项、躯干
特征	灰白色鳞斑	黏性黄癣痂	水疱，皮肤角化，脱屑，瘙痒		钱币形鳞屑红斑	无炎症性褐斑
	毛发干枯，易于拔落，瘙痒	中心微凹，质脆易碎，鼠尿臭			边界清楚，中心消退，外围扩张	轻微痒感，夏发冬愈

二、治疗

以杀虫止痒为主要治法。

1. 白秃疮、肥疮　采用拔发疗法。

2. 鹅掌风、脚湿气

（1）水疱型：选用 1 号癣药水、2 号癣药水、复方土槿皮酊外搽；二矾汤熏洗；鹅掌风浸泡方或藿黄浸剂浸泡。

（2）糜烂型：可选 1:1500 高锰酸钾溶液、3% 硼酸溶液、二矾汤或半边莲 60g 煎汤待温，浸泡 15 分钟，次以皮脂膏或雄黄膏外搽。

（3）脱屑型：可选用以上软膏外搽，浸泡剂浸泡。

3. 灰指甲　每日以小刀刮除病甲变脆部分，然后用棉花蘸 2 号癣药水或 3% 冰醋酸浸涂；或用鹅掌风浸泡方浸泡，白凤仙花捣烂敷病甲上；或采用拔甲法。

4. 圆癣　可选用 1 号癣药水、2 号癣药水、复方土槿皮酊等外搽。阴癣由于患部皮肤薄嫩，不宜选用刺激性强的外用药物，若皮损有糜烂痒痛者，宜选用青黛膏外涂。

5. 紫白癜风　用密陀僧散、2 号癣药水、1% 土槿皮酊外搽。治愈后，继续用药 1～2 周，以防复发。

第六节　白屑风

一、概述

白屑风因皮肤油腻，出现红斑，覆有鳞屑而得名，是发生在皮脂溢出部位的慢性炎症性皮肤病。相当于西医的脂溢性皮炎。

特点为头发、皮肤多脂发亮，油腻，瘙痒，出现红斑白屑，脱而复生。以青壮年为多，乳儿期亦有发生。

二、治疗

根据本病皮疹干性与湿性的临床特点，干性者以养血润燥为主，湿性者以清热祛湿为主，内外治相结合。

证型	治法	方药
风热血燥	祛风清热，养血润燥	消风散合当归饮子加减
肠胃湿热	健脾除湿，清热止痒	参苓白术散合茵陈蒿汤加减

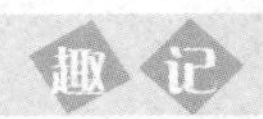

风临白属消，茵陈归。

第七节　油风

一、概述

油风是一种头发突然发生斑块状脱落的慢性皮肤病。因头发脱落之处头皮光亮而得名，又称鬼舐头、鬼剃头。相当于西医的斑秃。特点是突然发生斑片状脱发，脱发区皮肤变薄，多无自觉症状。可发生于任何年龄，多见于青年，男女均可发病。

二、治疗

本病实证以清以通为主，血热清则血循其经，血瘀去则新血易生；虚证以补摄为要，精血得补则毛发易生。

证型	治法	方药
血热风燥	凉血息风，养阴护发	四物汤合六味地黄汤加减
气滞血瘀	通窍活血，祛瘀生发	通窍活血汤加减
气血两虚	益气补血	八珍汤加减
肝肾不足	滋补肝肾	七宝美髯丹加减

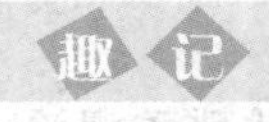

四通六七八。

第八节　湿疮

一、临床特点

相当于西医的湿疹。皮损对称分布，多形损害，剧烈瘙痒，有渗出倾向，反复发作，易成慢性等。根据病程可分为急性、亚急性、慢性三类。急性湿疮以丘疱疹为主，炎症明显，易渗出；慢性湿疮以苔藓样变为主，易反复发作。

二、治疗

本病以清热利湿止痒为主要治法。急性者以清热利湿为主；慢性者以养血润肤为主。外治用温和的药物，以免加重病情。

1. 内治法

证型	治法	方药
湿热蕴肤	清热利湿止痒	龙胆泻肝汤合萆薢渗湿汤加减
脾虚湿蕴	健脾利湿止痒	除湿胃苓汤或参苓白术散加减

续表

证型	治法	方药
血虚风燥	养血润肤，祛风止痒	当归饮子或四物消风饮加减

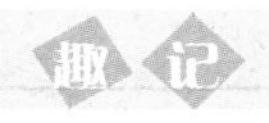

龙饮四物领白术，必除胃湿。

2. 外治法

分期	治法
急性湿疮	①初起可用三黄洗剂、炉甘石洗剂外搽；②若水疱糜烂、渗出明显时，宜收敛、消炎，可用10%黄柏溶液，或2%～3%硼酸水冷敷，再用青黛散麻油调搽；③后期可用黄连膏、青黛膏外搽
亚急性湿疮	三黄洗剂、3%黑豆馏油等外搽
慢性湿疮	各种软膏剂、乳剂：青黛膏、5%硫黄软膏、10%～20%黑豆馏油软膏

三、婴儿湿疮

1. 内治法

证型	治法	方药
胎火湿热	凉血清火，利湿止痒	消风导赤汤加减
脾虚湿蕴	健脾利湿	小儿化湿汤加减

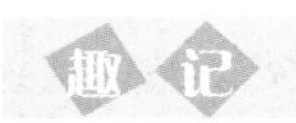

小岛风光。

2. 外治法

（1）脂溢性和湿性：用生地黄榆、黄柏煎水或马齿苋合剂、2%硼酸水外用冷湿敷，待流滋、糜烂减轻后，选用青黛散油、黄连油或蛋黄油外搽。

（2）干性：用三黄洗剂、黄柏霜外搽。

第九节　接触性皮炎

一、诊断要点

1. 发病前有明显的接触史，均有一定的潜伏期。

2. 一般急性发病，常见于暴露部位，如面、颈、四肢。

3. 皮损边界清楚，多局限于接触部位，形态与接触物大抵一致。皮疹一般为红斑、肿胀、丘疹、水疱或大疱、糜烂、渗出等，一个时期内以某一种皮损为主。

4. 病因去除和恰当处理后可在1～2周内痊愈。但反复接触或处理不当，可转变为亚急性或慢性，皮损表现为肥厚粗糙，呈苔藓样变。

5. 皮肤斑贴试验阳性。

二、治疗

本病以清热祛湿止痒为主要治法。首先应避免接触过敏物质，否则治疗无效。急性者以清热祛湿为主；慢性者以养血润燥为主。

证型	治法	方药
风热蕴肤	疏风清热止痒	消风散加减
湿热毒蕴	清热祛湿，凉血解毒	化斑解毒汤合龙胆泻肝汤加减
血虚风燥	祛风止痒，养血润燥	消风散合当归饮子加减

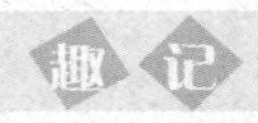

接二小龙归饮化毒汤。

第十节　药毒

一、诊断

1. 临床表现

（1）发病前有用药史。

（2）有一定的潜伏期，第一次发病多在用药后5～20天内，重复用药常在24小时内发生，短者甚至在用药后瞬间或数分钟内发生。

（3）突然发病，自觉灼热瘙痒，重者伴有发热、倦怠、纳差、大便干燥、小便黄赤等全身症状。

（4）皮损形态多样，颜色鲜艳，分布为全身性、对称性，可泛发或仅限于局部。

2. 常见类型　①固定红斑型。②荨麻疹样型。③麻疹样或猩红热样型。④湿疹皮炎样型。⑤多形红斑型。⑥紫癜型。⑦大疱性表皮松解型。⑧剥脱性皮炎型。

二、治疗

1. 内治法

证型	治法	方药
湿毒蕴肤	清热利湿，解毒止痒	萆薢渗湿汤加减
热毒入营	清热凉血，解毒护阴	清营汤加减
气阴两虚	益气养阴清热	增液汤合益胃汤加减

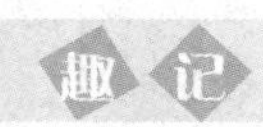

增液益周，毒必清。

2. 西医治疗

（1）一般药疹，使用抗组胺药物、维生素C和钙剂。

（2）重症药疹，宜早期足量使用皮质类固醇激素，至病情缓解后，改为强的松或地塞米松口服。必要时配合抗生素以防止继发感染。

第十一节　瘾疹

一、临床表现及检查

1. 临床表现　皮疹为大小不等的风团，时隐时现，骤起骤退，不留痕迹。

2. 实验室和其他辅助检查 血液中嗜酸性粒细胞升高。若伴感染时，白细胞计数增高及中性粒细胞的百分比增高。

二、治疗

1. 内治法

证型	治法	方药
风寒束表	疏风散寒止痒	麻黄桂枝各半汤加减
风热犯表	疏风清热止痒	消风散加减
胃肠湿热	疏风解表，通腑泄热	防风通圣散加减
血虚风燥	养血祛风，润燥止痒	当归饮子加减

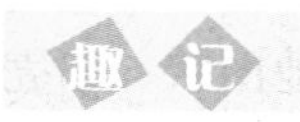

骂消防，归隐。

2. 外治法

（1）中药熏洗：瘙痒明显，无胸闷气憋者适用。

（2）中药保留灌肠。

3. 西医治疗

（1）急性荨麻疹可选用1～2种抗组胺药物。严重者可短期内应用皮质类固醇激素。

（2）慢性荨麻疹应积极寻找病因，一般以抗组胺药物治疗为主，可根据风团发生的时间决定给药的时间。

（3）特殊类型荨麻疹常选用兼有抗5－羟色胺、抗乙酰胆碱的抗组胺药物，或与肥大细胞膜稳定剂联合应用。

第十二节 牛皮癣

一、皮损特点

皮损多为圆形或多角形的扁平丘疹融合成片，剧烈瘙痒，搔抓后皮损肥厚，皮沟加深，皮嵴隆起，极易形成苔藓样变。

二、治疗

本病治疗以疏风清热、养血润燥为治则。

1. 内治法

证型	治法	方药
肝郁化火	疏肝理气，清肝泻火	龙胆泻肝汤加减
风湿蕴肤	祛风利湿，清热止痒	消风散加减
血虚风燥	养血润燥，息风止痒	当归饮子加减

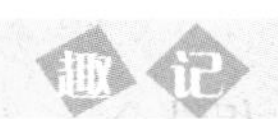

小牛龙归隐。

2. 外治法

（1）肝郁化火：风湿蕴肤，用三黄洗剂外搽。

（2）血虚风燥：外用油膏加热烘疗法。

（3）羊蹄根散，醋调搽患处。

（4）醋泡鸡蛋，用棉棒或棉球蘸其液外搽数次。

（5）皮损浸润肥厚剧痒者，用核桃枝或叶，刀砍取汁，外搽。

第十三节　白疕

一、皮损特点

皮损初起为针头大小的丘疹，逐渐扩大为绿豆、黄豆大小的淡红色或鲜红色丘疹或斑丘疹，可融合成形态不同的斑片，边界清楚，表面覆盖多层干燥银白色鳞屑，刮除鳞屑则露出发亮的半透明的薄膜，为薄膜现象。再刮除薄膜，出现多个筛状出血点，为点状出血现象。在头部可出现束状发，在指甲甲板可呈顶针状凹陷。可见点滴状、钱币状、斑块状、地图状、蛎壳状、混合状等多种皮损形态。

二、治疗

进行期多以清热凉血解毒为基本治疗原则，静止期多以养血滋阴润燥或活血化瘀、解毒通络为基本治疗原则。

证型	治法	方药
血热内蕴	清热凉血，解毒消斑	犀角地黄汤加减
血虚风燥	养血滋阴，润肤息风	当归饮子加减
气血瘀滞	活血化瘀，解毒通络	桃红四物汤加减
湿毒蕴阻	清利湿热，解毒通络	萆薢渗湿汤加减
火毒炽盛	清热泻火，凉血解毒	清瘟败毒饮加减

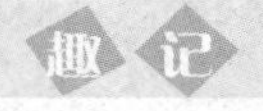

白犀、逃避、瘟毒、归隐。

第十四节　粉刺

一、概述

粉刺是一种以颜面、胸、背等处见丘疹顶端如刺状，可挤出白色碎米样粉汁为主的毛囊、皮脂腺的慢性炎症。其临床特点是丘疹、脓疱等皮疹多发于颜面、前胸、后背等处，常伴有皮脂溢出。多见于青春期男女。本病相当于西医学的痤疮。

二、病因病机

本病早期以肺热及肠胃湿热为主，晚期有痰瘀。

三、治疗

本病以清热祛湿为基本治疗原则，或配合化痰散结、活血化瘀等法，内、外治相结合。

1. 内治法

证型	治法	方药
肺经风热	疏风清肺	枇杷清肺饮加减

续表

证型	治法	方药
肠胃湿热	清热除湿解毒	茵陈蒿汤加减
痰湿瘀滞	除湿化痰，活血散结	二陈汤合桃红四物汤加减

2. 外治法

（1）皮疹较多者可用颠倒散茶水调涂患处。

（2）脓肿、囊肿、结节较甚者，可外敷金黄膏。

3. 其他疗法

（1）西医治疗：根据病情选择内服抗生素类、维 A 酸类、抗雄激素药等。抗生素以四环素类、大环内酯类使用最为广泛。配合外用维 A 酸类、抗菌药物等。

（2）针罐疗法。

第十五节　淋病

一、病因病机及临床表现

1. 病因病机　本病的病原体为淋球菌，系革兰阴性球菌，多寄生在淋病患者的泌尿生殖系统。

2. 临床表现　有不洁性交或间接接触传染史。潜伏期一般为 2 ~ 10 天，平均 3 ~ 5 天。尿道口红肿热痛，溢脓。

二、内治法

证型	治法	方药
湿热毒蕴（急性淋病）	清热利湿，解毒化浊	龙胆泻肝汤加减
阴虚毒恋（慢性淋病）	滋阴降火，利湿祛浊	知柏地黄丸加减

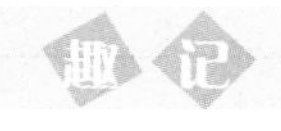

白龙鳞。

第十六节　梅毒

一、临床表现☆

一般有不洁性交史，或性伴侣有梅毒病史。

1. 一期梅毒　主要表现为疳疮（硬下疳），一般无全身症状。

2. 二期梅毒　主要表现为杨梅疮。

3. 三期梅毒　亦称晚期梅毒，主要表现为杨梅结毒。此期特点为病程长，易复发，除皮肤黏膜损害外，常侵犯多个脏器。

二、诊断

梅毒螺旋体抗原血清试验阳性，或蛋白印迹试验阳性，均有利于诊断。聚合酶链反应检查梅毒螺旋体核糖核酸阳性，或取硬下疳、病损皮肤、黏膜损害的表面分泌物、肿大的淋巴结穿刺液在暗视野显微镜下查到梅毒螺旋体，均可确诊。

三、治疗

梅毒的治疗原则为及早、足量、规范。抗生素特别是青霉素类药物疗效确切，为首选。中医药治疗梅毒一般仅作为驱梅治疗中的辅助疗法。

证型	治法	方药
肝经湿热	清热利湿，解毒驱梅	龙胆泻肝汤加减
血热蕴毒	凉血解毒，泄热散瘀	清营汤合桃红四物汤加减
毒结筋骨	活血解毒，通络止痛	五虎汤加减
肝肾亏损	滋补肝肾，填髓息风	地黄饮子加减
心肾亏虚	养心补肾，祛瘀通阳	苓桂术甘汤加减

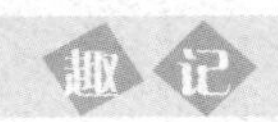

地龙跪清五虎做红媒。

第九章　肛肠疾病

第一节　痔

一、概述

1. 特点　痔是直肠末端黏膜下和肛管皮下的静脉丛发生扩大曲张所形成的柔软静脉团。是临床常见病、多发病。本病好发于20岁以上的成年人。根据发病部位的不同，分为内痔、外痔和混合痔。好发于膀胱截石位3、7、11点处。

2. 分类

	好发部位	主要表现
内痔	齿线上，膀胱截石位3、7、11点处	便血、坠胀、肿块脱出
外痔	齿线下	自觉坠胀、疼痛，有异物感
混合痔	齿线上下同一点位	多形成于内痔发展到Ⅱ期以上时

二、内痔

1. 临床表现　①便血是内痔最常见的早期症状；②脱出；③肛周潮湿、瘙痒；④疼痛；⑤便秘。

2. 分期☆

（1）Ⅰ期：看不到痔核脱出，以便血为主。

（2）Ⅱ期：能看见脱出，便后可自行还纳。

（3）Ⅲ期：痔核脱出，不能自行回纳，需手动还纳。

（4）Ⅳ期：痔核脱出，不能回纳，嵌顿于外。

3. 治疗

（1）内治法☆：多适用于Ⅰ、Ⅱ期内痔；或内痔嵌顿伴有继发感染；或年老体弱者发病；或内痔兼有其他严重慢性疾病不宜手术治疗者。

证型	治法	方药
风伤肠络	清热凉血祛风	凉血地黄汤加减
湿热下注	清热利湿止血	脏连丸加减
气滞血瘀	清热利湿，祛风活血	止痛如神汤加减
脾虚气陷	补中益气	补中益气汤加减

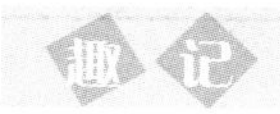

凉血补，脏连止。

（2）外治法：适用于各期内痔及术后。分为：①挑治法；②外敷法；③熏洗法；④塞药法；⑤枯痔法。

（3）其他疗法

①注射疗法

a. 适应证：Ⅰ、Ⅱ、Ⅲ期内痔；内痔兼有贫血者；混合痔的内痔部分。

b. 禁忌证：Ⅳ期内痔；外痔；内痔伴肛门周围急慢性炎症或腹泻；内痔伴有严重肺结核或高血压、肝肾疾病及血液病者；因腹腔肿瘤引起的内痔和妊娠期妇女。

②结扎疗法

a. 单纯结扎法：适用于Ⅰ、Ⅱ期内痔。

b. 贯穿结扎法：适用于Ⅱ、Ⅲ期内痔，对纤维型内痔更为适宜。

c. 胶圈套扎法：适用于Ⅱ、Ⅲ期内痔及混合痔的内痔部分。

三、血栓性外痔

1. 诊断 多发于截石位3、9点，病前有便秘、饮酒或用力负重等诱因。肛门部突然剧烈疼痛，肛缘皮下有一触痛性肿物，排便、坐下、行走，甚至咳嗽等动作均可使疼痛加剧。检查时在肛缘皮肤表面有一暗紫色圆形硬结节，界线清楚，触按痛剧。有时经3~5天血块自行吸收，疼痛缓解而自愈。

2. 内治法 血热瘀结证——清热凉血，散瘀消肿——凉血地黄汤合活血散瘀汤加减。

3. 外治法 用苦参汤熏洗，外敷消痔膏。

4. 其他疗法 血栓外痔剥离术。适用于血栓外痔较大，血块不易吸收，炎症水肿局限者。

四、混合痔

1. 诊断 内、外痔相连，无明显分界。用力排便或负重等致腹压增加，可一并扩大隆起。内痔部分较大者，常可脱出肛门外。大便时滴血或射血，量或多或少，色鲜。多发生于肛门截石位3、7、11点位处，以11点处最多见。

2. 治疗 必要时可选用外痔剥离、内痔结扎术。

第二节 息肉痔

一、概述

息肉痔指直肠内黏膜上的赘生物，是一种常见的直肠良性肿瘤。其临床特点为肿物蒂小质嫩，其色鲜红，便后出血。分为单发性和多发性两种，前者多见于儿童，后者多见于青壮年，息肉多数是腺瘤性。

二、治疗

1. 内治法

证型	治法	方药
风伤肠络	清热凉血，祛风止血	槐角丸加减
气滞血瘀	活血化瘀，软坚散结	少腹逐瘀汤加减
脾气亏虚	补益脾胃	参苓白术散加减

2. 外治法 灌肠法适用于多发性息肉。

3. 其他疗法 本病应采用综合治疗。对保守治疗效果不佳者，可采用结扎或镜下套扎或手术切除等治疗。

（1）套扎法、结扎法：适用于低位带蒂息肉。

（2）内镜下息肉切除术：适用于中高位直肠息肉及结肠息肉。

（3）直肠结肠切除术：适用于高位多发性腺瘤。

第三节　肛痈

一、概述

1. 概念 肛痈是指肛管直肠周围间隙发生急慢性感染而形成的脓肿，相当于西医学的肛门直肠周围脓肿。

2. 临床表现 发病男性多于女性，尤以青壮年为多，主要表现为肛门周围疼痛、肿胀、有结块，伴有不同程度发热、倦怠等全身症状。

二、治疗

肛痈的治疗以手术为主，注意预防肛漏的形成。

1. 内治法

证型	治法	方药
热毒蕴结	清热解毒	仙方活命饮、黄连解毒汤加减
火毒炽盛	清热解毒透脓	透脓散加减
阴虚毒恋	养阴清热，祛湿解毒	青蒿鳖甲汤合三妙丸加减

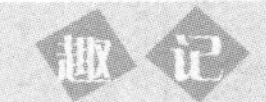

黄妙仙透钢甲。

2. 手术疗法

（1）脓肿一次切开法：适用于浅部脓肿。

（2）一次切开挂线法：适用于高位脓肿，如由肛隐窝感染而致坐骨直肠间隙脓肿、骨盆直肠间隙脓肿、直肠后间隙脓肿及马蹄形脓肿等。

（3）分次手术：适用于体质虚弱或不愿住院治疗的深部脓肿。

第四节　肛漏

一、概述

1. 特征 肛漏是指直肠或肛管与周围皮肤相通所形成的漏管，也称肛瘘。一般由原发性内口、瘘管和继发性外口三部分组成，也有仅具内口或外口者。肛漏多是肛痈的后遗症。临床上分为化脓性或结核性两类。其特点是以局部反复流脓、疼痛、瘙痒为主要症状，并可触及或探及漏管通到直肠。

2. 分类 以外括约肌深部画线为标志，漏管经过此线以上者为高位，在此线以下者为低位，其分类如下：

（1）低位单纯性肛漏：只有一个漏管，并通过外括约肌深层以下，内口在肛窦附近。

（2）低位复杂性肛漏：漏管在外括约肌深层以下，有两个以上外口，或两条以上管道，内口在肛窦部位。

（3）高位单纯性肛漏：仅有一条管道，漏管穿过外括约肌深层以上，内口位于肛窦部位。

（4）高位复杂性肛漏：有两个以上外口及管道有分支窦道，其主管道通过外括约肌深层以上，有一个或两个以上内口者。

二、发展规律☆

将肛门两侧的坐骨结节画一条横线，当漏管外口在横线之前距离肛缘4cm以内，内口在齿线处与外口位置相对，其管道多为直行；如外口在距离肛缘4cm以外，或外口在横线之后，内口多在后正中齿线处，其漏管多为弯曲或马蹄形。

三、手术治疗

手术成败的关键是正确找到内口，从内口切开切除。

1. 切开疗法 适用于低位单纯性肛漏和低位复杂性肛漏，对高位肛漏切开时，必须配合挂线疗法，以免造成肛门失禁。

2. 挂线疗法 适用于距离肛门4cm以内，有内外口的低位肛漏；亦作为复杂性肛漏切开疗法或切除疗法的辅助方法。

第五节 肛裂

一、概述

1. 特征 肛管的皮肤全层纵行裂开并形成感染性溃疡者称肛裂。本病好发于青壮年，女性多于男性。肛裂的部位一般在肛门前后正中位，尤以后位多见，位于前正中线的肛裂多见于女性。临床上以肛门周期性疼痛、出血、便秘为主要特点。

2. 分类

（1）早期肛裂：发病时间较短，仅在肛管皮肤见一个小的溃疡，创面浅而色鲜红，边缘整齐而有弹性。

（2）陈旧性肛裂：裂口边缘变硬变厚，裂口周围组织发炎、充血、水肿及结缔组织增生，形成赘皮性外痔。裂口、栉膜带、赘皮性外痔、单口内漏、肛窦炎、肛乳头炎和肛乳头肥大的六种病理改变，成为陈旧性肛裂的特征。

二、治疗

1. 内治法

证型	治法	方药
血热肠燥	清热润肠通便	凉血地黄汤合脾约麻仁丸
阴虚津亏	养阴清热润肠	润肠汤
气滞血瘀	理气活血，润肠通便	六磨汤加减

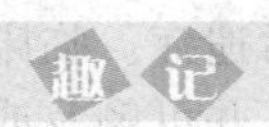

凉润骂人六磨气。

2. 手术治疗 陈旧性肛裂和非手术疗法治疗无效的早期肛裂，可考虑手术治疗，并根据不同情况选择不同的手术方法。

（1）扩肛法：适用于早期肛裂，无结缔组织外痔、肛乳头肥大等合并症者。

（2）切开疗法：适用于陈旧性肛裂，伴有结缔组织外痔、乳头肥大等。

（3）肛裂侧切术：适用于不伴有结缔组织外痔、皮下漏等的陈旧性肛裂。

（4）纵切横缝法：适用于陈旧性肛裂伴有肛管狭窄者。

第六节　脱肛

一、概述

1. 特征 脱肛是直肠黏膜、肛管、直肠全层和部分乙状结肠向下移位，脱出肛门外的一种疾病。其特点是以直肠黏膜及直肠反复脱出肛门外伴肛门松弛。相当于西医的直肠脱垂。

2. 分类☆

（1）一度脱垂：为直肠黏膜脱出，脱出物淡红色，长3～5cm，触之柔软，无弹性，不易出血，便后可自行回纳。

（2）二度脱垂：为直肠全层脱出，脱出物长5～10cm，呈圆锥状，淡红色，表面为环状而有层次的黏膜皱襞，触之较厚，有弹性，肛门松弛，便后有时需用手回纳。

（3）三度脱垂：直肠及部分乙状结肠脱出，长达10cm以上，呈圆柱形，触之很厚，肛门松弛无力。

二、治疗

1. 内治法

证型	治法	方药
脾虚气陷	补气升提，收敛固涩	补中益气汤加减
湿热下注	清热利湿	萆薢渗湿汤加减

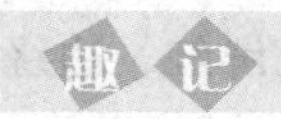

脱肛，必补。

2. 其他疗法

（1）熏洗。

（2）外敷。

（3）注射法：将药液注入直肠黏膜下层或直肠周围，使分离的直肠黏膜与肌层粘连固定，或使直肠与周围组织粘连固定。①黏膜下注射法分为黏膜下层点状注射法和柱状注射法两种，适用于一、二度直肠脱垂，以一度直肠脱垂效果最好；②直肠周围注射法适用于二、三度直肠脱垂。

第七节　锁肛痔

一、概述

1. 特征　锁肛痔是发生在肛管直肠的恶性肿瘤，病至后期，肿瘤阻塞，肛门狭窄，排便困难，犹如锁住肛门一样，故称为锁肛痔。相当于西医的肛管直肠癌。本病的发病年龄多在40岁以上，偶见于青年人。

2. 主要症状☆

（1）便血：是直肠癌最常见的早期症状。

（2）排便习惯改变：是直肠癌常见的早期表现。

（3）大便变形。

（4）转移征象：首先是直接蔓延，后期穿过肠壁，侵入膀胱、阴道壁、前列腺等邻近组织，若侵及膀胱、尿道时有排尿不畅及尿痛、尿频。

二、检查方法

1. 直肠指检：是诊断直肠癌的最重要的方法。

2. 直肠镜或乙状结肠镜检查。

3. 钡剂灌肠检查。

4. 其他检查：直肠下端癌肿较大时，女性患者应行阴道及双合诊检查，男性患者必要时应行膀胱镜检查。疑有肝转移时应行B型超声检查、CT或MRI。

三、治疗

1. 内治法

证型	治法	方药
湿热蕴结	清热利湿	槐角地榆丸加减
气滞血瘀	行气活血	桃红四物汤合失笑散加减
气阴两虚	益气养阴，清热解毒	四君子汤合增液汤加减

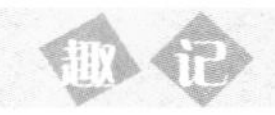

笑赠君子桃槐锁。

2. 外治法

（1）灌肠疗法。

（2）敷药法。

3. 其他疗法

（1）手术：对能切除的肛管直肠癌应尽早行根治性切除术。适用于癌肿局限在直肠壁或肛管，或只有局部淋巴结转移的患者。

（2）新辅助治疗：对于T_3期或淋巴结转移的直肠癌患者都应进行术前的新辅助治疗。

第十章 泌尿男性疾病

第一节 子痈

一、概述

中医称睾丸和附睾为肾子，子痈是指睾丸及附睾的化脓性疾病。临证中分急性子痈与慢性子痈，以睾丸或附睾肿胀疼痛为特点。相当于西医的急慢性附睾炎或睾丸炎。

二、病因病机及诊断

1. 病因病机 湿热下注；气滞痰凝。

2. 诊断

（1）急性子痈：附睾或睾丸肿痛，突然发作，疼痛程度不一，行动或站立时加重。疼痛可沿输精管放射至腹股沟及下腹部。实验室检查血白细胞计数增高，尿中可有白细胞。

（2）慢性子痈：临床较多见。患者常有阴囊部隐痛、发胀、下坠感，疼痛可放射至下腹部及同侧大腿根部，可有急性子痈发作史。检查可触及附睾增大，变硬，伴轻度压痛，同侧输精管增粗。

三、治疗

急性子痈在辨证论治的同时，可配合使用抗生素；慢性子痈多应用中医药治疗。

1. 内治法

证型	治法	方药
湿热下注	清热利湿，解毒消肿	枸橘汤或龙胆泻肝汤加减
气滞痰凝	疏肝理气，化痰散结	橘核丸加减

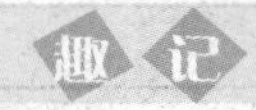

喝龙胆狗汤。

2. 外治法

（1）急性子痈：未成脓者，可用金黄散或玉露散水调匀，冷敷。脓稠、腐肉较多时，可选用九一丹或八二丹药线引流，脓液已净时，外用生肌白玉膏。

（2）慢性子痈：葱归溻肿汤坐浴，或冲和膏外敷。

第二节 子痰

一、概述

子痰是发于肾子的疮痨性疾病。其特点是附睾有慢性硬结，逐渐增大，形成脓肿，溃破后脓液稀薄如痰，并夹有败絮样物质，易成窦道，经久不愈。相当于西医的附睾结核。

二、治疗

在辨证论治的同时，应用西药抗结核治疗6个月以上。

1. 内治法

证型	治法	方药
浊痰凝结	温经通络，化痰散结	阳和汤加减，配服小金丹
阴虚内热	养阴清热，除湿化痰，佐以透脓解毒	滋阴除湿汤合透脓散加减
气血两亏	益气养血，化痰消肿	十全大补汤加减，兼服小金丹

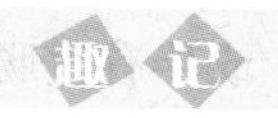

小金阳和尚偷滋补汤。

2. 外治法 未成脓者，外敷冲和膏。已成脓者，及时切开引流。窦道形成者，选用腐蚀平胬药物制成药线或药条外用。

3. 西医治疗 应用抗结核治疗，常用药物有异烟肼、利福平、吡嗪酰胺、乙胺丁醇等，一般主张联合使用。

第三节 尿石症

一、病因病机

本病多由肾虚和下焦湿热引起，病位在肾、膀胱和溺窍，肾虚为本，湿热为标。

二、诊断

1. 临床表现

（1）上尿路结石：包括肾和输尿管结石，典型的临床症状是突然发作的腰或腰腹部绞痛和血尿。其程度与结石的部位、大小及移动情况等有关。

（2）膀胱结石：典型症状为排尿中断，并引起疼痛，放射至阴茎头和远端尿道，变换体位可顺利排尿。

（3）尿道结石：主要表现为排尿困难、排尿费力，呈点滴状，或出现尿流中断及急性尿潴留。

2. 辅助检查 腹部X线平片多能显示结石的大小、形态和位置。排泄性尿路造影、B超、膀胱镜、CT等检查有助于临床诊断。

三、治疗

结石横径小于1cm，且表面光滑，无肾功能损害者，可采用中药排石。初起宜宣通清利，日久则配合补肾活血、行气导滞之剂。

1. 内治法

证型	治法	方药
湿热蕴结	清热利湿，通淋排石	三金排石汤加减
气血瘀滞	理气活血，通淋排石	金铃子散合石韦散加减
肾气不足	补肾益气，通淋排石	济生肾气丸加减

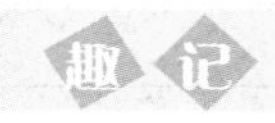

三金济生金铃石。

2. 总攻疗法 适用于结石横径 $<1cm$，表面光滑；双肾功能基本正常；无明显尿路狭窄或畸形。

第四节 精浊

一、诊断

1. 临床表现 分为急性和慢性。

急性者发病较急，突发寒战高热，尿频、尿急、尿痛，腰骶部及会阴部疼痛，或伴有直肠刺激征。直肠指检前列腺饱满肿胀，压痛明显，温度增高。

慢性者临床症状表现不一，患者可出现不同程度的尿频、尿急、尿痛、尿不尽、尿道灼热，腰骶、小腹、会阴及睾丸等处坠胀隐痛。直肠指检前列腺多为正常大小，或稍大或稍小，质软或软硬不均，轻度压痛。

2. 实验室及辅助检查 急性者尿道口溢出分泌物镜检有大量脓细胞，涂片可找到细菌。慢性者前列腺按摩液镜检白细胞每高倍视野在10个以上，卵磷脂小体减少或消失。

二、治疗

1. 内治法

证型	治法	方药
湿热蕴结	清热利湿	八正散或龙胆泻肝汤加减
气滞血瘀	活血祛瘀，行气止痛	前列腺汤加减
阴虚火旺	滋阴降火	知柏地黄汤加减
肾阳虚损	补肾助阳	济生肾气丸加减

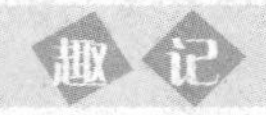

前列知，生八龙。

2. 外治法

（1）温水坐浴，每次15分钟，每日1次。

（2）野菊花栓或前列安栓塞入肛门内3～4cm，每次1枚，每日2次。

第五节 精癃

一、诊断

本病多见于50岁以上的中老年男性。逐渐出现进行性尿频，夜间明显，并伴排尿困难，尿线变细。直肠指检，前列腺常有不同程度的增大，表面光滑，中等硬度而富有弹性，中央沟变浅或消失。

二、治疗

1. 内治法

证型	治法	方药
湿热下注	清热利湿，消癃通闭	八正散加减
脾肾气虚	补脾益气，温肾利尿	补中益气汤加减
气滞血瘀	行气活血，通窍利尿	沉香散加减

续表

证型	治法	方药
肾阴亏虚	滋补肾阴，通窍利尿	知柏地黄丸加减
肾阳不足	温补肾阳，通窍利尿	济生肾气丸加减

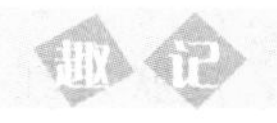

生八只，补沉香。

2. 外治法　多为急则治标之法，必要时可行导尿术。常用方法有脐疗法、灌肠法。

第十一章　周围血管疾病

第一节　股肿

一、概述

股肿是指血液在深静脉血管内发生异常凝固，而引起静脉阻塞、血液回流障碍的疾病。相当于西医的下肢深静脉血栓形成，以往称血栓性深静脉炎。

其发病特点为肢体肿胀、疼痛、局部皮温升高和浅静脉怒张四大症状，好发于下肢髂股静脉和股腘静脉，可并发肺栓塞和肺梗死而危及生命。

二、分类及临床表现

1. 小腿深静脉血栓形成：肢体疼痛是其最主要的临床症状之一。肢体肿胀一般较局限，以踝及小腿部为主。

2. 髂股静脉血栓形成：突然性、广泛性、单侧下肢粗肿是本病的临床特征。一般患肢的周径可较健侧增粗5～8cm。

3. 混合型深静脉血栓形成。

4. 深静脉血栓形成后遗症。

三、治疗

1. 内治法

证型	治法	方药
湿热下注	清热利湿，活血化瘀	四妙勇安汤加味
血脉瘀阻	活血化瘀，通络止痛	活血通脉汤加减
气虚湿阻	益气健脾，祛湿通络	参苓白术散加味

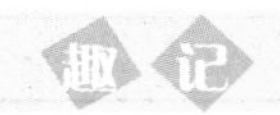

四妙参苓活血。

2. 外治法

（1）急性期可用芒硝加冰片外敷。

（2）慢性期可用中药煎汤趁热外洗患肢。

第二节　青蛇毒

一、概述

1. 临床表现　发病多见筋瘤后期，部位则以四肢多见（尤其多见于下肢），次为胸腹壁等处。

（1）初期（急性期）：在浅层脉络（静脉）径路上出现条索状柱，患处疼痛，皮肤发红，触之较硬，扪之发热，按压疼痛明显，肢体沉重。一般无全身症状。

（2）后期（慢性期）：患处遗有一条索状物，其色黄褐，按之如弓弦，可有按压疼痛，或结节破溃形成臁疮。

2. 常见类型

（1）四肢血栓性浅静脉炎：临床为最常见，下肢多于上肢。临床主要是累及一条浅静脉，沿着发病的静脉出现疼痛、红肿、灼热感，常可扪及结节或硬索状物，有明显压痛。

（2）胸腹壁浅静脉炎：多为单侧胸腹壁出现一条索状硬物，长 10～20cm，皮肤发红、轻度刺痛。

（3）游走性血栓性浅静脉炎：多发于四肢，即浅静脉血栓性炎症呈游走性发作，具有游走、间歇、反复发作的特点。

二、内治法

证型	治法	方药
湿热瘀阻	清热利湿，解毒通络	二妙散合茵陈赤豆汤加减
血瘀湿阻	活血化瘀，行气散结	活血通脉汤加减
肝郁蕴结	疏肝解郁，活血解毒	柴胡清肝汤或复元活血汤加减

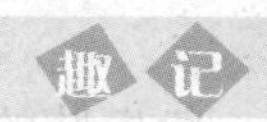

复元清二陈活血。

第三节　臁疮

一、病因病机

本病多由久站或过度负重而致小腿筋脉横解，青筋显露，瘀停脉络，久而化热，或小腿皮肤破损染毒，湿热下注而成，疮口经久不愈。相当于西医学的下肢慢性溃疡。

二、内治法

证型	治法	方药
湿热下注	清热利湿，和营解毒	二妙丸合五神汤加减
气虚血瘀	益气活血，祛瘀生新	补阳还五汤合四妙汤加减

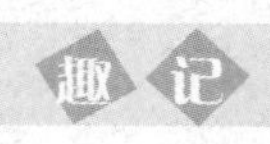

补阳四二妙神子。

第四节　脱疽

一、概述

1. 特征　脱疽是指发于四肢末端，严重时趾（指）节坏疽脱落的周围血管疾病，又称脱骨疽。其临床特点是好发于四肢末端，以下肢多见，初起患肢末端发凉、怕冷，苍白，麻木，可伴间歇性跛行，继则疼痛剧烈，日久患趾（指）坏死变黑，甚至趾（指）节脱落。部分患者起病急骤，进展迅速，预后严重，需紧急处理。

2. 病因病机　本病的发生以脾肾亏虚为本，寒湿外伤为标，气血凝滞、经脉阻塞为其主要病机。

二、诊断与鉴别诊断

1. 诊断　血栓闭塞性脉管炎多发于寒冷季节，以20～40岁男性多见；常先一侧下肢发病，继而累及对侧，少数患者可累及上肢；患者多有受冷、潮湿、嗜烟、外伤等病史。临床一般可分为以下三期。

（1）一期（局部缺血期）：患肢末端发凉，怕冷，麻木，酸痛，间歇性跛行。

（2）二期（营养障碍期）：患肢发凉，怕冷，麻木，坠胀疼痛，间歇性跛行加重，并出现静息痛。

（3）三期（坏死期或坏疽期）：坏疽可先为一趾或数趾，逐渐向上发展，合并感染时，足趾紫红肿胀、溃烂坏死，呈湿性坏疽，或足趾发黑，干瘪，呈干性坏疽。

根据肢体坏死的范围，将坏疽分为3级。1级坏疽局限于足趾或手指部位，2级坏疽局限于足跖部位，3级坏疽发展至足背、足跟、踝关节及其上方。

2. 鉴别诊断

（1）脱疽相关疾病的临床鉴别

	动脉硬化性闭塞症	糖尿病足	血栓闭塞性脉管炎
发病年龄	40岁以上	40岁以上	20～40岁
浅静脉炎	无	无	游走性
高血压	大部分有	大部分有	极少
冠心病	有	可有可无	无
血脂	升高	多数升高	基本正常
血糖、尿糖	正常	血糖高，尿糖阳性	正常
受累血管	大、中动脉	大、微血管	中、小动脉

（2）雷诺综合征：多见于青年女性，上肢较下肢多见，好发于双手，每因寒冷和精神刺激双手出现发凉苍白，继而发绀、潮红，最后恢复正常的三色变化（雷诺现象），患肢动脉搏动正常，一般不出现肢体坏疽。

三、治疗

1. 内治法

证型	治法	方药
寒湿阻络	温阳散寒，活血通络	阳和汤加减
血脉瘀阻	活血化瘀，通络止痛	桃红四物汤加减
湿热毒盛	清热利湿，解毒活血	四妙勇安汤加减

续表

证型	治法	方药
热毒伤阴	清热解毒，养阴活血	顾步汤加减
气阴两虚	益气养阴	黄芪鳖甲汤加减

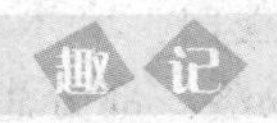

骑鳖，步行，红寺庙，看洋和尚。

2. 手术治疗

（1）坏死组织清除术（清创术）：适用于坏死组织与健康组织分界清楚，近端炎症控制后。

（2）坏死组织切除缝合术：适用于坏死组织与正常组织分界清楚，且近端炎症控制，血运改善后。

（3）截肢术。

（4）植皮术。

第十二章　其他外科疾病

第一节　冻疮

一、临床表现

1. 局部性冻疮　主要发生在手足、耳郭、面颊等暴露部位，多呈对称性。

（1）轻者受冻部位先有寒冷感和针刺样疼痛，皮肤呈苍白、发凉，继则出现红肿、硬结或斑块，自觉灼痛、麻木、瘙痒。

（2）重者受冻部位皮肤呈灰白、暗红或紫色，并有大小不等的水疱或肿块，疼痛剧烈，或局部感觉消失。

冻疮轻症一般经10天左右痊愈，愈后不留瘢痕。重症患者往往需经1～2个月，或气温转暖时方能痊愈。

2. 冻疮的程度☆

（1）Ⅰ度（红斑性冻疮）：损伤在表皮层。局部皮肤红斑、水肿，自觉发热、瘙痒灼痛，5～7天开始干燥脱屑，愈后不留瘢痕。

（2）Ⅱ度（水疱性冻疮）：损伤达真皮层。皮肤红肿，有水疱形成，疱内液体色黄或呈血性。疼痛剧烈，对冷、热、针刺不敏感。一般愈后无瘢痕。

（3）Ⅲ度（腐蚀性冻疮）：损伤达全皮层或深及皮下组织，创面由苍白变为黑褐色，皮肤温度极低，痛觉迟钝或消失。呈干性坏疽，坏死皮肤周围出现血性水疱。愈合后遗留瘢痕。

（4）Ⅳ度（坏死性冻疮）：损伤深达肌肉、骨骼。局部组织坏死。干性坏疽肢端坏死脱落后可致残；湿性坏疽可出现发热、寒战等全身症状，甚至发生内陷而危及生命。

二、急救与复温

1. 急救　迅速使患者脱离寒冷环境，首先脱去冰冷潮湿的衣服、鞋袜（如衣服、鞋袜连同肢体冻结者，不可勉强，以免造成皮肤撕脱，可立即浸入40℃左右温水中，待融化后脱下或剪开）。必要时还应施行人工呼吸和抗休克等各种对症处理。

2. 复温

（1）对冻僵患者立即施行局部或全身快速复温，用38～42℃恒热温水浸泡伤肢或全身，局部20分钟，全身30分钟内，体温迅速提高至接近正常，以指（趾）甲床出现潮红有温热感为度，不宜过久。

（2）可给予姜汤、糖水、茶水等温热饮料，以促进血液循环，扩张周围血管，但不宜给予含酒精饮料，以免散热。

（3）早期复温过程中，严禁用雪搓、用火烤或冷水浴等。在急救时，如一时无法获得热水，可将冻肢置于救护者怀中或腋下复温。

第二节　烧伤

一、烧伤面积的计算☆

1. 手掌法　伤员本人五指并拢时，一只手掌的面积占体表面积的1%。此法常用于小面积或散在烧伤的计算。

2. 中国九分法　将全身体表面积分为11个9等份。成人头、面、颈部为9%；双上肢为2×9%；躯干前后包括外阴部为3×9%；双下肢包括臀部为5×9%＋1%＝46%。

3. 儿童烧伤面积计算法　小儿的躯干和双上肢的体表面积所占百分比与成人相似。特点是头大下肢小，随着年龄的增长，其比例也不同。计算公式如下：头颈面部为9＋（12－年龄）；双下肢为46－（12－年龄）。

二、烧伤深度的计算☆

分度		深度	创面表现	创面无感染时的愈合过程
Ⅰ度（红斑）		达表皮角质层	红肿热痛，感觉过敏，表面干燥	2～3天后脱屑痊愈，无瘢痕
Ⅱ度（水疱）	浅Ⅱ度	达真皮浅层，部分生发层健在	剧痛，感觉过敏，有水疱，基底部呈均匀红色、潮湿，局部肿胀	1～2周愈合，无瘢痕，有色素沉着
	深Ⅱ度	达真皮深层，有皮肤附件残留	痛觉消失，有水疱，基底苍白，间有红色斑点、潮湿	3～4周愈合，可有瘢痕
Ⅲ度（焦痂）		达皮肤全层，甚至伤及皮下组织、肌肉和骨骼	痛觉消失，无弹力，坚硬如皮革，蜡白焦黄或炭化，干燥。干后皮下静脉阻塞如树枝状	2～4周焦痂脱落，形成肉芽创面，除小面积外，一般均需植皮才能愈合，可形成瘢痕和瘢痕挛缩

第三节　毒蛇咬伤

一、常见毒蛇种类☆

1. 神经毒　银环蛇、金环蛇、海蛇。

2. 血循毒　蝰蛇、尖吻蝮蛇、竹叶青蛇和烙铁头蛇。

3. 混合毒　眼镜蛇、眼镜王蛇和蝮蛇。

二、有毒蛇与无毒蛇的区别

有毒蛇咬伤后，患部一般有粗大而深的毒牙痕，一般有2～4个毒牙痕。无毒蛇咬伤后牙痕呈锯齿状或弧形，数目多，浅小，大小一致，间距密。

三、治疗

1. 局部处理　毒蛇咬伤的局部常规处理，是指咬伤后在短时间内采取的紧急措施。包括早期结扎、扩创排毒、烧灼、针刺、火罐排毒、封闭疗法、局部用药等。

2. 抗蛇毒血清治疗 抗蛇毒血清又名蛇毒抗毒素，有单价和多价两种。抗蛇毒血清特异性较高，效果确切，应用越早，疗效越好。

第四节 破伤风

一、病因病机及临床表现

1. 病因病机 本病是因皮肉破伤，感受风毒之邪所引起。

2. 临床表现

（1）潜伏期：长短不一，一般为4～14天，短者24小时之内，长者数月或数年不等。潜伏期越短，病情越严重，预后也越差，死亡率也越高。

（2）前驱期：一般1～2天，患者常有头痛、头晕、乏力、多汗、烦躁不安、打呵欠，下颌微感紧张酸胀，咀嚼无力，张口略感不便；伤口往往干陷无脓，周围皮肤暗红，创口疼痛并有紧张牵制感。

（3）发作期：典型的发作症状是全身或局部肌肉强直性痉挛和阵发性抽搐。①肌肉强直性痉挛首先从头面部开始，进而延展至躯干四肢，其发病顺序为咀嚼肌、面肌、颈项肌、背腹肌、四肢肌群、膈肌和肋间肌；②阵发性抽搐。

（4）后期：因长期肌肉痉挛和频繁抽搐，体力大量消耗，水、电解质紊乱或酸中毒，可致全身衰竭而死亡。

二、治疗原则

以息风、镇痉、解毒为原则。尽快消除毒素来源和中和体内毒素，有效地控制和解除痉挛，保持呼吸道通畅，必要时行气管切开，不能进食者可鼻饲，防止并发症等。

第五节 肠痈

一、病因病机及临床表现

1. 病因病机 饮食不节：暴饮暴食，嗜食生冷、油腻，损伤脾胃，导致肠道功能失调，糟粕积滞，湿热内生，积结肠道而成痈。

2. 临床表现

（1）初期：腹痛多起于脐周或上腹部，数小时后，腹痛转移并固定在右下腹部，疼痛呈持续性、进行性加重。

（2）酿脓期：腹痛加剧，右下腹明显压痛、反跳痛，局限性腹皮挛急，或右下腹可触及包块。舌红苔黄腻，脉弦数或滑数。

（3）溃脓期：腹痛扩展至全腹，腹皮挛急，全腹压痛、反跳痛，舌质红或绛，苔黄糙，脉洪数或细数等。

二、内治法

证型	治法	方药
瘀滞	行气活血，通腑泄热	大黄牡丹汤合红藤煎剂加减
湿热	通腑泄热，解毒利湿透脓	复方大柴胡汤加减
热毒	通腑排脓，养阴清热	大黄牡丹汤合透脓散加减

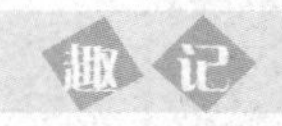

大红大柴大透。

中医妇科学

第一章　绪论

历史沿革

1.《经效产宝》　是我国现存的第一部产科专著。

2.《邯郸遗稿》　提出天癸是生长发育生殖的主导物质。

3.《景岳全书》　“阳常有余，阴常不足”；阴阳互根互用。

4.《傅青主女科》　治妇科重视肝、脾、肾三脏，侧重于培补气血、调理脾胃，创立完带汤、易黄汤、生化汤。

第二章　女性生殖器官

一、外生殖器

阴户（四边）是防御外邪入侵的第一道门户。

二、内生殖器

1. 阴道　连接阴户、子宫；防御外邪入侵的关口；娩出胎儿的路径，亦称产道。

2. 子门（子户）　指子宫颈口部位；排出月经和娩出胎儿的关口。

3. 胞宫☆

（1）位置：在带脉之下，小腹正中，膀胱后，直肠前，下接阴道。

（2）功能：产生、排出月经；孕育、分娩胎儿；排出余血；分泌带下。

（3）特性：“奇恒之腑”；有周期性、节律性。

第三章　女性生殖生理

一、女性一生各期的生理特点

胎儿期（280 天）、新生儿期（乳房假发育，假月经）、儿童期、青春期（月经来潮，第二性征发育）、性成熟期、围绝经期（“七七”之年）、老年期。

二、月经的生理

1. 月经的生理现象

（1）初潮：年龄平均为 14 岁，即“二七”之年。

（2）周期：从出血第 1 天开始，两次月经第 1 天的间隔时间为一个月经周期，一般为 28 ~ 30 天。

（3）经期：即月经持续时间，正常经期为 3 ~ 7 天，多数为 3 ~ 5 天。

（4）月经的量、色、质：20 ~ 60mL，经色暗红，经质不稀不稠。

（5）绝经：一般为45～55岁。

（6）特殊现象：两个月来潮1次为并月；三个月1次为“居经”或“季经”；一年1次为避年；终生不潮却可孕为暗经；孕初期少量行经，无损胎儿为激经，又称盛胎或垢胎。

2. 月经产生的机理

（1）五脏：与肾、肝、脾关系密切，以肾为主导。

（2）天癸：男女皆有，肾精肾气充盛则有，主宰月经潮止。

（3）气血：血是月经的物质基础。

（4）经络：冲为血海；任主胞胎。

（5）胞宫：主要为周期性出血。

综上，产生月经的中心环节是肾、天癸、冲任、胞宫。

3. 月经周期规律

（1）行经期：周期第1～5天。子宫泻而不藏，呈现“重阳转阴”特征。

（2）经后期：周期第6～13天。子宫藏而不泻，呈现阴长的动态变化。

（3）经间期：周期第14～15天。又称排卵期。重阴转阳、阴盛阳动。

（4）经前期：周期第16～28天。阴盛阳生渐至重阳。

三、带下生理现象及作用

带下属津液、带下具有周期性、带下量随妊娠期增多、带下润泽胞宫阴道。

四、妊娠生理

1. 妊娠的生理现象 月经停闭；脉滑；妊娠反应；子宫增大（至妊娠足月，容量增加1000倍，重量增加20倍）；乳房变化（妊娠4～5月，可有少量乳汁）；下腹膨隆。

2. 预产期的计算方法☆ 妊娠全程40周，即280天。预产期的推算方法是从末次月经的第一天算起，月数加9（或减3）日数加7（阴历则加14）。

五、产褥生理

1. 临产先兆 释重感；弄胎（假宫缩）。

2. 正产现象 见红；离经脉；阵痛。

3. 产褥期生理

（1）特点：“多虚多瘀”。

（2）恶露：红恶露3～4天干净；浆液性恶露7～10天干净；白恶露2～3周干净。

六、哺乳生理

乳汁由精血、津液所化，赖气以行。顺产后30分钟可开始哺乳，哺乳时间一般以8个月为宜，3个月可适当增加辅食。

第四章 妇科疾病的病因病机

一、病因

寒湿热邪、情志因素（怒、思、恐）、生活因素、体质因素。

二、病机

1. 脏腑功能失常：关系最密切的是肾、肝、脾。
2. 气血失调。
3. 冲任督带损伤。
4. 胞宫、胞脉、胞络受损。

5. 肾－天癸－冲任－胞宫轴失调。

第五章　妇科疾病的诊断与辨证

一、四诊

1. 问诊　问年龄、主诉、现病史、月经史（期、量、色、质等）、带下史、婚育史、产后、既往史。

2. 望诊

（1）望面色：淡白无华多属血虚证或失血证；㿠白虚浮多属阳虚水泛；青而紫暗多属瘀血停滞；萎黄多属脾虚；面赤多属实热；面暗黑或面颊有暗斑多属肾虚。

（2）望月经：经量多、经色淡红、质稀多为气虚；经量少、经色淡暗、质稀多为肾阳虚；经量少、经色淡红、质稀多为血虚；经量多、经色深红、质稠多为血热；经色鲜红、质稠多为阴虚血热；经色紫暗、有血块多为血瘀；经量时多时少多为气郁。

（3）望阴户、阴道：阴户皮肤发红，甚至红肿，多属肝经湿热或虫蚀；色白或灰白、粗糙增厚或皲裂，多属肾精亏损、肝血不足。

3. 切诊　妇科切诊包括切脉、按肌肤和扪腹部三部分。

切脉：月经脉多滑利；妊娠脉滑有力或滑数，尺脉按之不绝；临产脉为孕妇双手中指两旁从中节至末节，均可扪及脉搏；产后脉常滑数而重按无力。

4. 闻诊

（1）听声音：语音低微，多为气虚；语音洪亮有力，多属实证；时时叹息，多为肝郁气滞；妇女孕后嗳气频频，甚则恶心呕吐，多为胃气上逆。

（2）听胎心：妊娠20周后，运用听诊器可在孕妇腹壁相应部位听到胎心音。

（3）闻气味：如月经、带下、恶露秽臭，多为湿热或瘀热；若腐臭气秽，多为热毒；若恶臭难闻，需注意子宫颈癌的可能性；妊娠剧吐致酸中毒，患者口腔有烂苹果味，多属气阴两虚。

二、辨证要点

1. 月经病　月经（期、量、色、质）、全身症状、舌脉。

2. 带下病　带下（量、色、质、气味）、全身症状、舌脉。

3. 妊娠病　首辨胎病或母病，同时辨胎安或不安、胎儿畸形否。

4. 产后病　恶露（量、色、质、气味）、乳汁（量、色、质）、饮食和产后大便、腹痛状况。

第六章　妇科疾病的治疗

一、内治

调补脏腑、调理气血、温经散寒、利湿祛痰、调理冲任督带、调治胞宫、调节肾－天癸－冲任－胞宫生殖轴。

二、外治

坐浴、外阴或阴道冲洗、阴道纳药、贴敷法、宫腔注入、直肠导入、中药离子导入、介入治疗。

三、急症治疗

血崩止血、痛证止痛、高热退热、厥脱固脱。

第七章　月经病

第一节　概述

一、概念

月经病是妇科临床的常见病，分两类。一类是以月经的周期、经期、经量异常为主症的疾病；另一类是以伴随月经周期，或于经断前后出现明显症状为特征的疾病。

1. 月经问题

（1）周期异常：月经先期、月经后期、先后不定期、经间期出血。

（2）经量异常：月经过多、月经过少。

（3）经期异常：经期延长。

（4）以上均有问题：崩漏、闭经。

2. 伴随月经产生的问题　痛经、经行乳房胀痛、头痛、身痛、感冒、泄泻、浮肿、吐衄、口糜、风疹块、发热、情志异常、绝经前后诸证、经断复来。

二、病因病机

月经病的主要病因是寒热湿邪侵袭、内伤七情、房劳多产、饮食不节、劳倦过度和体质因素。

三、治疗原则☆

治本调经（经水出诸肾，补肾为第一大法）；分清先病、后病的论治原则；“急则治其标，缓则治其本”。

四、注意

经前勿滥补，经后勿滥攻；青春期少年重治肾，生育期中年重治肝，更年期、老年重治脾；掌握虚补实泻规律，虚则补肾扶脾养血，实则疏肝理气活血。

第二节　月经先期

一、概念

月经周期提前7天以上，甚至十余日一行，连续出现2个周期以上。

二、病因病机☆

1. 病因　气虚和血热。

2. 病机　冲任不固，经血失于约制。

三、与经间期出血的鉴别

鉴别要点	经间期出血	月经先期
出血量	出血量较少，或表现为透明黏稠的白带中夹有血丝	每次出血量大致相同
出血时间	常发生在月经周期第12~16天，西医称排卵期出血	不在排卵期内
持续时间	出血常持续数小时以至2~7天自行停止	一般与正常月经基本相同

四、辨证论治

证型	证候			治法	方药
气虚证					
脾气虚	月经周期提前	神疲肢倦，气短懒言，小腹空坠	舌淡红苔薄白，脉细弱	补脾益气，摄血调经	补中益气汤
肾气虚		腰膝酸软，头晕耳鸣	舌淡暗苔白润，脉沉细	补肾益气，固冲调经	固阴煎
血热证					
阳盛血热	月经周期提前	心烦，面红口干，大便燥结	舌红苔黄，脉数	清热凉血调经	清经散
阴虚血热		两颧潮红，手足心热，咽干口燥	舌红少苔，脉细数	养阴清热调经	两地汤
肝郁血热		经前乳房胀痛，烦躁易怒，口苦咽干	舌红苔薄黄，脉弦数	疏肝清热，凉血调经	丹栀逍遥散

第三节　月经后期

一、概念

月经周期延长7天以上，甚至3~5个月一行，一般连续出现2个周期以上。

二、病因病机☆

1. 虚　肾虚、血虚、虚寒。精血不足，冲任不充，血海不能按时满溢而经迟。

2. 实　血寒、气滞、痰湿。血行不畅，冲任受阻，血海不能如期满盈而经迟。

三、与早孕的鉴别

鉴别要点	早孕	月经后期
妇科、B超检查	宫颈着色，子宫体增大、变软，妊娠试验阳性，B超检查可见子宫腔内有孕囊	无早孕的各项表现
其他	早孕反应	以往多有月经失调病史

四、辨证论治☆

证型		证候			治法	方药
肾虚		月经周期延后	腰膝酸软，头晕耳鸣，带下清稀	舌淡苔薄白，脉沉细	益精养血，补肾调经	当归地黄饮
血虚			头晕眼花，心悸失眠，面色苍白	舌淡红，脉细弱	补血填精，益气调经	大补元煎
血寒	虚寒		小腹隐痛，喜暖喜按，小便清长	舌淡苔白，脉沉迟	温阳散寒，养血调经	温经汤（《金匮要略》）
	实寒		小腹冷痛拒按，得热痛减，畏寒肢冷	舌淡暗苔白，脉沉紧	温经散寒，活血调经	温经汤（《妇人大全良方》）
气滞			小腹胀痛，精神抑郁，胸胁乳房胀痛	舌红苔薄白，脉弦	理气行滞，和血调经	乌药汤
痰湿			头晕体胖，脘闷恶心，带下量多	舌淡胖苔白腻，脉滑	燥湿化痰，理气调经	苍附导痰丸

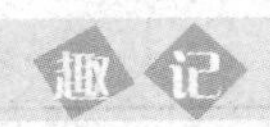

乌龟温补到后期。注：乌药汤；当归地黄饮；温经汤；大补元煎；苍附导痰丸。

第四节　月经先后无定期

一、概念

月经周期时或提前、时或延后7天以上，交替不定且连续3个周期以上。

二、病因病机☆

1. 病因　肝郁、肾虚。

2. 病机　肝肾功能失调，冲任功能紊乱，血海蓄溢失常。

三、鉴别诊断☆

1. 月经先后无定期　月经周期紊乱，经期正常，经量不多。

2. 崩漏　月经周期、经期、经量发生严重紊乱。

四、辨证论治

证型	证候			治法	方药
肝郁	行经或先或后	胸胁、少腹、乳房胀痛，时叹息	苔薄白，脉弦	疏肝解郁，和血调经	逍遥散
肾虚		腰骶酸痛，头晕耳鸣	舌淡苔白，脉细弱	补肾益气，养血调经	固阴煎

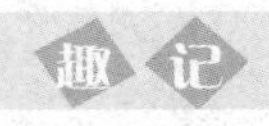

不定期，要固定。注：逍遥散；固阴煎；定经汤（肝郁肾虚者，宜用定经汤）。

第五节　月经过多

一、概念

月经周期、经期正常，经量增多。一般认为月经量以20～60mL为适宜，超过80mL为月经过多。

二、病因病机☆

1. 病因　气虚、血热、血瘀。

2. 病机　气虚，血失统摄；血热，热扰冲任；血瘀，瘀阻冲任，血不归经，冲任不固，经血失于制约。

三、辨证论治☆

证型	证候			治法	方药
气虚	经行量多	色淡质稀，神疲体倦，气短懒言	舌淡苔薄，脉细弱	补气摄血固冲	举元煎
血热		色深红质黏，口渴心烦，尿黄便结	舌红苔黄，脉滑数	清热凉血，固冲止血	保阴煎加地榆、茜草
血瘀		色紫暗有血块，经行腹痛	舌有瘀点，脉涩	活血化瘀止血	失笑散加益母草、三七、茜草

第六节　月经过少

一、概念

月经周期正常，经量明显减少，或经期不足 2 天，量少于 20mL。

二、病因病机☆

1. 病因　肾虚、血虚、血瘀、痰湿。

2. 病机　虚者多因精亏血少，冲任血海亏虚，经血乏源；实者多由瘀血内停，或痰湿阻滞，冲任壅塞，血行不畅而月经过少。

三、与激经的鉴别☆

鉴别要点	激经	月经过少
妇科、B 超检查	妊娠试验阳性，B 超检查可见子宫腔内有孕囊、胚芽或胎心搏动等	无受孕相关表现
其他	受孕早期，月经仍按月来潮，血量少，无损胎儿发育，可伴有早孕反应	周期正常，经量明显减少

四、辨证论治

证型	证候			治法	方药
肾虚	经来量少	色淡质稀，腰酸腿软，头晕耳鸣	舌淡，脉沉迟	补肾益精，养血调经	归肾丸
血虚		色淡质稀，头晕眼花，心悸怔忡	舌淡红，脉细	养血益气调经	滋血汤
血瘀		色紫暗有血块，小腹胀痛	舌有瘀斑，脉沉涩	活血化瘀调经	桃红四物汤
痰湿		色淡质黏，胸闷呕恶，带多黏稠	舌淡苔白腻，脉滑	燥湿化痰调经	苍附导痰丸

第七节　经期延长

一、概念

月经周期正常，经期超过 7 天，甚或淋漓半月方净。

二、病因病机☆

1. 病因　气虚、血热、血瘀。

2. 病机　气虚冲任不固；或热扰冲任，血海不宁；或瘀阻冲任，血不循经所致。

三、辨证论治☆

证型	证候			治法	方药
气虚	经行时间延长	色淡质稀，倦怠乏力，气短懒言	舌淡苔薄，脉缓弱	补气摄血，固冲调经	举元煎加阿胶、炒艾叶、海螵蛸
虚热		咽干口燥，潮热颧红，手足心热	舌红苔少，脉细数	养阴清热止血	两地汤合二至丸
血瘀		经色紫暗有块，经行腹痛拒按	舌紫暗，脉弦涩	活血祛瘀止血	桃红四物汤合失笑散加味
湿热蕴结		经色暗，质黏稠，或下腹热痛	舌红苔黄腻，脉滑数	清热祛湿，止血调经	固经丸

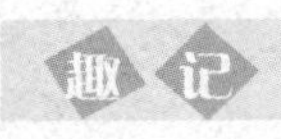

举桃失二两。

第八节　经间期出血

一、概念

两次月经之间，发生周期性少量阴道出血。

二、病因病机

阴阳转化不协调，损及冲任，血海固藏失职，血溢于外。

三、鉴别诊断

1. 经间期出血　出血较月经量少，出血时间规律地发生于基础体温低高温交替时，一般2~3天可自行停止。

2. 月经先期　出血时间在非经间期，个别也有恰在经间期这一时间段出现周期提前，经量正常或时多时少，基础体温由高温下降呈低温开始时出血。

3. 月经过少　周期尚正常，仅量少，甚或点滴而下。

4. 赤带　赤带排出无周期性，持续时间较长，或反复发作，可有接触性出血史，妇科检查常见宫颈糜烂、赘生物或子宫、附件区压痛明显。

四、辨证论治☆

证型	证候			治法	方药
肾阴虚	两次月经之间，阴道出血	头晕腰酸，五心烦热，夜寐不宁	舌红，苔少，脉细数	滋肾养阴，固冲止血	两地汤合二至丸或加减一阴煎
脾气虚		色淡质稀，神疲体倦，食少腹胀	舌淡苔薄，脉缓弱	健脾益气，固冲摄血	归脾汤
湿热		色红质黏，带下量多色黄，纳呆腹胀	舌红苔黄腻，脉滑数	清利湿热，固冲止血	清肝止淋汤加减
血瘀		色紫黑或有血块，少腹刺痛	舌有瘀点，脉细弦	化瘀止血	逐瘀止血汤

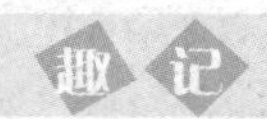

出血请贵族见谅。

第九节　崩漏

一、概念

经血非时暴下不止或淋漓不尽；周期、经期、经量紊乱。

二、病因病机☆

1. 病因　脾虚、肾虚、血热、血瘀。

2. 病机　冲任不固，不能制约经血，子宫藏泻失常。

三、治疗原则☆

1. 原则 “急则治其标，缓则治其本”。

2. 治法 塞流、澄源、复旧。

四、辨证论治

证型		证候			治法	方药
血热	实热	经血非时而下	血色深红或鲜红，质稠，烦热口渴	舌红苔黄，脉滑数	清热凉血，止血调经	清热固经汤
	虚热		血色鲜红而质稠，心烦潮热	质红，苔薄黄，脉细数	养阴清热，止血调经	上下相资汤
肾虚	肾阴虚		色鲜红，质稠，头晕耳鸣，腰膝酸软或心烦	舌质偏红，苔少，脉细数	滋肾益阴，止血调经	左归丸去牛膝合二至丸
	肾阳虚		色淡质清，畏寒肢冷，面色晦暗，腰腿酸软，小便清长	舌质淡，苔薄白，脉沉细	温肾固冲，止血调经	右归丸去肉桂，加补骨脂、淫羊藿
脾虚			气短神疲，面色白，或面浮肢肿，四肢不温	舌质淡，苔薄白，脉弱或沉细	补气升阳，止血调经	举元煎合安冲汤加炮姜炭
血瘀			色紫黑有块，或有小腹不适	舌质紫，苔薄白，脉涩或细弦	活血化瘀，止血调经	四草汤加三七、蒲黄

第十节 闭经

一、概念

原发性闭经是指女性超过16岁，有第二性征但无月经来潮，或女性超过14岁，尚无第二性征发育及月经。继发性闭经是指月经来潮后停止3个周期或6个月以上。

二、病因病机

虚者多因精血亏少，血海空虚，源断其流，无血可下；实者多为邪阻冲任，经血不通。

三、辨证论治

证型	证候			治法	方药
气血虚弱	月经停闭不行	神疲肢倦，心悸气短，头晕眼花	舌淡苔薄，脉细弱	益气养血调经	人参养荣汤
肾气亏损		腰腿酸软，头晕耳鸣，乏力，夜尿频多	舌淡苔薄白，脉沉细	补肾益气，调理冲任	大补元煎
阴虚血燥		五心烦热，骨蒸劳热，干咳	舌红少苔，脉细数	养阴清热调经	加减一阴煎
气滞血瘀		少腹胀痛拒按，胸胁胀满，烦躁易怒	舌有瘀点，脉沉弦而涩	理气活血，祛瘀通经	血府逐瘀汤
痰湿阻滞		带下量多，形体肥胖，胸脘满闷	苔腻，脉滑	燥湿化痰，活血调经	苍附导痰丸
寒凝血瘀		小腹冷痛，得热痛缓，形寒肢冷	舌紫暗苔白，脉沉紧	温经散寒，活血通经	温经汤（《妇人大全良方》）

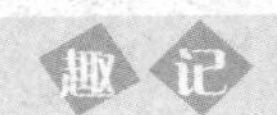

服兔血容易闭经。

第十一节 痛经

一、概念

经期或经行前后，出现周期性小腹疼痛，或痛引腰骶，甚至晕厥。原发性痛经（即功能性痛经）以青少年女性多见，生殖器官无器质性病变；继发性痛经常见于育龄期妇女，有盆腔器质病变。

二、病因病机

虚证由于胞宫失于濡养，“不荣则痛”；实证由于气血运行不畅，“不通则痛”。

三、辨证要点

1. 虚实

鉴别要点	实	虚
疼痛时间	经前或经行之初疼痛	经末或经后始痛
疼痛性质	掣痛、刺痛、拒按	隐痛、坠痛、喜按揉

2. 部位 痛在少腹一侧或双侧多属气滞，病在肝；痛在小腹正中常与子宫瘀滞有关；若痛及腰脊多属病在肾。

四、辨证论治☆

证型	证候			治法	方药
气滞血瘀	经期或经行前后小腹疼痛	乳房胀痛，经色紫暗有块	舌紫暗，脉弦	理气行滞，化瘀止痛	膈下逐瘀汤
寒凝血瘀		得热痛减，畏寒肢冷，面色青白	舌暗苔白，脉沉紧	温经散寒，化瘀止痛	少腹逐瘀汤
湿热瘀阻		灼痛，经色暗红质稠，带下黄稠臭秽	舌红苔黄腻，脉滑数	清热除湿，化瘀止痛	清热调血汤
气血虚弱		隐痛喜按，神疲乏力，面色无华	舌淡，脉细无力	益气养血，调经止痛	圣愈汤
肝肾亏损		小腹绵绵作痛，腰骶酸痛，头晕耳鸣	舌淡红苔薄，脉沉细	补养肝肾，调经止痛	益肾调经汤或调肝汤

第十二节 经行乳房胀痛

一、概念

经期或经行前后，出现乳房作胀，或乳头胀痒疼痛，甚则不能触衣。

二、病因病机☆

1. 病机 实证为肝气郁结，不通则痛；虚证为肝肾亏虚，不荣则痛；虚实夹杂为脾胃虚弱，聚湿成痰。

2. 病位 肝、胃、肾。

三、辨证论治

证型	证候			治法	方药
肝气郁结	行经前后乳房胀痛	胸胁胀满，精神抑郁	苔薄白，脉弦	疏肝理气，通络止痛	柴胡疏肝散
肝肾亏虚		两目干涩，咽干口燥，五心烦热	舌红少苔，脉细数	滋肾养肝，通络止痛	一贯煎
胃虚痰滞		胸闷痰多，食少纳呆，带下量多色白	舌淡胖苔白腻，脉缓滑	健胃祛痰，活血止痛	四物汤合二陈汤

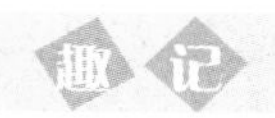

一二散四。

第十三节　经行头痛

一、概念

经期或经行前后，出现头痛。

二、病因病机

常见的病因有情志内伤，肝郁化火，上扰清窍；或瘀血内阻，络脉不通；或痰湿上扰，阻滞脑络；或素体血虚，经行时阴血益感不足，脑失所养。

三、辨证论治

证型	证候			治法	方药
血虚	经期或经行前后头痛	月经量少，心悸少寐，神疲乏力	舌淡，苔薄，脉虚细	养血益气，活络止痛	八珍汤加首乌、蔓荆子
肝火		头晕目眩，口苦咽干，烦躁易怒	舌红，苔薄黄，脉弦细数	清热平肝，息风止痛	羚角钩藤汤
血瘀		小腹疼痛拒按，经色紫暗有块	舌暗，脉细涩或弦涩	活血化瘀，通窍止痛	通窍活血汤
痰湿中阻		头晕目眩，形体肥胖，胸闷泛恶	舌淡胖，苔白腻，脉滑	燥湿化痰，通络止痛	半夏白术天麻汤加葛根、丹参

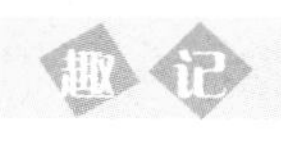

捅天真疼。

第十四节　经行感冒

一、概念

经期或经行前后，出现感冒病证。

二、病因病机

素体气虚，卫阳不密，经行腠理疏松，风邪乘虚侵袭；素有伏邪，乘虚而发。经后气血渐复，邪去表解。

三、辨证论治

证型	证候			治法	方药
风寒	经期或经行前后出现感冒	恶寒发热无汗，头身疼痛	舌淡红苔薄白，脉浮紧	解表散寒，和血调经	荆穗四物汤
风热		发热身痛，微恶风，头痛汗出	舌红苔黄，脉浮数	疏风清热，和血调经	桑菊饮加当归、川芎
邪入少阳		寒热往来，胸胁苦满，默默不欲饮食	舌红苔薄白，脉弦	和解表里	小柴胡汤

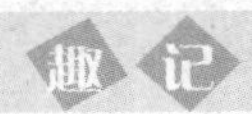

采金菊。注：小柴胡汤；荆穗四物汤；桑菊饮。

第十五节　经行身痛

一、概念

经期或经行前后，出现身体疼痛。

二、病因病机

素体正气不足，营卫失调，筋脉失养，不荣而痛；或因宿有寒湿留滞，经行时气血下注冲任，因寒凝血瘀，经脉阻滞，以致气血不通而身痛。

三、辨证论治

证型	证候			治法	方药
血虚	经行肢体疼痛	肢软乏力，面色无华	舌淡红苔白，脉细弱	养血益气，柔筋止痛	当归补血汤加白芍、鸡血藤、丹参、玉竹
血瘀		月经推迟，色暗有血块	舌紫暗苔薄白，脉沉紧	活血通络，散寒止痛	趁痛散

第十六节　经行泄泻

一、概念

经期或经行前后，大便泄泻，经净自止。

二、病因病机

脾肾虚弱，运化失司；经期血气下注冲任，脾肾愈虚。

三、辨证论治☆

证型	证候			治法	方药
脾气虚	经期或经行前后，大便泄泻	脘腹胀满、神疲肢倦，面浮肢肿	舌淡红苔白，脉濡缓	健脾益气，除湿止泻	参苓白术散
肾阳虚		腰膝酸软，头晕耳鸣，畏寒肢冷	舌淡苔白，脉沉迟	温肾扶阳，暖土固肠	健固汤合四神丸

第十七节　经行浮肿

一、概念

经期或经行前后，出现头面四肢浮肿。

二、病因病机

脾虚运化失司；肾虚气化失司，泛溢肌肤；肝郁气滞，血行不畅，滞而作胀。

三、辨证论治

证型	证候			治法	方药
脾肾阳虚	经行前后或经期浮肿	晨起头面肿甚，腹胀纳减，腰膝酸软	舌淡苔白腻，脉沉缓	温肾化气，健脾利气	肾气丸合苓桂术甘汤
气滞湿阻		经血色暗有块，脘闷胁胀，善叹息	舌紫暗，苔薄白，脉弦涩	理气行滞，化湿消肿	八物汤加泽泻、益母草

第十八节　经行吐衄

一、概念

经期或经行前后，有规律地吐血或衄血。

二、病因病机

血热而冲气上逆，迫血妄行。

三、辨证论治

证型	证候			治法	方药
肺肾阴虚	经前或经期吐血、衄血	头晕耳鸣，手足心热，潮热咳嗽	舌红苔花剥，脉细数	滋阴养肺	顺经汤
肝经郁火		量多色鲜红，烦躁易怒，口苦咽干	舌红苔黄，脉弦数	清肝调经	清肝引经汤

第十九节　经行口糜

一、概念

经期或经行前后，口舌糜烂，如期反复发作，经后渐愈。

二、病因病机

其病机多由心、胃之火上炎所致。

三、辨证论治

证型	证候			治法	方药
阴虚火旺	经期口舌糜烂	口燥咽干，五心烦热	舌红少苔，脉细数	滋阴降火	知柏地黄汤
胃热熏蒸		口臭，月经量多深红，口干喜饮	苔黄厚，脉滑数	清胃泄热	凉膈散

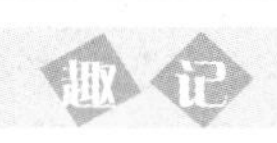

没良知会烂嘴。

第二十节　经行风疹块

一、概念

经期或经行前后，出现周身皮肤突起红疹或风团，瘙痒异常。

二、病因病机

多因风邪为患，由于素体本虚，适值经行，气血益虚，风邪乘虚而入，郁于皮肤肌腠之间而诱发本病。

三、辨证论治

证型	证候			治法	方药
血虚	经行风疹频发	月经量少色淡，面色不华，肌肤枯燥	舌淡红苔薄，脉虚数	养血祛风	当归饮子
风热		月经量多色红，口干喜饮，尿黄便结	舌红苔黄，脉浮数	疏风清热	消风散

第二十一节　经行发热

一、概念

经期或经行前后，出现以发热为主症者。

二、病因病机

属内伤发热，主营卫气血失调。妇人以血为本，经行阴阳易失衡，易发本病。

三、辨证论治

证型	证候			治法	方药
肝肾阴虚	经期或经行前后出现发热	午后潮热，两颧红赤，烦躁少寐	舌红而干，脉细数	滋养肝肾，养阴清热	两地汤
气血虚弱		动则自汗出，神疲肢软，经色淡质薄	舌淡苔白润，脉虚缓	补益气血，甘温除热	补中益气汤
瘀热壅阻		腹痛，经色紫暗、夹有血块	舌暗，脉沉弦数	化瘀清热	血府逐瘀汤加牡丹皮

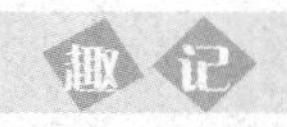

雪中四物。

第二十二节　经行情志异常

一、概念

经期或经行前后，烦躁易怒，悲伤啼哭，或情志抑郁，喃喃自语，或彻夜不眠，甚或狂躁不安。

二、病因病机

由于情志内伤，肝气郁结，痰火内扰，遇经行气血骤变，扰动心神而致。

三、辨证论治

证型	证候			治法	方药
心血不足	经前或经期神志异常	经量少色淡，心悸失眠，心神不宁	舌淡苔薄白，脉细	补血养心，安神定志	甘麦大枣汤合养心汤去川芎、半夏曲
肝经郁热		经量多色深红，烦躁易怒，口苦咽干	舌红苔黄，脉弦数	清肝泄热，解郁安神	丹栀逍遥散酌加川楝子、生龙齿、代赭石
痰火上扰		精神狂躁，面红目赤，心胸烦闷	舌红苔黄腻，脉滑数	清热化痰，宁心安神	生铁落饮加郁金、川连

第二十三节　绝经前后诸证

一、概念

妇女在绝经期前后，围绕月经紊乱或绝经出现明显不适证候，如烘热汗出、烦躁易怒、潮热面红、眩晕耳鸣、心悸失眠、腰背酸楚、面浮肢肿、情志不宁等症状。

二、病因病机☆

肾气由盛渐衰，天癸由少渐衰竭，冲任二脉气血也随之而衰少，肾阴阳平衡失调而导致本病。另外，肾阴阳失调，常涉及其他脏腑，尤以心、肝、脾为主。

三、辨证论治☆

证型	证候			治法	方药
肾阴虚	经断前后身体不适	头晕耳鸣，腰酸腿软，五心烦热	舌红苔少，脉细数	滋养肾阴，佐以潜阳	左归丸
肾阳虚		面色晦暗，腰背冷痛，夜尿频数	舌淡苔薄白，脉沉细弱	温肾扶阳	右归丸
肾阴阳俱虚		乍寒乍热，烘热汗出，腰背冷痛	舌淡苔薄，脉沉弱	阴阳双补	二仙汤
心肾不交		心烦失眠，心悸易惊，腰酸乏力	舌红少苔，脉细数	滋阴补血，养心安神	天王补心丹

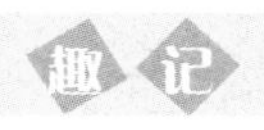

左右二天。

第二十四节　经水早断

一、概念

女性40岁之前出现月经停止3个周期以上或6个月以上，伴潮热汗出、性欲低下、性交痛、心烦失眠、不孕等症状，称为“经水早断”。

二、病因病机

本病的发生是肾－天癸－冲任－胞宫轴失衡的结果，肾虚是其根本，心肝脾功能失调是重要因素。常见病因病机是肝肾阴虚、肾虚肝郁、脾肾阳虚、心肾不交、肾虚血瘀、气血虚弱。

三、辨证论治

证型	证候			治法	方药
肝肾阴虚	闭经	腰酸膝软，五心烦热，潮热汗出	舌红少苔，脉弦细数	滋补肝肾，养血调经	左归丸或百灵育阴汤
肾虚肝郁		腰酸膝软，烘热汗出，精神抑郁	舌质暗淡，苔薄黄，脉弦细尺脉无力	补肾疏肝，理气调经	一贯煎
脾肾阳虚		面浮肢肿，畏寒肢冷，腰酸膝软，性欲淡漠	舌淡胖，边有齿痕，苔白滑，脉沉迟无力或脉沉迟弱	温肾健脾，养血调经	毓麟珠
心肾不交		心烦不寐，心悸怔忡，失眠健忘	舌尖红，苔薄白，脉细数或尺脉无力	清心降火，补肾调经	黄连阿胶汤
肾虚血瘀		腰酸膝软，口干不欲饮，胸闷胁痛，口唇紫暗	舌质紫暗，边有瘀点、瘀斑，苔薄白，脉沉涩无力	补肾益气，活血调经	肾气丸合失笑散
气血虚弱		神疲肢倦，头晕眼花，心悸气短，面色萎黄	舌质淡，苔薄白，脉细弱或沉缓	补气养血，和营调经	人参养荣汤

第二十五节　经断复来

一、概念

绝经期妇女经停1年及以上，又再次出现子宫出血。

二、病因病机

老年期后，肾阴虚逐渐影响他脏，损伤冲任，致经断复行。

三、鉴别诊断☆

1. 宫颈癌　妇科检查见宫颈糜烂严重或呈菜花样改变；需行宫颈TCT检查，阴道镜检查及活检以确诊。

2. 宫颈炎　宫颈刮片细胞学检查示巴氏Ⅰ～Ⅱ级。TCT呈良性反应。

3. 宫颈结核　局部活检确诊。

4. 子宫肉瘤或子宫内膜癌　可诊刮确诊。

四、辨证论治

证型	证候			治法	方药
气虚	经断后阴道出血	气短懒言，食少腹胀，胁肋胀满	苔薄白，脉缓弱	补气养血，固冲止血	安老汤
肾阴虚		腰膝酸软，潮热盗汗，头晕耳鸣	舌红少苔，脉细数	滋阴清热，安冲止血	知柏地黄丸加阿胶、龟甲
湿热下注		口苦咽干，带下色黄有臭味，大便不爽	舌红苔黄腻，脉弦细数	清热利湿，凉血止血	易黄汤加黄芩、茯苓、泽泻、侧柏叶、大小蓟
血热		色深红质稠，口苦口干，溲赤便秘	舌红苔黄，脉弦滑	清热凉血，固冲止血	益阴煎加生牡蛎、茜根、地榆
湿毒瘀结		杂色带下，恶臭，低热起伏，形体消瘦	舌有瘀斑，苔白腻，脉细弱	利湿解毒，化瘀止血	萆薢渗湿汤合桂枝茯苓丸去滑石，加黄芪、三七

第八章　带下病

第一节　概述

一、概念

带下的量、色、质、气味发生异常。

二、治则

带下过多以除湿为主，带下过少重在滋补肝肾之阴精，佐以养血、化瘀等。

第二节　带下过多

一、概念

带下量明显增多，色、质、气味异常，或伴有局部及全身症状者。

二、病因病机

1. 病因　湿邪，肝脾肾三脏功能失调生湿。

2. 病机　湿邪伤及任带二脉，使任脉不固，带脉失约。

三、辨证要点

带下色淡、质稀者为虚寒；色黄、质稠、有秽臭者为实热。

四、辨证论治☆

证型	证候			治法	方药
脾虚	带下过多	色白质稀，面色萎黄，纳少便溏	舌淡胖，边有齿痕，苔白，脉细缓	健脾益气，升阳除湿	完带汤
肾阳虚		腰痛如折，畏寒肢冷，小便清长	舌淡苔白润，脉沉迟	温肾培元，固涩止带	内补丸
阴虚夹湿热		色黄，阴部瘙痒，五心烦热	舌红苔黄腻，脉细数	滋肾益阴，清热利湿	知柏地黄汤
湿热下注		色黄黏稠，有臭气，阴部瘙痒，胸闷纳呆	舌红苔黄腻，脉滑数	清利湿热，解毒杀虫	止带方
热毒蕴结		黄绿如脓，或五色杂下，臭秽难闻	舌红苔黄腻，脉滑数	清热解毒	五味消毒饮加土茯苓、败酱草、鱼腥草、薏苡仁

五、外治法

外洗法、阴道纳药法、热熨法。

第三节　带下过少

一、概念

带下量减少，阴道干涩痒痛，甚至阴部萎缩。

二、病因病机☆

1. 病因　肝肾亏损、血瘀津亏。

2. 病机 阴液不足，不能渗润阴道。

三、辨证论治

证型	证候			治法	方药
肝肾亏损	带下过少	干涩灼痛，烘热汗出，腰膝酸软	舌红少苔，脉沉弦细	滋补肝肾，养精益血	左归丸加知母、肉苁蓉、紫河车、麦冬
血瘀津亏		阴道干涩，精神抑郁，烦躁易怒，肌肤甲错	舌有瘀斑，脉细涩	补血益精，活血化瘀	小营煎加丹参、桃仁、牛膝

第九章 妊娠病

第一节 概述

一、概念

妊娠期间，发生的与妊娠有关的疾病。

二、范围

妊娠恶阻、异位妊娠、胎漏、胎动不安、堕胎、滑胎、胎萎不长、胎死不下、子满、子肿、子晕、子痫、妊娠小便不通、子淋等。

三、诊断

首先要明确妊娠诊断。根据停经史、早孕反应、脉滑等临床表现，结合辅助检查判断是否妊娠。妊娠病的诊断，自始至终要注意胎元未殒与已殒的鉴别。

四、发病机制

阴血虚、脾肾虚、冲气上逆、气滞。

五、治则

胎元正常者，治病与安胎并举，安胎以补肾健脾、调理气血为主。胎元不正者，速下胎以益母。

第二节 妊娠恶阻

一、概念

妊娠早期出现恶心呕吐，头晕厌食，食入即吐。

二、病因病机☆

冲脉之气上逆，胃失和降。

三、辨证论治

证型	证候			治法	方药
脾胃虚弱	妊娠早期恶心呕吐	口淡，头晕体倦，脘痞腹胀	舌淡苔白，脉缓滑无力	健脾和胃，降逆止呕	香砂六君子汤
肝胃不和		口干口苦，胸满胁痛，嗳气叹息	舌淡红苔微黄，脉弦滑	清肝和胃，降逆止呕	橘皮竹茹汤/苏叶黄连汤加姜半夏、枇杷叶、竹茹、乌梅
痰滞		呕吐痰涎，口中淡腻，头晕目眩	舌淡胖苔白腻，脉滑	化痰除湿，降逆止呕	青竹茹汤

第三节 异位妊娠

一、概念

异位妊娠是指孕卵在子宫体腔以外着床发育，包括输卵管妊娠（最常见）、卵巢妊娠、腹腔妊娠、阔韧带妊娠、宫颈妊娠及子宫残角妊娠。

二、病因病机

与少腹宿有瘀滞，冲任胞脉、胞络不畅，或先天肾气不足，后天脾气受损等因素有关。

三、诊断与临床表现

1. 诊断 根据病史，临床表现有停经、阴道不规则出血、腹痛及相关体征，妇科检查、尿妊娠试验、B 超检查、后穹隆穿刺可明确诊断。

2. 临床表现 破损者见腹痛、出血、晕厥、休克等；未破损者仅隐痛。

四、辨证论治

<table>
<tr><th colspan="2">证型</th><th colspan="3">证候</th><th>治法</th><th>方药</th></tr>
<tr><td colspan="2">未破损期</td><td rowspan="4">停经、腹痛</td><td>下腹一侧隐痛，双合诊可触及一侧附件有软性包块</td><td>脉弦滑</td><td>活血化瘀，消癥杀胚</td><td>宫外孕Ⅱ号方加蜈蚣、全蝎、紫草</td></tr>
<tr><td rowspan="3">已破损期</td><td>休克型</td><td>突发下腹剧痛，四肢厥逆，血压不稳</td><td>脉微欲绝</td><td>益气固脱，活血祛瘀</td><td>生脉散合宫外孕Ⅰ号方</td></tr>
<tr><td>不稳定型</td><td>腹部压痛、反跳痛，可触及界限不清的包块</td><td>脉细缓</td><td>活血祛瘀，佐以益气</td><td>宫外孕Ⅰ号方</td></tr>
<tr><td>包块型</td><td>腹腔血肿包块形成，下腹坠胀，阴道出血渐停</td><td>脉细涩</td><td>活血祛瘀消癥</td><td>宫外孕Ⅱ号方</td></tr>
</table>

未修补包，21 生 12。

第四节 胎漏、胎动不安

一、概念

1. 胎漏 妊娠期间阴道少量出血，时出时止，或淋漓不断，而无腰酸、腹痛、小腹下坠者。

2. 胎动不安 妊娠期间出现腰酸、腹痛、小腹下坠，或伴有少量阴道出血者。发生在妊娠早期，类似先兆流产，若发生在妊娠中、晚期，则类似前置胎盘。

二、病因病机☆

冲任损伤，胎元不固。

三、鉴别诊断

胎漏、胎动不安是以胚胎、胎儿存活为前提，首辨胚胎存活与否，并要与妊娠期间有阴道出血或腹痛的疾病相鉴别。

四、辨证论治

证型	证候			治法	方药
肾虚	妊娠期阴道少量出血	腰酸，头晕耳鸣，夜尿多	舌淡苔白，脉沉细滑尺脉弱	固肾安胎，佐以益气	寿胎丸
气血虚弱		少量流血，色淡质稀，面色白，神疲肢倦	舌淡苔薄白，脉细弱略滑	补气养血，固肾安胎	胎元饮
血热		口苦咽干，心烦少寐，溲黄便结	舌红苔黄，脉滑数	清热凉血，养血安胎	保阴煎
癥瘕伤胎		宿有癥瘕，下血色暗红，口干不欲饮	舌暗有瘀斑，苔白，脉沉涩	祛瘀消癥，固冲安胎	桂枝茯苓丸合寿胎丸
跌仆伤胎		妊娠外伤，腰酸，腹坠胀，或阴道下血	舌象正常，脉滑无力	补气和血，安胎	圣愈汤合寿胎丸

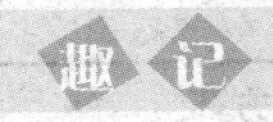

受圣旨保胎。

第五节　堕胎、小产

一、概念

1. 堕胎　妊娠12周内胚胎自然殒堕者。

2. 小产　妊娠12～28周内胎儿已成形而自然殒堕者。

二、病因病机☆

冲任损伤，胎结不实，胎元不固。

三、辨证论治

证型	证候			治法	方药
胎堕难留	孕期阴道出血	阴道流血逐渐增多，小腹坠痛，心悸气短，面色苍白	舌紫暗有瘀点，脉涩	祛瘀下胎	脱花煎或生化汤加益母草
胎堕不全		阴道流血不止，出血如崩，腹痛阵阵紧逼	舌淡红苔薄白，脉沉细无力	益气祛瘀	脱花煎加人参、益母草、炒蒲黄

第六节　滑胎

一、概念

堕胎或小产连续发生3次及以上者，称为“滑胎”。

二、病因病机

母体冲任损伤和胎元不健。

三、辨证论治☆

证型	证候			治法	方药
肾气不足	屡孕屡堕	腰酸膝软，头晕耳鸣，夜尿频多	舌淡苔白，脉细滑尺脉沉弱	补肾健脾，固冲安胎	补肾固冲丸
肾阳亏虚		腰酸膝软，畏寒肢冷，小便清长	舌淡，苔薄而润，脉沉迟	温补肾阳，固冲安胎	肾气丸合寿胎丸
肾精亏虚		腰酸膝软，头晕耳鸣，手足心热	舌红少苔，脉细数	补肾填精，固冲安胎	育阴汤
气血虚弱		头晕目眩，神疲乏力，面色㿠白	舌淡苔薄白，脉细弱	益气养血，固冲安胎	泰山磐石散
血热		面赤唇红，口干咽燥，便结尿黄	舌红苔黄，脉弦滑数	清热养血，滋肾安胎	保阴煎合二至丸
血瘀		素有癥痼之疾，肌肤无华	舌有瘀斑，脉涩	祛瘀消癥，固冲安胎	桂枝茯苓丸合寿胎丸

第七节　鬼胎

一、概念

妊娠数月，腹部异常增大，隐隐作痛，阴道反复流血，或下水泡者，称为“鬼胎”，亦称“伪胎”。

二、病因病机

本病主要发病机制是素体虚弱，七情郁结，痰浊凝不散，精血虽凝而终不成形，遂为鬼胎。

三、辨证论治

中医治疗以下胎祛瘀益母为主，佐以调补气血。

证型	证候			治法	方药
气血虚弱	孕期阴道不规则流血	量多，色淡，质稀，神疲乏力，头晕眼花，面色苍白	舌质淡，苔薄，脉细弱	益气养血，活血下胎	救母丹
气滞血瘀		量或多或少，血色紫暗有块，时有腹部胀痛，拒按，胸胁胀满，烦躁易怒	舌质紫暗或有瘀点，脉涩或沉弦	理气活血，祛瘀下胎	荡鬼汤
寒湿瘀滞		量少色紫暗有块，小腹冷痛，形寒肢冷	舌质淡，苔白腻，脉沉紧	散寒除湿，逐水化瘀下胎	芫花散
痰浊凝滞		量少色暗，胸胁满闷，呕恶痰多	舌质淡，苔腻，脉滑	化痰除湿，行气下胎	平胃散

第八节　胎萎不长

一、概念

妊娠4～5个月后，孕妇腹形小于月份，胎儿存活但生长迟缓者，称为“胎萎不长”。

二、病因病机

气血不足以荣养其胎，而致胎儿生长迟缓。

三、辨证论治☆

证型	证候			治法	方药
气血虚弱	妊娠腹形小于妊娠月份	面色萎黄，头晕心悸，少气懒言	舌淡嫩少苔，脉稍滑细弱无力	补气益血养胎	胎元饮
脾肾不足		腰膝酸软，纳少便溏，形寒畏冷	舌淡苔白，脉沉迟	补益脾肾，养胎长胎	寿胎丸合四君子汤
血寒宫冷		形寒怕冷，腰腹冷痛，四肢不温	舌淡苔白，脉沉迟滑	温肾扶阳，养血育胎	长胎白术散加巴戟天、艾叶
血热		口干喜饮，心烦不安，或颧赤红，手足心热	舌质红，苔黄，脉滑数或细数	滋阴清热，养血育胎	保阴煎
血瘀		素有癥瘕	舌质暗红或有瘀斑，脉弦滑或沉弦	祛瘀消癥，固冲育胎	桂枝茯苓丸合寿胎丸

第九节　子满

一、概念

妊娠5~6个月后，腹大异常，胸膈满闷，甚则遍身俱肿，喘不得卧者，称“子满”。

二、病因病机

脾胃虚弱，土不制水，水渍胞中，或因胎元缺陷，成畸胎。

三、辨证论治

1. 证候　妊娠中期后，腹部增大异常，胸膈满闷，呼吸短促，神疲体倦，四肢不温，小便短少，甚则喘不得卧；舌淡胖，苔白，脉沉滑无力。

2. 治法　健脾利水，养血安胎。

3. 方药　鲤鱼汤加黄芪、桑白皮或当归芍药散。

第十节　子肿

一、概念

子肿又称“妊娠肿胀”，其主症是妊娠中晚期，孕妇出现肢体面目肿胀者。子气为自膝至足肿，小水长者；皱脚为两脚肿而肤厚者；脆脚为两脚肿而皮薄者。

二、病因病机☆

脾肾阳虚、水湿不化，或气滞湿停。

三、辨证论治

证型	证候			治法	方药
脾虚	妊娠数月，肢体肿胀	脘腹胀满，气短懒言，食欲不振	舌淡体胖边有齿痕，苔腻，脉缓滑	健脾除湿，行水消肿	白术散
肾虚		腰酸无力，下肢逆冷，小便不利	舌淡苔白润，脉沉迟	补肾温阳，化气利水	真武汤或肾气丸
气滞		胸闷胁胀，头晕胀痛	苔薄腻，脉弦滑	理气行滞，化湿消肿	天仙藤散或正气天香散

第十一节 子晕

一、概念

子晕是指妊娠期出现以头晕目眩，状若眩冒为主症，甚或眩晕欲厥。若发生在妊娠中后期，多属重证，往往伴有视物模糊、恶心欲吐、头痛等，多为子痫先兆。

二、辨证论治

证型	证候			治法	方药
阴虚肝旺	妊娠期头晕目眩	头晕目眩，视物模糊，手足心热	舌红或绛，少苔，脉弦数	滋阴补肾，平肝潜阳	杞菊地黄丸加石决明、龟甲、钩藤、白蒺藜、天麻
脾虚肝旺		头晕头重目眩，呕逆泛恶，肢肿	苔白腻，脉弦滑	健脾化湿，平肝潜阳	半夏白术天麻汤加钩藤、丹参、蔓荆子
气血虚弱		心悸健忘，气短懒言，面色苍白	舌淡，脉细弱	调补气血	八珍汤加何首乌、钩藤、石决明

第十二节 子痫

一、概念

子痫又称“子冒”“妊娠痫证”，即妊娠晚期或临产前及新产后，突然发生眩晕倒仆，昏不知人，两目上视，牙关紧闭，四肢抽搐，全身强直，须臾醒，醒复发，甚至昏迷不醒。

二、急症处理原则

治疗原则为解痉、降压、镇静、合理扩容，必要时利尿、适时终止妊娠，中西医配合抢救。

第十三节 妊娠小便淋痛

一、概念

妊娠期间，出现尿频、尿急、淋沥涩痛等症，称“妊娠小便淋痛”。

二、病因病机

热灼膀胱，气化失司，水道不利。

三、辨证论治

证型	证候			治法	方药
阴虚津亏	妊娠期间小便频数，淋沥涩痛	午后潮热，手足心热，便干	舌红少苔，脉细滑而数	滋阴清热，润燥通淋	知柏地黄丸加麦冬、五味子、车前子
心火偏亢		面赤心烦，口舌生疮	舌红欠润少苔，脉细数	清心泻火，润燥通淋	导赤散加玄参、麦冬
湿热下注		小便短赤，胸闷食少，带下黄稠	舌红苔黄腻，脉弦滑数	清热利湿，润燥通淋	加味五苓散

第十四节　妊娠小便不通

一、概念

妊娠期间，小便不通，甚至小腹胀急疼痛，心烦不得卧，称“妊娠小便不通”。

二、病因病机

肾虚或气虚无力举胎，压迫膀胱，致膀胱不利，水道不通，溺不得出。

三、辨证论治

证型	证候			治法	方药
肾虚	妊娠期间小便不通	小腹胀满而痛，腰膝酸软，畏寒肢冷	舌淡苔薄润，脉沉滑无力	温肾补阳，化气行水	肾气丸去丹皮、附子，加巴戟天、菟丝子
气虚		小腹胀急疼痛，神疲倦怠，头重眩晕	舌淡苔薄白，脉虚缓滑	补中益气，导溺举胎	益气导溺汤

第十五节　妊娠咳嗽

一、概念

妊娠期间，咳嗽不已，称为“妊娠咳嗽”，亦称“子嗽”“子咳”。本病多由外感或内伤引起，并与妊娠期母体内环境的特殊改变有关，若妊娠咳嗽剧烈或久咳不已，可损伤胎气，严重者可致堕胎、小产。

二、病因病机☆

本病病位在肺，关系到脾，主要病机是肺失濡润，清肃失职。常由阴虚、痰饮、痰火、外感所致。

三、辨证论治

证型		证候			治法	方药
阴虚		妊娠期间，咳嗽不已	干咳无痰或少痰，口燥咽干，手足心热	舌红，苔少，脉细滑数	养阴润肺，止咳安胎	百合固金汤
痰饮			咳嗽痰多，胸闷气促，神疲纳呆	舌质淡胖，白腻，脉濡滑	健脾除湿，化痰止咳	六君子汤
痰火			痰液黄稠，面红口干，胸闷烦热	舌质偏红苔黄腻，脉弦滑而数	清热降火，化痰止咳	清金化痰汤
外感	风寒		鼻塞流涕，恶寒发热，头痛身疼，骨节酸楚	薄白，脉浮滑	祛风散寒，宣肺止咳	桔梗散
	风热		咳嗽痰黄，口干咽痛，头痛发热	舌红苔薄黄，脉浮滑而数	疏风清热，宣肺止咳	桑菊饮

第十章　产后病

第一节　概述

一、概念

产妇在产褥期发生的，与分娩或产褥有关的疾病，称为“产后病”。产褥期为胎盘娩出至产妇各器官（乳腺除外）恢复，约6周；小满月为产后一月（弥月）；大满月为产后三月（百日）；新产后为产后七日内。

二、产后“三冲”“三病”“三急”的含义☆

1. 三冲 冲心、冲肺、冲胃。

2. 三病 病痉、病郁冒、大便难。

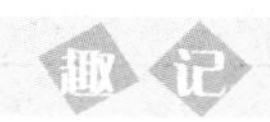

大鲸鱼。

3. 三急 呕吐、盗汗、泄泻。

三、病因病机

亡血伤津；元气受损；瘀血内阻；外感六淫或饮食房劳所伤。

四、产后“三审”

先审小腹痛与不痛，有无恶露停滞；次审大便通与不通，津液盛衰；三审乳汁行与不行，饮食多少，胃气强弱。

五、治疗原则

应根据亡血伤津、元气受损、瘀血内阻、多虚多瘀的特点，本着“勿拘于产后，亦勿忘于产后”的原则，结合病情进行辨证论治。

六、用药“三禁”☆

禁大汗，防亡阳；禁峻下，防亡阴；禁通利小便，防亡津液。

第二节　产后血晕

一、概念

分娩后突然头晕眼花，不能起坐，或心胸满闷，恶心呕吐，痰涌气急，心烦不安，甚则神昏口噤，不省人事，称为“产后血晕”。

二、鉴别诊断

1. 产后郁冒 产后郁冒是因产后亡血复汗感受寒邪所致。

2. 产后痉病 其症状以四肢抽搐、项背强直、角弓反张为主。

3. 产后子痫 产前有头晕目眩、头面及四肢浮肿、高血压、蛋白尿等病史，还有典型的抽搐症状。

三、急症处理

取合适体位，同时予以保温；针急救穴；补充血容量；中西医结合抢救。

第三节　产后发热

一、概念

产褥期内，出现发热持续不退，或突然高热寒战，并伴有其他症状者，称为“产后发热”。

二、诊断

产后24小时后至10天内，体温≥38℃，多为产褥感染。

三、辨证论治

证型	证候			治法	方药
感染邪毒	产后发热	高热寒战，恶露色紫暗，气臭秽	舌红苔黄，脉数有力	清热解毒，凉血化瘀	五味消毒饮合失笑散或解毒活血汤
外感		鼻流清涕，无汗头痛，肢体酸痛	苔薄白，脉浮紧	养血祛风，疏解表邪	荆防四物汤
血虚		低热不退，腹痛绵绵喜按，头晕心悸	舌淡苔薄白，脉细数	养血益气，和营退热	八珍汤
血瘀		恶露不下，色紫暗有块，小腹疼痛拒按	舌紫暗，脉弦涩	活血化瘀，和营除热	生化汤加味

第四节　产后腹痛

一、概念

产妇在产褥期发生的，与分娩或产褥有关的小腹疼痛，称“产后腹痛”。因瘀血引起者，称“儿枕痛”。

二、病因病机

冲任、胞宫不荣则痛和不通则痛。

三、辨证论治☆

证型	证候			治法	方药
气血两虚	产后小腹疼痛	喜揉喜按，头晕眼花，心悸怔忡	舌淡苔薄白，脉细弱	补血益气，缓急止痛	肠宁汤
瘀滞胞宫		疼痛拒按，恶露量少，夹有血块	舌紫暗，脉弦涩	活血化瘀，温经止痛	生化汤
热结		灼热疼痛，小便短赤，大便秘结	舌红，苔黄燥，或起芒刺，脉弦数	泄热逐瘀，活血止痛	大黄牡丹汤

第五节　产后身痛

一、概念

产褥期内，出现肢体或关节酸楚、疼痛、麻木、重着者，称为“产后身痛”。

二、病因病机

产后营血亏虚，经脉失养或风寒湿邪乘虚而入，稽留关节、经络。

三、鉴别诊断

1. 痹证　产后身痛只发生在产褥期，痹证任何时候可发病。

2. 痿证　以肢体痿弱不用、肌肉瘦削为主。

四、辨证论治

证型	证候			治法	方药
血虚	产后遍身酸痛	肢体麻木，面色萎黄，头晕心悸	舌淡苔薄，脉细弱	养血益气，温经止痛	黄芪桂枝五物汤加当归、秦艽、丹参、鸡血藤

续表

证型	证候			治法	方药
外感	产后遍身酸痛	冷痛剧烈，宛如针刺，得热则舒	舌淡苔薄白，脉濡细	养血祛风，散寒除湿	独活寄生汤
血瘀		恶露量少，色紫暗夹血块，小腹疼痛拒按	舌暗苔白，脉弦涩	养血活血，化瘀祛湿	身痛逐瘀汤加毛冬青、忍冬藤、益母草、木瓜
肾虚		腰膝、足跟疼痛，头晕耳鸣	舌淡暗，脉沉细弦	补肾养血，强腰壮骨	养荣壮肾汤加秦艽、熟地黄

第六节　产后恶露不绝

一、概念

产后血性恶露持续2周以上，仍淋漓不尽者，称“产后恶露不绝”。

二、病因病机

胞宫藏泻失度，冲任不固，血海不宁。

三、辨证论治

证型	证候			治法	方药
气虚	恶露过期不尽	神疲懒言，四肢无力，小腹空坠	舌淡苔薄白，脉细弱	补气摄血固冲	补中益气汤加艾叶、阿胶、益母草
血瘀		恶露色暗有块，小腹疼痛拒按	舌紫暗，脉沉涩	活血化瘀止血	生化汤加益母草、炒蒲黄
血热		色紫红，质黏稠，气臭，口燥咽干	舌红，脉细数	养阴清热止血	保阴煎加益母草、七叶一枝花、贯众

第七节　产后乳汁异常

一、缺乳

证型	证候			治法	方药
气血虚弱	产后乳汁少，甚或全无	乳汁清稀，面色少华，倦怠乏力	舌淡苔薄白，脉细弱	补气养血，佐以通乳	通乳丹
肝郁气滞		乳房胀硬疼痛，情志抑郁，胸胁胀闷	苔薄黄，脉弦	疏肝解郁，通络下乳	下乳涌泉散
痰浊阻滞		形体肥胖，胸闷痰多，纳少便溏	舌淡胖苔腻，脉沉细	健脾化痰通乳	苍附导痰丸合漏芦散

二、乳汁自出

1. 概念　哺乳期内，产妇乳汁不经婴儿吸吮而自然流出者，称乳汁自出，亦称“漏乳”。

2. 病因病机　主要病机为胃气不固，气虚失摄；或肝经郁热，迫乳外溢。

3. 辨证论治☆

证型	证候			治法	方药
气虚失摄	产后乳汁自出	量少，质清稀，乳房柔软无胀感；面色少华，神疲乏力	舌质淡，苔薄白，脉细弱	补气养血，佐以固摄	补中益气汤

续表

证型	证候			治法	方药
肝经郁热	产后乳汁自出	量多，质稠，乳房胀痛，情志抑郁或烦躁易怒，口苦咽干，便秘尿黄	舌质红，苔薄黄，脉弦数	疏肝解郁，清热敛乳	丹栀逍遥散

第八节　产后自汗、盗汗

一、概念及病因病机☆

1. 概念　产妇于产后涔涔汗出，持续不止，动则益甚者，称为“产后自汗”；若寐中汗出湿衣，醒来自止者，为“产后盗汗”，统称为产后汗证。

2. 病因病机　气虚、阴虚为本病主因。多由素体虚弱，产后耗气伤血，气虚腠理不密；或阴血骤虚，阳气外越，迫津外泄而致。

二、辨证论治

证型	证候			治法	方药
气虚	产后汗出	产后汗出过多，不能自止，动则加剧，气短懒言，面色㿠白，倦怠乏力	舌质淡，苔薄白，脉细弱	益气固表，和营止汗	黄芪汤
阴虚		睡中汗出，甚则湿透衣衫，醒后即止，五心烦热，腰膝酸软	舌质红，苔少，脉细数	益气养阴，生津敛汗	生脉散

第九节　产后大便难

一、概念

产后饮食如常，大便数日不解，或艰涩难以排出者，称为“产后大便难”，又称“产后大便不通”“产后便秘”。

二、病因病机☆

本病主要病机为血虚津亏，肠燥失润；或脾肺气虚，传导无力；或阳明腑实，肠道阻滞。

三、辨证论治☆

证型	证候			治法	方药
血虚津亏	产后大便干燥难结	肌肤不润，面色萎黄	舌淡，苔薄白，脉细弱	滋阴养血，润肠通便	四物汤
肺脾气虚		神倦乏力，气短汗多	舌淡，薄白，脉缓弱	补脾益肺，润肠通便	润燥汤
阳明腑实		脘腹胀满疼痛，或时有矢气臭秽，口臭或口舌生疮	舌红，苔黄或黄燥，脉弦数	通腑泄热，养血通便	玉烛散

第十节　产后情志异常

一、概念

产妇在产褥期出现精神抑郁，沉默寡言，情绪低落，或心烦不安，失眠多梦，或神志错乱狂言妄语等症者，称为“产后情志异常”，通常在产后2周内出现症状。

二、病因病机☆

本病主要发病机制为产后多虚，心血不足，心神失养；或情志所伤，肝气郁结，肝血不足，魂失潜藏；或产后多瘀，瘀血停滞，上攻于心。

三、辨证论治

证型	证候			治法	方药
心血不足	产后心情抑郁	心神不宁，失眠多梦，健忘心悸，恶露量多；神疲乏力，面色苍白或萎黄	舌质淡，苔薄白，脉细弱	养血滋阴，补心安神	天王补心丹
肝气郁结		心烦易怒，胸胁、乳房胀痛，善太息	舌淡红，苔薄，脉弦或弦细	疏肝解郁，镇静安神	逍遥散
血瘀		郁郁寡欢，默默不语，或神志错乱	舌质紫暗，有瘀斑，苔白，脉弦或涩	活血化瘀，镇静安神	癫狂梦醒汤

第十一节　产后小便不通

一、概念

排尿困难，小便点滴而下，甚则闭塞不通，小腹胀急疼痛者，称“产后小便不通”。

二、病因病机☆

膀胱气化失司。

三、辨证论治

证型	证候			治法	方药
气虚	产后排尿困难	倦怠乏力，少气懒言，语音低微	舌淡苔薄白，脉缓弱	补气升清，化气行水	补中益气汤去升麻，加桔梗、茯苓、通草
肾虚		面色晦暗，腰膝酸软	舌淡苔白，脉沉细无力	温补肾阳，化气行水	济生肾气丸或金匮肾气丸
气滞		情志抑郁，或胸胁、乳房胀痛，烦闷不安	舌淡红，苔薄白，脉弦	疏肝理气，行水利尿	木通散
血瘀		尿色略浑浊带血丝，小腹胀满疼痛	舌暗，脉涩	活血化瘀，行气利水	加味四物汤或小蓟饮子

第十二节　产后小便淋痛

一、概念

产后出现尿频、尿急、淋沥涩痛等症称“产后小便淋痛”。

二、病因病机

1. 病机　膀胱气化失司，水道不利。

2. 病因　湿热蕴结，肾阴亏虚，肝经郁热。

三、辨证论治

证型	证候			治法	方药
湿热蕴结	产后尿频、淋沥涩痛	尿黄赤，口渴不欲饮，心烦	舌红苔黄腻，脉滑数	清热利湿通淋	加味五淋散加益母草/八正散/分清饮
肾阴亏虚		尿少色深黄，腰酸膝软，头晕耳鸣	舌红少苔，脉细数	滋肾养阴通淋	知柏地黄汤
肝经郁热		情志抑郁，心烦易怒，口苦而干	舌红苔黄，脉弦数	疏肝清热通淋	沉香散

第十一章　妇科杂病

第一节　概述

一、概念

不属经、带、胎、产和前阴疾病范畴，而与女性解剖、生理特点有密切关系的疾病。

二、范围☆

癥瘕、盆腔炎、不孕症、阴痒、阴疮、子宫脱垂、妇人脏躁。

三、论治

重在整体调补肾、肝、脾功能，调理气血，调治冲任、胞宫，以恢复其生理功能，并注意祛邪。

第二节　癥瘕

一、概念☆

妇女下腹有结块，伴有或胀，或满，或痛，或异常出血。癥者有形、固定，属血病；瘕者假聚成形，聚散无常，推之可移，痛无定处，属气病。

二、病因病机

机体正气不足，风寒湿热之邪内侵，或有形之邪凝结不散，停聚小腹，日月相积，逐渐而成。

三、辨证论治

证型	证候			治法	方药
气滞血瘀	下腹结块，或痛或胀	胸闷不舒，面色晦暗，肌肤甲错	舌有瘀斑，脉弦涩	行气活血，化瘀消癥	香棱丸或大黄䗪虫丸
寒凝血瘀		面色晦暗，形寒肢冷，手足不温	舌质淡暗，边有瘀点或瘀斑，苔白，脉弦紧	温经散寒，祛瘀消癥	少腹逐瘀汤
痰湿瘀结		带下增多，胸脘痞闷，腰腹疼痛	舌胖大有瘀斑，苔白厚腻，脉弦滑	化痰除湿，活血消癥	苍附导痰丸合桂枝茯苓丸
湿热瘀阻		带下量多，色黄如脓，身热口渴，心烦	舌暗红有瘀斑，苔黄，脉弦滑数	清热利湿，化瘀消癥	大黄牡丹汤

续表

证型	证候			治法	方药
气虚血瘀	下腹结块，或痛或胀	面色无华，气短懒言，语声低微，倦怠嗜卧，纳少便溏	舌质暗淡，舌边有瘀点或瘀斑，苔薄白，脉细涩	补气活血，化瘀消癥	理冲汤
肾虚血瘀		经行腹痛较剧，经色紫暗有块，腰酸膝软	舌暗，脉沉涩	补肾活血，消癥散结	肾气丸合桂枝茯苓丸

第三节　盆腔炎性疾病

一、概述

盆腔炎性疾病指女性上生殖道及其周围组织的一组感染性疾病，主要包括子宫内膜炎、输卵管炎、输卵管卵巢脓肿、盆腔腹膜炎。炎症可局限于一个部位，也可同时累及几个部位，以输卵管炎、输卵管卵巢炎最常见。

二、病因病机

流产或产后、宫腔或盆腔手术操作后感染，或经期卫生不良，感染湿热毒邪，为盆腔炎性疾病的主要致病因素。盆腔炎性疾病的主要发病机制为湿、热、毒交结，邪正相争于胞宫、胞脉，或在胞中结块，蕴积成脓。常见病因为热毒炽盛、湿毒壅盛、湿热蕴结。

三、诊断标准☆

1. 最低标准　子宫压痛或附件压痛或宫颈举痛。

2. 附加标准　①口腔温度≥38.3℃；②子宫颈或阴道脓性分泌物；③阴道分泌物显微镜检查有白细胞增多；④红细胞沉降率（简称血沉）升高；⑤C 反应蛋白水平升高；⑥实验室检查证实有宫颈淋病奈瑟球菌或沙眼衣原体感染。

3. 特异性诊断标准　①子宫内膜活检组织学证实子宫内膜炎；②阴道超声或磁共振检查显示输卵管增粗，输卵管积液，伴或不伴有盆腔积液、输卵管或卵巢肿块；③腹腔镜发现盆腔炎性疾病征象。

四、辨证论治

证型	证候			治法	方药
热毒炽盛	下腹胀痛	带下量多，色黄或赤白杂下，味臭秽，大便秘结，小便短赤	舌红，苔黄厚或黄燥，脉滑数或洪数	清热解毒，凉血消痈	五味消毒饮合大黄牡丹汤
湿毒壅盛		带下量多，色黄绿如脓，味臭秽，口苦口腻，大便溏泄，小便短少	舌红，苔黄腻，脉滑数	解毒利湿，活血止痛	银翘红酱解毒汤
湿热蕴结		带下量多，色黄味臭；或经期延长或淋漓不止，口腻纳呆，小便黄，大便溏或燥结	舌红，苔黄厚，脉滑数	清热利湿，活血止痛	仙方活命饮

五、盆腔炎性疾病后遗症

1. 概述　盆腔炎性疾病后遗症是盆腔炎性疾病的遗留病变，以不孕、输卵管妊娠、慢性盆腔痛、炎症反复发作为主要临床表现，严重影响妇女的生殖健康和生活质量。根据发病部位及病理不同，可分为慢性输卵管炎与输卵管积水、输卵管卵巢炎及输卵管卵巢囊肿、慢性盆腔结缔组织炎。中医古籍无此病名记载，根据其临床表现，归属于“妇人腹痛”“带下病”“月经不调”“不孕症”等范畴。

2. 病因病机 盆腔炎性疾病后遗症病因较为复杂，但可概括为湿、热、瘀、寒、虚5个方面。湿热是主要的致病因素，瘀血阻遏为根本病机。

3. 辨证论治☆

证型	证候		治法	方药
湿热瘀结	少腹胀痛，或痛连腰骶，经行或劳累时加重，脘闷纳呆，口腻不欲饮，小便黄赤	舌暗红，苔黄腻，脉滑或弦滑	清热利湿，化瘀止痛	银甲丸
气滞血瘀	情志不畅则腹痛加重，经行量多有瘀块，瘀块排出则痛缓	舌紫暗或有瘀点，苔白或黄，脉弦涩	疏肝行气，化瘀止痛	膈下逐瘀汤
寒湿瘀滞	腰骶冷痛，得温则减，带下量多，色白质稀，经色暗或夹血块，形寒肢冷，大便溏泄	舌质淡暗或有瘀点，苔白腻，脉沉迟或沉涩	祛寒除湿，化瘀止痛	少腹逐瘀汤合桂枝茯苓丸
气虚血瘀	小腹隐痛或坠痛，缠绵日久，带下量多，色白质稀，精神萎靡，体倦乏力，食少纳呆	舌淡暗，或有瘀点，苔白，脉弦细或沉涩	益气健脾，化瘀止痛	理冲汤
肾虚血瘀	遇劳累则加重，喜温喜按，头晕耳鸣，畏寒肢冷，或伴月经后期或量少，经血暗夹块，夜尿频多，或婚久不孕	舌暗淡，苔白，脉沉涩	温肾益气，化瘀止痛	温胞饮合失笑散

第四节 不孕症

一、概念

原发性不孕为女子婚后未避孕，有正常性生活，同居一年以上，而未受孕者；继发性不孕为曾有过妊娠，而后未避孕，又连续一年以上未再受孕者，称“不孕症”。

二、辨证论治☆

证型	证候			治法	方药
肾气虚	婚久不孕	头晕耳鸣，腰膝酸软，精神疲倦	舌淡苔薄，脉沉细	补肾益气，调补冲任	毓麟珠
肾阳虚		月经后推，腰膝酸软，小腹冷，性欲淡漠	舌淡暗苔白，脉沉细尺弱	温肾助阳，调补冲任	温胞饮或右归丸
肾阴虚		月经常提前，腰膝酸软，五心烦热	舌红略干少苔，脉细数	滋肾养血，调补冲任	养精种玉汤
肝气郁结		胸胁乳房胀痛，精神抑郁，善太息	舌暗红，脉弦细	疏肝解郁，理血调经	开郁种玉汤
痰湿内阻		形体肥胖，带下量多，胸闷泛恶，面色㿠白	舌淡胖苔白腻，脉滑	燥湿化痰，理气调经	苍附导痰丸
瘀滞胞宫		经行不畅，经色紫暗有血块，块下痛减	舌有瘀点，苔薄白，脉弦细涩	活血化瘀，调经助孕	少腹逐瘀汤

第五节　阴痒

一、概念

妇女外阴及阴道瘙痒难忍，坐卧不宁，或伴带下增多，称为“阴痒”。

二、辨证论治

证型	证候			治法	方药
肝经湿热	阴部瘙痒	带下量多色黄，胸胁满痛，口苦口腻	舌红苔黄腻，脉弦滑	清热利湿，杀虫止痒	龙胆泻肝汤或萆薢渗湿汤，外用蛇床子散
肝肾阴虚		眩晕耳鸣，五心烦热，腰酸腿软	舌红少苔，脉细数无力	滋阴补肾，清肝止痒	知柏地黄汤加当归、栀子、白鲜皮
湿虫滋生		如虫行状，甚则奇痒难忍	舌红，苔黄腻，脉滑数	清热利湿，解毒杀虫	萆薢渗湿汤

第六节　阴疮

一、概念

妇人阴户生疮，结块红肿，或化脓腐烂，黄水淋沥，甚则溃疡如虫蚀者，称“阴疮”。

二、病因病机

1. 病机　热毒炽盛或寒湿凝滞，侵蚀外阴部肌肤。

2. 病因　热毒、寒湿。

三、辨证论治

证型	证候			治法	方药
热毒	外阴结块红肿	破溃糜烂，灼热，脓苔黏稠，身热心烦	舌红苔黄腻，脉弦滑数	清热利湿，解毒消疮	龙胆泻肝汤
寒湿		阴疮坚硬晦暗不泽，疼痛绵绵，畏寒肢冷	舌淡苔白腻，脉沉细缓	温经散寒，除湿消疮	阳和汤/托里消毒散

第七节　阴挺

一、概念

子宫向下移位，宫颈外口达坐骨棘水平以下，甚至完全脱出阴道口以外，称“阴挺”。相类于西医的“子宫脱垂”。

二、辨证论治

证型	证候			治法	方药
气虚	子宫下移，或脱出阴道口外	劳则加重，身倦懒言，四肢乏力	舌淡苔薄，脉缓弱	补中益气，升阳举陷	补中益气汤加金樱子、杜仲、续断
肾虚		腰膝酸软，小便频数，头晕耳鸣	舌淡红，脉沉弱	补肾固脱，益气升提	大补元煎加黄芪

第八节　阴吹

一、概念

妇人阴道中时时出气，或气出有声，状如矢气者，称为“阴吹”。

二、辨证论治☆

证型	证候			治法	方药
气虚	阴中有气排出	声音低沉，时断时续；神疲乏力，气短少言，小腹下坠，虚坐努责	舌淡，苔白，脉缓弱	补中益气，升清降浊	补中益气汤
胃燥		喧响有声；口燥咽干，腹部胀满，大便燥结	舌红苔黄或黄糙，脉滑数	泄热润燥，通腑导滞	麻子仁丸
气郁		气出有声，时轻时重；精神抑郁，烦躁易怒，胸胁少腹胀痛，嗳气食少，时欲叹息	舌质正常，苔薄白，脉弦或弦涩	疏肝解郁，行气导滞	逍遥散
痰湿		状如矢气，或有声；带下量多，色白黏腻，胸闷，或呕吐痰涎，口中淡腻	舌淡，苔白腻，脉缓滑	健脾化湿，行气祛痰	橘半桂苓枳姜汤

第十二章　计划生育

第一节　避孕

一、工具避孕☆

1. 宫内节育器。
2. 阴道隔膜。
3. 阴茎套。

二、药物避孕

1. 适应证　凡身体健康、愿意避孕且月经基本正常的育龄妇女均可使用。

2. 禁忌证　严重高血压、糖尿病、肝肾疾病及甲状腺功能亢进者不宜应用；血栓性疾病、充血性心力衰竭、血液病及哺乳期不宜应用；子宫肌瘤、恶性肿瘤或乳房内有肿块者不宜应用。

第二节　人工流产

一、人工流产的适应证☆

适应证：妊娠10周内要求终止妊娠而无禁忌证者；妊娠10周内因某种疾病而不宜继续妊娠者。

二、药物流产的适应证

适应证：18～40岁的健康育龄妇女；正常宫内妊娠7周以内；自愿要求药物终止妊娠的健

康妇女；高危人流对象；对手术流产有恐惧心理者。

第十三章　女性生殖功能的调节与周期性变化

一、卵巢的功能及周期性变化

1. 卵巢功能的周期性变化

（1）卵泡的发育及成熟。

（2）排卵。

（3）黄体的形成和萎缩。

2. 卵巢分泌的激素及其功能

（1）雌激素：①促进卵泡发育；②促使子宫发育，子宫内膜增生，肌层增厚；③促进输卵管发育；④使阴道上皮细胞增生与角化；⑤促进乳腺腺管细胞增生，乳头、乳晕着色；⑥对丘脑下部和脑垂体的反馈调节（负反馈、正反馈）；⑦促进水钠潴留；⑧促进骨中钙沉积，加速骨骺闭合等。

（2）孕激素：①使子宫内膜由增生期转变为分泌期；②抑制子宫颈内膜的黏液分泌；③抑制输卵管蠕动；④使阴道上皮细胞脱落、糖原沉积和阴道乳酸杆菌减少，酸性降低；⑤促进乳腺腺泡发育；⑥对正常妇女有使体温轻度升高的作用；⑦对丘脑下部和脑垂体仅有抑制性的负反馈作用等。

（3）雄激素：①促使阴毛、腋毛的生长；②促进蛋白合成；③促进肌肉生长和骨骼的发育；④促进红细胞生成等。

二、子宫内膜的周期性变化☆

1. 增生期　月经周期的第5～14天，相当于卵巢周期的卵泡期，子宫内膜显著增殖是本期的主要特点。

2. 分泌期　月经周期的第15～28天，与卵巢周期的黄体期对应。黄体分泌大量孕激素及雌激素，共同作用于已增殖的子宫内膜，使之继续增厚，腺体出现高度分泌现象，是本期组织学的主要特征。分泌晚期子宫内膜厚度达10mm。

3. 月经期　月经周期的第1～4天。

三、下丘脑－垂体－卵巢轴的相互关系

1. 反馈作用　卵巢分泌的性激素反过来影响下丘脑的分泌功能，称为反馈作用，使下丘脑兴奋，分泌性激素增多者称为正反馈，反之为负反馈。

2. 调节作用　下丘脑－垂体－卵巢轴分泌的激素的相互作用是女性生殖周期运转的机制，卵巢是调节女性生殖周期的生物钟。

第十四章　妇产科特殊检查与常用诊断技术

一、妇科检查☆

1. 双合诊　检查者用一手的两指或一指放入阴道，另一手在腹部配合检查的方法。

2. 三合诊 腹部、阴道、直肠联合检查。

二、妇科特殊诊断技术

基础体温测定，生殖道脱落细胞检查，宫颈黏液检查，常用女性内分泌激素测定，活体组织检查，诊断性刮宫，后穹隆穿刺，输卵管通畅检查，超声检查，宫腔镜检查，腹腔镜检查。

中医儿科学

第一章　儿科学基础

一、小儿年龄分期

年龄分期	概念
胎儿期	从受孕，直至分娩断脐，胎儿出生
新生儿期	从出生后脐带结扎到出生后28天
婴儿期	从出生28天后至满1周岁，包括新生儿期（第一次高峰）
幼儿期	从1周岁到满3周岁
学龄前期	从3周岁后到7周岁
学龄期	从7周岁至青春期来临（女12岁，男13岁）
青春期	女孩从11~12岁到17~18岁（第二次高峰）；男孩从13~14岁到18~20岁

小孩两次生长发育高峰：婴儿期，青春期。

二、小儿生长发育

1. 小儿体重

（1）正常值：小儿体重出生平均为3.25kg。

（2）公式：①3~12个月体重（kg）=（月龄+9）/2；②1~6岁体重（kg）=8+年龄×2；③7~12岁体重（kg）=（年龄×7-5）/2。

（3）临床意义：①衡量小儿生长发育的指标之一；②临床用药量的主要依据之一；③增长过快导致肥胖症；④体重低于正常均值的85%者为营养不良。

2. 小儿身高

（1）正常值：小儿出生时身约50cm。

（2）公式：2~12岁身长（cm）=75+7×年龄。

（3）临床意义：①反映骨骼发育的重要指标及其增长与种族、遗传、体质、营养、运动、疾病等因素有关；②身高显著异常是疾病的表现，若身高低于正常值的70%，应考虑侏儒症、克汀病、营养不良等。

3. 囟门☆

（1）闭合时间：①前囟——出生后12~18个月关闭；②后囟——出生后2~4个月关闭。

（2）临床意义：①囟门早闭——小头畸形；②囟门晚闭——解颅（脑积水），佝偻病；③囟门凹陷——阴伤液竭之失水，极度消瘦者；④囟门凸出——脑炎，脑膜炎（反映颅内压增高）。

4. 头围

（1）正常值：①足月儿33~34cm（出生后前3个月和后9个月各增长6cm）；②1周岁46cm；③2周岁48cm；④5周岁50cm；⑤15岁接近成人54~58cm。

（2）临床意义：①头围小——脑发育不良；②头围增长过速——解颅。

5. 胸围

（1）正常值：①新生儿胸围32cm；②1岁时44cm，接近头围；③2岁以后胸围渐大于头围，差数 = 岁数 − 1。

（2）临床意义：①反映胸廓，胸背的肌肉，皮下脂肪及肺的发育程度；②营养状况差及缺乏锻炼者发育差，胸围超过头围时间晚；③营养状况良好者，胸围超过头围时间早。

6. 牙齿

（1）正常值：①一般乳牙出齐为20颗，恒牙出齐为32颗；②小儿出生后4～10个月开始出乳牙；③2～2.5岁乳牙出齐20颗［乳牙数 = 月龄 − 4（或6）］；④6～7岁乳牙逐渐脱落，换为恒牙。

（2）临床意义：出牙时间推迟或出牙顺序混乱，常见于佝偻病、呆小病、营养不良等。

7. 呼吸、脉搏、血压与年龄增长的关系

（1）呼吸：年龄越小，呼吸越快。

（2）脉搏：年龄越小，脉搏越快。

（3）血压：①收缩压（mmHg）= 80 + 2 × 年龄；②舒张压（mmHg）= 收缩压 × 2/3。

8. 感知、运动、语言、性格发育特点

（1）运动：二指四撑六会坐，七滚八爬周会走。①新生儿仅有反射性活动（吃吸，吞咽）和不自主的活动；②1个月——伸欠动作；③2个月——扶坐或侧卧能抬头；④4个月——手撑起上半身；⑤6个月——独坐；⑥7个月——翻滚；⑦8个月——爬；⑧10个月——站立扶走；⑨12个月——独走。

（2）感知：①3个月头眼协调好；②5个月手眼动作协调；③7～8个月发出复音；④12个月可独走。

三、小儿生理、病因、病理特点

1. 生理特点及临床意义

（1）脏腑娇嫩，形气未充："稚阴稚阳"表现出"肺常不足""脾常不足""肾常虚"的特点。

（2）生机蓬勃，发育迅速："纯阳"观点指小儿生机蓬勃、发育迅速。

2. 病因特点　外感因素；乳食因素；先天因素；情志因素；意外因素；其他因素。

3. 病理特点　发病容易，传变迅速；脏器清灵，易趋康复。

四、儿科四诊特点

1. 望诊的特点及临床意义

（1）神色

神色	临床意义
白色	寒证、虚证
红色	热证
黄色	虚证、湿证
青色	寒证、瘀证、疼痛、惊痫
黑色	寒证、痛证、瘀证、水饮

（2）头颅

表现	临床意义
头小顶尖，颅缝闭合过早	小头畸形
头方发稀，囟门宽大，当闭不闭	五迟证
头大颌缩，前囟宽大，头缝开解，目睛下重	解颅
前囟及眼窝凹陷，皮肤干燥	婴幼儿泄泻阴伤液脱

（3）毛发

表现	临床意义
头发稀细，色枯无泽	肾气亏虚，阴血内亏
发细结穗，色黄不荣	气血亏虚，积滞血瘀
头发脱落，见于枕部	气虚多汗之枕秃
脱落成片，界限分明	血虚、血瘀之斑秃

（4）胸廓

表现	临床意义
胸廓前凸形如鸡胸	佝偻病，哮喘
腹部膨大，肢体瘦弱，发稀，额上有青筋显现	疳积

（5）望面容

表现	临床意义
面容瘦削，气色不华	气血不足
面部浮肿	水湿泛滥
苦笑貌	破伤风
面容抽搐	惊风，癫痫
面部表情异常（眨眼、搐鼻）	抽动障碍
耳下腮部肿胀	痄腮，发颐
颌下肿胀疼痛	热毒壅结之臖核肿大

（6）察舌：新生儿舌红无苔，哺乳婴儿的乳白苔。

	特点	临床意义
舌体	胖嫩，舌边齿痕明显	脾肾阳虚或水饮痰湿内停
	肿大，色泽青紫	气血瘀滞
	强硬	热盛伤津
	急性热病出现舌体短缩，舌干绛	热甚津伤，经脉失养
舌质	淡白	气血虚亏
	绛红，有红刺	温热病邪入营血
	红，少苔，甚则无苔而干	阴虚火旺
	紫暗或紫红	气血瘀滞
	舌起粗大红刺，状如草莓	丹痧、皮肤黏膜淋巴结综合征

续表

	特点	临床意义
舌苔	白腻	寒湿内滞、寒痰、积食
	黄腻	湿热内蕴、乳食内停
	热性病见剥苔	阴伤津亏
	花剥，状如地图	胃之气阴不足
	厚腻垢浊	宿食内滞

（7）察目

表现	临床意义
目珠灵活，目光有神	肝肾气血充沛
眼睑浮肿	水肿
眼睑开阖无力	元气衰惫
寐时眼睑不闭	脾虚气弱之露睛
两目呆滞	肾精不足，惊风先兆

（8）察鼻

表现	临床意义
清涕	风寒感冒
黄浊涕	风热客肺
浊涕，气味腥臭	肺经郁热
鼻孔干燥	肺经燥热伤阴
鼻衄鲜红	肺热迫血妄行
气粗鼻扇，喘促	肺气郁闭

（9）察口

表现	临床意义
唇色樱红	暴泻伤阴
唇白而肿	唇风
面颊潮红、唯口唇周围苍白	丹痧
口腔破溃糜烂	口疮（心脾积热）
口内白屑成片	鹅口疮（雪口）
两颊黏膜有针头大小的白色小点，周围红晕	麻疹黏膜斑
上下臼齿间腮腺管口红肿如粟粒，按摩肿胀	无脓——痄腮 有脓——发颐
咽痛微红，有灰白假膜，不易拭去	白喉

（10）察耳

表现	临床意义
耳壳丰厚，颜色红润	肾气充沛
耳壳薄软，耳舟不清	肾气未充

续表

表现	临床意义
耳内疼痛流脓	肝胆火盛
以耳垂为中心腮部浸肿	痄腮

（11）察二阴

表现	临床意义
阴囊紧缩	寒
弛纵不收	热
肿大透亮，状如水晶	水疝
如有物下坠，时大时小，上下可移	小肠下坠之狐疝

（12）辨斑疹☆

种类	特点
麻疹	发热3～4天出疹，疹形细小状如麻粒，口腔黏膜出现“麻疹黏膜斑”
风痧	低热出疹，分布稀疏，色泽淡红，出没较快
奶麻	发热三四天后热退疹出，疹细稠密，如玫瑰红色
丹痧	壮热，肤布疹点，舌绛如草莓
瘾疹	斑丘疹大小不一，如云出没，瘙痒难忍
水痘	丘疹、疱疹、结痂并见，疱疹内有水液色清
脓疱疮	疱疹相对较大，疱液浑浊，疱壁薄而易破，流出脓水

（13）察二便☆

特点		临床意义
大便	暗绿色或赤褐色，黏稠无臭	初生婴儿胎粪
	燥结	内有实热、津伤内热
	稀薄，夹有白色凝块	内伤乳食
	稀薄、色黄秽臭	肠腑湿热
	下利清谷，洞泄不止	脾肾阳虚
	赤白黏冻	湿热积滞，常见于痢疾
	果酱色，伴阵发性哭闹	肠套叠
	灰白不黄	胆道阻滞
小便	黄褐如浓茶，伴身黄、目黄	湿热黄疸
	色红如洗肉水	尿血
	鲜红色	血热妄行
	淡红色	气不摄血
	红褐色	瘀热内结
	暗红色	阴虚内热

（14）察指纹☆：浮沉分表里，红紫辨寒热，淡滞定虚实，三关测轻重。

分类	表现	临床意义
浮沉	浮现于外	病邪在表
	沉伏不显	病邪在里
纹色	鲜红浮露	外感风寒
	紫红	邪热郁滞
	淡红	虚寒
	青紫	瘀热内结
	深紫	瘀滞络闭，病情深重
淡滞	色淡，推之流畅	气血亏虚
	色紫，推之滞涩	实邪内滞
三关	风关	病邪初入，病情轻浅
	气关	病邪入里，病情较重
	命关	病邪深入，病情加重
	透关射甲（达指尖）	病情危重

2. 闻诊的特点及临床意义

（1）啼哭

表现	临床意义
啼哭有力	实证
啼哭细弱无力	虚证
哭声尖锐，忽缓忽急，时作时止	腹痛
哭声嘶哑，呼吸不利	急喉风
夜卧啼哭，睡卧不宁	夜啼、积滞

（2）呼吸声

表现	临床意义
气粗有力	外感实证，肺蕴痰热
急促，喉间哮鸣	哮喘（风痰束肺）
呼吸窘迫，面青呛咳	异物堵塞气道

（3）咳嗽声

表现	临床意义
干咳无痰或痰少黏稠	燥邪犯肺
咳声嘶哑如犬吠	白喉，急喉风
夜咳，咳而呕吐，鸡鸣样回声	顿咳

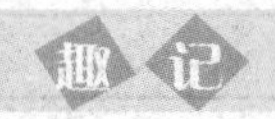

白狗炖鸡。

（4）语言声

表现	临床意义
呻吟不休	身体不适
妄言乱语，语无伦次，声音粗壮	谵语（心气大伤）
惊呼尖叫	剧痛，惊风
语言謇涩	高热伤津，痰湿蒙蔽心包

（5）嗅气味

分类	表现	临床意义
口气	口气臭秽	胃热
	嗳气酸腐	伤食
	口气腥臭	血证
	烂苹果味	酸中毒
便臭	大便臭秽	湿热积滞
	酸臭而稀	伤食
尿臭	小便短赤，气味臊臭	湿热下注
	清长少臭	脾肾虚寒
呕吐物	酸臭	食滞化热
	臭秽如粪	肠道气结，秽粪上逆

3. 问诊的特点及临床意义

（1）问年龄：新生儿问出生天数，2 岁以内问实足月龄，2 岁以上问实足岁数及月数。

（2）问病情

	特点	临床意义
问寒热	恶寒发热无汗	外感风寒
	发热有汗	外感风热
	寒热往来	邪郁少阳
	但热不寒	里热
	但寒不热	里寒
	大热、大汗、口渴不已	阳明热盛
	发热持续，身热不扬，面黄苔腻	湿热内蕴
	夜间发热，腹壁及手足心热，胸满不食	内伤乳食
问出汗	稍动即汗出	自汗，气虚
	睡后汗出，醒后汗止	盗汗，阴虚或气阴两虚
	热病汗出热不解	表邪入里
	口渴、烦躁、脉洪、大汗	里热实证

续表

	特点	临床意义
问头身	头痛兼发热恶寒	外感风寒
	头痛呕吐，高热抽搐	邪热入营，属急惊风
	头痛如刺，痛有定处	瘀阻脑络
	关节疼痛，屈伸不利	痹证
	肢体瘫痪不用，强直屈伸不利	风痰入络，血瘀气滞之硬瘫
	肢体瘫痪不用，痿软屈伸不能	肝肾亏虚，筋骨失养之软瘫
问二便	大便酸臭，或如败卵，完谷不化	内伤乳食
	大便溏薄不化，或先干后溏	脾虚运化失职
	便泻日久，形瘦脱肛	中气下陷
	泻下黏冻，或见脓血，伴里急后重	痢疾
	小便频数短赤，伴尿急尿痛	湿热下注膀胱之热淋
	排尿不畅，或见尿血鲜红，或排出砂石	湿热煎熬之石淋
问饮食	食欲不振，腹部胀满，嗳气吞酸	伤乳伤食
	多吃多便，形体消瘦	胃强脾弱之疳证
	渴欲饮水，口舌干燥	胃热津伤
	渴不欲饮，或饮亦不多	湿热内蕴
问睡眠	睡卧不安，烦躁不宁	邪热内蕴，心经郁热
	睡中齘齿	胃热兼风，或虫积
	寐而不宁，肛门瘙痒	蛲虫病
	睡中露睛	脾气虚弱

（3）问个人史：胎产史、喂养史、生长发育史、预防接种史等。

4. 切诊的特点及临床意义

（1）脉诊：①小儿健康脉象——脉象平和，较成人软而稍数，年龄越小，脉搏越快；②小儿病理脉象——有浮、沉、迟、数、无力、有力六种基本脉象，分别提示疾病的表、里、寒、热、虚、实。

（2）按诊

分类	表现	临床意义
按胸腹	胸骨高突，按之不痛者	鸡胸
	脊背高突，弯曲隆起，按之不痛	龟背
	胸肋触及串珠，两肋外翻	佝偻病
	脐周疼痛，接之痛减，触及包块	蛔虫病
按四肢	四肢厥冷	阳虚
	手足心热	阴虚内热，内伤乳食
	高热时四肢厥冷	热深厥甚
	四肢厥冷，面白唇淡	虚寒
按皮肤	肤热无汗	热炽
	肌肤肿胀，按之则起	阳水
	肌肤肿胀，凹陷难起	阴水

5. 儿科治法概要

（1）内治法用药原则：①治疗及时准确；②方药精简灵巧；③重视先证而治（先安未受邪之地）；④注意顾护脾胃（脾常不足）；⑤掌握用药剂量。

时期	新生儿	乳婴儿	幼儿	学龄前期	学龄期
成人用量	1/6	1/3	1/2	2/3	接近成人量

（2）给药方法：①口服给药法——新生儿，10～30mL；婴儿，50～100mL；幼儿及学龄前期儿童，120～240mL；学龄期儿童，250～300mL；②鼻饲给药法；③蒸气及气雾吸入法；④直肠给药法；⑤注射给药法。

第二章　儿童保健

婴儿期保健

1. 特殊生理现象　螳螂子、马牙、乳房隆起、假月经、生理性黄疸。

2. 新生儿养护　断脐护脐、拭口洁眼、祛除胎毒、洗浴衣着。

3. 喂养方式　母乳喂养、人工喂养、人工母乳混合喂养。

4. 喂养原则　婴幼儿应以母乳为宜。

5. 母乳喂养

（1）时间：生后6个月之内以母乳为主要食品。

（2）原则：按需喂哺为原则。

（3）断乳时间：视情况而定，4～6个月逐渐添加辅食，12个月左右为最合适的断乳时间。

6. 混合喂养方法　补授法与代授法。

7. 添加辅食原则　由少到多，由稀到稠，由细到粗，由一种到多种。

第三章　新生儿疾病

第一节　胎黄

一、概述

胎黄指婴儿出生以后以皮肤、面目皆黄为特征的一种病证。相当于西医学新生儿黄疸。

二、病因病机

1. 病因　胎禀湿蕴（湿热郁蒸，寒湿阻滞）。

2. 病机　脾胃湿邪内蕴，肝失疏泄，胆汁外溢，而致发黄。

3. 病位　肝、胆、脾、胃。

三、生理性与病理性黄疸的区别

	生理性黄疸	病理性黄疸
出现	生后2～3日出现	（早）生后24小时
发展	4～6日达高峰	（快）血清总胆红素每日上升幅度>85μmol/L

续表

	生理性黄疸	病理性黄疸
程度	足月儿血清总胆红素≤221μmol/L；早产儿≤257μmol/L	（重）足月儿血清总胆红素>221μmol/L；早产儿>257μmol/L
消退	早产儿3～4周；足月儿2周	（迟）早产儿>4周；足月儿>2周
伴随症状	轻微食欲不振	伴随各种临床症状

四、治疗原则

利湿退黄。

五、分证论治☆

证型	证候			治法	方药
常证					
湿热郁蒸	面目皮肤发黄	色鲜明如橘，不欲吮乳，便结尿黄	舌红，苔黄腻	清热利湿退黄	茵陈蒿汤
寒湿阻滞	面目皮肤发黄	色泽晦暗，四肢欠温，纳呆	舌淡，苔白腻	温中化湿退黄	茵陈理中汤
气滞血瘀	面目皮肤发黄	右胁下痞块质硬，肚腹膨胀，青筋显露	舌见瘀点，苔黄	行气化瘀消积	血府逐瘀汤
变证					
胎黄动风	黄疸迅速加重	嗜睡，神昏，抽搐	舌红，苔黄腻	平肝息风，利湿退黄	羚角钩藤汤
胎黄虚脱	黄疸迅速加重	面色苍黄，浮肿，神昏，四肢厥冷	舌淡，苔白	大补元气，温阳固脱	参附汤合生脉散

第二节　胎怯

一、概述

胎怯是指新生儿体重低下，身材短小，脏腑形气均未充实的一种病证。

二、病因病机

1. 病因　先天禀赋不足。

2. 病机　脾肾两虚，化源未充，涵养不足。

3. 病位　肝、肾。

三、诊断与鉴别诊断

1. 诊断要点　形体瘦小，一般体重低于2500g，身长少于46cm。

2. 鉴别诊断

（1）早产儿（未满37周）：体重低于2500g，身长少于46cm。

（2）小于胎龄儿（足月小婴儿）：胎龄满37～42周，体重低于2500g，身长、头围大多在正常范围。

四、治疗原则

补肾培元。

五、分证论治☆

<table>
<tr><th>证型</th><th colspan="3">证候</th><th>治法</th><th>方药</th></tr>
<tr><td>肾精薄弱</td><td rowspan="2">新生儿体重低下</td><td>头发稀黄，指甲软短，骨弱肢柔</td><td rowspan="2">指纹淡</td><td>益精充髓，补肾温阳</td><td>补肾地黄丸</td></tr>
<tr><td>脾肾两虚</td><td>多卧少动，肌肉瘠薄，腹胀腹泻</td><td>健脾益肾，温运脾阳</td><td>保元汤</td></tr>
</table>

第三节　硬肿症

一、概述

硬肿症是由于寒冷或多种疾病引起的皮肤和皮下脂肪组织硬化及水肿，常伴有低体温及多器官功能损伤的综合征。

二、病因病机

肾阳虚衰（内因）；感受寒邪（外因）。

三、诊断要点与鉴别诊断

1. 诊断要点

（1）寒冷季节，环境温度低，保温不够，早产儿或足月小产儿，或有感染、窒息、产伤、热量摄入不足史等。

（2）低体温，全身或手足冰凉，体温＜35℃，严重者＜30℃，腋－肛温差由正值变为负值。

2. 鉴别诊断

（1）新生儿水肿：任何时候均可发生，凹陷性浮肿，不硬，体温不下降。

（2）新生儿皮下坏疽：皮色由暗红变为黑色，重者可有出血和溃疡形成。

四、治疗原则

温阳散寒，活血化瘀。

五、分证论治☆

<table>
<tr><th>证型</th><th colspan="3">证候</th><th>治法</th><th>方药</th></tr>
<tr><td>寒凝血涩</td><td rowspan="2">皮肤硬肿，体温低</td><td>四肢发凉，硬肿色青紫，精神萎靡</td><td>指纹紫滞</td><td>温经散寒，活血通络</td><td>当归四逆汤</td></tr>
<tr><td>阳气虚衰</td><td>全身冰冷，全身硬肿，反应极差</td><td>唇舌色淡，指纹淡红不显</td><td>益气温阳，通经活血</td><td>参附汤</td></tr>
</table>

第四章　肺系病证

第一节　感冒

一、概述

感冒是感受外邪引起的肺系疾病，以发热、鼻塞流涕、喷嚏、咳嗽为特征，气候骤变及冬、春季节为多。

二、病因病机

1. 病因　感受风邪为主，常兼杂寒、热、暑、湿、燥邪等，亦有感受时邪疫毒所致者。

2. 病机 肺卫失宣。

3. 病位 在肺，累及肝脾。

三、治疗原则

疏风解表。

四、分证论治☆

<table>
<tr><th>证型</th><th colspan="3">证候</th><th>治法</th><th>方药</th></tr>
<tr><td colspan="6">主证</td></tr>
<tr><td>风寒感冒</td><td rowspan="4">发热、鼻塞、喷嚏、咳嗽</td><td>恶寒重，发热轻，无汗</td><td>舌淡红，苔薄白，脉浮紧</td><td>辛温解表，疏风散寒</td><td>荆防败毒散</td></tr>
<tr><td>风热感冒</td><td>发热重，恶风有汗，咽红肿痛</td><td>舌红苔薄黄，脉浮数</td><td>辛凉解表，疏风清热</td><td>银翘散</td></tr>
<tr><td>暑邪感冒</td><td>汗出不解，身重困倦，胸闷泛恶</td><td>舌红苔黄腻，脉数</td><td>清暑解表，化湿和中</td><td>新加香薷饮</td></tr>
<tr><td>时邪感冒</td><td>高热恶寒，头痛心烦，目赤咽红</td><td>舌红苔黄，脉数</td><td>清瘟解毒</td><td>银翘散合普济消毒饮</td></tr>
<tr><td colspan="6">兼证</td></tr>
<tr><td>风寒夹痰</td><td rowspan="4">发热、鼻塞、喷嚏、咳嗽</td><td rowspan="2" colspan="2">咳嗽较剧，痰多，喉间痰鸣</td><td>辛温解表，宣肺化痰</td><td>二陈汤、三拗汤</td></tr>
<tr><td>风热夹痰</td><td>辛凉解表，清肺化痰</td><td>桑菊饮、黛蛤散</td></tr>
<tr><td>感冒夹滞</td><td>脘腹胀满，大便酸臭，不思饮食</td><td>苔厚腻</td><td>解表兼以消食导滞</td><td>保和丸</td></tr>
<tr><td>感冒夹惊</td><td>惊惕哭闹，睡卧不宁</td><td>舌红，脉浮弦</td><td>解表兼以清热镇惊</td><td>镇惊丸</td></tr>
</table>

第二节 乳蛾

一、概述

小儿喉核红肿，形似乳头或蚕蛾，称为乳蛾，溃烂化脓为烂乳蛾。临床以咽痛、喉核红肿，甚则溃烂化脓为特征。本病属西医学“扁桃体炎”范畴。

二、病因病机

1. 病因 外感风热，素食辛辣，肺胃蕴热。

2. 病机 热毒壅结咽喉。

3. 病位 肺胃。

三、诊断要点

1. 咽痛，吞咽困难。

2. 急乳蛾起病急，病程短，反复发作转化为慢乳蛾，病程长。

四、治疗原则

清热解毒，利咽消肿。

五、分证论治☆

证型	证候			治法	方药
风热搏结	喉核红肿	咽痒不适，发热重，恶寒轻	舌红苔薄白，脉浮数	疏风清热，利咽消肿	银翘马勃散
热毒炽盛		溃烂化脓，壮热不退，口干口臭	舌红苔黄，脉数	清热解毒，利咽消肿	牛蒡甘桔汤
肺胃阴虚		肿大暗红，日久不愈，干咳少痰	舌红少苔，脉细数	养阴润肺，软坚利咽	养阴清肺汤

风马毒牛阴虚羊。

第三节　咳嗽

一、概述

有声无痰为咳，有痰无声为嗽，有声有痰谓之咳嗽。多发于冬、春季。

二、病因病机

1. 病因　感受外邪（外因）；肺脾虚弱（内因）。

2. 病机　肺失宣肃。

3. 病位　在肺，常涉及脾。

三、诊断要点与鉴别诊断

1. 诊断要点

（1）好发于冬春季，常因气候变化而发病，病前多有感冒病史。

（2）临床表现以咳嗽、咳痰为主症。肺部听诊两肺呼吸音粗糙，可闻及干啰音或不固定的粗湿啰音。

2. 鉴别诊断

（1）肺炎喘嗽：①以气喘、咳嗽、痰壅、发热为主症；②闻及固定中细湿啰音。

（2）原发性肺结核：①以低热、咳嗽、盗汗为主；②有接触史。

（3）支气管异物：有异物吸入史，纤维支气管镜可确诊。

四、治疗原则

宣肃肺气。

1. 外感　疏散外邪，宣肃肺气。

2. 内伤　清肺化痰，燥湿化痰，健脾益气，养阴润肺。

五、分证论治☆

证型	证候			治法	方药
外感咳嗽					
风寒咳嗽	咳嗽、咳痰	痰白清稀，恶寒无汗	苔薄白，脉浮紧	疏风散寒，宣肺止咳	杏苏散、金沸草散
风热咳嗽		痰黄黏稠，鼻流浊涕，发热恶风	舌红苔薄黄，脉浮数	疏风解热，宣肺止咳	桑菊饮
风燥咳嗽		痰少，或干咳无痰，鼻燥咽干	舌红苔少乏津，脉浮数	疏风清肺，润燥止咳	清燥救肺汤、桑杏汤
内伤咳嗽					
痰热咳嗽	咳嗽、咳痰	痰多，色黄黏稠，便干尿黄	舌红苔黄腻，脉滑数	清热化痰，宣肺止咳	清金化痰汤、清气化痰汤
痰湿咳嗽		咳声重浊，痰多壅盛，胸闷纳呆	舌淡红，苔白腻，脉滑	燥湿化痰，宣肺止咳	二陈汤
气虚咳嗽		气短懒言，语声低微，平素易感冒	舌淡嫩，脉细无力	健脾补肺，益气化痰	六君子汤
阴虚咳嗽		痰少而黏，潮热盗汗，手足心热	舌红少苔，脉细数	滋阴润燥，养阴清肺	沙参麦冬汤

第四节　肺炎喘嗽

一、概述

肺炎喘嗽以发热、咳嗽、痰壅、气喘，肺部闻及中细湿啰音，X线胸片见炎性阴影为主要表现，重者可见张口抬肩、呼吸困难、面色苍白、口唇青紫等症。

二、病因病机

1. 病因　感受外邪（外因）；小儿脏腑娇嫩，卫外不固（内因）。

2. 病机　肺气郁闭。

3. 病位　肺。

三、诊断要点与鉴别诊断

1. 诊断要点

（1）热+咳+痰+喘，起病急，新生儿可有口吐白沫。

（2）听诊：中细湿啰音。

（3）X线：小斑片状阴影；肺纹理增多、紊乱，肺部透亮度增强或降低。

（4）血常规：①细菌性——白细胞计数升高；②病毒性——白细胞计数正常或偏低。

2. 鉴别诊断

儿童哮喘：呈反复发作的喘息、气促、胸闷或咳嗽，发作时闻及哮鸣音。

四、治疗原则

宣肺开闭，化痰平喘。

五、分证论治☆

证型	证候			治法	方药
常证					
风寒闭肺	发热、咳嗽、痰壅、气喘	恶寒发热，无汗，痰稀色白	舌淡红苔薄白，脉浮紧	辛温宣肺，化痰止咳	华盖散
风热闭肺		发热恶风，头痛有汗，咽红肿	舌红苔薄黄，脉浮数	辛凉宣肺，化痰止咳	麻杏石甘汤
痰热闭肺		气急鼻扇，喉间痰鸣，便干尿黄	舌红苔黄，脉滑数	清热涤痰，开肺定喘	麻杏石甘汤合葶苈大枣泻肺汤
毒热闭肺		壮热不退，咳嗽剧烈，神昏谵语	舌红少津，苔黄腻，脉洪数	清热解毒，泻肺开闭	黄连解毒汤合麻杏石甘汤
阴虚肺热		低热盗汗，手足心热，面色潮红	舌红少津，苔少，脉细数	养阴清肺，润肺止咳	沙参麦冬汤
肺脾气虚		久咳、咳痰无力，纳呆便溏	舌淡红胖嫩，苔薄白，脉细无力	补肺益气，健脾化痰	人参五味子汤
变证					
心阳虚衰	发热、咳嗽、痰壅、气喘	唇指紫绀，心悸动数，四肢不温	舌淡紫，脉细弱疾数，指纹可达命关	温补心阳，救逆固脱	参附龙牡救逆汤
邪陷厥阴		壮热不退，神昏谵语，四肢抽搐	舌红苔黄，脉细数，指纹可达命关	平肝息风，清心开窍	羚角钩藤汤合牛黄清心丸

【拓展】人参五味子汤均可用于治疗顿咳、佝偻病、哮喘、肺炎喘嗽——人参五味，炖狗消炎。

六、肺炎合并心力衰竭的诊断与治疗

1. 诊断 心率加快 + 烦躁不安 + 发绀 + 呼吸加快 + 肝脏扩大 + 奔马律 + 水肿。

2. 治疗

（1）一般处理：给氧，祛痰，止咳，镇静，病因治疗。

（2）洋地黄药物使用：西地兰或毒毛花苷 K 或地高辛。

（3）必要时可用利尿剂和血管扩张剂。

第五节 哮喘

一、概述

临床以反复发作，发作时喘促气急、喉间哮鸣、呼吸困难、张口抬肩、摇身撷肚为主要特征。

二、病因病机

1. 病因

（1）内因：伏痰（宿根），与素体肺、脾、肾三脏功能失调有关。

（2）外因：感受外邪，接触异物、异味、嗜食咸酸等。

2. 病机 外因引动伏痰，痰气相合。

3. 病机关键 痰伏于肺，形成宿根，遇触即发。

三、诊断要点与鉴别诊断

1. 诊断要点

（1）哮鸣音。

（2）支气管激发试验＋支气管舒张试验阳性可确诊。

2. 鉴别诊断

（1）咳嗽性哮喘：以干咳为主。

（2）毛细支气管炎：2岁以下婴幼儿，呼吸困难，来势凶猛。

（3）支气管肺炎（肺炎咳嗽）：痰、热、咳、喘。

四、治疗原则

1. 发作期：攻邪以治其标，治肺为主。

2. 缓解期：扶正以治其本。

五、分证论治☆

证型	证候			治法	方药
发作期					
寒性哮喘	气喘，喉间哮鸣	痰稀色白有泡沫，形寒肢凉，小便清长	舌淡红，苔薄白，脉浮紧	温肺散寒，涤痰定喘	小青龙汤合三子养亲汤
热性哮喘		痰黏色黄难咯，身热，面红唇干	舌红苔薄黄，脉滑数	清肺涤痰，止咳平喘	麻杏石甘汤合苏葶丸
外寒内热		鼻塞流清涕，恶寒无汗，发热，便干尿赤	舌红苔薄白，脉浮紧	解表清里，定喘止咳	大青龙汤
肺实肾虚		喘促胸满，动则喘甚，面色苍白，神疲倦息，小便清长	舌淡苔薄白，脉细弱	泻肺平喘，补肾纳气	偏肺实，用苏子降气汤；偏肾虚，用都气丸合射干麻黄汤
缓解期					
肺脾气虚	咳嗽无力，形体消瘦	气短自汗，神疲懒言，纳差便溏	舌淡胖，苔薄白，脉细软	补肺固表，健脾益气	玉屏风散合人参五味子汤
脾肾阳虚		形寒肢冷，腰膝酸软，腹胀便溏	舌淡苔薄白，脉细弱	温补脾肾，固摄纳气	金匮肾气丸
肺肾阴虚		干咳少痰，盗汗，形体消瘦，腰膝酸软	舌红少津，苔花剥，脉细数	养阴清热，敛肺补肾	麦味地黄丸

第六节　反复呼吸道感染

一、概述

反复呼吸道感染是指呼吸道感染年发病在一定次数以上者。以感冒、乳蛾、咳嗽、肺炎喘嗽在一段时间内反复感染、经久不愈为主要临床特征。

二、病因病机

1. 病因

（1）内因：禀赋虚弱，肺脾肾三脏功能不足，卫外不固。

（2）外因：喂养不当；调护失宜；用药不当；疾病所伤。

2. 病机　正虚邪伏。

3. 病位　在肺，常涉及脾肾。

三、诊断要点与鉴别诊断

1. 诊断要点☆

（1）按不同年龄

年龄（岁）	上呼吸道感染（次/年）	下呼吸道感染（次/年）	
		气管支气管炎	肺炎
0～2	7	3	2
2^+～5	6	2	2
5^+～14	5	2	2

（2）按半年内感染次数判断：半年内呼吸道感染≥6 次，其中下呼吸道感染≥3 次（其中肺炎≥1 次）。

2. 鉴别诊断

（1）哮喘：反复发作＋哮鸣音。

（2）咳嗽变异性哮喘：干咳为主，夜间和/或清晨及运动后发作。

四、治疗原则

1. 发作期 按不同疾病治疗。

2. 迁延期 扶正为主，兼以祛邪。

3. 恢复期 固本为要。

五、分证论治☆

证型	证候			治法	方药
肺脾气虚	反复外感	面黄少华，食少纳呆，少气懒言	舌淡苔薄白，脉无力，指纹淡	补肺固表，健脾益气	玉屏风散合六君子汤
营卫失调		恶风恶寒，面色少华，多汗易汗	舌淡红，苔薄白，脉无力，指纹淡红	调和营卫，益气固表	黄芪桂枝五物汤
脾肾两虚		腰膝酸软，鸡胸龟背，食少纳呆	舌淡苔薄白，脉沉细无力	温补肾阳，健脾益气	金匮肾气丸合理中丸
肺脾阴虚		面白颧红，食少纳呆，手足心热	舌红少苔，脉细数，指纹淡红	养阴润肺，益气健脾	生脉散合沙参麦冬汤
肺胃实热		咽红口臭，口舌易生疮，夜寐欠安	舌红苔黄，脉滑数	清泻肺胃	凉膈散

第五章 脾系病证

第一节 鹅口疮

一、概述

鹅口疮指小儿口腔、舌上满布白屑，形如雪片，状如鹅口。因其色白如雪片，故又名“雪口”。

二、病因病机

1. 病因 胎热内蕴，口腔不洁，感受秽毒之邪。

2. 病机 火热之邪循经上炎，熏灼口舌。

3. 病位 心脾。

三、诊断要点与鉴别诊断

1. 诊断要点

（1）口腔内散布白屑，可融合成片。

（2）显微镜下见白色念珠菌芽孢及菌丝。

2. 鉴别诊断

（1）白喉：咽和鼻腔，其色灰白，不易拭去，拭去出血，有传染性。

（2）残留奶块：棉签擦拭即去。

四、治疗原则

总属邪火上炎，治当清火。

五、分证论治☆

证型	证候			治法	方药
心脾积热	口腔及舌面分布白屑	面赤唇红，发热烦躁，便干尿赤	舌红苔薄白，脉滑	清心泻脾	清热泻脾散
虚火上浮		形体瘦弱，手足心热，口干不渴	舌红少苔，脉细	滋阴降火	知柏地黄丸

第二节 口疮

一、概述

小儿口疮，以齿龈、舌体、两颊、上颚等处出现黄白色溃疡，疼痛流涎，或伴发热为特征。若满口糜烂，色红作痛者，称口糜；溃疡只发生在口唇两侧，称燕口疮。

二、病因病机

1. 病因 外感风热之邪；饮食不节；禀赋不足。

2. 病机 心、脾、胃、肾素蕴积热或阴虚火旺，复感邪毒熏蒸口舌。

3. 病位 心脾胃肾。

三、诊断要点与鉴别诊断

1. 诊断要点 病史+齿龈、舌体、两颊、上颚处黄白色溃疡点。

2. 鉴别诊断

（1）鹅口疮：满布白屑。

（2）手足口病：除口腔外，手足、臀部皮肤疱疹。

四、治疗原则

1. 实证 清热解毒，泻心脾积热。

2. 虚证 滋阴降火，引火归原。

五、分证论治☆

证型	证候			治法	方药
风热乘脾	口腔溃疡	周围黏膜焮红，口臭涎多，便结尿赤	舌红苔薄黄，脉浮数，指纹紫	疏风散火，清热解毒	银翘散
心火上炎		舌上、舌边溃疡，色赤疼痛，心烦不安	舌尖红，苔薄黄，脉数，指纹紫	清心凉血，泻火解毒	泻心导赤散
虚火上浮		溃疡不红，疼痛不甚，神疲颧红，口干不渴	舌红少苔，脉细数，指纹淡紫	滋阴降火，引火归原	六味地黄丸加肉桂

第三节　泄泻

一、概述

泄泻是以大便次数增多，粪质稀薄或如水样为特征的小儿常见病。

二、病因病机

1. 病因　感受外邪、伤于饮食、脾胃虚弱、脾肾阳虚。

2. 病机　脾虚湿困。

3. 病位　脾胃。

三、诊断要点与鉴别诊断

1. 诊断要点

（1）病史+便次增多10次以上。

（2）重症泄泻：脱水征+危重表现。

2. 鉴别诊断　痢疾：起病急，便次多，大便稀，有黏冻脓血，腹痛明显，里急后重。大便常规检查脓细胞、红细胞多，可找到吞噬细胞；大便培养有痢疾杆菌生长。

四、治疗原则

运脾化湿。

五、分证论治☆

证型	证候			治法	方药
常证					
湿热泻	大便次数增多，粪质稀薄	大便水样，臭秽，泻下急迫，尿黄	舌红苔黄腻，脉滑数，指纹紫	清肠解热，化湿止泻	葛根黄芩黄连汤
风寒泻		大便夹有泡沫，臭气不甚，肠鸣腹痛	舌淡苔薄白，脉浮紧，指纹淡红	疏风散寒，化湿和中	藿香正气散
伤食泻		腹胀腹痛，泻后痛减，大便酸臭	苔厚腻，脉滑实，指纹滞	运脾和胃，消食化滞	保和丸
脾虚泻		色淡不臭，食后作泻，神疲倦怠	舌淡苔白，脉缓弱，指纹淡	健脾益气，助运止泻	参苓白术散
脾肾阳虚泻		久泻不止，完谷不化，形寒肢冷	舌淡苔白，脉细弱，指纹淡	温补脾肾，固涩止泻	附子理中丸合四神丸
变证					

续表

证型	证候			治法	方药
气阴两伤	泻下不止，精神萎靡	心烦不安，皮肤干燥，口渴引饮	舌红少津少苔，脉细数	益气养阴	人参乌梅汤
阴竭阳脱		面色青灰，四肢厥冷，无尿	舌淡无津，脉沉细欲绝	回阳固脱	生脉散合参附龙牡救逆汤

第四节　厌食

一、概述

厌食是指小儿较长时间厌恶进食、食量减少的一种病证。

二、病因病机

1. 病因　喂养不当，脾胃湿热，他病伤脾，禀赋不足，情志失调，邪毒犯胃。

2. 病机　脾胃失和，纳化失职。

3. 病位　脾胃。

三、诊断要点与鉴别诊断

1. 诊断要点　长时间厌恶进食，食量明显少于正常儿童。

2. 鉴别诊断　疰夏：食欲不振，精神倦怠，大便不调，或有发热等症。

四、治疗原则

运脾开胃。

五、分证论治☆

证型	证候			治法	方药
脾失健运	食欲不振，不思进食	食而乏味，胸脘痞闷，精神正常	舌淡红，苔薄白，脉尚有力	调和脾胃，运脾开胃	不换金正气散
脾胃气虚		食而不化，大便溏薄，肢倦乏力	舌淡苔薄白，脉缓无力	健脾益气，佐以助运	异功散
脾胃阴虚		食少饮多，皮肤失润，手足心热	舌红少津，少苔，脉细数	滋脾养胃，佐以助运	养胃增液汤

第五节　积滞

一、概述

积滞是指小儿内伤乳食，停聚不化，气滞不行而形成的一种儿科常见疾病，以不思乳食，食而不化，脘腹胀满，嗳气酸腐，大便溏薄或秘结酸臭为主要表现。

二、病因病机

1. 病因　喂养不当伤及脾胃；脾胃虚损。

2. 病机　乳食积聚中脘，积而不化，气滞不行。

3. 病位　脾胃。

三、诊断要点与鉴别诊断

1. 诊断要点　伤乳，伤食史＋脘腹胀满＋嗳气酸腐（大便酸臭）。

2. 鉴别诊断　厌食：无脘腹胀满，大便酸臭。

四、治疗原则

消食化积，理气行滞。

五、分证论治☆

证型	证候			治法	方药
乳食内积	不思乳食	嗳腐酸馊，脘腹胀满，大便酸臭	舌红苔白厚，脉弦滑，指纹紫滞	消乳化食，和中导滞	乳积者，消乳丸；食积者，保和丸
脾虚夹积		面色萎黄，形体消瘦，腹满喜按	舌淡苔白腻，脉细滑，指纹淡滞	健脾助运，消食化滞	健脾丸

第六节　疳证

一、概述

疳证是受喂养不当或多种疾病影响，导致脾胃受损，气液耗伤，而形成的一种慢性疾病。临床以形体消瘦，面色无华，毛发干枯，精神萎靡或烦躁，饮食异常为特征。

二、病因病机

1. 病因　饮食失节，喂养不当，疾病影响，药物过伤，禀赋不足。

2. 病机　脾胃受损，气血津液耗伤。

3. 病位　脾胃。

三、诊断要点与鉴别诊断

1. 诊断要点　病史＋形体消瘦异常＋饮食异常＋精神异常＋贫血。

2. 鉴别诊断

（1）厌食：精神可，无明显消瘦。

（2）积滞：脘腹胀满，大便酸臭（日久可转化为疳证）。

四、治疗原则

健运脾胃。

五、分证论治☆

证型	证候			治法	方药
常证					
疳气	形体消瘦，面色不华	毛发稀疏，不思饮食，性急易怒	舌淡，苔薄微腻，脉细有力	调脾健运	资生健脾丸
疳积		肚腹膨胀，毛发稀疏结穗，夜卧不宁	舌淡苔腻，脉沉细而滑	消积理脾	肥儿丸
干疳		呈老人貌，皮肤干瘪起皱，大肉已脱，精神萎靡	舌淡嫩，苔少，脉细弱	补益气血	八珍汤
兼证					
眼疳	形体消瘦，面色不华	两目干涩，畏光羞明，眼角赤烂		养血柔肝，滋阴明目	石斛夜光丸
口疳		口舌生疮，糜烂，秽臭难闻，面赤心烦	舌红苔薄黄，脉细数	清心泻火，滋阴生津	泻心导赤散
疳肿胀		足踝浮肿，全身浮肿，四肢欠温	舌淡嫩，苔薄白，脉沉迟无力	健脾温阳，利水消肿	防己黄芪汤合五苓散

第七节 腹痛

一、概述

小儿腹痛是指小儿胃脘以下、脐周及耻骨以上部位发生的疼痛。

二、病因病机

1. 病因 腹部中寒；饮食不当；素体脾胃虚寒；瘀血内阻。

2. 病机 气机不畅，气血运行受阻。

3. 病位 脾胃、大肠，亦与肝有关。

三、诊断要点与鉴别诊断

1. 诊断要点 疼痛部位+疼痛（性质、时间、原因）。

2. 鉴别诊断

（1）腹腔内脏器急性炎症：腹痛，继之发热，腹部出现局限范围的压痛、肌紧张、反跳痛。

（2）腹膜炎：局限或全腹压痛、肌紧张、反跳痛，腹胀，肠鸣音减弱或消失。

（3）肠梗阻：阵发性腹绞痛、呕吐、无大便等。

四、治疗原则

调理气机，和中缓急。

五、分证论治☆

证型	证候			治法	方药
腹部中寒	腹部疼痛	得温则舒，遇寒痛甚，痛处喜暖	舌淡苔白滑，脉沉弦紧，指纹红	温中散寒，理气止痛	养脏汤
乳食积滞		脘腹胀满，嗳腐吞酸，不思乳食，大便秽臭	舌红苔厚腻，脉沉滑，指纹紫滞	消食导滞，行气止痛	香砂平胃散
胃肠结热		腹胀拒按，大便秘结，烦躁口渴，手足心热	舌红苔黄燥，脉滑数，指纹紫滞	通腑泄热，行气止痛	大承气汤
脾胃虚寒		腹痛绵绵，时作时止，喜按喜温，便溏	舌淡苔白，脉沉缓，指纹淡红	温中理脾，缓急止痛	小建中汤合理中丸
气滞血瘀		痛有定处，痛如针刺，腹部癥块	舌紫暗，脉涩，指纹紫滞	活血化瘀，行气止痛	少腹逐瘀汤

第八节 便秘

一、概述

便秘指大便干燥坚硬，秘结不通，排便时间间隔延长，或虽有便意但排出困难的一种病证。

二、病因病机

1. 病因 饮食因素，情志因素，正虚因素，热病伤津。

2. 病机 大肠传导功能失常。

3. 病位 在大肠，与脾、肝、肾相关。

三、诊断要点与鉴别诊断

1. 诊断要点

（1）大便干结。

（2）次数减少或时间延长，排便艰涩。

（3）腹痛、腹胀等，左下腹可触及粪块。

2. 鉴别诊断

（1）先天性巨结肠：顽固性便秘。

（2）机械性肠梗阻：急性便秘，肠鸣音亢进，恶心呕吐。

四、治疗原则

润肠通便。

五、分证论治☆

证型	证候			治法	方药
食积便秘	大便干结，排出困难	脘腹胀满，不思饮食，口臭	舌红苔黄厚，脉沉有力，指纹紫滞	消积导滞通便	枳实导滞丸
燥热便秘		面赤身热，腹胀，小便短赤	舌红苔黄燥，脉滑实，指纹紫滞	清热润肠通便	麻子仁丸
气滞便秘		欲便不得，胸胁痞满，腹胀嗳气	舌红苔薄白，脉弦，指纹滞	理气导滞通便	六磨汤
血虚便秘		面白无华，唇甲色淡，心悸目眩	舌淡嫩，苔薄白，脉细弱，指纹淡	养血润肠通便	润肠丸
气虚便秘	大便不干燥，努挣难下，便时汗出，便后神疲乏力		舌淡苔薄，脉虚弱，指纹淡红	益气润肠通便	黄芪汤

第九节　营养性缺铁性贫血

一、概述

营养性缺铁性贫血是由于体内铁缺乏致使血红蛋白合成减少而引起的一种小细胞低色素性贫血。本病属于中医学“血虚”范畴。

二、病因病机

1. 病因　先天不足；后天失养；感染诸虫；急慢性出血外伤等。

2. 病机　血虚不荣。

3. 病位　脾肾心肝。

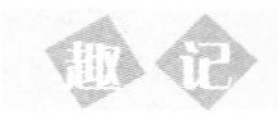

小弟废了。注：小细胞低色素性贫血的病位无肺。

三、诊断要点与鉴别诊断

1. 诊断要点

（1）明确的缺铁病史。

（2）皮肤黏膜逐渐苍白或苍黄，以口唇、口腔黏膜及甲床最明显。

（3）实验室检查、补铁剂治疗有效。

（4）分度

①轻度：血红蛋白90~110g/L（6个月~6岁）、90~120g/L（6岁以上），红细胞（3~4）$\times 10^{12}$/L。

②中度：血红蛋白60~90g/L，红细胞（2~3）$\times 10^{12}$/L。

③重度：血红蛋白30~60g/L，红细胞（1~2）$\times 10^{12}$/L。

④极重度：血红蛋白<30g/L，红细胞<1×10^{12}/L。

2. 鉴别诊断

（1）再障：贫血、出血、感染。

（2）营养性巨幼细胞贫血：贫血+神经系统表现+血象（大细胞性贫血）。

四、治疗原则

补其不足，培其脾肾，化生气血。

五、分证论治☆

证型	证候			治法	方药
脾胃虚弱	面色萎黄或苍白，唇淡甲白	长期纳食不振，神疲乏力，大便不调	舌淡苔白，脉细无力，指纹淡红	健运脾胃，益气养血	六君子汤
心脾两虚		心悸心慌，夜寐欠安，食欲不振	舌淡红，脉细弱，指纹淡红	补脾养心，益气生血	归脾汤
肝肾阴虚		两颧潮红，潮热盗汗，发育迟缓，四肢抽动	舌红少苔，脉细数	滋养肝肾，益精生血	左归丸
脾肾阳虚		纳谷不馨，发育迟缓，大便溏泄，四肢不温	舌淡苔白，脉沉细无力，指纹淡	温补脾肾，益阴养血	右归丸

六、西医治疗

铁剂治疗：服用至血红蛋白达正常水平2个月左右停药。

第六章 心肝病证

第一节 汗证

一、概述

汗证是小儿在安静状态下，正常环境中，全身或局部出汗过多，甚则大汗淋漓的一种病证。

二、病因病机

1. 病因 禀赋不足，调护失宜。

2. 病机 肺卫不固，营卫失调，气阴亏虚，湿热迫蒸。

三、诊断要点与鉴别诊断

1. 诊断要点

（1）汗出过多。

（2）自汗（不分寤寐出汗），盗汗（寐时出汗，醒后汗止）。

（3）排除环境、活动等因素。

2. 鉴别诊断

（1）脱汗：病情危笃。

（2）战汗：战栗汗出，恶寒发热。

(3) 黄汗：汗色发黄、染衣。

四、治疗原则

补虚。

五、分证论治☆

证型	证候			治法	方药
肺卫不固	自汗为主	头颈胸背汗出明显，动则尤甚，神疲乏力，平素易感	舌淡苔薄白，脉细弱	益气固表	玉屏风散合牡蛎散
营卫失调		汗出遍身而抚之不温，畏寒恶风，精神疲倦，胃纳不振	舌淡红，苔薄白，脉缓	调和营卫	黄芪桂枝五物汤
气阴亏虚	盗汗为主，低热口干，手足心灼热，哭声无力，神萎不振		舌淡少苔，脉细数	益气养阴	生脉散、当归六黄汤
湿热迫蒸	汗出过多，汗出肤热，色黄，小便色黄		舌红苔黄腻，脉滑数	清热泻脾	泻黄散

第二节　病毒性心肌炎

一、概述

病毒性心肌炎是由病毒感染引起的以局限性或弥漫性心肌炎性病变为主的疾病，以神疲乏力、面色苍白、心悸、气短、肢冷、多汗为临床特征。

二、病因病机

1. 病因　正气亏虚（内因），湿邪热毒（外因）。

2. 病机　心脉痹阻，气阴耗伤。

3. 病理产物　瘀血，痰浊。

三、诊断要点与鉴别诊断

1. 诊断要点

(1) 病史（肺系疾病）。

(2) 明显心悸、胸闷、乏力、气短、肢冷等表现。

(3) 心脏听诊异常。

(4) 辅助检查。

2. 分期

(1) 急性期：半年以内。

(2) 迁延期：半年以上。

(3) 慢性期：1 年以上。

3. 鉴别诊断

(1) 风湿性心肌炎：链球菌感染史、抗链球菌溶血素“O”增高。

(2) 中毒性心肌炎：中毒症状明显。

四、治疗原则

扶正祛邪，清热解毒，活血化瘀，温振心阳，养心固本。

五、分证论治☆

证型	证候			治法	方药
风热犯心	心悸，胸闷，乏力	发热，鼻塞流涕，咽红肿痛，气短，胸痛	舌红苔薄，脉结代	清热解毒，宁心复脉	银翘散
湿热侵心		寒热起伏，肌肉酸痛，恶心呕吐，肢体乏力	舌红苔黄腻，脉濡数	清热化湿，宁心复脉	葛根黄芩黄连汤
气阴亏虚		神疲倦怠，少气懒言，烦热口渴，夜寐不安	舌光红少苔，脉细数	益气养阴，宁心复脉	炙甘草汤合生脉散
心阳虚弱		畏寒肢冷，面色苍白，肢体浮肿	舌淡胖，脉缓无力	温振心阳，宁心复脉	桂枝甘草龙骨牡蛎汤
痰瘀阻络		心前区痛如针刺，脘闷呕恶，面色晦暗	舌紫暗苔腻，脉结代	豁痰化瘀，宁心通络	瓜蒌薤白半夏汤合失笑散

第三节　注意缺陷多动障碍

一、概述

注意缺陷多动障碍以注意力不集中，自我控制差，动作过多，情绪不稳，冲动任性，伴有学习困难，但智力正常或基本正常为主要临床特征。

二、病因病机

1. 病因　先天不足；后天失养；情志失调；外伤、病后。

2. 病机　脏腑功能失常，阴阳平衡失调。

3. 病位　心、肝、脾、肾。

三、诊断要点与鉴别诊断

1. 诊断要点

（1）注意力不集中，话多，坐立不安，喜欢做小动作，活动过度。

（2）情绪不稳，冲动任性，学习成绩差，但智力正常。

（3）翻手试验、指鼻试验、指指试验阳性。

2. 鉴别诊断

正常顽皮儿童：纠正后可停止。

四、治疗原则

调和阴阳。

五、分证论治☆

证型	证候			治法	方药
肝肾阴虚	注意力不集中，多动	急躁易怒，腰酸乏力，遗尿，五心烦热，盗汗	舌红苔薄，脉细弦	滋养肝肾，平肝潜阳	杞菊地黄丸
心脾两虚		言语冒失，睡眠不实，神疲乏力，偏食纳少	舌淡苔薄白，脉虚弱	养心安神，健脾益气	归脾汤合甘麦大枣汤
痰火内扰		烦躁不宁，胸中烦热，纳少口苦，便秘尿赤	舌红苔黄腻，脉滑数	清热泻火，化痰宁心	黄连温胆汤

第四节　惊风

一、概述

惊风是小儿时期常见的急重病证，临床以抽搐、神昏为主要症状。

二、病因病机

1. 急惊风

（1）病因：外感时邪，内蕴湿热，暴受惊恐。

（2）病机：邪陷厥阴，蒙蔽心窍，引动肝风。

（3）病位：心、肝。

2. 慢惊风

（1）病因：脾胃虚弱，脾肾阳衰，阴虚风动。

（2）病机：脾胃虚弱；脾肾阳虚；热病伤阴。

（3）病位：脾、肾、肝。

三、诊断要点

1. 急惊风

（1）以四肢抽搐、颈项强直、角弓反张、神志昏迷为主要表现。

（2）有接触疫疠之邪或暴受惊恐史。

（3）中枢神经系统感染者，神经系统检查病理反射阳性。

2. 慢惊风

（1）有反复呕吐、长期泄泻、急惊风、解颅、佝偻病、初生不啼等病史。

（2）起病缓慢，病程较长，面色苍白，嗜睡无神，抽搐无力，时作时止，或两手颤动，筋惕肉瞤，脉细无力。

四、急、慢惊风鉴别☆

分类	急惊风	慢惊风
起病	急	缓
病性	阳，实	阴，虚
特征	高热，抽搐昏迷	反复抽搐，昏迷，瘫痪

五、治疗原则

1. 急惊风 清热、豁痰、镇惊、息风。

2. 慢惊风 补虚治本。

六、分证论治☆

证型	证候			治法	方药
急惊风					
风热动风	高热、抽搐、神昏	发热头痛，鼻塞流涕，咳嗽咽痛	苔薄黄，脉浮数	疏风清热，息风定惊	银翘散
气营两燔		多汗，恶心呕吐，烦躁嗜睡，口渴便秘	舌红苔黄，脉弦数	清气凉营，息风开窍	清瘟败毒饮
邪陷心肝		烦躁口渴，谵语，两目上视	舌红苔黄腻，脉数	清心开窍，平肝息风	羚角钩藤汤
湿热疫毒		腹痛呕吐，大便腥臭或夹脓血	舌红苔黄腻，脉滑数	清热化湿，解毒息风	黄连解毒汤合白头翁汤
惊恐惊风		身体战栗，喜投母怀，夜间惊啼，大便色青	脉律不整，指纹紫滞	镇惊安神，平肝息风	琥珀抱龙丸

续表

证型	证候			治法	方药
慢惊风					
脾虚肝亢		面色萎黄，不欲饮食，便溏色带青绿	舌淡苔白，脉沉弱	温中健脾，缓肝理脾	缓肝理脾汤
脾肾阳衰	抽搐无力、精神疲惫	四肢厥冷，溲清便溏，口鼻气冷	舌淡苔薄白，脉沉微	温补脾肾，回阳救逆	固真汤合逐寒荡惊汤
阴虚风动		虚烦低热，手足心热，易出汗	舌绛少津少苔，脉细数	育阴潜阳，滋肾养肝	大定风珠

七、西医治疗

急惊风：退热；抗惊厥（地西泮）；预防脑损伤。

第五节　夜啼

一、概述

小儿白天能安静入睡，入夜则啼哭不安，时哭时止，或每夜定时啼哭，甚则通宵达旦，称为夜啼。

二、病因

脾寒（脾寒腹痛是夜啼的常见病因），心热，惊恐。

三、诊断要点与鉴别诊断

1. 诊断要点

（1）排除他病。

（2）入夜啼哭，时哭时止，或每夜定时啼哭，甚则通宵达旦。

2. 鉴别诊断

（1）不适，他病。

（2）不良习惯。

四、治疗原则

1. 脾寒气滞　温脾行气。

2. 心经积热　清心导赤。

3. 惊恐伤神　镇惊安神。

五、分证论治☆

证型	证候			治法	方药
脾寒气滞		腹喜摩按，四肢欠温，大便溏薄，面色青白	苔薄白，指纹淡红	温脾散寒，行气止痛	乌药散合匀气散
心经积热	入夜啼哭不安	面赤唇红，烦躁不宁，大便秘结，小便短赤	舌尖红苔薄黄，指纹紫	清心导赤，泻火安神	导赤散
惊恐伤神		神情不安，时作惊惕，面色乍青乍白	苔正常，脉数，指纹紫	定惊安神，补气养心	远志丸

第六节　抽动障碍

一、概述

抽动障碍主要表现为不自主、无目的、反复、快速的一个部位或多部位肌群运动抽动和发声抽动，并可伴注意力不集中、多动、自伤和强迫障碍等。

二、病因病机

1. 病因　先天不足；产伤；感受外邪；情志失调。

2. 病机　肝风内动。

3. 病位　在肝，与肺、心、脾、肾关系密切。

三、诊断要点与鉴别诊断

1. 诊断要点

（1）2～12岁发病，可有疾病后及情志失调的诱因，或有家族史。

（2）不自主的眼、面、颈、肩及上下肢肌肉快速收缩，无节律性，入睡后消失。

（3）抽动能受意志遏制，可暂时不发作。

（4）病状呈慢性过程，但病程呈明显波动性。

2. 鉴别诊断

（1）风湿性舞蹈病：四肢较大幅度的无目的而不规则的舞蹈样动作，生活不能自理，抗风湿治疗有效。

（2）肌阵挛：发作时伴有脑电图异常，意识障碍。抗癫痫治疗有效。

（3）注意缺陷多动障碍：动作过多。

（4）习惯性抽搐：4～6岁多，轻。

四、治疗原则

息风止动。

五、分证论治☆

证型	证候			治法	方药
外风引动	肌肉不自主抽动	喉中异声或秽语，鼻塞流涕，咽红咽痛，或有发热	舌淡红苔薄白，脉浮数	疏风解表，息风止动	银翘散
肝亢风动		抽动频繁有力，声音高亢，急躁易怒，腹动胁痛	舌红苔黄，脉弦数	平肝潜阳，息风止动	天麻钩藤饮
痰火扰神		喉中痰鸣，烦躁易怒，睡眠多梦，便结尿赤	舌红苔黄，脉滑数	清热化痰，息风止动	黄连温胆汤
脾虚肝旺		精神倦怠，面色萎黄，食欲不振，形瘦性急	舌淡苔薄白，脉细弦	扶土抑木，调和肝脾	缓肝理脾汤
阴虚风动		挤眉弄眼，肢体抖动，两颧潮红，五心烦热	舌红少津少苔，脉细数	滋水涵木，柔肝息风	大定风珠

第七节　痫病

一、概述

痫病是以突然仆倒，昏不识人，口吐涎沫，两目上视，肢体抽搐，惊掣啼叫，喉中发出异声，片刻即醒，醒后一如常人为特征，具有反复发作特点的一种疾病。

二、病因病机

1. 病因

（1）先天因素：胎禀不足、胎产损伤、胎中受惊。

（2）后天因素：顽痰、惊恐、惊风频发、外伤血瘀。

2. 病机 痰气逆乱，蒙蔽心窍，引动肝风。

3. 病位 心、肝、脾、肾。

三、诊断要点

1. 突然昏仆，四肢抽搐，口吐涎沫，目睛上视，瞳仁散大。

2. 反复发作，可自行缓解。

3. 急性起病，日久可致健忘、痴呆等症。

四、治疗原则

（1）实证：豁痰顺气，息风开窍定痛（治标）。

（2）虚证：健脾化痰，柔肝缓急（治本）。

五、分证论治☆

证型	证候			治法	方药
惊痫	突然昏倒，口吐涎沫，四肢抽搐	有受惊史，惊叫，吐舌，惊惕不安	舌淡红苔白，脉弦滑，指纹青	镇惊安神	镇惊丸
痰痫		痰涎壅盛，喉间痰鸣	苔白腻，脉弦滑	豁痰开窍	涤痰汤
风痫		颈项及全身强直，两目上视，牙关紧闭	苔白，脉弦滑	息风止痉	定痫丸
瘀血痫		抽搐部位及动态较为固定，大便干硬如羊屎	舌见瘀点少苔，脉涩，指纹沉滞	化瘀通窍	通窍活血汤
脾虚痰盛		神疲乏力，面色无华，时作眩晕，食欲欠佳	舌淡苔薄腻，脉细软	健脾化痰	六君子汤
脾肾两虚		腰膝酸软，神疲乏力，大便稀溏	舌淡红苔白，脉沉细无力	补益脾肾	河车八味丸

六、西医治疗

癫痫持续状态治疗：①快速控制发作；②保持呼吸道通畅，吸痰；③保护脑、心等重要脏器功能，防治并发症。

第七章 肾系病证

第一节 水肿

一、概述

小儿水肿是由多种病证引起的体内水液潴留，泛溢肌肤，引起面目、四肢甚则全身浮肿及小便短少，严重的可伴有胸水、腹水为主要表现的常见病证。

二、病因病机

1. 病因 风邪、湿热、肺脾气虚、脾肾阳虚、气阴两虚。

2. 病机 水液泛滥。

3. 病位 与肺、脾、肾、三焦、膀胱有关。

三、诊断要点与鉴别诊断

1. 诊断要点

（1）急性肾小球肾炎

①链球菌感染或其他急性感染史。

②急性起病（2～4 周）。

③浮肿 + 尿量减少。

④起病即有血尿。

⑤1/3～2/3 患儿病初有高血压。

⑥并发症：高血压脑病、急性肾衰竭、循环充血。

⑦尿检红细胞增多，尿蛋白增高。

（2）肾病综合征

①单纯性肾病：全身水肿；大量蛋白尿；低白蛋白血症；高脂血症。

【拓展】 全身水肿、大量蛋白尿和低蛋白血症为必备条件。

②肾炎型肾病：明显血尿；高血压持续反复出现；持续性氮质血症；血总补体量 CH_{50} 或血 C_3 反复降低。

2. 鉴别诊断

（1）急性肾炎：以血尿为主，浮肿为非指陷性。

（2）肾病综合征：以大量蛋白尿为主，浮肿多为指陷性。

四、治疗原则

利水消肿。

五、分证论治☆

证型	证候			治法	方药
常证					
风水相搏	面目、四肢甚则全身浮肿	先眼睑浮肿，渐及四肢，皮肤光亮，恶风发热	苔薄白，脉浮	疏风宣肺，利水消肿	麻黄连翘赤小豆汤合五苓散
湿热内侵		小便黄赤短少，发热口渴，大便干结	舌红苔黄腻，脉滑数	清热利湿，凉血止血	五味消毒饮合小蓟饮子
肺脾气虚		面色少华，倦怠乏力，纳少便溏，易感冒	舌淡苔薄白，脉缓弱	益气健脾，利水消肿	参苓白术散合玉屏风散
脾肾阳虚		腰腹、下肢为甚，按之深陷难起，畏寒肢冷，便溏	舌淡胖苔白滑，脉沉细	温肾健脾，利水消肿	真武汤
气阴两虚		面色无华，耳鸣目眩，咽干口燥	舌稍红苔少，脉细弱	益气养阴，利水消肿	六味地黄丸加黄芪
变证					

续表

证型	证候			治法	方药
水凌心肺	面目、四肢甚则全身浮肿	尿少或尿闭，咳嗽气急，心悸胸闷	苔白，脉细数无力	泻肺逐水，温阳扶正	己椒苈黄丸合参附汤
邪陷心肝		头痛眩晕，视物模糊，烦躁，甚则抽搐昏迷	舌红苔黄燥，脉弦	平肝息风，泻火利水	龙胆泻肝汤合羚角钩藤汤
水毒内闭		头晕头痛，恶心呕吐，口中气秽，腹胀，甚或昏迷	苔腻，脉弦	辛开苦降，解毒利尿	温胆汤合附子泻心汤

六、西医治疗

1. 抗感染（青霉素 10～14 天）。

2. 激素疗法（6～9 个月为中程方法；9 个月以上为长程方法；复发病例延长隔日服药时间，为“拖尾方法”）。

3. 利尿、降压。

4. 处理并发症。

第二节　尿频

一、概述

尿频是以小便频数为特征的疾病。

二、病因病机

1. 病因　湿热下注、脾肾气虚、阴虚内热。

2. 病机　膀胱气化的功能失常。

3. 病位　在膀胱，与脾、肾相关。

三、诊断要点与鉴别诊断

1. 诊断要点

（1）泌尿系感染：起病急，小便频数，淋沥涩痛，或伴发热，腰痛等。

（2）白天尿频综合征：醒时尿频，次数较多，无其他不适。

2. 鉴别诊断　泌尿系结石和肿瘤也可导致尿频，可通过影像学检查鉴别。

四、治疗原则

1. 实证　清热利湿。

2. 虚证　温补脾肾，滋阴清热。

五、分证论治☆

证型	证候			治法	方药
湿热下注	小便频数	短赤，尿道灼热疼痛，尿液淋沥，浑浊	舌红苔薄黄腻，脉数有力	清热利湿，通利膀胱	八正散
脾肾气虚		滴沥不尽，神倦乏力，面色萎黄，食欲不振	舌有齿痕，苔薄腻，脉细弱	温补脾肾，升提固摄	缩泉丸
阴虚内热		低热盗汗，颧红，五心烦热，咽干口渴	舌红少苔，脉细数	滋阴补肾，清热降火	知柏地黄丸

第三节 遗尿

一、概述

遗尿是指5周岁以上的小儿睡中小便自遗，醒后方觉的一种病证。

二、病因病机

1. 病因 肾气不足、肺脾气虚、心肾失交、肝经郁热。

2. 病机 膀胱失约。

3. 病位 与膀胱、肾相关。

三、诊断要点与鉴别诊断

1. 诊断要点

（1）5岁以上，寐时小便自出，醒后方觉。

（2）睡眠较深。

（3）尿常规及尿培养无异常发现。

（4）部分患儿有隐性脊柱裂。

2. 鉴别诊断 热淋（尿路感染）：尿频、尿痛、尿急。

四、治疗原则

温补下元，固摄膀胱。

五、分证论治☆

证型	证候			治法	方药
肺脾气虚	小便自遗	经常感冒，面色少华，食欲不振，大便溏薄	舌淡红苔薄白，脉沉无力	补肺益脾，固涩膀胱	补中益气汤合缩泉丸
肾气不足		小便清长，面白少华，神疲乏力，肢冷畏寒	舌淡苔白滑，脉沉无力	温补肾阳，固涩膀胱	菟丝子散
心肾失交		寐不安宁，烦躁叫扰，五心烦热	舌红苔薄少津，脉沉细而数	清心滋肾，安神固脬	交泰丸合导赤散
肝经湿热		小便量少色黄，性情急躁，目睛红赤	舌红苔黄腻，脉滑数	清热利湿，泻肝止遗	龙胆泻肝汤

第四节 五迟、五软

一、概述

五迟、五软是小儿生长发育障碍的病证。五迟指立迟、行迟、齿迟、发迟、语迟；五软指头项软、口软、手软、足软、肌肉软。

【拓展】五迟和五软既可单独出现，也可同时存在。

二、病因病机

1. 病因 先天不足；后天喂养不当。

2. 病机 脑髓失充，脏气虚弱，生长发育障碍。

3. 病位 肝、脾、肾。

三、诊断要点与鉴别诊断

1. 诊断要点

（1）立迟，行迟：2～3岁还不能站立，行走。

（2）发迟：初生无发或少发，年龄增长，仍稀疏难长。

（3）齿迟：12个月时尚未出牙以及此后牙齿萌出过慢。

（4）语迟：1～2岁还不会说话。

（5）头颈软：小儿半岁前后颈项仍软弱下垂。

（6）口软：咀嚼无力，时流清涎。

（7）手软：手臂不能握举。

（8）足软：2岁以后尚不能站立，行走。

（9）肌肉软：皮宽肌肉松软无力。

2. 鉴别诊断

（1）智力低下。

（2）脑性瘫痪。

四、治疗原则

以补为治疗大法。

五、分证论治☆

证型	证候			治法	方药
肝肾亏损	生长发育障碍	筋骨痿弱，发育迟缓，易惊，夜卧不安	舌淡苔少，脉沉细无力，指纹淡	补肾填髓，养肝强筋	加味六味地黄丸
心脾两虚		智力低下，发稀萎黄，四肢痿软，纳食欠佳，便结	舌淡胖苔少，脉细缓，指纹淡	健脾养心，补益气血	调元散
痰瘀阻滞		口流痰涎，喉间痰鸣，有痫病发作	舌胖有瘀斑苔腻，脉沉涩	涤痰开窍，活血通络	通窍活血汤合二陈汤

第八章　传染病

第一节　麻疹

一、概述

麻疹是感受麻疹病毒时邪引起的急性出疹性时行疾病，临床以发热，咳嗽，鼻塞流涕，泪水汪汪，口腔两颊黏膜可见麻疹黏膜斑，周身皮肤按序布发红色斑丘疹，疹退时皮肤有糠麸样脱屑和棕色色素沉着斑为特征。

二、病因病机

1. 病因　感受麻疹时邪。

2. 病机　邪犯肺脾，肺脾热炽，外发肌肤。

3. 病位　肺、脾。

三、诊断要点与鉴别诊断

1. 诊断要点

（1）易感儿＋麻疹接触史。

（2）初期发热＋畏光多泪＋麻疹黏膜斑。

（3）皮疹自耳后发际及颈部开始，自上而下，蔓延全身，最后达手足心，玫瑰斑丘疹。疹退有糠麸样脱屑和色素沉着。

2. 鉴别诊断

病名	麻疹	奶麻	风痧	丹痧	药疹
潜伏期	6～12 天	7～17 天	5～25 天	1～7 天	
初期症状	发热，咳嗽，流涕，泪水汪汪	突然高热，一般情况好	发热，咳嗽流涕，枕部淋巴结肿大	发热，咽喉红肿，化脓疼痛	原发病症状
出诊与发热关系	发热 3～4 天出疹，出疹时发热更高	发热 3～4 天出疹，热退疹出	发热 1～2 天出疹	发热数小时至 1 天出疹，出疹时热高	无发热，有用药史
特殊体征	麻疹黏膜斑	无	耳后、枕部淋巴结肿大	环口苍白圈，草莓舌，帕氏线	
皮疹特点	玫瑰色丘疹自耳后发际→额面、颈部→躯干→四肢，3 天左右出齐。疹退后遗留棕色色素斑、糠麸样脱屑	玫瑰色斑疹或斑丘疹，较麻疹细小，发疹无一定顺序，疹出后 1～2 天消退。疹退后无色素沉着，无脱屑	玫瑰色细小斑丘疹自头面→躯干→四肢，24 小时布满全身。疹退后无色素沉着，无脱屑	细小红色丘疹，皮肤猩红，自颈、腋下、腹股沟处开始，2～3 天遍布全身。疹退后无色素沉着，有大片脱皮	皮疹与用药有关，常反复出现，痒感明显，摩擦及受压部位多。皮疹呈斑丘疹、疱疹、猩红热样皮疹、荨麻疹
周围血象	白细胞计数下降，淋巴细胞增多	白细胞计数下降，淋巴细胞增多	白细胞计数下降，淋巴细胞增多	白细胞计数升高，中性粒细胞增多	

四、治疗原则

以透为顺，以清为要。故以“麻不厌透”“麻喜清凉”为指导原则。

五、分证论治☆

证型	证候			治法	方药
顺证					
邪犯肺卫（初热期）	发热	咳嗽，鼻塞流涕，喷嚏，泪水汪汪	舌偏红苔微黄，脉浮数	辛凉透表，清宣肺卫	宣毒发表汤
邪入肺胃（出疹期）		壮热，疹点由细小稀少而逐渐稠密	舌红赤苔黄腻，脉数有力	清凉解毒，透疹达邪	清解透表汤
阴津耗伤（收没期）		疹点出齐，发热渐退，咳嗽减轻	舌红少津，苔薄净，脉细无力	养阴益气，清解余邪	沙参麦冬汤
逆证					
邪毒攻喉	发热	咽喉肿痛，声嘶，吸气困难	舌红苔黄腻，脉滑数	清热解毒，利咽消肿	清咽下痰汤
邪陷心肝		高热不退，烦躁谵语，神昏抽搐	舌红绛苔黄糙，脉数	平肝息风，清心开窍	羚角钩藤汤
邪毒闭肺		咳嗽气促，鼻翼扇动，喉间痰鸣	舌红苔黄腻，脉数	宣肺开闭，清热解毒	麻杏石甘汤

六、预防调护

麻疹婴儿应隔离至出疹后 5 天；合并肺炎者应隔离至疹后 10 天；密接的易感儿宜隔离观察 14 天。

第二节　奶麻

一、概述

奶麻是由人疱疹病毒6型感染而引起的一种急性出疹性传染病，临床以持续高热3～5天，热退疹出为特征。西医学称为幼儿急疹。

二、病因病机

1. 病因　感受幼儿急疹时邪。

2. 病位　肺、脾。

三、诊断要点

1. 多在2岁以内，以6～12个月多见。
2. 起病急，常突然高热，热退疹出，全身症状轻微。
3. 皮疹出现部位：躯干、腰部、臀部为主，面部及四肢较少，疹退无脱屑及色素沉着斑。
4. 血常规：分类淋巴细胞增高。

四、治疗原则

清热解表。

五、分证论治☆

证型	证候			治法	方药
邪郁肌表	躯干等部位出现皮疹	骤发高热，持续3～4天，神情正常或稍有烦躁	舌偏红，苔薄黄，指纹浮紫	疏风清热，宣透邪毒	银翘散
毒透肌肤		身热已退，皮疹延及全身，1～2天消退	舌偏红，苔薄少津，指纹淡紫	清热生津，以助康复	银翘散合养阴清肺汤

第三节　风痧

一、概述

风痧是感受风痧时邪，以轻度发热，咳嗽，全身皮肤出现细沙样玫瑰色斑丘疹，耳后及枕部臖核（淋巴结）肿大为特征的一种急性出疹性传染病。

二、病因病机

1. 病因　感受风疹时邪。

2. 病机　邪犯肺卫，外发肌肤。

3. 病位　肺卫。

三、诊断要点

1. 接触史。
2. 疹出发热渐退，可有皮肤脱屑，但无色素沉着，出疹（额、颈、躯干、四肢）。
3. 耳后、枕后淋巴结肿大，左胁下痞块。

四、治疗原则

疏风清热。

五、分证论治☆

<table>
<tr><th>证型</th><th colspan="3">证候</th><th>治法</th><th>方药</th></tr>
<tr><td>邪犯肺卫</td><td rowspan="2">发热，皮肤出现细沙样玫瑰色斑丘疹</td><td>发热恶风，喷嚏流涕，轻微咳嗽</td><td>舌红，苔薄白，脉浮数</td><td>疏风清热透疹</td><td>银翘散</td></tr>
<tr><td>邪入气营</td><td>壮热口渴，疹色鲜红或紫暗</td><td>舌红赤，苔黄糙，脉洪数</td><td>清气凉营解毒</td><td>透疹凉解汤</td></tr>
</table>

第四节　丹痧

一、概述

丹痧是因感受痧毒疫疠之邪所引起的急性时行疾病。临床以发热，咽喉肿痛或伴腐烂，全身布发猩红色皮疹，疹后脱屑脱皮为特征。

二、病因病机

1. 病因　感受风疹时邪。

2. 病机　邪侵肺胃，热毒炽盛，内外充斥，外透肌肤。

3. 病位　肺、胃。

三、诊断要点与鉴别诊断

1. 诊断要点

（1）接触史。

（2）起病急，突然高热，咽部红肿疼痛，并可化脓。

（3）在起病24小时内开始出现皮疹，先于颈、胸、背及腋下、肘弯等处，迅速蔓延全身，其色鲜红细小，并见环口苍白圈和草莓舌。

（4）1～2天皮疹出齐，疹退伴脱皮脱屑。

2. 鉴别诊断

（1）金黄色葡萄球菌感染：咽拭子，血培养。

（2）皮肤黏膜淋巴结综合征（川崎病）：川崎病持续高热1～3周，眼结膜充血，手足出现硬性水肿。

四、治疗原则

清热解毒，清利咽喉。

五、分证论治☆

<table>
<tr><th>证型</th><th colspan="3">证候</th><th>治法</th><th>方药</th></tr>
<tr><td>邪侵肺卫</td><td rowspan="2">发热，咽喉肿痛</td><td>头痛畏寒，肌肤无汗，皮肤潮红</td><td>舌红苔薄黄，脉浮数有力</td><td>辛凉宣透，清热利咽</td><td>解肌透痧汤</td></tr>
<tr><td>毒炽气营</td><td>壮热不解，烦躁口渴，皮疹色红如丹</td><td>舌面光红起刺，状如草莓，脉数有力</td><td>清气凉营，泻火解毒</td><td>凉营清气汤</td></tr>
<tr><td>疹后阴伤</td><td colspan="2">身热渐退，咽部糜烂疼痛减轻，唇干口燥</td><td>舌红少津，苔剥脱，脉细数</td><td>养阴生津，清热润喉</td><td>沙参麦冬汤</td></tr>
</table>

第五节　水痘

一、概述

水痘是由水痘时邪引起的一种传染性强的出疹性疾病。以发热，皮肤黏膜分批出现瘙痒性皮疹，丘疹、疱疹、结痂同时存在为主要特征。因其疱疹内含水液，形态椭圆，状如豆粒，故中西医均称为水痘。

二、病因病机

1. 病因 感受水痘时邪。

2. 病机 时邪蕴郁脾肺，湿热蕴蒸，透于肌表。

3. 病位 肺、脾。

三、诊断要点与鉴别诊断

1. 诊断要点

（1）有水痘接触史。

（2）初起有发热、流涕、咳嗽、不思饮食等症，发热大多不高。在发热同时 1～2 天内即于头、面、发际及全身其他部位出现红色斑丘疹，以躯干部较多，四肢部位较少，疹点出现后很快成为疱疹，大小不等，内含水液，周围有红晕，继而结成痂盖脱落，不留瘢痕。

（3）皮疹分批出现，此起彼落，在同一时期，丘疹、疱疹、干痂往往同时存在。

2. 鉴别诊断

（1）脓疱疮：好发于炎热夏季，脓疱，疮液浑浊。

（2）水疥（丘疹样荨麻疹）：好发于婴儿，多有过敏史，常见于四肢风团样丘疹。

四、治疗原则

清热解毒利湿。

五、分证论治☆

证型	证候			治法	方药
邪伤肺卫	皮疹、丘疹、疱疹、结痂同时存在	发热轻微，鼻塞流涕，疹色红润，疱浆清亮	苔薄白，脉浮数	疏风清热，利湿解毒	银翘散
邪炽气营		壮热不退，烦躁不安，疹色紫暗，疱浆浑浊	舌红，苔黄糙而干，脉数有力	清气凉营，解毒化湿	清胃解毒汤

【拓展】奶妈花钱看风水。注：奶麻、风痧、水痘都用银翘散。

第六节 手足口病

一、概述

手足口病是由感受手足口病时邪引起的发疹性传染病，临床以发热，手足肌肤、口咽部发生疱疹为特征。

二、病因病机

1. 病因 感受水痘时邪。

2. 病机 时邪蕴郁脾肺，湿热蕴蒸，透于肌表。

3. 病位 肺、脾。

三、诊断要点与鉴别诊断

1. 诊断要点

（1）接触史。

（2）多突然起病（一般体温越高，病程越长，病情越重）。

（3）口腔及手足部发生疱疹，呈离心性分布，疹退后无瘢痕及色素沉着。

2. 鉴别诊断

（1）水痘：疱疹较手足口大，呈向心性分布，躯干、头面多。以发热，皮肤黏膜分批出现瘙痒性皮疹，丘疹、疱疹、结痂同时存在为主要特征。

（2）疱疹性咽峡炎：突发高热、流涕、口腔疼痛甚或拒食，口腔内出现灰白色小疱疹。

四、治疗原则

清热祛湿解毒。

五、分证论治☆

证型	证候			治法	方药
邪犯肺脾	手足散在丘疱疹	发热轻微，流涕咳嗽，疱液清亮，分布稀疏，不欲进食	舌红，苔薄黄腻，脉浮数	宣肺解表，清热化湿	甘露消毒丹
湿热蒸盛		身热持续，烦躁口渴，分布稠密，疱液浑浊	舌红绛，苔黄燥，脉滑数	清热凉营，解毒祛湿	清瘟败毒饮

第七节 痄腮

一、概述

痄腮是由痄腮时邪引起的一种急性传染病，西医学称为流行性腮腺炎，以发热、耳下腮部肿胀疼痛为主要特征。

二、病因病机

1. 病因 感受痄腮时邪。

2. 病机 邪毒壅阻，与气血相搏，凝滞于耳下。

三、诊断要点与鉴别诊断

1. 诊断要点

（1）接触史。

（2）发热，以耳垂为中心的腮部肿痛，边缘不清，触之有弹性感。

2. 鉴别诊断 化脓性腮腺炎（发颐）：腮腺肿大多为一侧，表皮泛红，疼痛剧烈，拒按，按压腮部可见口腔内腮腺管口有脓液溢出，无传染性。

四、治疗原则

清热解毒，软坚散结。

五、分证论治☆

证型	证候			治法	方药
常证					
邪犯少阳	腮部肿痛	轻微发热恶寒，头痛咽红	舌红苔薄黄，脉浮数	疏风清热，散结消肿	柴胡葛根汤
热毒蕴结		高热，坚硬拒按，烦躁不安，口渴欲饮，便结	舌红苔黄，脉滑数	清热解毒，软坚散结	普济消毒饮
变证					

续表

<table>
<tr><th>证型</th><th colspan="3">证候</th><th>治法</th><th>方药</th></tr>
<tr><td>邪陷心肝</td><td rowspan="2">腮部肿痛</td><td>高热，神昏嗜睡，项强，抽搐</td><td>舌红苔黄，脉弦数</td><td>清热解毒，息风开窍</td><td>清瘟败毒饮</td></tr>
<tr><td>毒窜睾腹</td><td>一侧或双侧睾丸肿胀疼痛</td><td>舌红苔黄，脉数</td><td>清肝泻火，活血止痛</td><td>龙胆泻肝汤</td></tr>
</table>

第八节　顿咳

一、概述

顿咳是指小儿时期感受时行邪毒引起的肺系时行疾病，以阵发性痉挛咳嗽，咳后有特殊的鸡鸣样吸气性吼声为特征。西医学称为百日咳。

二、病因病机

1. 病因　外感时行邪毒侵入。

2. 病机　邪毒侵入肺系，夹痰胶结气道，导致肺失肃降。

3. 病位　病变脏腑以肺为主，初犯肺卫，继则由肺而影响肝、胃、大肠、膀胱，重者可内陷心肝。

三、诊断要点与鉴别诊断

1. 诊断要点

（1）百日咳接触史，未接种疫苗。

（2）阵发性痉咳，咳嗽伴有鸡鸣样吸气性回声。

2. 鉴别诊断

（1）支气管炎、肺炎：无鸡鸣样吸气性吼声，常伴发热，肺部听诊有干性或湿性啰音等。

（2）气管、支气管异物：有异物吸入史，起病突然，无鸡鸣样吸气性吼声。

（3）百日咳综合征：血常规中淋巴细胞增高不如百日咳明显。

四、治疗原则

涤痰清火，泻肺降逆。

五、分证论治☆

<table>
<tr><th>证型</th><th colspan="3">证候</th><th>治法</th><th>方药</th></tr>
<tr><td>邪犯肺卫（初咳期）</td><td rowspan="3">咳嗽，鸡鸣样吸气性回声</td><td>鼻塞流涕，痰稀白，量不多</td><td>苔薄黄脉浮数，指纹浮红</td><td>疏风祛邪，宣肺止咳</td><td>三拗汤</td></tr>
<tr><td>痰火阻肺（痉咳期）</td><td>吐出痰涎或食物后方止</td><td>舌红苔薄黄，脉数</td><td>泻肺清热，涤痰镇咳</td><td>桑白皮汤合葶苈大枣泻肺汤</td></tr>
<tr><td>气阴耗伤（恢复期）</td><td>干咳无痰，声音嘶哑，低热，颧红</td><td>舌淡苔薄白，脉细弱</td><td>养阴润肺，益气健脾</td><td>肺阴亏虚用沙参麦冬汤；肺脾气虚用人参五味子汤</td></tr>
</table>

第九章　虫证

第一节　蛔虫病

一、概述

蛔虫病是感染蛔虫卵引起的小儿常见肠道寄生虫病，以脐周疼痛，时作时止，饮食异常，大便下虫，或粪便镜检有蛔虫卵为主要特征。

二、诊断要点

1. 吐蛔，便蛔史。
2. 脐周疼痛，有条索状物或团块，饮食异常，面部白斑。
3. 合并蛔厥、虫瘕，可见阵发性剧烈腹痛。

三、治疗原则

驱蛔杀虫为主，辅以调理脾胃。

四、分证论治☆

证型	证候			治法	方药
肠虫	脐周疼痛	食欲不振，日渐消瘦，疼痛轻重不一，时作时止	舌尖红赤，苔花剥，脉弦滑	驱蛔杀虫，调理脾胃	使君子散
蛔厥		绞痛，恶心呕吐，常吐出胆汁或蛔虫，肢冷汗出	苔黄腻，脉弦数	安蛔定痛，继则驱虫	乌梅丸
虫瘕		腹部扪及质软、无痛可移动团块，频繁呕吐	苔白，脉滑数	行气通腑，散蛔驱虫	驱蛔承气汤

第二节　蛲虫病

一、概述

蛲虫病是蛲虫寄生人体引起，小儿常见肠道寄生虫病。

二、诊断要点

1. 有喜以手摄取食物、吮手指等不良卫生习惯。
2. 夜间肛门及会阴部奇痒，睡眠不安。
3. 肛门拭子法检查虫卵。

三、治疗原则

驱虫。

四、分证论治☆

证型	证候		治法	方药
蛲虫病	肛门、会阴瘙痒，睡眠不安，食饮不振，形体消瘦，面色苍黄	舌淡，苔白，脉无力	杀虫止痒，结合外治	驱虫粉

第十章 其他疾病

第一节 夏季热

一、概述

夏季热以入夏长期发热、口渴多饮、多尿、汗闭为特征，是婴幼儿时期的一种特有疾病。

二、病因病机

1. 病因 小儿体质不能耐受夏季炎暑。

2. 病机 小儿正气虚弱，不耐暑气熏蒸，气阴耗伤。

三、诊断要点与鉴别诊断

1. 诊断要点

（1）发热（与气候相关）。

（2）少汗或汗闭。

（3）易饮易尿。

2. 鉴别诊断

（1）疰夏：无高热。

（2）湿温：口渴不甚明显，尿不多。

四、治疗原则

清暑泄热，益气生津。

五、分证论治☆

证型	证候			治法	方药
暑伤肺胃	夏季发热	发热持续，皮肤灼热，少汗，口渴引饮，口唇干燥	舌稍红，苔薄黄，脉数	清暑益气，养阴生津	王氏清暑益气汤
上盛下虚		发热朝盛暮衰，精神萎靡，下肢清冷，小便清长	舌淡苔薄黄，脉细数无力	温补肾阳，清心护阴	温下清上汤

第二节 紫癜

一、概述

紫癜是小儿常见的出血疾病，以血液溢于皮肤黏膜之下，出现瘀点瘀斑，压之不褪色为临床特征。

二、病因病机

1. 病因

（1）内因：小儿素体正气亏虚。

（2）外因：外感风热时邪及其他疫气。

2. 病机 风热之邪与气血相搏，热伤血络，迫血妄行，溢于脉外，渗于皮下。

3. 病位 心、肝、脾、肾。

三、鉴别诊断

1. 过敏性紫癜 有上呼吸道感染或致敏食物、药物等诱因。多见于下肢伸侧及臀部、关节周围，为高出皮肤的鲜红色至深红色丘疹、红斑或荨麻疹，大小不一，呈对称性，分批出现，压之不褪色。

2. 免疫性血小板减少症 皮肤、黏膜见瘀点、瘀斑，瘀点多为针尖样大小，一般不高出皮面，多不对称，可遍及全身，但以四肢及头面部多见。出血时间延长，血块收缩不良，束臂试验阳性。

四、治疗原则

1. 实证 清热凉血。

2. 虚证 益气摄血，滋阴降火。

五、分证论治☆

证型	证候			治法	方药
风热伤络	皮肤出现瘀点瘀斑，压之不褪色	下肢及臀部居多，呈对称分布，色泽鲜红	舌红苔薄黄，脉浮数	疏风清热，凉血安络	银翘散
血热妄行		斑色鲜红，鼻衄齿衄，便血，尿血	舌红苔黄燥，脉数有力	清热解毒，凉血止血	犀角地黄汤
气不摄血		鼻衄、齿衄，神疲乏力，食欲不振，头晕心慌	舌淡苔薄，脉细无力	健脾养心，益气摄血	归脾汤
阴虚火旺		时发时止，鼻衄齿衄，低热盗汗	舌红少苔，脉细数	滋阴降火，凉血止血	知柏地黄丸

第三节　皮肤黏膜淋巴结综合征

一、概述

本病是一种以全身血管炎性病变为主的急性发热性出疹性疾病，以持续发热、多形红斑、球结膜充血、草莓舌和颈淋巴结肿大、手足硬肿为特征。又称川崎病。

二、病因病机

1. 病因病机 温热邪毒从口鼻而入，犯于肺卫，蕴于肌腠，内侵入气营扰血而传变。

2. 病位 肺胃为主，可累及心肝肾。

三、诊断要点与鉴别诊断

1. 诊断要点☆

（1）持续发热5天以上，抗生素治疗无效。

（2）双侧球结膜充血。

（3）口唇鲜红、皲裂，草莓舌，口咽黏膜弥漫充血。

（4）手足硬肿，掌趾红斑，恢复期指（趾）脱皮。

（5）躯干部多形性红斑样皮疹。

（6）颈淋巴结肿大，多为单侧，很快消退。

2. 鉴别诊断

幼年类风湿病：发热可持续数周或数月，对称性、多发性关节炎，尤以指（趾）关节受累比较突出，类风湿因子可为阳性。

四、治疗原则

清热解毒，活血化瘀。

五、分证论治☆

证型	证候			治法	方药
卫气同病	急性发热性出疹	持续高热，微恶风，口渴喜饮，目赤咽红	舌红苔薄，脉浮数	辛凉透表，清热解毒	银翘散
气营两燔		壮热不退，昼轻夜重，咽红目赤，唇赤干裂	舌红绛苔薄黄，脉数有力	清气凉营，解毒化瘀	清瘟败毒饮
气阴两伤		身热渐退，倦怠乏力，动辄汗出，咽干唇裂	舌红少苔，脉细弱不整	益气养阴，清解余热	沙参麦冬汤

第四节　维生素D缺乏性佝偻病

一、概述

维生素D缺乏性佝偻病简称佝偻病，是由于儿童体内维生素D不足，致使钙磷代谢失常的一种慢性营养性疾病，以正在生长的骨骺端软骨板不能正常钙化，造成骨骼病变为其特征。

二、病因病机

1. 病因　胎元失养，乳食失调，日照不见，体虚多病等。

2. 病机　脾肾虚亏，常累及心肺肝。

三、鉴别诊断

1. 先天性甲状腺功能减退　出生3个月后呈现生长发育迟缓，体格明显矮小，出牙迟，前囟大而闭合晚，神情呆滞，腹胀，食欲不振等。患儿智力低下，有特殊面容。

2. 脑积水　发病常在出生后数月，前囟及头颅进行性增大，且前囟饱满紧张，骨缝分离，两眼下视，如“落日状”。X线片示颅骨穹隆膨大，颅骨变薄，囟门及骨缝宽大等。

四、治疗原则

调补脾肾。

五、分证论治☆

证型	证候			治法	方药
肺脾气虚	囟门增大/迟闭	肌肉松软，食欲不振，反复易感	舌淡苔薄白，脉细无力	健脾补肺	人参五味子汤
脾虚肝旺		夜啼不宁，易惊多惕，纳呆食少	舌淡苔薄，脉细弦	健脾助运，平肝息风	益脾镇惊散
肾精亏损		出牙、坐立、行走迟缓，面白虚烦	舌淡苔少，脉细无力	补肾填精，佐以健脾	补肾地黄丸

第五节　传染性单核细胞增多症

一、概述

传染性单核细胞增多症是由传单时邪（EB病毒）引起的急性传染病。临床表现以发热，咽峡炎，淋巴结肿大，肝脾肿大，外周血中淋巴细胞增多且异型淋巴细胞增多为特征。本病属中医“瘟疫”范畴。

二、病因病机

1. 病因　传单疫邪致病。

2. 病机 热痰瘀互结。

3. 病位 病在卫气营血，涉及脏腑经络。

三、诊断要点与鉴别诊断

1. 诊断要点 有传单接触史；不规则发热咽峡炎；淋巴结肿大；肝脾肿大；皮疹；异型淋巴细胞10%以上；嗜异性凝集试验阳性；EB病毒特异性抗体阳性。

2. 鉴别诊断

（1）溶血性链球菌感染引起的咽峡炎：中性粒细胞增多，咽拭子细菌培养阳性，青霉素治疗有效。

（2）传染性淋巴细胞增多症：轻度发热，无明显肝脾及淋巴结肿大。外周血白细胞计数可升高，异常淋巴细胞并不增高，骨髓象正常，嗜异性凝集试验阴性。

（3）急性淋巴细胞白血病：嗜异性凝集试验阳性，血液异常淋巴细胞呈多形性，红细胞及血小板大多正常，骨髓象白幼稚细胞比例不增高。

四、治疗原则

清热解毒，化痰祛瘀。

五、分证论治☆

<table>
<tr><th>证型</th><th colspan="3">证候</th><th>治法</th><th>方药</th></tr>
<tr><td>邪犯肺胃</td><td rowspan="4">发热，咽红疼痛、淋巴结肿大</td><td>微恶风寒，头痛咳嗽，不思饮食</td><td>舌红苔薄黄，脉浮数</td><td>疏风清热，宣肺利咽</td><td>银翘散</td></tr>
<tr><td>气营两燔</td><td>壮热烦渴，口疮口臭，面红唇赤</td><td>舌红苔黄糙，脉洪数</td><td>清气凉营，解毒化痰</td><td>普济消毒饮</td></tr>
<tr><td>痰热流注</td><td>热型不定，肝脾肿大</td><td>舌红苔黄腻，脉滑数</td><td>清热化痰，通络散瘀</td><td>清肝化痰丸</td></tr>
<tr><td>湿热蕴滞</td><td>发热缠绵不退，身热不扬，胸腹痞闷</td><td>舌偏红苔黄腻，脉濡数</td><td>清热解毒，行气化湿</td><td>甘露消毒丹</td></tr>
<tr><td>正虚邪恋</td><td colspan="2">病程日久，发热渐退或低热不退，神疲气弱，咽部稍红</td><td>舌淡红剥苔，脉细弱</td><td>益气生津，兼清余热</td><td>气虚邪恋用竹叶石膏汤；阴虚邪恋用青蒿鳖甲汤、沙参麦冬汤</td></tr>
</table>

针灸学

第一章　经络系统

一、经络系统的组成

经络（运行气血）	络脉	十五络脉
		浮络（浮于浅表）
		孙络（最细小）
	经脉	十二皮部
		十二经筋
		十二经别
		十二经脉
		奇经八脉

二、十二经脉

1. 名称　十二经脉的名称是根据手足、阴阳、脏腑来命名的。循行分布在上肢的为手经，循行分布于下肢的为足经。阴阳的确定，一是根据中医理论，内属阴，外属阳，脏属阴，腑属阳。因此，隶属于五脏、分布于四肢内侧的经脉称为阴经；隶属于六腑、分布于四肢外侧的经脉称为阳经。二是根据古人对阴阳消长衍化的认识、阴阳气的多寡分为三阴（太阴、少阴、厥阴）、三阳（阳明、太阳、少阳）。

2. 体表分布规律☆

手三阴经	上肢	内侧	前	手太阴肺经
			中	手厥阴心包经
			后	手少阴心经
手三阳经		外侧	前	手阳明大肠经
			中	手少阳三焦经
			后	手太阳小肠经
足三阴经	下肢	内侧	前	足太阴脾经
			中	足厥阴肝经
			后	足少阴肾经
足三阳经		外侧	前	足阳明胃经
			中	足少阳胆经
			后	足太阳膀胱经

注：足三阴经在足内踝上 8 寸以下为厥阴在前、太阴在中、少阴在后，至内踝上 8 寸以上，太阴交出于厥阴之前。

3. 属络表里关系 阴经属脏络腑属里，阳经属腑络脏属表。手太阴肺经属肺络大肠，手阳明大肠经属大肠络肺，足阳明胃经属胃络脾，足太阴脾经属脾络胃，手少阴心经属心络小肠，手太阳小肠经属小肠络心，足太阳膀胱经属膀胱络肾，足少阴肾经属肾络膀胱，手厥阴心包经属心包络三焦，手少阳三焦经属三焦络心包，足少阳胆经属胆络肝，足厥阴肝经属肝络胆。

4. 与脏腑器官的联络☆

经脉名称	联络的脏腑	联络的器官
手太阴肺经	起于中焦，属肺，络大肠，还循胃口	喉咙
手阳明大肠经	属大肠，络肺	入下齿中，夹口、鼻
足阳明胃经	属胃，络脾	起于鼻，入上齿，环口夹唇，循喉咙
足太阴脾经	属脾，络胃，流注心中	夹咽，连舌本，散舌下
手少阴心经	属心，络小肠，上肺	夹咽，系目系
手太阳小肠经	属小肠，络心，抵胃	循咽，至目内外眦，入耳中，抵鼻
足太阳膀胱经	属膀胱，络肾	起于目内眦，至耳上角，入络脑
足少阴肾经	属肾，络膀胱，上贯肝，入肺中，络心	循喉咙，夹舌本
手厥阴心包经	属心包，络三焦	
手少阳三焦经	属三焦，络心包	系耳后，出耳上角，入耳中，至目锐眦
足少阳胆经	属胆，络肝	起于目锐眦，下耳后，入耳中，出耳前
足厥阴肝经	属肝，络胆，夹胃，注肺	过阴器，连目系，环唇内

5. 循行走向与交接规律☆

（1）十二经脉的循行走向规律：手三阴经从胸走手，手三阳经从手走头，足三阳经从头走足，足三阴经从足走腹。

（2）十二经脉的循行交接规律

①相表里的阴经与阳经在手足末端交接，如手太阴肺经在食指端与手阳明大肠经相交接；手少阴心经在小指端与手太阳小肠经相交接；手厥阴心包经在无名指端与手少阳三焦经相交接；足阳明胃经在足大趾内端与足太阴脾经相交接；足太阳膀胱经在小趾端与足少阴肾经相交接；足少阳胆经在大趾外端与足厥阴肝经相交接。

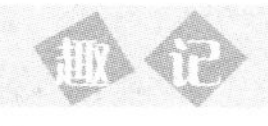

1 内 1 外，帮足吾。注：①1 内——足大趾内侧；②1 外——足大趾外侧；③足吾——足小趾。

②同名的阳经与阳经在头面部交接，如手足阳明经交接于鼻旁，手足太阳经交接于目内眦，手足少阳经交接于目外眦。

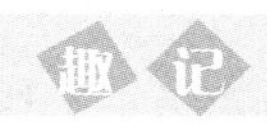

养少太，比外累。注：①养少太——阳明经、少阳经、太阳经；②比外累——鼻旁、目外眦、目内眦。

③相互衔接的阴经与阴经在胸中交接，如足太阴经与手少阴经交接于心中，足少阴经与手厥阴经交接于胸中，足厥阴经与手太阴经交接于肺中。

三、奇经八脉

1. 名称 奇经八脉指督脉、任脉、冲脉、带脉、阴维脉、阳维脉、阴跷脉、阳跷脉八条经脉，因与十二经脉不同而别道奇行，故称为奇经八脉。

2. 循行分布及其临床意义☆

	循行分布	临床意义
任脉	胸腹正中，上抵颏部	妊养诸阴经，总调全身阴气和精血，为“阴脉之海”
督脉	腰背正中，上至头面	督领诸阳经，统摄全身阳气和真元，为“阳脉之海”
冲脉	与足少阴肾经并行，环绕口唇。督脉、任脉、冲脉皆起于胞中，同出会阴，称“一源三歧”	涵蓄十二经气血，为“十二经脉之海”或“血海”
带脉	起于胁下，绕行腰间一周	约束纵行躯干的诸条经脉
阴维脉	起于小腿内侧，沿腿股内侧上行，至咽喉与任脉会合	主一身之里，维系一身阴经
阳维脉	起于足跗外侧，沿腿膝外侧上行，至项后与督脉相会	主一身之表，维系一身阳经
阴跷脉	起于足跟内侧，随足少阴经上行，至目内眦与阳跷脉会合	调节下肢运动，司寤寐
阳跷脉	起于足跟外侧，伴足太阳经上行，至目内眦与阴跷脉会合	

3. 作用

①统率与主导作用；②沟通、联络作用；③蓄积、渗灌作用。

四、十五络脉

1. 分布 十二经络脉在四肢肘膝关节以下本经的络穴分出后，均走向其相表里的经脉，阴经络脉走向阳经，阳经络脉走向阴经，阴阳经的络脉相互交通连接。任脉的别络，从胸骨剑突下鸠尾穴分出后，散布于腹部；督脉的别络，从尾骨下长强穴分出后，散布于头部，并走向背部两侧的足太阳经；脾之大络，出于腋下大包穴，散布于胸胁部。

2. 作用 四肢部的十二经别络，加强了十二经中相表里两经在体表的联系，沟通了表里两经的经气，补充了十二经脉循行的不足。躯干部的任脉别络、督脉别络和脾之大络，分别沟通了腹、背和全身经气，输布气血以濡养全身组织。

五、十二经别

1. 分布

离	多从四肢肘膝关节附近正经别出	六合
入	经过躯干深入体腔与相关的脏腑联系	
出	再浅出体表上行头项部	
合	在头项部，阳经经别合于本经的经脉，阴经的经别合于其相表里的阳经经脉	

2. 作用☆

（1）加强十二经表里两经在体内的联系作用。

（2）加强经脉与脏腑联系的作用。

（3）加强十二经脉与头部联系的作用。

（4）弥补十二经脉分布的不足，并加强了各经与心的联系。

六、十二经筋

1. 分布

（1）特点：①起于四肢末端，上行头面胸腹部；②行于体表，不入内脏；③结、聚、散、络；④与脏腑无属络关系。

（2）分类：经筋还有刚筋、柔筋之分。刚（阳）筋分布于项背和四肢外侧，以手足阳经经筋为主；柔（阴）筋分布于胸腹和四肢内侧，以手足阴经经筋为主。

2. 作用 约束骨骼，利于关节屈伸运动。

七、十二皮部

1. 分布 十二皮部的分布区域，是以十二经脉体表的分布范围为依据的，是十二经脉在皮肤上分属的部位，同时，皮部也是别络的分区，是络脉之气散布之所在。它同别络，特别是浮络有更密切的关系。

2. 作用 由于十二皮部居于人体最外层，又与经络气血相通，是络脉之气（卫气）散布之处，故是机体的卫外屏障，起着保卫机体、抵御外邪和反映病候、协助诊断的作用。

第二章 经络的作用和经络学说的临床应用

一、经络的作用

1. 联系脏腑，沟通内外。
2. 运行气血，协调阴阳。
3. 抗御病邪，反映病候。
4. 传导感应，调整虚实。

二、经络学说的临床应用

1. 诊断

（1）可以通过辨析患者的症状、体征以及相关部位发生的病理变化，以确定疾病所在的经脉。

（2）临床上常通过望诊、切诊以发现病理反应，从而帮助诊断疾病。

（3）可以通过一些现代的检测方法，观察皮肤温度、皮肤电阻、红外热像等现象进行疾病诊断。

2. 治疗

（1）指导针灸治疗。

（2）指导药物归经。

（3）推拿科的取穴、推拿手法多以经络理论为依据进行施治。

第三章 腧穴的分类

一、十四经穴与经外奇穴

	固定名称	固定位置	固定经脉	明确主治
十四经穴（362 个）	√	√	十四经	√
经外奇穴	√	√	不定	单一、特殊

二、阿是穴

阿是穴又称天应穴、不定穴等，是以压痛点或其他反应点作为刺灸的部位，既不是经穴，又不是奇穴，而是按压痛点取穴。这类穴既无具体名称，又无固定位置，多位于病变附近，也可在与病变距离较远处。阿是穴无一定数目。

第四章　腧穴的主治特点和规律

一、主治特点

近治作用	腧穴所在，主治所在，所有腧穴均具有
远治作用	经脉所过，主治所及，四肢肘、膝关节以下腧穴
特殊作用	双向、良性调节作用，相对的特异性治疗作用

二、分经主治规律☆

1. 手三阴经腧穴主治规律

经名	本经主治	二经相同主治	三经相同主治
手太阴经	肺、喉病		胸部病
手厥阴经	心、胃病	神志病	
手少阴经	心病		

2. 手三阳经腧穴主治规律

经名	本经主治	二经相同主治	三经相同主治
手阳明经	前头、鼻、口、齿病		目病、咽喉病、热病
手少阳经	侧头、胁肋病	目病、耳病	
手太阳经	后头、肩胛病，神志病		

3. 足三阳经腧穴主治规律

经名	本经主治	二经相同主治	三经相同主治
足阳明经	前头、口齿、咽喉病，胃肠病		神志病、热病
足少阳经	侧头、耳、项、胁肋病，胆病	眼病	
足太阳经	后头、项、背腰病，肛肠病		

4. 足三阴经腧穴主治规律

经名	本经主治	二经相同主治	三经相同主治
足太阴经	脾胃病		腹部病、妇科病
足厥阴经	肝病	前阴病	
足少阴经	肾病、肺病、咽喉病		

5. 任脉、督脉腧穴主治规律

经名	本经主治	二经相同主治
任脉	中风脱证、虚寒、下焦病	神志病、脏腑病、妇科病
督脉	中风、昏迷、热病、头面部病	

第五章　特定穴

一、概述

特定穴是指十四经中具有特殊治疗作用，并有特定称号的腧穴。根据其不同的分布特点、含义和治疗作用，将特定穴分为五输穴、原穴、络穴、郄穴、下合穴、背俞穴、募穴、八会穴、八脉交会穴和交会穴等 10 类。

二、原穴与络穴

1. 概述

	原穴	络穴
定义	是脏腑原气经过和留止的部位	是络脉从本经别出的部位。“络”，是联络的意思
分布特点	分布在腕、踝关节附近的十二经上	十二经的络穴都位于肘膝关节以下 任脉之络穴—鸠尾—上腹部 督脉之络穴—长强—尾骶部 脾之大络—大包—胸胁部
组成	阴经以输为原 阳经另有专门的一个原穴	

2. 十二经脉原穴与络穴表☆

	原穴	络穴	趣记
手太阴肺经	太渊	列缺	太缺金
手阳明大肠经	合谷	偏历	大合力
足阳明胃经	冲阳	丰隆	未冲锋
足太阴脾经	太白	公孙	公孙皮（肤）太白
手少阴心经	神门	通里	小神通
手太阳小肠经	腕骨	支正	小碗整
足太阳膀胱经	京骨	飞扬	光顾飞
足少阴肾经	太溪	大钟	肾太肿
手厥阴心包经	大陵	内关	抱大官，累
手少阳三焦经	阳池	外关	骄阳外
足少阳胆经	丘墟	光明	但求光明
足厥阴肝经	太冲	蠡沟	敢冲，力够

3. 临床应用

（1）原穴可用于诊断和治疗脏腑疾病。

（2）络穴可用于治疗本经病证、本络脉的虚实病证及其相表里之经的病证。

（3）原络配穴法（主客原络配穴法）：先病经脉的原穴 + 后病的相表里经脉的络穴。

三、背俞穴与募穴

1. 概述

	背俞穴	募穴
定义	是脏腑之气输注于背腰部的腧穴	是脏腑之气结聚于胸腹部的腧穴
分布	背腰部——膀胱经第 1 侧线上	胸腹部相关经脉上，相应脏腑附近

2. 背俞穴与募穴表☆

	背俞穴	募穴	趣记
手太阴肺经	肺俞	中府	肺腑之言
手阳明大肠经	大肠俞	天枢	大叔

续表

	背俞穴	募穴	趣记
足阳明胃经	胃俞	中脘	胃募捐中
足太阴脾经	脾俞	章门	腹胀
手少阴心经	心俞	巨阙	缺心眼
手太阳小肠经	小肠俞	关元	小关墓
足太阳膀胱经	膀胱俞	中极	尿急
足少阴肾经	肾俞	京门	肾藏精
手厥阴心包经	厥阴俞	膻中	蛋包饭
手少阳三焦经	三焦俞	石门	三生石
足少阳胆经	胆俞	日月	但求日月明
足厥阴肝经	肝俞	期门	生气

3. 临床应用

（1）背俞穴与募穴均可用于治疗相关脏腑的病变。

（2）腑病多选其募穴治疗，脏病多选其背俞穴治疗。

（3）俞募配穴法：病变脏腑对应的经脉（同一条）。

四、八脉交会穴

1. 概述 八脉交会穴是指与奇经八脉脉气相通的十二经脉在四肢部的八个腧穴，原称“交经八穴”“流注八穴”和“八脉八穴”。均分布于肘膝以下。

2. 八脉交会穴配伍及主治病证☆

穴名	主治	相配合主治
公孙	冲脉病证	心、胸、胃疾病
内关	阴维脉病证	
后溪	督脉病证	目内眦、颈项、耳、肩部疾病
申脉	阳跷脉病证	
足临泣	带脉病证	目锐眦、耳后、颊、颈、肩部疾病
外关	阳维脉病证	
列缺	任脉病证	肺系、咽喉、胸膈疾病
照海	阴跷脉病证	

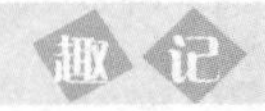

公孙内关胃心胸，列缺照海肺膈咽，后溪申脉目内眦，足临外关目外眦。

五、八会穴

1. 概述 八会穴，是指脏、腑、气、血、筋、脉、骨、髓等精气所会聚的腧穴。“会”，是聚会的意思。分布在躯干部和四肢部，其中脏、腑、气、血、骨之会穴位于躯干部，筋、脉、髓之会穴位于四肢部。

2. 八会穴表☆

八会	穴名	经属
脏会	章门	足厥阴肝经
腑会	中脘	任脉
气会	膻中	任脉
血会	膈俞	足太阳膀胱经
筋会	阳陵泉	足少阳胆经
脉会	太渊	手太阴肺经
骨会	大杼	足太阳膀胱经
髓会	悬钟	足少阳胆经

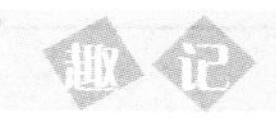

张万蛋哥阳台打钟。注：章门、中脘、膻中、膈俞、阳陵泉、太渊、大杼、悬钟。

3. 临床应用

（1）对于各自所会的脏、腑、气、血、筋、脉、骨、髓相关的病证有特殊的治疗作用。

（2）与此八者有关的病证均可选用相应的八会穴来治疗。

（3）可治疗相关的热病。

六、郄穴

1. 概述 十二经脉和奇经八脉中的阴跷脉、阳跷脉、阴维脉、阳维脉之经气深聚的部位称为郄穴。郄穴大多分布在四肢肘膝关节以下。

2. 十六郄穴表☆

阴经	郄穴	阳经	郄穴
手太阴肺经	孔最	手阳明大肠经	温溜
手厥阴心包经	郄门	手少阳三焦经	会宗
手少阴心经	阴郄	手太阳小肠经	养老
足太阴脾经	地机	足阳明胃经	梁丘
足厥阴肝经	中都	足少阳胆经	外丘
足少阴肾经	水泉	足太阳膀胱经	金门
阴维脉	筑宾	阳维脉	阳交
阴跷脉	交信	阳跷脉	跗阳

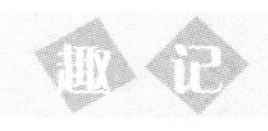

肺大胃脾心小肠，膀肾包焦胆肝寻；最溜良机系养老，金泉溪会求中医。注：孔最、温溜、梁丘、地机、阴郄、养老、金门、水泉、郄门、会宗、外丘、中都。

3. 临床应用

（1）治疗本经循行部位及所属脏腑的急性病证。

（2）阴经郄穴多治疗血证，阳经郄穴多治疗急性痛证。

（3）脏腑疾患也可在相应的郄穴上出现疼痛或压痛，有助于疾病的诊断。

七、下合穴

1. 概述 下合穴是指六腑之气下合于足三阳经的六个腧穴，又称六腑下合穴。六个穴位都分布在足三阳经膝关节及以下部位。

2. 下合穴表

六腑	下合穴	足三阳经
大肠	上巨虚	足阳明胃经
小肠	下巨虚	
胃	足三里	
胆	阳陵泉	足少阳胆经
膀胱	委中	足太阳膀胱经
三焦	委阳	

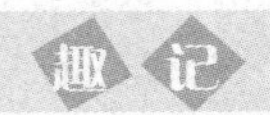

上下巨虚大小肠，膀胱三焦委中阳。

3. 临床应用

（1）主要用于治疗六腑疾病。

（2）协助诊断。

八、交会穴

交会穴是指两经或数经相交会合的腧穴。交会穴多分布于头面、躯干部位。交会穴能治本经的疾病，也能兼治所交会经脉的疾病。

九、五输穴

1. 概述 五输穴是指十二经脉各经在肘膝关节以下的五个腧穴，称为井、荥、输、经、合。有关记载首见于《灵枢·九针十二原》“所出为井，所溜为荥，所注为输，所行为经，所入为合”，这是对五输穴经气流注特点的概括。

2. 分布特点及组成☆

井	手足末端	经气所出部位	所出为井
荥	掌指/跖趾关节之前	经气流行部位	所溜为荥
输	掌指/跖趾关节之后	经气渐盛	所注为输
经	腕踝关节以上	经气正盛运行	所行为经
合	肘膝关节附近	经气由此入深	所入为合

3. 组成

（1）阴经五输穴及五行属性☆

	井（木）	荥（火）	输（土）	经（金）	合（水）	趣记
手太阴肺经	少商	鱼际	太渊	经渠	尺泽	“肥”—少鱼太尽责
手厥阴心包经	中冲	劳宫	大陵	间使	曲泽	“想买包”—包充公，大使趣责
手少阴心经	少冲	少府	神门	灵道	少海	“小心”—少冲少妇，门临海

	井（木）	荥（火）	输（土）	经（金）	合（水）	趣记
足太阴脾经	隐白	大都	太白	商丘	阴陵泉	"批评他"—赢大，太伤阴
足少阴肾经	涌泉	然谷	太溪	复溜	阴谷	"婶婶"—颧骨太细，留影
足厥阴肝经	大敦	行间	太冲	中封	曲泉	"干"—大型冲锋曲

（2）阳经五输穴及五行属性☆

	井（金）	荥（水）	输（木）	经（火）	合（土）	趣记
手阳明大肠经	商阳	二间	三间	阳溪	曲池	"大场地"—高量2、3间戏池
手少阳三焦经	关冲	液门	中渚	支沟	天井	"三叫"—关夜门，猪狗进
手太阳小肠经	少泽	前谷	后溪	阳谷	小海	"小唱"—则前后顾小孩
足阳明胃经	厉兑	内庭	陷谷	解溪	足三里	"薇薇"—力挺仙姑接三里
足少阳胆经	足窍阴	侠溪	足临泣	阳辅	阳陵泉	"胆子小"—瞧稀奇，赴阳阳泉
足太阳膀胱经	至阴	足通谷	束骨	昆仑	委中	"足胖"—只因足痛速去昆仑中治

4. 应用

（1）按主病特点选用

脏	色	时	音	胃
井	荥	输	经	合
满	热	痛	喘	泄

（2）按五行相克选用☆

①子母补泻法：本经虚则补其母穴，实则泻其子穴；他经虚则补其母经本穴，实则泻其子经本穴。

②子母补泻取穴表——脏

		脏					
		金	水	木	火	相火	土
本经子母穴	经脉	肺经	肾经	肝经	心经	心包经	脾经
	母穴	太渊	复溜	曲泉	少冲	中冲	大都
	子穴	尺泽	涌泉	行间	神门	大陵	商丘
他经子母穴	母经	脾经	肺经	肾经	肝经	肝经	心经
	母穴	太白	经渠	阴谷	大敦	大敦	少府
	子经	肾经	肝经	心经	脾经	脾经	肺经
	子穴	阴谷	大敦	少府	太白	太白	经渠

③子母补泻取穴表——腑

		腑					
		金	水	木	火	相火	土
本经子母穴	经脉	大肠经	膀胱经	胆经	小肠经	三焦经	胃经
	母穴	曲池	至阴	侠溪	后溪	中渚	解溪
	子穴	二间	束骨	阳辅	小海	天井	厉兑
他经子母穴	母经	胃经	大肠经	膀胱经	胆经	胆经	小肠经
	母穴	足三里	商阳	足通谷	足临泣	足临泣	阳谷
	子经	膀胱经	胆经	小肠经	胃经	胃经	大肠经
	子穴	足通谷	足临泣	阳谷	足三里	足三里	商阳

（3）按时选用：《难经·七十四难》云："春刺井，夏刺荥，季夏刺输，秋刺经，冬刺合。"

第六章　腧穴的定位方法

一、骨度分寸定位法

1. 概述　骨度分寸定位法简称骨度法，是指以体表骨节为主要标志折量全身各部的长度和宽度，定出分寸，用于腧穴定位的方法，不论男女老幼、高矮胖瘦，一概以此标准折量作为量取腧穴的依据。折量分寸是以患者本人的身材为依据的。

2. 常用骨度分寸☆

部位	起止点	折量寸	度量法	说明
头面部	前发际正中至后发际正中	12	直寸	用于确定头部腧穴的纵向距离
	眉间（印堂）至前发际正中	3	直寸	用于确定前发际及其头部腧穴的纵向距离
	第7颈椎棘突下（大椎）至后发际正中	3	直寸	用于确定后发际及其头部腧穴的纵向距离
	两额角发际（头维）之间	9	横寸	用于确定头前部腧穴的横向距离
	耳后两乳突（完骨）之间	9	横寸	用于确定头后部腧穴的横向距离
胸腹胁部	胸骨上窝（天突）至剑突尖	9	直寸	用于确定胸部任脉穴的纵向距离
	剑突尖至脐中	8	直寸	用于确定上腹部腧穴的纵向距离
	两肩胛骨喙突内侧缘之间	12	横寸	用于确定胸部腧穴的横向距离
	两乳头之间	8	横寸	用于确定胸腹部腧穴的横向距离
背腰部	肩胛骨内侧缘至后正中线	3	横寸	用于确定背腰部腧穴的横向距离
上肢部	腋前纹头至肘横纹（平尺骨鹰嘴）	9	直寸	用于确定上臂前侧及其内侧部腧穴的纵向距离
	腋后纹头至（肘横纹）平尺骨鹰嘴	9	直寸	用于确定上臂外侧及其后侧部腧穴的纵向距离
	肘横纹（平尺骨鹰嘴）至腕掌（背）侧远端横纹	12	直寸	用于确定前臂部腧穴的纵向距离

部位	起止点	折量寸	度量法	说明
下肢部	耻骨联合上缘至髌底	18	直寸	用于确定大腿部前部及其内侧部腧穴的纵向距离
	髌底至髌尖	2	直寸	
	髌尖（平膝中）至内踝尖	15	直寸	用于确定小腿内侧部腧穴的纵向距离
	胫骨内侧髁下方（阴陵泉）至内踝尖	13	直寸	用于确定小腿内侧部腧穴的纵向距离
	股骨大转子至腘横纹（平髌尖）	19	直寸	用于确定大腿部前外侧部腧穴的纵向距离
	臀沟至腘横纹	14	直寸	用于确定大腿后部腧穴的纵向距离
	腘横纹（平髌尖）至外踝尖	16	直寸	用于确定小腿外侧部及其后侧部腧穴的纵向距离
	内踝尖至足底	3	直寸	用于确定足内侧部腧穴的纵向距离

注：前后发际线不明者，依据眉间（印堂）至前发际正中至第7颈椎棘突下（大椎），直寸18寸，确定头部腧穴的纵向距离。

二、体表解剖标志定位法

1. 概述 体表解剖标志定位法是以人体解剖学的各种体表标志为依据确定腧穴定位的方法。体表解剖标志可分为固定标志和活动标志两种。

2. 固定标志☆

（1）借助可见标志确定腧穴的位置：①鼻尖取素髎；②两眉中间取印堂；③以眉头定攒竹；④两乳中间取膻中；⑤以脐为标志，脐中即为神阙，其旁开2寸定天枢；⑥俯首显示最高的第7颈椎棘突下取大椎；⑦腓骨小头前下方取阳陵泉。

（2）背腰部穴的主要取穴标志：①肩胛冈平第3胸椎棘突；②肩胛骨下角平第7胸椎棘突；③髂嵴最高点平第4腰椎棘突等。

3. 活动标志 在活动姿势下才会出现的标志，据此亦可确定腧穴的位置。①微张口，耳屏正中前缘凹陷中取听宫；②屈肘，于横纹头处取曲池；③外展上臂时肩峰前下方的凹陷中取肩髃；④拇指跷起，当拇长、短伸肌腱之间的凹陷中取阳溪。

三、手指同身寸定位法

1. 概述 手指同身寸定位法又称指量法、指寸定位法，是指依据患者本人手指所规定的分寸以量取腧穴的方法。在具体取穴时，医者应在骨度分寸定位法的基础上，参照被取穴者自身的手指进行比量，以确定腧穴的标准定位。

2. 分类

（1）中指同身寸：以患者的中指中节桡侧两端纹头（拇指、中指屈曲成环形）之间的距离作为1寸。

（2）拇指同身寸：以患者拇指指间关节的宽度作为1寸。

（3）横指同身寸（一夫法）：患者的食、中、无名、小指四指并拢，以中指中节横纹为准，其四指的宽度作为3寸。四指相并名曰"一夫"，用横指同身寸量取腧穴，又名"一夫法"。

四、简便定位法

简便定位法是临床中一种简便易行的腧穴定位方法，是一种辅助取穴方法。常用的简便取穴方法：①两耳尖连线中点取百会；②两虎口自然平直交叉，一手食指压在另一手腕后高骨的上方，当食指尽端处取列缺；③半握拳，当中指端所指处取劳宫；④垂肩屈肘，于平肘尖处取章门；⑤立正姿势，两手下垂，于中指尖处取风市等。

第七章　手太阴肺经、腧穴

一、经脉循行

1. 原文　《灵枢·经脉》：肺手太阴之脉，起于中焦，下络大肠，还循胃口，上膈属肺。从肺系，横出腋下，下循臑内，行少阴、心主之前，下肘中，循臂内上骨下廉，入寸口，上鱼，循鱼际，出大指之端。

其支者，从腕后直出次指内廉，出其端。

2. 起始穴与终止穴　中府—少商。

二、主治概要

1. 肺、胸、咽喉部等肺系相关病证　咳嗽、气喘、咳血、咽喉肿痛、胸痛等。

2. 经脉循行部位的其他病证　肩背痛、肘臂挛痛、手腕痛等。

三、常用腧穴的定位、主治要点和操作☆

1. 中府　肺之募穴；手、足太阴经交会穴。

【定位】在胸部，横平第1肋间隙，锁骨下窝外侧，前正中线旁开6寸。

【主治】①咳嗽、胸痛、咳血、肺胀满、胸中烦满、气喘等肺胸病证；②肩臂痛。

【操作】直刺0.8～1.2寸，或点刺出血。

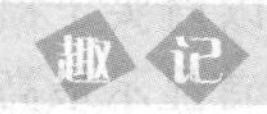

六一去肺府玩儿。注：①六一——横平第1肋间隙，前正中线旁开6寸；②府——中府。

2. 尺泽　合穴。

【定位】在肘区，肘横纹上，肱二头肌腱桡侧缘凹陷中。

【主治】①咳嗽、气喘、咽喉肿痛、咳血等肺系病证；②肘臂挛痛；③小儿惊风、急性腹痛、吐泻等急症。

【操作】直刺0.8～1.2寸，或点刺出血。

3. 孔最　郄穴。

【定位】在前臂前区，腕掌侧远端横纹上7寸，尺泽与太渊连线上。

【主治】①咳嗽、气喘、咯血、鼻衄、咽喉肿痛等肺系病证；②肘臂挛痛；③痔疮出血。

【操作】直刺0.5～1.0寸。

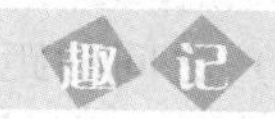

孔最七窍流血。注：①七——腕掌侧远端横纹上7寸；②血——咯血、鼻衄、痔疮出血。

4. 列缺　络穴；八脉交会穴，通任脉。

【定位】在前臂，腕掌侧远端横纹上1.5寸，拇短伸肌腱与拇长展肌腱之间，拇长展肌腱沟的凹陷中。简便取穴法：两手虎口自然平直交叉，一手食指按在另一手桡骨茎突上，指尖下凹陷中是穴。

【主治】①咳嗽、气喘、咽喉肿痛等肺系病证；②外感头痛、项强、齿痛、口㖞等头面五官疾患；③手腕痛。

【操作】向肘部斜刺0.5～0.8寸。

5. 太渊　输穴；原穴；八会穴之脉会。

【定位】在腕前区，桡骨茎突与舟状骨之间，拇长展肌腱尺侧凹陷中。

【主治】①咳嗽、气喘、咳血、喉痹等肺系病证；②无脉症；③胸痛，缺盆中痛，腕臂痛。

【操作】避开桡动脉，直刺0.3～0.5寸。

6. 鱼际　荥穴。

【定位】在手外侧，第1掌骨桡侧中点赤白肉际处。

【主治】①咳嗽、气喘、咳血、失音、喉痹、咽干等肺系热性病证；②外感发热，掌中热；③小儿疳积。

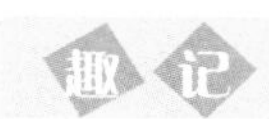

鱼肝油。注：①鱼——鱼际；②肝——小儿疳积。

【操作】直刺0.5～0.8寸。

7. 少商　井穴。

【定位】在手指，拇指末节桡侧，指甲根角侧上方0.1寸。

【主治】①咳嗽、气喘、咽喉肿痛、鼻衄等肺系实热病证；②中暑，发热；③昏迷，癫狂；④指肿、麻木。

【操作】浅刺0.1寸，或点刺出血。

小　结

1. 痔疾穴位总结　孔最（痔血）、承山、承扶、秩边、飞扬、长强。

2. 针麻用穴　扶突、合谷、极泉。

3. 规律总结

（1）大关节横纹穴位治急症：上尺泽、下委中。

（2）手上的井穴均可治疗热病、昏迷、癫痫等神志病、急症。

第八章　手阳明大肠经、腧穴

一、经脉循行

1. 原文　《灵枢·经脉》：大肠手阳明之脉，起于大指次指之端，循指上廉，出合谷两骨之间，上入两筋之中，循臂上廉，入肘外廉，上臑外前廉，上肩，出髃骨之前廉，上出于柱骨之会上，下入缺盆，络肺，下膈，属大肠。

其支者，从缺盆上颈，贯颊，入下齿中；还出夹口，交人中——左之右、右之左，上夹鼻孔。

2. 起始穴与终止穴　商阳—迎香。

二、主治概要

1. 头面五官病证　头痛、鼻衄、齿痛、咽喉肿痛、口眼歪斜、耳聋等。

2. 肠腑病证　腹胀、腹痛、肠鸣、泄泻等。

3. 皮肤病证　风疹、湿疹、瘾疹、荨麻疹、痤疮等。

4. 神志病证　昏迷、癫狂等。

5. 热病　发热、热病汗出等。

6. 经脉循行部位的其他病证　手臂、肩部酸痛麻木、上肢不遂等。

三、常用腧穴的定位、主治要点和操作☆

1. 合谷 原穴。

【定位】在手背，第2掌骨桡侧的中点处。

【主治】①头痛、齿痛、目赤肿痛、咽喉肿痛、牙关紧闭、口㖞、鼻衄、耳聋、痄腮等头面五官病证；②发热恶寒等外感病；③热病；④无汗或多汗；⑤经闭、滞产、月经不调、痛经、胎衣不下、恶露不止、乳少等妇科病证；⑥上肢疼痛、不遂；⑦皮肤瘙痒、荨麻疹等皮肤科病证；⑧小儿惊风，痉证；⑨腹痛、痢疾、便秘等肠腑病证；⑩牙拔出术、甲状腺手术等面口五官及颈部手术的针麻常用穴。

【操作】直刺0.5~1.0寸。孕妇不宜针。

2. 阳溪 经穴。

【定位】在腕区，腕背侧远端横纹桡侧，桡骨茎突远端，解剖学“鼻烟窝”凹陷中。

【主治】①头痛、目赤肿痛、咽喉肿痛、齿痛、耳聋、耳鸣等头面五官病证；②手腕痛，手指拘急。

【操作】直刺0.5~0.8寸。

3. 偏历 络穴。

【定位】在前臂，腕背侧远端横纹上3寸，阳溪与曲池连线上。

【主治】①目赤、咽喉肿痛、耳聋、鼻衄等五官病证；②水肿，小便不利；③手臂酸痛；④腹部胀满。

【操作】直刺或斜刺0.3~0.5寸。

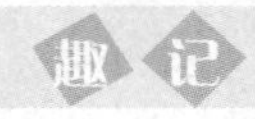

亚历3大。注：①历——偏历；②3——腕背侧远端横纹上3寸。

4. 手三里

【定位】在前臂，肘横纹下2寸，阳溪与曲池连线上。

【主治】①手臂麻痛、肘挛不伸、上肢不遂等上肢病证；②腹胀、泄泻等肠腑病证；③齿痛颊肿。

【操作】直刺0.8~1.2寸。

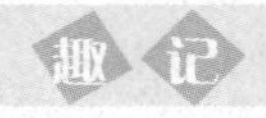

三长两短。注：①三——手三里；②两——肘横纹下2寸。

5. 曲池 合穴。

【定位】在肘区，尺泽与肱骨外上髁连线的中点处。

【主治】①目赤肿痛、齿痛、咽喉肿痛等五官热性病证；②热病；③手臂肿痛、上肢不遂等上肢病证；④风疹、瘾疹、湿疹、丹毒、瘰疬等皮肤科病证；⑤腹痛、吐泻、痢疾等肠腑病证；⑥头痛，眩晕；⑦癫狂等神志病证。

【操作】直刺1.0~1.5寸。

6. 肩髃 手阳明经与阳跷脉的交会穴。

【定位】在三角肌区，肩峰外侧缘前端与肱骨大结节两骨间凹陷中。

【主治】①肩痛不举，上肢不遂；②瘰疬；③瘾疹。

【操作】直刺或向下斜刺0.8~1.5寸。

7. 扶突

【定位】在胸锁乳突肌区，横平喉结，胸锁乳突肌前、后缘中间。

【主治】①咽喉肿痛、暴喑、吞咽困难、呃逆等咽喉病证；②瘿气，瘰疬；③咳嗽，气喘；④颈部手术针麻用穴。

【操作】直刺0.5～0.8寸。避开颈动脉，不可深刺。一般不使用电针，以免引起迷走神经反应。

8. 迎香

【定位】在面部，鼻翼外缘中点旁，鼻唇沟中。

【主治】①鼻塞、鼻衄、鼻渊等鼻病；②口㖞、面痒、面肿等口面部病证；③胆道蛔虫病。

【操作】略向内上方斜刺或平刺0.3～0.5寸。

第九章 足阳明胃经、腧穴

一、经脉循行

1. 原文 《灵枢·经脉》：胃足阳明之脉，起于鼻，交頞中，旁约太阳之脉，下循鼻外，入上齿中，还出夹口，环唇，下交承浆，却循颐后下廉，出大迎，循颊车，上耳前，过客主人，循发际，至额颅。

其支者，从大迎前，下人迎，循喉咙，入缺盆，下膈，属胃，络脾。

其直者，从缺盆下乳内廉，下夹脐，入气街中。

其支者，起于胃口，下循腹里，下至气街中而合，下髀关，抵伏兔，下膝髌中，下循胫外廉，下足跗，入中指内间。

其支者，下廉三寸而别，下入中指外间。

其支者，别跗上，入大指间，出其端。

2. 起始穴与终止穴 承泣—厉兑。

二、主治概要

1. 脾胃肠病证 胃痛、呕吐、腹痛、腹胀、肠鸣、泄泻、便秘等。

2. 头面五官病证 头痛、眩晕、面痛、口㖞、眼睑瞤动、齿痛、目赤肿痛、近视等。

3. 神志病证 癫狂、谵语、吐舌等。

4. 热病。

5. 经脉循行部位的其他病证 下肢痿痹、中风瘫痪、足背肿痛、乳痈等。

三、常用腧穴的定位、主治要点和操作☆

1. 承泣 足阳明经与任脉的交会穴。

【定位】在面部，眼球与眶下缘之间，瞳孔直下。

【主治】①目赤肿痛、迎风流泪、近视、夜盲等眼病；②口㖞、眼睑瞤动等面部病证。

【操作】以左手拇指向上轻推固定眼球，右手持针紧靠眶缘缓慢直刺0.5～1寸，不宜提插和大幅度捻转，以防刺破血管引起血肿。出针时稍加按压，以防出血；禁灸。

2. 四白

【定位】在面部，眶下孔处。

【主治】①目赤肿痛、目翳、近视等眼病；②口㖞、眼睑瞤动、头痛、眩晕、面痛等头面部病证。

【操作】直刺或向上斜刺0.3～0.5寸。

3. 地仓 手、足阳明经与任脉的交会穴。

【定位】在面部，口角旁开0.4寸（指寸）。

【主治】口㖞、眼睑瞤动、流涎、齿痛、颊肿等头面五官病证。

【操作】斜刺或平刺0.3~0.8寸，可向颊车穴透刺。

4. 颊车

【定位】在面部，下颌角前上方一横指（中指）。

【主治】口㖞、口噤、齿痛、面痛等面口病证。

【操作】直刺0.3~0.5寸，或向地仓穴透刺1.5~2寸。

5. 下关

【定位】在面部，颧弓下缘中央与下颌切迹之间凹陷中。

【主治】①牙关不利、面痛、齿痛、口㖞等面口病证；②耳鸣、耳聋、聤耳等耳疾。

【操作】直刺0.5~1寸，闭口取穴。

6. 头维 足阳明经与足少阳经和阳维脉的交会穴。

【定位】在头部，额角发际直上0.5寸，头正中线旁开4.5寸。

【主治】头痛、眩晕、目痛、迎风流泪、眼睑瞤动等头面五官病证。

【操作】平刺0.5~1寸。

7. 人迎

【定位】在颈部，横平喉结，胸锁乳突肌前缘，颈总动脉搏动处。

【主治】①咽喉肿痛、瘿气、瘰疬等咽喉、颈部病证；②胸满，气喘；③原发性高血压；④假性延髓性麻痹。

【操作】避开颈总动脉，直刺0.3~0.8寸。

8. 梁门

【定位】在上腹部，脐中上4寸，前正中线旁开2寸。

【主治】纳少、胃痛、呕吐、腹胀等脾胃病证。

【操作】直刺0.8~1.2寸。

9. 天枢 大肠募穴。

【定位】在腹部，横平脐中，前正中线旁开2寸。

【主治】①绕脐腹痛、腹胀、便秘、泄泻、痢疾等脾胃肠病证；②癥瘕、月经不调、痛经等妇科病证。

【操作】直刺1~1.5寸。

10. 归来

【定位】在下腹部，脐中下4寸，前正中线旁开2寸。

【主治】①小腹胀痛，疝气；②月经不调、经闭、痛经、带下、阴挺等妇科病证。

【操作】直刺1~1.5寸。

11. 梁丘 郄穴。

【定位】在股前区，髌底上2寸，股外侧肌与股直肌肌腱之间。

【主治】①急性胃痛；②膝肿痛、下肢不遂等下肢病证；③乳痈、乳痛等乳房病证。

【操作】直刺1~1.2寸。

12. 足三里 合穴；胃下合穴。

【定位】在小腿外侧，犊鼻下3寸，犊鼻与解溪连线上。

【主治】①胃痛、呕吐、腹胀、泄泻、痢疾、便秘、肠痈等脾胃肠病证；②膝痛、下肢痿痹、中风瘫痪等下肢病证；③癫狂、不寐等神志病证；④气喘，痰多；⑤乳痈；⑥虚劳诸证，为强壮保健要穴。

【操作】直刺1~2寸。

13. 上巨虚 大肠下合穴。

【定位】在小腿外侧，犊鼻下6寸，犊鼻与解溪连线上。

【主治】①肠鸣、腹中切痛、泄泻、便秘、肠痈等肠腑病证；②下肢痿痹、中风瘫痪等下肢病证。

【操作】直刺1～2寸。

14. 条口

【定位】在小腿外侧，犊鼻下8寸，犊鼻与解溪连线上。

【主治】①下肢痿痹、跗肿、转筋等下肢病证；②肩臂痛；③脘腹疼痛。

【操作】直刺1～1.5寸。

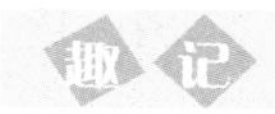

8条。注：①8——犊鼻下8寸；②条——条口。

15. 下巨虚 小肠下合穴。

【定位】在小腿外侧，犊鼻下9寸，犊鼻与解溪连线上。

【主治】①泄泻、痢疾、小腹痛等肠腑病证；②下肢痿痹；③乳痈。

【操作】直刺1～1.5寸。

16. 丰隆 络穴。

【定位】在小腿外侧，外踝尖上8寸，胫骨前肌的外缘。

【主治】①头痛、眩晕等头部病证；②癫狂；③咳嗽、哮喘、痰多等痰饮病证；④下肢痿痹；⑤腹胀、便秘。

【操作】直刺1～1.5寸。

17. 解溪 经穴。

【定位】在踝区，踝关节前面中央凹陷中，当踇长伸肌腱与趾长伸肌腱之间。

【主治】①头痛、眩晕等头部病证；②癫狂、谵语等神志病证；③下肢痿痹、足踝肿痛、足下垂等下肢病证；④腹胀，便秘。

【操作】直刺0.5～1寸。

18. 内庭 荥穴。

【定位】在足背，第2、3趾间，趾蹼缘后方赤白肉际处。

【主治】①胃痛、吐酸、泄泻、痢疾、便秘等胃肠病证；②足背肿痛；③齿痛、咽喉肿痛、鼻衄等五官病证；④热病。

【操作】直刺或斜刺0.5～0.8寸，可灸。

19. 厉兑 井穴。

【定位】在足趾，第2趾末节外侧，趾甲根角侧后方0.1寸（指寸）。

【主治】①齿痛、咽喉肿痛、鼻衄等五官病证；②热病；③梦魇不宁、癫狂等神志病证。

【操作】浅刺0.1寸。

第十章　足太阴脾经、腧穴

一、经脉循行

1. 原文 《灵枢·经脉》：脾足太阴之脉，起于大指之端，循指内侧白肉际，过核骨后，上内踝前廉，上腨内，循胫骨后，交出厥阴之前，上循膝股内前廉，入腹，属脾，络胃，上膈，夹咽，连舌本，散舌下。

其支者，复从胃别，上膈，注心中。

脾之大络，名曰大包，出渊腋下三寸，布胸胁。

2. 起始穴与终止穴 隐白—大包。

二、主治概要

1. 脾胃病证 腹满、腹胀、食不化、胃痛、呕吐、腹痛、泄泻、痢疾等。

2. 妇科病证 月经不调、痛经、经闭、崩漏等。

3. 前阴病证 阴挺、遗尿、癃闭、阳痿、疝气等。

4. 经脉循行部位的其他病证 胸胁胀痛、下肢痿痹、足踝肿痛等。

三、常用腧穴的定位、主治要点和操作☆

1. 隐白 井穴。

【定位】在足趾，大趾末节内侧，趾甲根角侧后方0.1寸（指寸）。

【主治】①月经过多、崩漏等妇科病证；②鼻衄、便血、尿血等出血证；③腹满、呕吐、泄泻等脾胃病证；④癫狂、多梦等神志病证；⑤惊风。

【操作】浅刺0.1寸。

2. 太白 输穴；原穴。

【定位】在跖区，第1跖趾关节近端赤白肉际凹陷中。

【主治】①肠鸣、腹胀、泄泻、胃痛、便秘等脾胃病证；②足痛、足肿等足部病证；③体重节痛。

【操作】直刺0.5~0.8寸。

3. 公孙 络穴；八脉交会穴，通冲脉。

【定位】在跖区，第1跖骨底的前下缘赤白肉际处。

【主治】①胃痛、呕吐、肠鸣腹胀、腹痛、痢疾等脾胃肠病证；②心烦不寐、狂证等神志病证；③逆气里急，气上冲心（奔豚气）等冲脉病证。

【操作】直刺0.6~1.2寸。

4. 三阴交 足三阴经的交会穴。

【定位】在小腿内侧，内踝尖上3寸，胫骨内侧缘后际。

【主治】①肠鸣腹胀、泄泻、便秘等脾胃肠病证；②月经不调、经闭、痛经、带下、阴挺、不孕、滞产等妇产科病证；③心悸、不寐、癫狂等神志病证；④小便不利、遗尿、遗精、阳痿等生殖、泌尿系统病证；⑤下肢痿痹；⑥湿疹、荨麻疹等皮肤病证；⑦阴虚诸证。

【操作】直刺1~1.5寸。孕妇禁针。

5. 地机 郄穴。

【定位】在小腿内侧，阴陵泉下3寸，胫骨内侧缘后际。

【主治】①痛经、崩漏、月经不调、癥瘕等妇科病证；②腹胀、腹痛、泄泻等脾胃肠病证；③小便不利，水肿，遗精；④下肢痿痹。

【操作】直刺1~2寸。

6. 阴陵泉 合穴。

【定位】在小腿内侧，胫骨内侧髁下缘与胫骨内侧缘之间的凹陷中。

【主治】①腹痛、泄泻、水肿、黄疸等脾湿证；②小便不利、遗尿、癃闭等泌尿系统病证；③遗精、阴茎痛等男科病证；④带下、妇人阴痛等妇科病证；⑤膝痛、下肢痿痹。

【操作】直刺1~2寸。

7. 血海

【定位】在股前区，髌底内侧端上2寸，股内侧肌隆起处。

【主治】①月经不调、痛经、经闭、崩漏等妇科病证；②湿疹、瘾疹、丹毒、皮肤瘙痒等皮外科病证；③膝股内侧痛。

【操作】直刺 1 ~1.5 寸。

8. 大横 足太阴脾经与阴维脉的交会穴。

【定位】在腹部，脐中旁开 4 寸。

【主治】①腹痛、泄泻、便秘等脾胃肠病证；②肥胖症。

【操作】直刺 1 ~2 寸。

9. 大包

【定位】在胸外侧区，第 6 肋间隙，在腋中线上。

【主治】①气喘；②胸胁痛；③周身疼痛、四肢无力等肌肉病证。

【操作】斜刺或向外平刺 0.5 ~0.8 寸。

小 结

1. 胸腹部经脉循行规律☆

经脉	任脉	肾经	胃经	脾经
腹部	前正中线	0.5 寸	2 寸	4 寸
胸部		2 寸	4 寸	6 寸

2. 滞产穴位总结☆

滞产	合谷	孕妇不宜针
	三阴交	孕妇禁针
	昆仑	孕妇禁用，经期慎用
	至阴	胎位不正用灸法

第十一章 手少阴心经、腧穴

一、经脉循行

1. 原文 《灵枢·经脉》：心手少阴之脉，起于心中，出属心系，下膈，络小肠。其支者，从心系，上夹咽，系目系。其直者，复从心系却上肺，下出腋下，下循臑内后廉，行太阴、心主之后，下肘内，循臂内后廉，抵掌后锐骨之端，入掌内后廉，循小指之内，出其端。

2. 起始穴与终止穴 极泉—少冲。

二、主治概要

1. 心系病证 心痛、心悸、怔忡等。

2. 神志病证 癫狂痫、癔症、不寐等。

3. 经脉循行部位的其他病证 肩臂疼痛、胸胁痛、肘臂挛痛、小指疼痛等。

三、常用腧穴的定位、主治要点和操作☆

1. 极泉

【定位】在腋区，腋窝中央，腋动脉搏动处。

【主治】①心痛、心悸等心系病证；②胁肋疼痛；③肩臂疼痛、肘臂冷痛、上肢不遂等上肢病证；④瘰疬；⑤上肢针麻用穴。

【操作】避开腋动脉，直刺或斜刺 0.5 ~0.8 寸。

2. 少海 合穴。

【定位】在肘前区，横平肘横纹，肱骨内上髁前缘。

【主治】①心痛、癔症、癫狂、痫证等心疾、神志病证；②肘臂挛痛、麻木，手颤；③腋胁痛，头项痛；④瘰疬。

【操作】直刺0.5~1寸。

3. 通里 络穴。

【定位】在前臂前区，腕掌侧远端横纹上1寸，尺侧腕屈肌腱的桡侧缘。

【主治】①心悸、怔忡等心疾；②暴喑、舌强不语等舌窍病证；③肘臂挛痛、麻木、手颤等上肢病证。

【操作】直刺0.5~1寸。

4. 阴郄 郄穴。

【定位】在前臂前区，腕掌侧远端横纹上0.5寸，尺侧腕屈肌腱的桡侧缘。

【主治】①心痛、心悸、惊恐等心疾；②吐血、衄血等血证；③骨蒸盗汗。

【操作】直刺0.3~0.5寸。

5. 神门 输穴；原穴。

【定位】在腕前区，腕掌侧远端横纹尺侧端，尺侧腕屈肌腱的桡侧缘。

【主治】①心痛、心烦、惊悸、怔忡等心疾；②不寐、健忘、痴呆、癫狂痫等神志病证；③胸胁痛。

【操作】直刺0.3~0.5寸。

6. 少冲 井穴。

【定位】在手指，小指末节桡侧，指甲根角侧上方0.1寸（指寸）。

【主治】①心悸、心痛等心疾；②癫狂、昏迷等神志病证；③目赤；④热病；⑤胸胁痛。

【操作】浅刺0.1寸，或点刺出血。

第十二章　手太阳小肠经、腧穴

一、经脉循行

1. 原文 《灵枢·经脉》：小肠手太阳之脉，起于小指之端，循手外侧上腕，出踝中，直上循臂骨下廉，出肘内侧两骨之间，上循臑外后廉，出肩解，绕肩胛，交肩上，入缺盆，络心，循咽下膈，抵胃，属小肠。

其支者，从缺盆循颈，上颊，至目锐眦，却入耳中。

其支者，别颊上䪼抵鼻，至目内眦。

2. 起始穴与终止穴 少泽—听宫。

二、主治概要

1. 头面五官病证 头痛、眩晕、目翳、耳鸣、耳聋、咽喉肿痛等。

2. 热病

3. 神志病 癫、狂、痫等。

4. 经脉循行部位的其他病证 肩臂酸痛、肘臂疼痛、颈项强痛、小指麻木疼痛等。

三、常用腧穴的定位、主治要点和操作☆

1. 少泽 井穴。

【定位】在手指，小指末节尺侧，指甲根角侧上方0.1寸（指寸）。

【主治】①肩臂后侧痛、小指麻木疼痛等上肢病证；②乳痈、乳少、产后缺乳等乳房病证；③昏迷、癫狂等神志病证；④头痛、咽喉肿痛、目翳、胬肉攀睛、耳聋、耳鸣等头面五官病证。

【操作】浅刺 0.1 寸或点刺出血。孕妇慎用。

2. 后溪 输穴；八脉交会穴，通督脉。

【定位】在手内侧，第 5 掌指关节尺侧近端赤白肉际凹陷中。

【主治】①头项强痛、腰背痛、手指及肘臂挛痛等痛证；②耳聋、目赤、咽喉肿痛等五官病证；③癫、狂、痫等神志病证；④疟疾。

【操作】直刺 0.5 ~1 寸。治手指挛痛可透刺合谷穴。

3. 养老 郄穴。

【定位】在前臂后区，腕背横纹上 1 寸，尺骨头桡侧凹陷中。

【主治】①肩、背、肘、臂酸痛，项强等经脉循行所过部位病证；②急性腰痛；③目视不明。

【操作】直刺或斜刺 0.5 ~0.8 寸。

4. 支正 络穴。

【定位】在前臂后区，腕背侧远端横纹上 5 寸，尺骨尺侧与尺侧腕屈肌之间。

【主治】①头痛、眩晕、项强等头项病证；②肘臂酸痛；③热病；④癫狂；⑤疣症。

【操作】直刺或斜刺 0.5 ~0.8 寸。

5. 天宗

【定位】在肩胛区，肩胛冈中点与肩胛骨下角连线的上 1/3 与下 2/3 交点凹陷中。

【主治】①肩胛疼痛；②气喘；③乳痈、乳癖等乳房病证。

【操作】直刺或斜刺 0.5 ~1 寸。遇到阻力不可强行进针。

6. 颧髎

【定位】在面部，颧骨下缘，目外眦直下凹陷中。

【主治】口㖞、眼睑瞤动、齿痛、面痛等头面五官病证。

【操作】直刺 0.3 ~0.5 寸，斜刺或平刺 0.5 ~1 寸。

7. 听宫

【定位】在面部，耳屏正中与下颌骨髁状突之间的凹陷中。

【主治】①耳鸣、耳聋、聤耳等耳部病证；②面痛、齿痛等口面病证；③癫、狂、痫等神志病证。

【操作】微张口，直刺 0.5 ~1 寸。

小 结

疟疾穴位总结 后溪、间使、中渚、外关、丘墟、足临泣、大椎、上星。

第十三章　足太阳膀胱经、腧穴

一、经脉循行

1. 原文 《灵枢·经脉》：膀胱足太阳之脉，起于目内眦，上额交巅。

其支者，从巅至耳上角。

其直者，从巅入络脑，还出别下项，循肩髆内，夹脊抵腰中，入循膂，络肾，属膀胱。其支者，从腰中，下夹脊，贯臀，入腘中。

其支者，从髆内左右别下贯胛，夹脊内，过髀枢，循髀外后廉下合腘中，以下贯腨内，出外踝之后，循京骨，至小趾外侧。

2. 起始穴与终止穴 睛明—至阴。

二、主治概要

1. 脏腑病证 背部第一侧线的背俞穴及第二侧线的腧穴，主治与其相关的脏腑病证和有关的组织器官病证。

2. 神志病证 癫、狂、痫等。

3. 头面五官病证 头痛、鼻塞、鼻衄、目视不明等。

4. 经脉循行部位的其他病证 项、背、腰、下肢痹痛等。

三、常用腧穴的定位、主治要点和操作☆

1. 睛明

【定位】在面部，目内眦内上方眶内侧壁凹陷中。

【主治】①目赤肿痛、流泪、视物不明、目眩、近视、夜盲、色盲、目翳等眼病；②急性腰痛、坐骨神经痛；③心悸、怔忡等心疾。

【操作】嘱患者闭目，医者左手轻推眼球向外侧固定，右手缓慢进针，紧靠眶缘直刺0.5～1寸。遇到阻力时，不宜强行进针，应改变进针方向或退针。不捻转，不提插（或只轻微地捻转和提插）。出针后按压针孔片刻，以防出血。针具宜细，消毒宜严。禁灸。

2. 攒竹

【定位】在面部，眉头凹陷中，额切迹处。

【主治】①头痛、面痛、眉棱骨痛、面瘫等头面病证；②眼睑瞤动、眼睑下垂、目视不明、流泪、目赤肿痛等眼疾；③呃逆；④急性腰扭伤。

【操作】可向眉中或向眼眶内缘平刺或斜刺0.5～0.8寸，或直刺0.2～0.3寸。禁灸。

3. 天柱

【定位】在颈后区，横平第2颈椎棘突上际，斜方肌外缘凹陷中。

【主治】①后头痛，项强，肩背痛；②眩晕、咽喉肿痛、鼻塞、目赤肿痛、近视等头面五官病证；③热病；④癫狂痫。

【操作】直刺或斜刺0.5～0.8寸。不可向内上方深刺，以免伤及延髓。

4. 大杼 八会穴之骨会。

【定位】在脊柱区，第1胸椎棘突下，后正中线旁开1.5寸。

【主治】①咳嗽，发热；②项强，肩背痛；③颈椎病、腰椎病、膝骨关节炎、齿痛等骨病。

【操作】斜刺0.5～0.8寸。本经背部诸穴，不宜深刺，以免伤及内部重要脏器。

5. 风门

【定位】在脊柱区，第2胸椎棘突下，后正中线旁开1.5寸。

【主治】①感冒、发热、头痛、咳嗽、哮喘等外感病证、肺系病证；②项强，胸背痛。

【操作】斜刺0.5～0.8寸。热证宜点刺放血。

6. 肺俞 肺之背俞穴。

【定位】在脊柱区，第3胸椎棘突下，后正中线旁开1.5寸。

【主治】①鼻塞、咳嗽、气喘、咯血等肺系病证；②骨蒸潮热、盗汗等阴虚病证；③皮肤瘙痒、瘾疹。

【操作】斜刺0.5～0.8寸。热证宜点刺放血。

7. 心俞 心之背俞穴。

【定位】在脊柱区，第5胸椎棘突下，后正中线旁开1.5寸。

【主治】①心痛、惊悸、不寐、健忘、癫痫等心神病证；②胸闷、胸痛、咳嗽、吐血等胸肺病证；③遗精、白浊等男科病证；④盗汗。

【操作】斜刺0.5～0.8寸。

8. 膈俞 八会穴之血会。

【定位】在脊柱区，第 7 胸椎棘突下，后正中线旁开 1.5 寸。

【主治】①胃痛；②呕吐、呃逆、咳嗽、气喘等气逆之证；③贫血、吐血、便血等血证；④瘾疹、皮肤瘙痒等皮肤病证；⑤潮热、盗汗等阴虚证。

【操作】斜刺 0.5～0.8 寸。

9. 肝俞 肝之背俞穴。

【定位】在脊柱区，第 9 胸椎棘突下，后正中线旁开 1.5 寸。

【主治】①胁痛、黄疸等肝胆病证；②目赤、目视不明、夜盲、迎风流泪等目疾；③眩晕，癫狂痫；④脊背痛，角弓反张，转筋。

【操作】斜刺 0.5～0.8 寸。

10. 胆俞 胆之背俞穴。

【定位】在脊柱区，第 10 胸椎棘突下，后正中线旁开 1.5 寸。

【主治】①胁痛、黄疸、口苦等肝胆病证；②肺痨，潮热。

【操作】斜刺 0.5～0.8 寸。

11. 脾俞 脾之背俞穴。

【定位】在脊柱区，第 11 胸椎棘突下，后正中线旁开 1.5 寸。

【主治】①腹胀、纳呆、呕吐、泄泻、痢疾、便血、多食善饥、身体消瘦等脾胃病证；②黄疸，水肿；③背痛。

【操作】斜刺 0.5～0.8 寸。

12. 胃俞 胃之背俞穴。

【定位】在脊柱区，第 12 胸椎棘突下，后正中线旁开 1.5 寸。

【主治】胃痛、呕吐、腹胀、肠鸣、多食善饥、身体消瘦等脾胃病证。

【操作】斜刺 0.5～0.8 寸。

13. 肾俞 肾之背俞穴。

【定位】在脊柱区，第 2 腰椎棘突下，后正中线旁开 1.5 寸。

【主治】①头晕、耳鸣、耳聋、慢性腹泻、气喘、腰酸痛、遗精、阳痿、不育等肾虚病证；②遗尿、癃闭等前阴病证；③月经不调、带下、不孕等妇科病证；④消渴。

【操作】直刺 0.5～1 寸。

14. 大肠俞 大肠之背俞穴。

【定位】在脊柱区，第 4 腰椎棘突下，后正中线旁开 1.5 寸。

【主治】①腰痛；②腹胀、泄泻、便秘等肠腑病证。

【操作】直刺 0.8～1.2 寸。

15. 膀胱俞 膀胱之背俞穴。

【定位】在骶区，横平第 2 骶后孔，骶正中旁开 1.5 寸。

【主治】①石淋、癃闭、遗尿等膀胱气化功能失调病证；②腰骶痛；③腹泻、便秘等肠腑病。

【操作】直刺或斜刺 0.8～1.2 寸。

16. 次髎

【定位】在骶区，正对第 2 骶后孔中。

【主治】①月经不调、痛经、阴挺、带下等妇科病证；②遗精、阳痿等男科病证；③小便不利、癃闭、遗尿、疝气等前阴病证；④腰骶痛，下肢痿痹。

【操作】直刺 1～1.5 寸。

17. 承扶

【定位】在股后区，臀沟的中点。

【主治】①腰腿痛、下肢痿痹等下肢病证；②痔疾。

【操作】直刺1~2寸。

18. 委阳 三焦下合穴。

【定位】在膝部，腘横纹上，股二头肌腱的内侧缘。

【主治】①腹满，癃闭；②腰脊强痛，腿足挛痛。

【操作】直刺1~1.5寸。

19. 委中 合穴；膀胱下合穴。

【定位】在膝后区，腘横纹中点。

【主治】①腰背痛、下肢痿痹等；②急性腹痛、急性吐泻等急症；③癃闭、遗尿等泌尿系病证；④丹毒、瘾疹、皮肤瘙痒、疔疮等血热病证。

【操作】直刺1~1.5寸，或用三棱针点刺腘静脉出血。针刺不宜过快、过强、过深，以免损伤血管和神经。

20. 膏肓

【定位】在脊柱区，第4胸椎棘突下，后正中线旁开3寸。

【主治】①咳嗽、气喘、肺痨等肺系虚损病证；②肩胛痛；③健忘、遗精、盗汗、羸瘦等虚劳诸证。

【操作】斜刺0.5~0.8寸。此穴多用灸法。

21. 志室

【定位】在腰区，第2腰椎棘突下，后正中线旁开3寸。

【主治】①遗精、阳痿、癃闭、遗尿、水肿等肾虚病证；②腰脊强痛。

【操作】斜刺0.5~0.8寸。

22. 秩边

【定位】在骶区，横平第4骶后孔，骶正中嵴旁开3寸。

【主治】①腰骶痛，下肢痿痹；②癃闭、便秘、痔疾、阴痛等前后二阴病证。

【操作】直刺1.5~3寸。

23. 承山

【定位】在小腿后区，腓肠肌两肌腹与肌腱交角处。

【主治】①腰腿拘急、疼痛；②痔疾，便秘；③腹痛，疝气。

【操作】直刺1~2寸。不宜过强地刺激，以免引起腓肠肌痉挛。

24. 飞扬 络穴。

【定位】在小腿后区，昆仑直上7寸，腓肠肌外下缘与跟腱移行处。

【主治】①头痛，眩晕，鼻塞，鼻衄；②颈痛，腰腿痛；③痔疾。

【操作】直刺1~1.5寸。

25. 昆仑 经穴。

【定位】在踝区，外踝尖与跟腱之间的凹陷中。

【主治】①后头痛、目眩、项强等头项病证；②腰骶疼痛，足踝肿痛；③癫痫；④滞产。

【操作】直刺0.5~0.8寸。孕妇禁用，经期慎用。

26. 申脉 八脉交会穴，通阳跷脉；足太阳经与阳跷脉的交会穴。

【定位】在踝区，外踝尖直下，外踝下缘与跟骨之间凹陷中。

【主治】①头痛、眩晕等头部疾病；②癫、狂、痫等神志病证；③嗜睡、不寐及眼睑开合不利等病证；④腰腿酸痛，下肢运动不利。

【操作】直刺0.3～0.5寸。

27. 束骨 输穴。

【定位】在跖区，第5跖趾关节的近端，赤白肉际处。

【主治】①头痛、项强、目眩等头项部病证；②腰腿痛；③癫狂。

【操作】直刺0.3～0.5寸。

28. 至阴 井穴。

【定位】在足趾，小趾末节外侧，趾甲根角侧后方0.1寸（指寸）。

【主治】①胎位不正、滞产、胞衣不下等胎产病证；②头痛、目痛、鼻塞、鼻衄等头面五官病证。

【操作】浅刺0.1寸。胎位不正用灸法。

小 结

1. 经络循行经过部位总结

目外眦	焦小胆
目内眦	膀小肠
入耳中	焦小胆

2. 背部第一侧线穴位总结歌诀

123大风肺，4厥5心6督俞，7膈8奇胃脘下，肝胆脾胃9—12（胸椎棘突下不宜深刺）。

第十四章　足少阴肾经、腧穴

一、经脉循行

1. 原文 《灵枢·经脉》：肾足少阴之脉，起于小指之下，斜走足心，出于然骨之下，循内踝之后，别入跟中，以上踹内，出腘内廉，上股内后廉，贯脊属肾，络膀胱。

其直者，从肾上贯肝膈，入肺中，循喉咙，夹舌本。

其支者，从肺出，络心，注胸中。

2. 起始穴与终止穴 涌泉—俞府。

二、主治概要

1. 头及五官病证 头痛、目眩、咽喉肿痛、齿痛、耳聋、耳鸣等。

2. 妇科病证，前阴病证 月经不调、遗精阳痿、小便频数等。

3. 经脉循行部位的其他病证 下肢厥冷、内踝肿痛等。

三、常用腧穴的定位、主治要点和操作☆

1. 涌泉 井穴。

【定位】在足底，屈足卷趾时足心最凹陷中。

【主治】①昏厥、中暑、小儿惊风等急症；②癫狂痫、头痛、头晕、目眩、失眠等神志病证；③咽喉肿痛、喉痹、失音等头面五官病证；④大便难、小便不利等前后二阴病证；⑤足心热；⑥奔豚气。

【操作】直刺0.5～1.0寸。针刺时要防止刺伤足底动脉弓。临床常用灸法或药物贴敷。

2. 然谷 荥穴。

【定位】在足内侧，足舟骨粗隆下方，赤白肉际处。

【主治】①月经不调、阴痒、带下病、阴挺、白浊等妇科病证；②遗精、阳痿等男科病证；

③癃闭、小便不利等泌尿系统病证；④咯血，咽喉肿痛；⑤消渴，腹泻；⑥下肢痿痹，足背痛；⑦小儿脐风，口噤。

【操作】直刺0.5~0.8寸。

3. 太溪 输穴；原穴。

【定位】在踝区，内踝尖与跟腱之间的凹陷中。

【主治】①头晕目眩、不寐、健忘、遗精、阳痿、月经不调等肾虚证；②咽喉肿痛、齿痛、耳聋、耳鸣等阴虚性五官病证；③咳喘、胸痛、咳血等肺系病证；④消渴，小便频数，便秘；⑤腰脊痛，足跟痛，下肢厥冷。

【操作】直刺0.5~0.8寸。

4. 大钟 络穴。

【定位】在跟区，内踝后下方，跟骨上缘，跟腱附着部前缘凹陷中。

【主治】①遗尿、癃闭、便秘等前后二阴病证；②咽痛，咳血，气喘；③痴呆；④腰脊强痛，足跟痛。

【操作】直刺0.3~0.5寸。

5. 照海 八脉交会穴，通阴跷脉。

【定位】在踝区，内踝尖下1寸，内踝下缘边际凹陷中。

【主治】①月经不调、痛经、阴痒、赤白带下等妇科病证；②癫痫、不寐、嗜卧、癔症等神志病证；③咽喉干痛，目赤肿痛；④小便频数，癃闭；⑤便秘。

【操作】直刺0.5~0.8寸。

6. 复溜 经穴。

【定位】在小腿内侧，内踝尖上2寸，跟腱前缘。

【主治】①腹胀，泄泻，癃闭，水肿；②盗汗、汗出不止或热病无汗等津液输布失调病证；③下肢瘫痪，腰脊强痛。

【操作】直刺0.5~1寸。

7. 肓俞 足少阴经与冲脉的交会穴。

【定位】在腹部，脐中旁开0.5寸。

【主治】①绕脐痛、腹胀、痢疾、泄泻、便秘等脾胃病证；②疝气；③月经不调。

【操作】直刺0.8~1.2寸。

小结

汗证穴位总结

无汗/多汗	合谷
盗汗、汗出不止、热病无汗	复溜
骨蒸盗汗	阴郄
盗汗	肺俞、心俞、膈俞、膏肓

第十五章 手厥阴心包经、腧穴

一、经脉循行

1. 原文 《灵枢·经脉》：心主手厥阴心包络之脉，起于胸中，出属心包，下膈，历络三焦。

其支者，循胸出胁，下腋三寸，上抵腋下，下循臑内，行太阴、少阴之间，入肘中，下臂，行两筋之间，入掌中，循中指，出其端。

其支者，别掌中，循小指次指出其端。

2. 起始穴与终止穴 天池—中冲。

二、主治概要

1. 心胸、神志病证 心痛、心悸、心烦、胸闷、癫狂痫等。

2. 胃腑病证 胃痛、呕吐等。

3. 经脉循行部位的其他病证 上臂内侧痛、肘臂挛麻、腕痛、掌中热等。

三、常用腧穴的定位、主治要点和操作☆

1. 天池 手厥阴经与足少阳经的交会穴。

【定位】在胸部，第4肋间隙，前正中线旁开5寸。

【主治】①咳嗽、气喘、胸闷、痰多、胸痛等肺胸病证；②腋下肿痛，乳痈，乳少；③瘰疬。

【操作】斜刺或平刺0.3～0.5寸，不可深刺，以免伤及心、肺。

2. 曲泽 合穴。

【定位】在肘前区，肘横纹上，肱二头肌腱的尺侧缘凹陷中。

【主治】①心痛、心悸、善惊等心疾；②胃痛、呕吐、泄泻等胃腑热性病证；③热病，中暑；④肘臂挛痛，上肢颤动。

【操作】直刺1～1.5寸，或三棱针点刺出血。

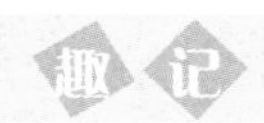

肘窝朝上，从外到内，曲尺曲少，大肺包心。注：①曲尺曲少——曲池、尺泽、曲泽、少海；②大肺包心——大肠经、肺经、心包经、心经。

3. 郄门 郄穴。

【定位】在前臂前区，腕掌侧远端横纹上5寸，掌长肌腱与桡侧腕屈肌腱之间。

【主治】①心痛、心悸、心烦、胸痛等心胸病证；②咳血、呕血、衄血等血证；③疔疮；④癫痫。

【操作】直刺0.5～1寸。

4. 间使 经穴。

【定位】在前臂前区，腕掌侧远端横纹上3寸，掌长肌腱与桡侧腕屈肌腱之间。

【主治】①心痛、心悸等心疾；②胃痛、呕吐等胃腑病证；③热病，疟疾；④癫狂痫等神志病证；⑤肘臂挛痛。

【操作】直刺0.5～1寸。

5. 内关 络穴；八脉交会穴，通阴维脉。

【定位】在前臂前区，腕掌侧远端横纹上2寸，掌长肌腱与桡侧腕屈肌腱之间。

【主治】①心痛、心悸、胸闷等心胸病证；②胃痛、呕吐、呃逆等胃腑病证；③不寐、郁病、癫狂痫等神志病证；④中风，眩晕，偏头痛；⑤胁痛，胁下痞块，肘臂挛痛。

【操作】直刺0.5～1寸。注意穴位深层有正中神经。

6. 大陵 输穴，原穴。

【定位】在腕前区，腕掌侧远端横纹中，掌长肌腱与桡侧腕屈肌腱之间。

【主治】①心痛、心悸、胸胁胀痛等心胸病证；②胃痛、呕吐、口臭等胃腑病证；③喜笑悲恐、癫狂痫等神志病证；④手、臂挛痛。

【操作】直刺0.3~0.5寸。

7. 劳宫 荥穴。

【定位】在掌区，横平第3掌指关节近端，第2、3掌骨之间偏于第3掌骨。简便取穴：半握拳，中指尖下是穴。

【主治】①中风昏迷、中暑等急症；②心痛、烦闷等心疾；③癫狂痫等神志病证；④口疮，口臭；⑤鹅掌风。

【操作】直刺0.3~0.5寸。为急救要穴之一。

8. 中冲 井穴。

【定位】在手指，中指末端最高点。

【主治】①中风昏迷、舌强不语、中暑、昏厥、小儿惊风等急症；②高热；③舌下肿痛。

【操作】浅刺0.1寸，或点刺出血。为急救要穴之一。

第十六章 手少阳三焦经、腧穴

一、经脉循行

1. 原文 《灵枢·经脉》：三焦手少阳之脉，起于小指次指之端，上出两指之间，循手表腕，出臂外两骨之间，上贯肘，循臑外上肩，而交出足少阳之后，入缺盆，布膻中，散络心包，下膈，遍属三焦。

其支者，从膻中，上出缺盆，上项，系耳后，直上出耳上角，以屈下颊至䪼。

其支者，从耳后入耳中，出走耳前，过客主人，前交颊，至目锐眦。

2. 起始穴与终止穴 关冲—丝竹空。

二、主治概要

1. 头面五官病证 头、目、耳、颊、咽喉病等。

2. 热病

3. 经脉循行部位的其他病证 胸胁痛，肩臂外侧痛，上肢挛急、麻木、不遂等。

三、常用腧穴的定位、主治要点和操作☆

1. 关冲 井穴。

【定位】在手指，第4指末节尺侧，指甲根角侧上方0.1寸（指寸）。

【主治】①头痛、目赤、咽喉痛、耳鸣、耳聋、舌强等头面五官病证；②热病，中暑。

【操作】浅刺0.1寸，或点刺出血。

2. 中渚 输穴。

【定位】在手背，第4、5掌骨间，第4掌指关节近端凹陷中。

【主治】①手指屈伸不利，肘臂肩背痛；②头痛、耳鸣、耳聋、聤耳、耳痛、目赤、咽喉肿痛等头面五官病证；③热病，疟疾。

【操作】直刺0.3~0.5寸。

3. 阳池 原穴。

【定位】在腕后区，腕背侧远端横纹上，指伸肌腱的尺侧缘凹陷中。

【主治】①手指屈伸不利、疼痛、麻木，腕痛，肘臂痉挛等上肢病证；②耳聋、目赤肿痛、咽喉肿痛、头痛等头面五官病证；③消渴。

【操作】直刺0.3~0.5寸。

4. 外关 络穴；八脉交会穴，通阳维脉。

【定位】在前臂后区，腕背侧远端横纹上 2 寸，尺骨与桡骨间隙中点。

【主治】①耳鸣、耳聋、聤耳、耳痛、目赤肿痛、目生翳膜、目眩、咽喉肿痛、口噤、口㖞、齿痛、面痛等头面五官病证；②头痛，颈项及肩部疼痛，胁痛，上肢痹痛；③热病，疟疾，伤风感冒；④瘰疬。

【操作】直刺 0.5～1.0 寸。

5. 支沟 经穴。

【定位】在前臂后区，腕背侧远端横纹上 3 寸，尺骨与桡骨间隙中点。

【主治】①便秘；②热病；③耳鸣、耳聋、咽喉肿痛、暴喑、头痛等头面五官病证；④肘臂痛，胁肋痛，落枕；⑤瘰疬。

【操作】直刺 0.5～1.0 寸。

6. 肩髎

【定位】在三角肌区，肩峰角与肱骨大结节两骨间凹陷中。

【主治】①肩臂挛痛，不遂；②风疹。

【操作】直刺 0.8～1.5 寸。

7. 翳风 手、足少阳经的交会穴。

【定位】在颈部，耳垂后方，乳突下端前方凹陷中。

【主治】①耳鸣、耳聋、聤耳等耳病；②眼睑瞤动、颊肿、口㖞、牙关紧闭、齿痛等面口病证；③瘰疬。

【操作】直刺 0.5～1.0 寸。

8. 角孙

【定位】在头部，耳尖正对发际处。

【主治】①耳部肿痛、耳聋、目赤肿痛、视物不明、目翳等官窍病证；②偏头痛，项强；③颊肿，痄腮，齿痛。

【操作】平刺 0.3～0.5 寸。治疗小儿腮腺炎常用灯草灸。

9. 耳门

【定位】在耳区，耳屏上切迹与下颌骨髁突之间的凹陷中。

【主治】①耳鸣、耳聋、聤耳等耳病；②面痛、齿痛、牙关拘急、口㖞等口面病证。

【操作】直刺 0.3～0.5 寸，微张口。

10. 丝竹空 手、足少阳经的交会穴。

【定位】在面部，眉梢凹陷中。

【主治】①头痛、眩晕、目赤肿痛、眼睑瞤动、视物不清等头目病证；②癫痫；③齿痛，牙关拘急，口㖞。

【操作】平刺 0.3～0.5 寸；不灸。

第十七章　足少阳胆经、腧穴

一、经脉循行

1. 原文 《灵枢·经脉》：胆足少阳之脉，起于目锐眦，上抵头角，下耳后，循颈，行手少阳之前，至肩上，却交出手少阳之后，入缺盆。

其支者，从耳后入耳中，出走耳前，至目锐眦后。

其支者，别锐眦，下大迎，合于手少阳，抵于䪼，下加颊车，下颈，合缺盆，以下胸中，贯膈，络肝，属胆，循胁里，出气街，绕毛际，横入髀厌中。

其直者，从缺盆下腋，循胸，过季胁，下合髀厌中。以下循髀阳，出膝外廉，下外辅骨之前，直下抵绝骨之端，下出外踝之前，循足跗上，入小指次指之间。

其支者，别跗上，入大指之间，循大指歧骨内，出其端；还贯爪甲，出三毛。

2. 起始穴与终止穴 瞳子髎—足窍阴。

二、主治概要

1. 头面五官病证 侧头、目、耳、咽喉病等。

2. 肝胆病证 黄疸、口苦、胁痛等。

3. 神志病证 癫狂等。

4. 热病

5. 经脉循行部位的其他病证 胁肋痛，下肢痹痛、麻木、不遂等。

三、常用腧穴的定位、主治要点和操作☆

1. 瞳子髎 手、足少阳经及手太阳经的交会穴。

【定位】在面部，目外眦外侧0.5寸凹陷中。

【主治】①目痛、目赤、目翳等目疾；②头痛、口㖞、面痛等头面病证。

【操作】平刺0.3~0.5寸，或用三棱针点刺出血。

2. 听会 手、足少阳经的交会穴。

【定位】在面部，耳屏间切迹与下颌骨髁状突之间的凹陷中。

【主治】①耳鸣、耳聋、聤耳等耳病；②齿痛、口㖞、面痛等面口病证。

【操作】张口，直刺0.5~1寸。

3. 率谷

【定位】在头部，耳尖直上入发际1.5寸。

【主治】①偏头痛，眩晕；②小儿急、慢惊风。

【操作】平刺0.5~0.8寸。

4. 完骨 足少阳经与足太阳经的交会穴。

【定位】在头部，耳后乳突的后下方凹陷中。

【主治】①头痛，颈项强痛；②不寐；③齿痛、口㖞、口噤不开、颊肿等面颊部病证。

【操作】直刺0.5~0.8寸。

5. 阳白 足少阳经与阳维脉的交会穴。

【定位】在头部，眉上1寸，瞳孔直上。

【主治】①前额痛，眩晕；②视物模糊、目痛、眼睑瞤动、眼睑下垂等目疾。

【操作】平刺0.3~0.5寸。

6. 头临泣 足少阳经、足太阳经与阳维脉的交会穴。

【定位】在头部，前发际上0.5寸，瞳孔直上。

【主治】①头痛，眩晕；②流泪、鼻塞、鼻渊等头面五官病证；③癫痫等神志病证；④小儿惊风。

【操作】平刺0.3~0.5寸。

7. 风池 足少阳经与阳维脉的交会穴。

【定位】在颈后区，枕骨之下，胸锁乳突肌上端与斜方肌上端之间的凹陷中。

【主治】①中风、头痛、眩晕、不寐、癫痫等内风所致病证；②恶寒发热、口眼歪斜等外风所致病证；③目赤肿痛、视物不明、鼻塞、鼻衄、鼻渊、耳鸣、咽喉肿痛等五官病证；④颈项强痛。

【操作】向鼻尖方向斜刺0.8~1.2寸。或平刺透风府穴。深部中间为延髓，必须严格掌握针刺的角度与深度。

8. 肩井 手、足少阳经与阳维脉的交会穴。

【定位】在肩胛区，第7颈椎棘突与肩峰最外侧点连线的中点。

【主治】①头痛、眩晕、颈项强痛等头项部病证；②肩背疼痛，上肢不遂；③瘰疬；④乳痈、乳少、难产、胞衣不下等妇科病证。

【操作】直刺0.3～0.5寸，切忌深刺、捣刺。孕妇禁用。

9. 日月 胆募穴；足少阳经、足太阴经与阳维脉的交会穴。

【定位】在胸部，第7肋间隙中，前正中线旁开4寸。

【主治】①黄疸、呕吐、吞酸等胆腑病证；②胁肋胀痛。

【操作】斜刺或平刺0.5～0.8寸。

10. 带脉 足少阳经与带脉的交会穴。

【定位】在侧腹部，第11肋游离端垂线与脐水平线的交点上。

【主治】①带下、月经不调、阴挺、经闭、小腹痛等妇科病证；②疝气；③胁痛，腰痛。

【操作】直刺0.8～1.0寸。

11. 环跳 足少阳经与足太阳经的交会穴。

【定位】在臀区，股骨大转子最凸点与骶管裂孔连线的外1/3与内2/3交点处。

【主治】①下肢痿痹，半身不遂，腰腿痛；②风疹。

【操作】直刺2～3寸。

12. 风市

【定位】在股外侧，腘横纹上9寸，髂胫束后缘；直立垂手，掌心贴于大腿时，中指尖所指凹陷中，髂胫束后缘。

【主治】①下肢痿痹；②遍身瘙痒。

【操作】直刺1～2寸。

13. 阳陵泉 合穴；胆下合穴；八会穴之筋会。

【定位】在小腿外侧，腓骨头前下方凹陷中。

【主治】①黄疸、口苦、呕吐、胁痛等胆腑病证；②下肢痿痹、膝髌肿痛、肩痛等筋病；③小儿惊风。

【操作】直刺1～1.5寸。

14. 光明 络穴。

【定位】在小腿外侧，外踝尖上5寸，腓骨前缘。

【主治】①目痛、夜盲、目视不明等目疾；②乳房胀痛、乳少等乳疾。

【操作】直刺1～1.5寸。

15. 悬钟 八会穴之髓会。

【定位】在小腿外侧，外踝尖上3寸，腓骨前缘。

【主治】①中风、颈椎病、腰椎病等骨、髓病；②颈项强痛，偏头痛，咽喉肿痛；③胸胁胀痛；④下肢痿痹，脚气。

【操作】直刺0.5～0.8寸。

16. 丘墟 原穴。

【定位】在踝区，外踝的前下方，趾长伸肌腱的外侧凹陷中。

【主治】①偏头痛，胸胁胀痛；②下肢痿痹，外踝肿痛，足下垂，脚气；③疟疾。

【操作】直刺0.5～0.8寸。

17. 足临泣 输穴；八脉交会穴，通带脉。

【定位】在足背，第4、5跖骨底结合部的前方，第5趾长伸肌腱的外侧凹陷中。

【主治】①偏头痛、眩晕、目赤肿痛、目涩、耳鸣、耳聋等头面五官病证；②乳痈、乳胀、月经不调等妇科病证；③胁肋胀痛，足跗肿痛；④瘰疬；⑤疟疾。

【操作】直刺0.3～0.5寸。

18. 侠溪 荥穴。

【定位】在足背，第4、5跖骨间，趾蹼缘后方赤白肉际处。

【主治】①头痛、眩晕、目赤肿痛、耳鸣、耳聋等头面五官病证；②胁痛；③乳痈；④热病。

【操作】直刺0.3～0.5寸。

19. 足窍阴 井穴。

【定位】在足趾，第4趾末节外侧，趾甲根角侧后方0.1寸（指寸）。

【主治】①目赤肿痛、耳鸣、耳聋、咽喉肿痛等五官病证；②头痛，不寐，多梦；③热病；④胁痛，足跗肿痛。

【操作】浅刺0.1～0.2寸，或点刺出血。

第十八章　足厥阴肝经、腧穴

一、经脉循行

1. 原文 《灵枢·经脉》：肝足厥阴之脉，起于大指丛毛之际，上循足跗上廉，去内踝一寸，上踝八寸，交出太阴之后，上腘内廉，循股阴，入毛中，环阴器，抵小腹，夹胃，属肝，络胆，上贯膈，布胁肋，循喉咙之后，上入颃颡，连目系，上出额，与督脉会于颠。

其支者，从目系下颊里，环唇内。

其支者，复从肝别贯膈，上注肺。

2. 起始穴与终止穴 大敦—期门。

二、主治概要

1. 肝胆病证 黄疸、胸胁胀痛、呕逆、中风、头痛、眩晕、惊风等。

2. 妇科病和前阴病证 月经不调、痛经、崩漏、带下、遗尿、小便不利等。

3. 经脉循行部位的其他病证 下肢痹痛、麻木、不遂等。

三、常用腧穴的定位、主治要点和操作☆

1. 大敦 井穴。

【定位】在足趾，大趾末节外侧，趾甲根角侧后方0.1寸（指寸）。

【主治】①疝气，少腹痛；②遗尿、癃闭、淋证等泌尿系病证；③月经不调、经闭、崩漏、阴挺等妇科病证；④癫痫。

【操作】浅刺0.1～0.2寸，或点刺出血。

2. 行间 荥穴。

【定位】在足背，第1、2趾之间，趾蹼缘后方赤白肉际处。

【主治】①头痛、目眩、目赤肿痛、青盲、口㖞等头面五官热性病证；②月经过多、崩漏、痛经、经闭、带下等妇科病证；③阴中痛，疝气；④小便不利，癃闭，尿痛；⑤胁痛，黄疸。

【操作】直刺0.5～0.8寸。

3. 太冲 输穴；原穴。

【定位】在足背，第1、2跖骨间，跖骨底结合部前方凹陷中，或触及动脉搏动处。

【主治】①中风、癫狂痫、头痛、眩晕、口眼歪斜、小儿惊风等内风所致病证；②目赤肿痛、口㖞、青盲、咽喉干痛、耳鸣、耳聋等头面五官热性病证；③月经不调、崩漏、痛经、难产等妇科病证；④黄疸、胁痛、腹胀、呕逆等肝胃病证；⑤下肢痿痹，足跗肿痛。

【操作】直刺0.5~1寸。

4. 蠡沟 络穴。

【定位】在小腿内侧，内踝尖上5寸，胫骨内侧面的中央。

【主治】①睾丸肿痛、阳强挺长等男科病证；②月经不调、带下等妇科病证；③外阴瘙痒、小便不利、遗尿等前阴病证；④足胫疼痛。

【操作】平刺0.5~0.8寸。

5. 曲泉 合穴。

【定位】在膝部，腘横纹内侧端，半腱肌肌腱内缘凹陷中。

【主治】①小便不利、淋证、癃闭等泌尿系病证；②月经不调、痛经、带下、阴挺、阴痒等妇科病证；③遗精、阳痿男科病证；④膝股疼痛。

【操作】直刺0.8~1寸。

6. 章门 八会穴之脏会；脾募穴；足厥阴经与足少阳经的交会穴。

【定位】在侧腹部，在第11肋游离端的下际。

【主治】①腹胀、泄泻、痞块等胃肠病；②胁痛、黄疸、痞块等肝胆脾病证。

【操作】直刺0.8~1寸。

7. 期门 肝募穴；足厥阴经与足太阴经的交会穴。

【定位】在胸部，第6肋间隙，前正中线旁开4寸。

【主治】①胸胁胀痛；②腹胀、呃逆、吞酸等肝胃病证；③郁病，奔豚气；④乳痈。

【操作】斜刺0.5~0.8寸。

第十九章　督脉、腧穴

一、经脉循行

1. 原文 《难经·二十八难》：督脉者，起于下极之输，并于脊里，上至风府，入属于脑。

2. 起始穴与终止穴 长强—印堂。

二、主治概要

1. 脏腑病证 胸背腰段的腧穴主治与其相关的脏腑病证和有关的组织器官病证。

2. 神志病 癫狂痫等。

3. 热病。

4. 头面五官病证 头痛、口㖞、面肿等。

5. 经脉循行部位的其他病证 腰骶、背项疼痛等。

三、常用腧穴的定位、主治要点和操作☆

1. 腰阳关

【定位】在脊柱区，第4腰椎棘突下凹陷中，后正中线上。

【主治】①月经不调、带下等妇科病证；②遗精、阳痿等男科病证；③腰骶疼痛，下肢痿痹。

【操作】直刺或向上斜刺0.5~1寸。

2. 命门

【定位】在脊柱区，第2腰椎棘突下凹陷中，后正中线上。

【主治】①月经不调、痛经、经闭、带下、不孕等妇科病证；②遗精、阳痿、不育等男科病证；③五更泄泻、小便频数、癃闭等肾虚病证；④腰脊强痛，下肢痿痹。

【操作】向上斜刺0.5~1寸。

3. 至阳

【定位】在脊柱区，第7胸椎棘突下凹陷中，后正中线上。

【主治】①胸胁胀满，黄疸；②咳嗽，气喘；③腰背疼痛，脊强。

【操作】向上斜刺0.5~1寸。

4. 身柱

【定位】在脊柱区，第3胸椎棘突下凹陷中，后正中线上。

【主治】①身热、头痛、咳嗽、气喘等外感病证；②惊厥、癫狂痫等神志病证；③脊背强痛；④疔疮发背。

【操作】向上斜刺0.5~1寸。

5. 大椎 督脉与足三阳经的交会穴。

【定位】在脊柱区，第7颈椎棘突下凹陷中，后正中线上。

【主治】①恶寒发热、疟疾等外感病证；②热病，骨蒸潮热；③咳嗽、气喘等肺气失于宣降病证；④癫狂痫、小儿惊风等神志病证；⑤风疹、痤疮等皮肤疾病；⑥项强、脊痛等脊柱病证。

【操作】直刺或向上斜刺0.5~1寸。

6. 哑门 督脉与阳维脉的交会穴。

【定位】在颈后区，第2颈椎棘突上际凹陷中，后正中线上。

【主治】①暴喑，舌强不语，聋哑；②癫狂痫、癔症等神志病证；③头痛，项强。

【操作】伏案正坐位，头微前倾，项肌放松，向下颌方向缓慢刺入0.5~1寸。不可向上斜刺或深刺，以免刺入枕骨大孔，伤及延髓。

7. 风府 督脉与阳维脉的交会穴。

【定位】在颈后区，枕外隆凸直下，两侧斜方肌之间凹陷中。

【主治】①中风、头痛、眩晕、痴呆等内风所致病证；②恶寒发热、项强等外感病证；③癫狂痫、癔症等神志病证；④目痛、鼻衄、咽喉肿痛、失音等五官病证。

【操作】伏案正坐位，头微前倾，项肌放松，向下颌方向缓慢刺入0.5~1寸。不可向上斜刺或深刺，以免刺入枕骨大孔，伤及延髓。

8. 百会 督脉与足太阳经的交会穴。

【定位】在头部，前发际正中直上5寸。

【主治】①晕厥、中风、失语、痴呆、癫狂、不寐、健忘等神志病；②头风、颠顶痛、眩晕、耳鸣等头面病证；③脱肛、阴挺、胃下垂等气虚下陷证。

【操作】平刺0.5~0.8寸，升阳固脱多用灸法。

9. 上星

【定位】在头部，前发际正中直上1寸。

【主治】①头痛、眩晕、目痛、鼻渊、鼻衄等头面五官病证；②癫狂；③热病，疟疾。

【操作】平刺0.5~0.8寸。

10. 神庭 督脉与足太阳经、足阳明经的交会穴。

【定位】在头部，前发际正中直上0.5寸。

【主治】①癫狂痫、不寐、惊悸等神志病；②头痛、眩晕、目赤、目翳、鼻渊、鼻衄等头面五官病证。

【操作】平刺0.5~0.8寸。

11. 印堂

【定位】在头部，两眉毛内侧端中间的凹陷中。

【主治】①不寐、健忘、痴呆、痫证、小儿惊风等神志病证；②头痛、眩晕、鼻渊、鼻鼽、鼻衄等头面五官病证；③小儿惊风，产后血晕，子痫。

【操作】平刺0.3～0.5寸，或三棱针点刺出血。

12. 素髎

【定位】在面部，鼻尖的正中央。

【主治】①惊厥、昏迷、晕厥、脱证等急症；②鼻渊、鼻衄等鼻病。

【操作】向上斜刺0.3～0.5寸，或点刺出血。

13. 水沟 督脉与手、足阳明经的交会穴。

【定位】在面部，人中沟的上1/3与中1/3交点处。

【主治】①昏迷、晕厥、中风、中暑、脱证等急症，为急救要穴之一；②癫狂痫、癔症、急慢惊风等神志病证；③闪挫腰痛，脊背强痛；④口㖞、面肿、鼻塞、牙关紧闭等头面五官病证。

【操作】向上斜刺0.3～0.5寸，强刺激；或指甲按掐。

第二十章　任脉、腧穴

一、经脉循行

1. 原文 《素问·骨空论》：任脉者，起于中极之下，以上毛际，循腹里，上关元，至咽喉，上颐循面入目。

2. 起始穴与终止穴 会阴—承浆。

二、主治概要

1. 脏腑病 腹部、胸部相关脏腑病。

2. 妇科病、男科病及前阴病 月经不调、痛经、带下、遗精、阳痿、遗尿、小便不利等。

3. 神志病 癫痫、失眠等。

4. 虚证 部分腧穴具有强壮作用，主治各种虚证、虚劳、虚脱等。

5. 经脉循行部位的其他病证 颈、头、胸、腹的局部病证。

三、常用腧穴的定位、主治要点和操作☆

1. 中极 膀胱之募穴；任脉与足三阴经的交会穴。

【定位】在下腹部，脐中下4寸，前正中线上。

【主治】①遗尿、癃闭、尿频、尿急等泌尿系病证；②遗精、阳痿、不育等男科病证；③崩漏、月经不调、痛经、经闭、不孕、带下病等妇科病证。

【操作】直刺1～1.5寸，应在排尿后针刺，以免伤及深部膀胱。孕妇慎用。

2. 关元 小肠之募穴；任脉与足三阴经的交会穴。

【定位】在下腹部，脐中下3寸，前正中线上。

【主治】①中风脱证、虚劳羸瘦、脱肛、阴挺等元气虚损所致病证；②遗精、阳痿、早泄、不育等男科病证；③崩漏、月经不调、痛经、闭经、不孕、带下等妇科病证；④遗尿、癃闭、尿频、尿急等泌尿系病证；⑤腹痛、泄泻、脱肛、便血等肠腑病证；⑥保健要穴。

【操作】直刺1～1.5寸，应在排尿后针刺，以免伤及深部膀胱。孕妇慎用。

3. 气海

【定位】在下腹部，脐中下1.5寸，前正中线上。

【主治】①中风脱证、虚劳羸瘦、脱肛、阴挺等气虚证；②遗精、阳痿、疝气、不育等男科病证；③崩漏、月经不调、痛经、经闭、不孕、带下等妇科病证；④遗尿、癃闭等泌尿系病证；⑤水谷不化、绕脐疼痛、便溏、泄泻等肠腑病证；⑥保健要穴。

【操作】直刺1~1.5寸，孕妇慎用。

4. 神阙

【定位】在脐区，脐中央。

【主治】①中风脱证、虚脱、脱肛、阴挺、胃下垂等元气虚损证；②腹胀、腹痛、肠鸣、泄泻、痢疾、便秘、水肿等脾肾虚损所致病证；③保健要穴。

【操作】此穴禁针，多用艾条灸或隔盐灸。

5. 下脘 任脉与足太阴经的交会穴。

【定位】在上腹部，脐中上2寸，前正中线上。

【主治】胃痛、呕吐、完谷不化、食欲不振、腹胀、泄泻、小儿疳积等脾胃病证。

【操作】直刺1~1.5寸。

6. 建里

【定位】在上腹部，脐中上3寸，前正中线上。

【主治】①胃痛、呕吐、食欲不振、腹胀、腹痛等脾胃病证；②水肿，小便不利。

【操作】直刺1~1.5寸。

7. 中脘 胃之募穴；八会穴之腑会；任脉与手少阳经、手太阳经、足阳明经的交会穴。

【定位】在上腹部，脐中上4寸，前正中线上。

【主治】①胃痛、呕吐、完谷不化、食欲不振、腹胀、泄泻、小儿疳积等脾胃病证；②癫痫、不寐等神志病；③黄疸。

【操作】直刺1~1.5寸。

8. 上脘 任脉与手少阳经、足阳明经的交会穴。

【定位】在上腹部，脐中上5寸，前正中线上。

【主治】①胃痛、呕吐、呃逆、腹胀等脾胃病证；②癫痫。

【操作】直刺1~1.5寸。

9. 膻中 心包之募穴；八会穴之气会。

【定位】在胸部，横平第4肋间隙，前正中线上。

【主治】①咳嗽、气喘、胸闷等胸肺气机不畅病证；②心痛、心悸等心疾；③产后乳少、乳痈、乳癖等乳病；④呕吐、呃逆等胃气上逆证。

【操作】直刺0.3~0.5寸，或平刺。

10. 天突 任脉与阴维脉的交会穴。

【定位】在颈前区，胸骨上窝中央，前正中线上。

【主治】①咳嗽、气喘、咽喉肿痛、胸痛等肺系病证；②暴喑、梅核气、瘿气等咽部病证。

【操作】先直刺0.2寸，然后将针尖转向下方，紧靠胸骨后方、气管前缘缓慢刺入1~1.5寸。必须严格掌握针刺的角度和深度，以防刺伤肺和有关动、静脉。

11. 廉泉 任脉与阴维脉的交会穴。

【定位】在颈前区，喉结上方，舌骨上缘凹陷中，前正中线上。

【主治】中风舌强不语、舌缓流涎、舌下肿痛、咽喉肿痛、暴喑、吞咽困难、喉痹等咽喉口舌病证。

【操作】向舌根斜刺0.5~0.8寸。

12. 承浆 任脉与督脉及手、足阳明经的交会穴。

【定位】在面部，颏唇沟的正中凹陷处。

【主治】①口喎、流涎、齿龈肿痛、口舌生疮等面口舌病证；②癫狂；③暴喑。

【操作】斜刺0.3~0.5寸。

第二十一章　奇穴

常用腧穴的定位、主治要点和操作☆

1. 太阳

【定位】在头部，眉梢与目外眦之间，向后约一横指的凹陷中。

【主治】①头痛；②目赤肿痛，眼睑瞤动，色盲；③面瘫。

【操作】直刺0.3～0.5寸，或点刺出血。

2. 金津、玉液

【定位】在口腔内，舌下系带静脉上，左侧称金津，右侧称玉液。

【主治】①舌强，舌肿，口疮，喉痹；②消渴，呕吐，泄泻；③失语。

【操作】点刺出血。

3. 牵正

【定位】在面颊部，耳垂前0.5～1寸。

【主治】口㖞，口疮。

【操作】向前斜刺0.5～1寸。

4. 安眠

【定位】在项部，翳风穴与风池穴连线的中点。

【主治】失眠、头痛、眩晕、心悸、癫狂等心神病。

【操作】直刺0.5～1寸。

5. 三角灸

【定位】在下腹部，以患者两口角之间的长度为一边，做等边三角形，将顶角置于患者脐心，底边呈水平线，两底角处取穴。

【主治】①疝气，奔豚，绕脐疼痛；②不孕症。

【操作】艾炷灸5～7壮。

6. 定喘

【定位】在脊柱区，横平第7颈椎棘突下，后正中线旁开0.5寸。

【主治】①哮喘，咳嗽；②肩背痛，落枕。

【操作】直刺0.5～1寸。

7. 夹脊

【定位】在脊柱区，第1胸椎至第5腰椎棘突下两侧，后正中线旁开0.5寸，一侧17穴。

【主治】上背部的夹脊穴治疗心肺及上肢病证，下背部的夹脊穴治疗胃肠病证，腰部的夹脊穴治疗腰腹及下肢病证。

【操作】直刺0.5～1寸，或梅花针叩刺。

8. 胃脘下俞

【定位】在脊柱区，横平第8胸椎棘突下，后正中线旁开1.5寸。

【主治】①消渴；②胃痛，腹痛，胸胁痛。

【操作】斜刺0.3～0.5寸。

9. 腰眼

【定位】在腰区，横平第4腰椎棘突下，后正中线旁开约3.5寸凹陷中。

【主治】①腰痛；②月经不调，带下；③虚劳。

【操作】直刺0.5～1寸。

10. 十七椎

【定位】在腰区，第5腰椎棘突下凹陷中。

【主治】①腰腿痛，下肢瘫痪；②崩漏，痛经，月经不调；③小便不利。

【操作】直刺0.5~1寸。

11. 腰痛点

【定位】在手背，第2、3掌骨间及第4、5掌骨间，腕背侧远端横纹与掌指关节的中点处，一手2穴。

【主治】急性腰扭伤。

【操作】直刺0.3~0.5寸。

12. 八邪

【定位】在手背，第1~5指间，指蹼缘后方赤白肉际处，左右共8穴。

【主治】①毒蛇咬伤；②手指疼痛、麻木，手背肿痛；③目痛，烦热。

【操作】斜刺0.5~0.8寸，或点刺出血。

13. 四缝

【定位】在手指，第2~5指掌面的近侧指间关节横纹的中央，一手4穴。

【主治】①小儿疳积；②百日咳。

【操作】直刺0.1~0.2寸，点刺出血或挤出少许黄白色透明黏液。

14. 十宣

【定位】在手指，十指尖端，距指甲游离缘0.1寸（指寸），左右共10穴。

【主治】①中风、昏迷、晕厥等神志病；②中暑、高热等急症；③咽喉肿痛；④手指麻木。

15. 外劳宫

【定位】在手背，第2、3掌骨间，掌指关节后0.5寸（指寸）凹陷中。

【主治】①落枕；②手背红肿，手指麻木；③脐风。

【操作】直刺0.5~0.8寸。

16. 内膝眼

【定位】在膝部，髌韧带内侧凹陷处的中央。

【主治】①膝痛，腿痛；②脚气等下肢病证。

【操作】向膝中斜刺0.5~1寸，或透刺对侧膝眼。

17. 胆囊

【定位】在小腿外侧，腓骨小头直下2寸。

【主治】①胁痛、胆道蛔虫病等胆道病证；②下肢痿痹。

【操作】直刺1~1.5寸。

18. 阑尾

【定位】在小腿外侧，髌韧带外侧凹陷下5寸，胫骨前嵴外一横指（中指）。

【主治】①腹痛，胃痛，消化不良；②下肢痿痹。

【操作】直刺1~1.5寸。

19. 八风

【定位】在足背，第1~5趾间，趾蹼缘后方赤白肉际处，左右共8穴。

【主治】①足跗肿痛，足趾麻木无力；②毒蛇咬伤；③脚气。

【操作】斜刺0.5~0.8寸，或点刺出血。

小 结

1. 消渴穴位总结 胃脘下俞、然谷、肾俞、太溪、阳池、金津、玉液。

2. 急性腰扭伤穴位总结 腰痛点、睛明、攒竹。

第二十二章 毫针刺法

一、体位

仰卧位、侧卧位、俯卧位、仰靠坐位、俯伏坐位、侧伏坐位。

二、进针方法☆

1. 单手进针法。

2. 双手进针法：指切进针法、夹持进针法、舒张进针法、提捏进针法。

三、针刺的方向、角度和深度

1. 方向

（1）依经脉循行定方向：顺为补，逆为泄。

（2）依腧穴部位定方向：针刺某些穴位时，必须朝向某一特定方向进针。如哑门穴，针尖应朝下颌方向缓慢刺入。

（3）依病位病性定方向。

（4）依治疗需要定方向。

2. 角度☆

（1）直刺：针身与皮肤表面呈90°刺入。此法适用于人体大部分腧穴。

（2）斜刺：针身与皮肤表面约呈45°刺入。此法适用于皮薄肉少处或内有重要脏器，或不宜直刺、深刺的腧穴。

（3）平刺：针身与皮肤表面呈约15°或沿皮以更小的角度刺入。此法适用于皮薄肉少部位的腧穴，如头部的腧穴等。

3. 深度

	深刺	浅刺
年龄	中青年身强体壮者	年老体弱，气血衰退；小儿娇嫩，稚阴稚阳
体质	形盛体强者	形瘦体弱者
病情	阴证、久病	病情阳证、新病
病位	病在里、在筋骨、在脏腑	病在表、在肌肤
腧穴部位	四肢、臀、腹及肌肉丰满处	头面、胸腹及皮薄肉少处
季节	秋冬宜深	春夏宜浅

四、行针手法

1. 基本手法 提插法、捻转法。

2. 辅助手法 循法、弹法、刮法、摇法、飞法、震颤法。

五、得气

1. 得气

（1）患者：得气时，患者的针刺部位有酸、麻、胀、重等自觉反应；有时可出现局部的热、凉、痒、痛、蚁行等感觉；或呈现沿着一定的方向和部位传导和扩散现象；少数患者还会出现循经性肌肤瞤动、震颤等反应；有的还可见到针刺腧穴部位的循经性皮疹带或红、白线状现象。

（2）医者：医者的刺手亦能体会到针下沉紧、涩滞或针体颤动等反应。

2. 未得气 若针刺后未得气，则患者无任何特殊感觉或反应，医者刺手亦感觉到针下空松、虚滑。

六、针刺补泻☆

补泻手法	补法	泻法
捻转补泻	捻转角度小，用力轻，频率慢，操作时间短，结合拇指向前用力重、向后用力轻者	捻转角度大，用力重，频率快，操作时间长，结合拇指向后用力重、向前用力轻者
提插补泻	先浅后深，重插轻提，提插幅度小，频率慢，操作时间短者	先深后浅，轻插重提，提插幅度大，频率快，操作时间长者
疾徐补泻	进针时徐徐刺入，疾速出针	进针时疾速刺入，徐徐出针
迎随补泻	进针时针尖随着经脉循行去的方向刺入	进针时针尖迎着经脉循行来的方向刺入
呼吸补泻	患者呼气时进针，吸气时出针	患者吸气时进针，呼气时出针
开阖补泻	出针后迅速揉按针孔	出针时摇大针孔而不按
平补平泻	进针得气后，施行均匀的提插、捻转手法	

七、针刺异常情况

1. 晕针

（1）表现：患者突然精神疲倦、头晕目眩，面色苍白，恶心欲吐，多汗、心慌、四肢发冷，血压下降，脉象沉细，或神志昏迷，仆倒在地，唇甲青紫，二便失禁，脉微细欲绝，甚至晕厥。

（2）处理：立即停止针刺，将针全部取出。使患者平卧，注意保暖，轻者仰卧，给饮温开水或糖水。重者在上述处理基础上，可刺人中、素髎、内关、足三里，灸百会、关元、气海等穴，即可恢复。若仍不省人事，呼吸细微，脉细弱者，可考虑配合其他治疗或采用急救措施。

（3）预防：如初次接受针刺治疗或精神过度紧张，身体虚弱者，应先做好解释，消除对针刺的顾虑，同时选择舒适持久的体位，最好采用卧位，选穴宜少，手法要轻。若饥饿、疲劳、大渴时，应令进食、休息、饮水后再予针刺，医者在针刺治疗过程中，要精神专一，随时注意观察患者的神色，询问患者的感觉，一旦有不适等晕针先兆，可及早采取处理措施，防患于未然。

2. 滞针

（1）表现：针刺过程中或针在体内，捻转不动，提插、出针均感困难，若勉强捻转、提插时，则患者痛不可忍。

（2）处理：若患者精神紧张，局部肌肉过度收缩时，可稍延长留针时间，或于滞针腧穴附近，进行循按或用叩弹针柄，或在附近再刺一针，以宣散气血，而缓解肌肉的紧张。若行针不当，或单向捻针而致者，可向相反方向将针捻回，并用刮柄、弹柄法，使缠绕的肌纤维回缩，即可消除滞针。

（3）预防：对精神紧张者，应先做好解释工作，消除患者不必要的顾虑。注意行针的操作手法和避免单向捻转，若用搓法时，应注意与提插法的配合，则可避免肌纤维缠绕针身而防止滞针的发生。

3. 弯针

（1）表现：针柄改变了进针或刺入留针时的方向和角度，提插、捻转及出针均感困难，而患者感到疼痛。

（2）处理：出现弯针后，即不得再行提插、捻转等手法。如针柄轻微弯曲，应慢慢将针起出。若弯曲角度过大时，应顺着弯曲方向将针起出。若由患者移动体位所致，应使患者慢慢恢复原来体位，局部肌肉放松后，再将针缓缓起出，切忌强行拔针以免将针体折断在体内。

4. 断针

（1）表现：行针时或出针后发现针身折断，其断端部分针身尚露于皮肤外，或断端全部没入皮肤之下。

（2）处理：医者态度必须从容镇静，安抚患者，嘱患者切勿更动原有体位，以防断针向肌肉深部陷入。若残端部分针身显露于体外时，可用手指或镊子将针起出。若断端与皮肤相平或稍凹陷于体内者，可用左手拇、食二指垂直向下挤压针孔两旁，使断针暴露体外，右手持镊子将针取出。若断针完全深入皮下或肌肉深层时，应采用外科手术方法取出。

5. 血肿

（1）表现：针刺过程中或出针后，针刺部位肿胀疼痛，继则皮肤呈现青紫色。

（2）处理：若微量的皮下出血而局部小块青紫时，一般不必处理，可以自行消退。若局部肿胀疼痛较剧，青紫面积大而且影响到活动功能时，可先做冷敷止血后，再做热敷或在局部轻轻揉按，以促使局部瘀血消散吸收。

（3）预防：仔细检查针具，熟悉人体解剖部位，避开血管针刺，出针时立即用消毒干棉球揉按压迫针孔。

6. 刺伤内脏（创伤性气胸）

（1）表现：患者突感胸闷、胸痛、气短、心悸，严重者呼吸困难、发绀、冷汗、烦躁、恐惧，到一定程度会发生血压下降、休克等危急现象。

（2）处理：立即出针，采取半卧位休息，要求患者心情平静，切勿因恐惧而翻转体位。一般漏气量少者，可自然吸收。同时密切观察，随时对症处理，如给予镇咳消炎药物等。对严重病例，如发现呼吸困难、发绀、休克等现象需组织抢救，如胸腔排气、少量慢速输氧、抗休克等。

7. 刺伤脑与脊髓

（1）表现：误伤延髓，可出现头痛、恶心、呕吐、抽搐、呼吸困难、休克和神志昏迷等。刺伤脊髓，可出现触电样感觉向肢端放射，引起暂时性瘫痪，有时可危及生命。

（2）处理：应立即出针。轻者，安静休息，经过一段时间可自行恢复；重则应配合有关科室如神经外科，进行及时的抢救。

8. 外周神经损伤

（1）表现：刺中神经干或神经根时，会出现触电样针感。当神经受损后，多出现麻木、灼痛等症状，甚至出现神经分布区域及所支配脏器的功能障碍或末梢神经炎等症状。

（2）处理：一旦出现神经损伤症状，勿继续提插捻转，应缓慢出针。可应用维生素 B 族类药物治疗。严重者可在相应经络腧穴上用维生素 B 族类药物穴位注射，或根据病情需要进行临床救治。

第二十三章　灸法

一、灸法的作用

温经散寒、扶阳固脱、消瘀散结、防病保健、引热外行。

二、灸法的种类

1. 艾炷灸

（1）直接灸

①瘢痕灸：常用于治疗哮喘、肺痨、瘰疬等慢性顽疾。

②无瘢痕灸：一般虚寒性疾患，均可采用此法。

（2）间接灸☆

①隔姜灸：常用于因寒而致的呕吐、腹痛以及风寒痹痛等病证。

②隔蒜灸：多用于治疗瘰疬、肺痨及肿疡初起等病证。

③隔盐灸：多用于治疗伤寒阴证或吐泻并作、中风脱证等病证。

④隔附子饼灸：多用于治疗命门火衰而致的阳痿、早泄或疮疡久溃不敛等病证。

2. 艾条灸

（1）悬起灸

①温和灸：多用于慢性病。

②雀啄灸：多用于急性病。

③回旋灸：多用于急性病。

（2）实按灸

①太乙神针：可用于治疗风寒湿痹、肢体酸麻、痿弱无力、半身不遂等病证。

②雷火神针：同太乙神针。

3. 温针灸　适用于既需要留针而又适宜用艾灸的病证。

4. 温灸器灸

5. 灯火灸

6. 天灸　白芥子灸、蒜泥灸、斑蝥灸。

三、灸法的注意事项

1. 施灸的先后顺序　一般先灸上部，后灸下部，先灸阳部，后灸阴部，壮数是先少而后多，艾炷是先小而后大。

2. 施灸的禁忌　①对颜面、五官和有大血管的部位及关节活动部位，不宜选用瘢痕灸；②孕妇的腹部和腰骶部也不宜施灸；③一般空腹、过饱、极度疲劳和对灸法恐惧者，应慎施灸；④体弱患者，灸治时艾炷不宜过大，刺激量不可过强。

3. 灸后处理　①施灸过量，时间过长，局部出现小水疱，只要注意不擦破，可任其自然吸收；②水疱较大，可用无菌毫针刺破水疱，放出水液，或用注射针抽出水液，再涂以烫伤油等，并以纱布包敷；③化脓灸者，在灸疮化脓期间，要注意适当休息，加强营养，保持局部清洁，并可用敷料保护灸疮，以防污染。

第二十四章　拔罐法

一、拔罐的操作方法☆

1. 留罐法　一般5~15分钟。

2. 走罐法　适用于面积较大，肌肉丰厚部位，如脊背、腰臀、大腿等部位。

3. 闪罐法　多用于局部皮肤麻木、疼痛或功能减退等疾患，尤其适用于不宜留罐的部位，如小儿、年轻女性的面部。

4. 刺血拔罐法　多用于热证、实证、瘀血证及某些皮肤病，如神经性皮炎、痤疮、丹毒、扭伤、乳痈等。

5. 留针拔罐法 在针刺留针时，将罐吸拔在以针为中心的部位上，留罐5～10分钟，待皮肤红润、充血或瘀血时，将罐取下后出针。

二、拔罐的作用和适用范围

拔罐法具有通经活络、行气活血、消肿止痛、祛风散寒等作用。一般多用于风寒湿痹、颈肩腰腿痛、关节痛、软组织闪挫扭伤、伤风感冒、头痛、咳嗽、哮喘、胃脘痛、呕吐、腹痛、痛经、中风偏枯等。

三、拔罐的注意事项

1. 操作时要做到动作稳、准、轻、快。
2. 孕妇的腹部、腰骶部位，不宜拔罐。
3. 有自发性出血倾向疾患、高热、抽搐等禁止拔罐。

第二十五章　其他针法

一、电针法

1. 疏密波 常用于各种痛症、软组织损伤、关节周围炎、面瘫、肌无力、局部冻伤、针刺麻醉等。

2. 断续波 常用于治疗痿证、瘫痪等。

3. 连续波 密波常用于止痛、镇静、缓解肌肉和血管痉挛等；疏波常用于治疗痿证、慢性疼痛和各种肌肉关节、韧带、肌腱的损伤等。

二、三棱针法☆

1. 点刺法 多用于指、趾末端的十宣、十二井穴，以及耳尖及头面部的攒竹、上星、太阳等穴。

2. 散刺法 多用于局部瘀血、血肿或水肿、顽癣等。

3. 刺络法 多用于曲泽、委中等穴，治疗急性吐泻、疼痛、中暑、发热等。

4. 挑刺法 常用于肩周炎、胃痛、颈椎综合征、失眠、支气管哮喘、血管神经性头痛等。

三、皮肤针法

以多支短针组成。临床各种病证均可应用，如近视、视神经萎缩、急性扁桃体炎、感冒、咳嗽、慢性肠胃病、便秘、头痛、失眠、腰痛、皮神经炎、斑秃、痛经等。

四、火针法

主要用于治疗疼痛类疾病，如风寒湿痹、颈痹、漏肩风、腰痛、膝痛、软组织扭伤；皮外科疾病，如蛇串疮、湿疹、神经性皮炎、痈疽、疮疡、痔、瘰疬等；也可用于胃下垂、泄泻、痢疾、脱肛、痛经、阳痿、小儿疳积、扁平疣、痣等疾病。

五、穴位注射法

凡是针灸治疗的适应证大部分均可采用本法，如痹证、腰腿痛等。

第二十六章　头针法、耳针法

一、头针法

1. 额区

（1）额中线

【定位】在额部正中，前发际上下各 0.5 寸，即从督脉神庭穴向下前 1 寸。

【主治】头痛、强笑、自哭、失眠、健忘、多梦、癫狂痫、鼻病等。

（2）额旁 1 线

【定位】在额部，直对目内眦，发际上下各半寸，即从膀胱经眉冲穴向下 1 寸。

【主治】冠心病、心绞痛、支气管哮喘、支气管炎、失眠等上焦心、肺病证。

（3）额旁 2 线

【定位】在额部，直对瞳孔，发际上下各半寸，即从胆经头临泣穴向下 1 寸。

【主治】急慢性胃炎、胃十二指肠溃疡、肝胆疾病等中焦胃、肝胆病证。

（4）额旁 3 线

【定位】在额部，从胃经头维穴的内侧 0.75 寸处向下 1 寸。

【主治】功能性子宫出血、阳痿、遗精、子宫脱垂、尿频、尿急等下焦肾、膀胱病证。

2. 顶区

（1）顶中线

【定位】在头顶正中线上，从督脉百会穴向前至前顶穴 1.5 寸。

【主治】腰、腿、足病证（如瘫痪、麻木、疼痛），皮层性多尿，小儿夜尿，脱肛，胃下垂，子宫脱垂，高血压，头顶痛等。

（2）顶颞前斜线

【定位】在头侧面，从督脉前顶穴至胆经悬厘穴的连线。

【主治】对侧肢体中枢性运动功能障碍。将全线分成 5 等分，上 1/5 治疗对侧下肢中枢性瘫痪，中 2/5 治疗对侧上肢中枢性瘫痪，下 2/5 治疗对侧中枢性面瘫、运动性失语、流涎、脑动脉硬化等。

（3）顶颞后斜线

【定位】在头侧面，从督脉百会穴至胆经曲鬓穴的连线。

【主治】对侧肢体中枢性感觉障碍。将全线分成 5 等分，上 1/5 治疗对侧下肢感觉异常，中 2/5 治疗对侧上肢感觉异常，下 2/5 治疗对侧头面部感觉异常。

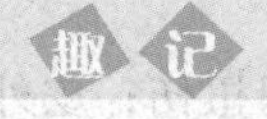

前配运动后感觉，支配对侧下上脑。

（4）顶旁 1 线

【定位】在头顶部，顶中线左右各旁开 1.5 寸，从膀胱经承光穴向后 1.5 寸。

【主治】腰、腿、足病证，如瘫痪、麻木、疼痛等。

（5）顶旁 2 线

【定位】在头顶部，顶中线左右各旁开 2.25 寸，从胆经正营穴向后 1.5 寸。

【主治】肩、臂、手病证，如瘫痪、麻木、疼痛等。

3. 颞区

（1）颞前线

【定位】在头侧面，从胆经颔厌穴到悬厘穴。

【主治】偏头痛、运动性失语、周围性面瘫、口腔疾病等。

（2）颞后线

【定位】在头侧面，从胆经率谷穴到曲鬓穴。

【主治】偏头痛、眩晕、耳聋、耳鸣等。

4. 枕区

（1）枕上正中线

【定位】在枕部，枕外隆凸上方正中的垂直线。从督脉强间穴至脑户穴。

【主治】眼病。

（2）枕上旁线

【定位】在枕部，枕上正中线平行向外0.5寸。

【主治】皮层性视力障碍、白内障、近视眼等。

（3）枕下旁线

【定位】在枕部，从膀胱经玉枕穴向下引一直线，长2寸。

【主治】小脑疾病引起的平衡障碍、后头痛。

二、耳针法

1. 选穴原则

（1）按相应部位选穴：如胃痛选“胃”穴等。

（2）按脏腑辨证选穴：如脱发取“肾”穴，皮肤病取“肺”“大肠”穴等。

（3）按经络辨证选穴：如牙痛取“大肠”穴等。

（4）按西医学理论选穴：如炎性疾病取“肾上腺”穴。

（5）按临床经验选穴：如“外生殖器”穴可以治疗腰腿痛。

2. 注意事项

（1）严格消毒，预防感染。

（2）有习惯性流产史的孕妇禁用。

（3）耳针亦可发生晕针，需注意预防处理。

（4）对扭伤及肢体活动障碍者，进针后宜嘱其适当活动，可增加疗效。

（5）严重器质性病变和伴有高度贫血者不宜针刺。对严重心脏病、高血压者不宜行强刺激法。

第二十七章　治疗总论

一、针灸治疗原则

1. 治神守气　治神守气是针灸治疗过程中充分调动医者、患者双方的积极性的关键措施。

（1）治神：包括治医者之神和患者之神，贯穿于针灸治病的全过程，主要包括两方面，一是在针灸操作过程中，医者专一其神，意守神气，患者神情安定，意守感传；二是在施治前后注重调治患者的精神状态。

（2）守气：即守住所得之气。而得气的快慢、气行的长短、气至病所的效应，常常又与患者的体质、对针刺的敏感度以及医者取穴的准确性，针刺的方向、角度、深度、强度及补泻手法等因素密切相关。

2. 补虚泻实

（1）虚则补之，陷下则灸之：①特定穴中背俞穴、原穴偏于补益，脏腑经脉的虚损之证，取相应的脏腑背俞穴、原穴治疗，可改善脏腑功能，补益阴阳气血的不足；②气虚下陷的治疗原则是以灸治为主。

（2）实则泻之，菀陈则除之：①特定穴中井穴、募穴偏于泻实，脏腑经脉的实证，取相应的井穴、募穴，可调节脏腑功能，疏泄脏腑邪气；②络脉瘀阻之类的病证可用清除瘀血的刺血疗法。

（3）不盛不虚以经取之：①属于本经自病者，治疗应当取本经穴；②此“不盛不虚”，非病证本身无虚实可言，而是脏腑、经络的虚实表现不明显；③临床应当针下得气后，再行均匀的提插捻转手法。

3. 清热温寒

（1）热则疾之：热性病证的治疗原则是浅刺疾出或点刺放血，手法宜轻而快，可以不留针或短暂留针，以清泄热毒。

（2）寒则留之：寒性病证的治疗原则是深刺而久留针，以达温经散寒的目的。

4. 治病求本　①急则治标；②缓则治本；③标本同治。

5. 三因制宜　①因人制宜；②因时制宜；③因地制宜。

二、针灸治疗作用

1. 疏通经络　是针灸最基本和最直接的治疗作用。

2. 调和阴阳　是针灸治疗最终要达到的根本目的。如不寐者补阴跷（照海），泻阳跷（申脉），多寐者补阳跷（申脉），泻阴跷（照海）。

3. 扶正祛邪　既是疾病向良性方向转归的基本保证，又是针灸治疗疾病的作用过程。

三、针灸处方☆

1. 选穴原则

（1）近部选穴：选取病痛所在部位或邻近部位的腧穴（局部）。如眼病取睛明，耳病取听宫，鼻病取迎香，胃痛取中脘，膝痛取膝眼等。

（2）远部选穴：选取距离病痛较远处部位的腧穴（循经远取）。如胃痛选足阳明胃经的足三里，腰背痛选足太阳膀胱经的委中，上牙痛选足阳明胃经的内庭，下牙痛选手阳明大肠经的合谷等。

（3）辨证选穴：是根据疾病的证候特点，分析病因病机而辨证选取穴位的方法。如肾阴不足导致的虚热选肾俞、太溪，心肾不交导致的失眠选心俞、肾俞等。

（4）对症选穴：又称为“经验选穴”。这是腧穴特殊治疗作用及临床经验在针灸处方中的具体运用，如发热取大椎，痰多取丰隆，哮喘取定喘，虫证取百虫窝，落枕取外劳宫，腰痛取腰痛点，面瘫取牵正，目赤取耳尖等。

2. 配穴方法

配穴方法		特点
按部位配穴法	远近配穴法	病变近处 + 远处选穴
	上下配穴法	腰以上 + 腰以下选穴，八脉交会穴的配对应用即属于上下配穴法
	前后配穴法	胸腹部 + 背腰部选穴，俞募配穴属于前后配穴法
	左右配穴法	人体左侧 + 右侧选穴，左右配穴法既可以左右同取，也可以左病取右、右病取左

续表

配穴方法		特点
按经脉配穴法	本经配穴法	指某一脏腑、经脉发生病变时，选用本经脉的腧穴配伍组成处方的方法。如胃火循经上扰的牙痛，可取颊车、内庭
	表里经配穴法	当某一脏腑经脉发生疾病时，取本经和其相表里经脉的腧穴配合组成处方。如原络配穴法
	同名经配穴法	是将手足同名经的腧穴相互配合组成处方的方法

小结

1. 风寒、风热的配穴规律总结

祛风	带“风”的穴位（风门、风池、风府）
风寒	风池，风门＋合谷，列缺，肺俞
风热	带“风”的穴位＋大椎、曲池、外关（合谷、尺泽、少商）。①曲池＋大椎；②曲池＋外关；③曲池＋尺泽；④风池＋外关；⑤外关＋关冲；⑥外关＋少商

头痛—风寒头痛—风门、列缺 感冒—风寒感冒—风门、肺俞 哮喘—风寒外袭—风门、合谷 瘾疹—风寒束表—风门、肺俞 咳嗽—风寒袭肺—风门、太渊 面痛—外感风寒—风池、列缺 面瘫—风寒外袭—风池、风府 落枕—风寒袭络—风池、合谷 漏肩风—外邪内侵—风池、合谷	头痛—风热头痛—大椎、曲池 咳嗽—风热犯肺—大椎、曲池 瘾疹—风热犯表—风门、大椎 神经性皮炎—风热侵袭—风池、外关 咽喉肿痛—外感风热—风池、外关 感冒—风热感冒—曲池、尺泽 面痛—外感风热—曲池、外关 面瘫—风热侵袭—外关、关冲 目赤肿痛—外感风热—外关、少商

2. 里寒、寒湿证的配穴规律总结

里寒/寒湿证	命门、腰阳关、神阙、关元、肾俞。①命门＋腰阳关；②命门＋关元；③命门＋肾俞；④肾俞＋关元；⑤神阙＋关元；⑥神阙＋至阳

腰痛—寒湿腰痛—命门、腰阳关 坐骨神经痛—寒湿证—命门、腰阳关 月经后期—寒凝—命门、关元 绝经前后诸证—肾阳虚—命门、关元 消渴—阴阳两虚—命门、关元 鼻鼽—肾阳亏虚—命门、肾俞	肥胖症—肾阳亏虚—肾俞、关元 慢性泄泻—肾阳虚衰—肾俞、关元 痹证—痛痹—肾俞、关元 痛经实证—寒凝血瘀—归来、关元 便秘—冷秘—神阙、关元 心绞痛—寒邪凝滞—神阙、至阳 慢性泄泻—寒湿内盛—神阙

3. 肝郁气滞的配穴规律总结

肝郁气滞	太冲［肝原］、期门［肝募］、膻中［包募、气会］、肝俞。①太冲＋期门；②膻中＋期门；③膻中＋太冲；④太冲＋肝俞；⑤太冲＋内关；⑥肝俞＋内关

郁证—肝气郁结—期门、膻中 呕吐—肝气犯胃—期门、太冲 胃痛—肝气犯胃—期门、太冲 月经先后无定期—肝郁—期门、太冲 崩漏—气郁—膻中、太冲 癃闭—肝郁气滞—太冲	乳癖—肝郁气滞—肝俞、内关 缺乳—肝郁气滞—太冲、内关 神经性皮炎—肝郁化火—肝俞、太冲 慢性泄泻—肝气乘脾—肝俞、太冲

4. 血瘀的配穴规律总结

血瘀	膈俞、血海、三阴交、内关、合谷、次髎。①膈俞＋血海；②膈俞＋次髎；③膈俞＋三阴交；④膈俞＋内关；⑤膈俞＋合谷；⑥血海＋三阴交；⑦血海＋次髎

头痛—瘀血头痛—血海、膈俞 痹证—行痹—血海、膈俞 崩漏—血瘀—血海、膈俞 偏头痛—瘀血阻络—血海、膈俞 痫病间歇期—瘀阻脑络—膈俞、内关、血海 胃痛—瘀血停胃—膈俞、三阴交	颈椎病—气滞血瘀—膈俞、合谷 痴呆—瘀血阻络—膈俞、内关 腰痛-瘀血腰痛—膈俞、次髎 坐骨神经痛—瘀血阻络—血海、阿是穴 蛇串疮—瘀血阻络—血海、三阴交 癃闭—浊瘀阻塞—次髎、血海

5. 痰湿、痰热、风痰的配穴规律总结

痰湿	丰隆（痰首选）、阴陵泉（湿首选）。①痰湿、痰浊—丰隆＋中脘/丰隆＋阴陵泉；②湿—阴陵泉＋足三里
痰热	丰隆＋曲池、大椎、荥穴、井穴
风痰	丰隆＋带“风”的穴位 ①丰隆＋合谷；②合谷＋风池＋阴陵泉

头痛—痰浊头痛—中脘、丰隆 眩晕—痰湿中阻—头维、中脘、丰隆 绝经前后诸证—痰气郁结—中脘、丰隆 心绞痛—痰浊阻络—中脘、丰隆 偏头痛—痰湿偏盛—中脘、丰隆 痴呆—痰浊蒙窍—丰隆、中脘 乳癖—痰浊凝结—丰隆、中脘 咳嗽—痰湿阻肺—丰隆、阴陵泉 郁证—痰气郁结—丰隆、阴陵泉、天突 耳鸣耳聋—痰火郁结—丰隆、阴陵泉	感冒—夹湿—阴陵泉 头痛—风湿头痛—头维、阴陵泉 痹证—着痹—阴陵泉、足三里 痫病间歇期—风痰闭阻—合谷、风池、阴陵泉 中风中经络—风痰阻络—丰隆、合谷 中风中经络—痰热腑实—曲池、内庭、丰隆 哮喘—痰热阻肺—丰隆、曲池

6. 肝阳上亢、肝风的配穴规律总结

肝阳上亢	①太冲＋太溪；②百会＋行间；③行间＋侠溪＋太溪
肝风	太冲、太溪＋风池等带风字穴。①太溪＋风池；②三阴交＋太冲

头痛—肝阳上亢—太溪、太冲 眩晕—肝阳上亢—行间、侠溪、太溪 绝经前后诸证—肝阳上亢—风池、太冲 偏头痛—肝阳上亢—百会、行间 中风中经络—肝阳暴亢—太冲、太溪 面痛—阴虚阳亢—风池、太溪 中风中经络—阴虚风动—太溪、风池 小儿多动症—阴虚阳亢—三阴交、太冲

7. 气滞血瘀、胃寒的配穴规律总结

气滞血瘀	太冲、血海（合谷、内关、膈俞）
胃寒（实寒、虚寒）	①胃俞＋上脘；②胃俞＋脾俞；③胃俞；④关元＋胃俞＋脾俞

痛经—气滞血瘀—太冲、血海 颈椎病—气滞血瘀—太冲、血海 心绞痛—气滞血瘀—太冲、血海 落枕—气滞血瘀—内关、合谷 漏肩风—气滞血瘀—内关、膈俞

8. 脏腑郁热、热/火、肝胆火盛、食积、肾虚、肺虚、相关脏腑虚的配穴规律总结

脏腑郁热	荥穴。①胃热—内庭；②肺热—鱼际；③肝热—行间
热/火	井穴、荥穴、大椎、曲池、尺泽
肝胆火盛	行间＋侠溪
食积	①梁门＋天枢；②梁门＋下脘；③中脘
肾虚	肾俞＋太溪；绝经前后诸证、耳鸣耳聋虚证、消渴、哮喘虚证主穴
肺虚	肺俞＋太渊；内伤咳嗽、哮喘虚证主穴
相关脏腑虚	背俞穴、原穴
腰痛—肾虚腰痛—肾俞、太溪 不寐—心肾不交—太溪、肾俞 月经先后无定期—肾虚—太溪、肾俞 痛经虚证—肾气亏损—太溪、肾俞 崩漏虚证—肾虚—太溪、肾俞 遗尿—肾气不足—肾俞、命门、太溪 心悸—阴虚火旺—太溪、肾俞 郁证—肝肾阴虚—肝俞、肾俞、太溪、三阴交	

9. 气虚、血虚、阴虚、阳虚、气血不足的配穴规律总结

气虚	气海、足三里、脾俞、胃俞、关元、神阙
血虚	气海、足三里、脾俞、胃俞、血海、三阴交
阴虚	太溪、三阴交、照海、复溜、三阴交、肾俞
阳虚	肾俞、命门、关元、腰阳关
气血不足	脾俞、胃俞、足三里、气海（补＋行）、血海（补＋活）。①脾俞＋足三里；②足三里＋气海；③足三里＋脾俞＋胃俞；④足三里＋血海；⑤脾俞＋气海

第二十八章　内科病证的针灸治疗

1. 头痛☆

【治法】调和气血，通络止痛。

【主穴】百会、风池、阿是穴、合谷。

【配穴】①太阳头痛配天柱、后溪、昆仑；②阳明头痛配阳白、内庭；③少阳头痛配率谷、外关、足临泣；④厥阴头痛配四神聪、太冲、内关；⑤风寒头痛配风门、列缺；⑥风热头痛配曲池、大椎；⑦风湿头痛配头维、阴陵泉；⑧肝阳上亢头痛配太溪、太冲；⑨痰浊头痛配中脘、丰隆；⑩瘀血头痛配血海、膈俞；⑪血虚头痛配脾俞、足三里；⑫肾精不足配肾俞、太溪、三阴交。

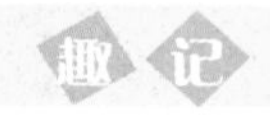

百风何事！

附：偏头痛

【治法】疏泄肝胆，通经止痛。取手足少阳、足厥阴经穴以及局部穴为主。

【主穴】率谷、阿是穴、风池、外关、足临泣、太冲。

【配穴】肝阳上亢配百会、行间；痰湿偏盛配中脘、丰隆；瘀血阻络配血海、膈俞。

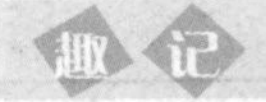

谷外，风太足啊，偏头痛！

2. 面痛

【主症】突然发作，呈闪电样、刀割样、针刺样、电灼样剧烈疼痛，发作时伴面部肌肉抽搐。

【治法】疏通经络，祛风止痛。取面部腧穴、手足阳明和足太阳经穴为主。

【主穴】攒竹、四白、下关、地仓、合谷、太冲、内庭。

【配穴】①眼部疼痛配丝竹空、阳白、外关；②上颌支痛配颧髎、迎香；③下颌支痛配承浆、颊车、翳风；④外感风寒配风池、列缺；⑤外感风热配曲池、外关；⑥气血瘀滞配内关、三阴交；⑦肝胃郁热配行间、内庭；⑧阴虚阳亢配风池、太溪。

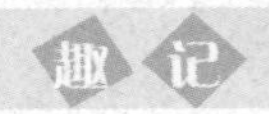

庭内四百猪面痛下地，开四关。注：合谷与太冲相配为“四关”穴。

3. 腰痛

【治法】通经止痛。取局部阿是穴及足太阳经穴为主。

【主穴】大肠俞、阿是穴、委中。

【配穴】①督脉病证配后溪；②足太阳经证配申脉；③腰椎病变配腰夹脊；④寒湿腰痛配命门、腰阳关；⑤瘀血腰痛配膈俞、次髎；⑥肾虚腰痛配肾俞、太溪。

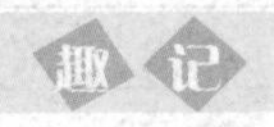

常委腰痛啊。

4. 痹证

【治法】通络止痛。以局部穴位为主，配合循经取穴及辨证选穴。

【主穴】阿是穴、局部经穴（经筋病的治疗“以痛为输”）。

【配穴】①行痹配膈俞、血海；②痛痹配肾俞、关元；③着痹配阴陵泉、足三里；④热痹配大椎、曲池。另可根据疼痛的部位循经配穴。

5. 坐骨神经痛☆

【主症】腰或臀、大腿后侧、小腿后外侧及足外侧的放射样、电击样、烧灼样疼痛。

【治法】通经止痛。循经取足太阳、足少阳经穴为主。

【主穴】①足太阳经证　腰夹脊、秩边、委中、承山、昆仑、阿是穴；②足少阳经证　腰夹脊、环跳、阳陵泉、悬钟、丘墟、阿是穴。

【配穴】①寒湿证配命门、腰阳关；②瘀血阻络证配血海、阿是穴；③气血不足证配足三里、三阴交。

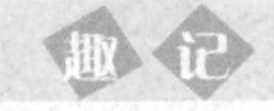

太太，昆仑山中治腰啊；少爷，要环球宣扬啊。

6. 中风☆

（1）中经络

【治法】疏通经络，醒脑调神。取督脉、手厥阴及足太阴经穴为主。

【主穴】水沟、内关、三阴交、极泉、尺泽、委中。

【配穴】①肝阳暴亢配太冲、太溪；②风痰阻络配丰隆、风池；③痰热腑实配曲池、内庭、丰隆；④气虚血瘀配气海、血海、足三里；⑤阴虚风动配太溪、风池；⑥上肢不遂配肩髃、曲池、手三里、合谷；⑦下肢不遂配环跳、足三里、风市、阳陵泉、悬钟、太冲；⑧病侧肢体屈曲拘挛者，肘部配曲泽、腕部配大陵、膝部配曲泉、踝部配太溪；⑨足内翻配丘墟透照海；⑩足外翻配太溪、中封；⑪足下垂配解溪；⑫口角歪斜配地仓、颊车、合谷、太冲；⑬语言謇涩配廉泉、通里、哑门；⑭吞咽困难配廉泉、金津、玉液。

【操作】水沟向上方斜刺，用雀啄法，以眼球湿润为度。

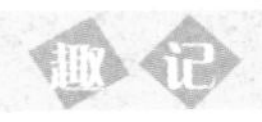

纪委斥责交关税，气中风了。

（2）中脏腑

【治法】闭证：平肝息风，醒脑开窍。取督脉、手厥阴经穴和十二井穴为主。脱证：回阳固脱。以任脉经穴为主。

【主穴】①闭证：水沟、十二井穴、太冲、丰隆、劳宫；②脱证：关元、神阙。

【操作】神阙用隔盐灸，关元用大艾炷灸，至四肢转温为止。

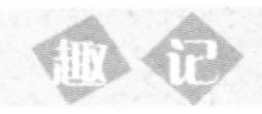

闭证：十二井水冲龙宫。

7. 眩晕

（1）实证

【治法】平肝潜阳，化痰定眩。取足少阳、足厥阴经穴及督脉穴为主。

【主穴】百会、风池、太冲、内关。

【配穴】①肝阳上亢配行间、侠溪、太溪；②痰湿中阻配头维、中脘、丰隆；③高血压配曲池、足三里；④颈性眩晕配风府、天柱、颈夹脊。

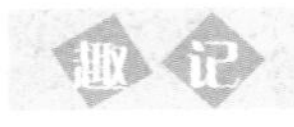

百风内冲，太晕了。

（2）虚证

【治法】益气养血，填精定眩。以督脉穴和相应背俞穴为主。

【主穴】百会、风池、肝俞、肾俞、足三里。

【配穴】①气血两虚配气海、脾俞、胃俞；②肾精不足配太溪、悬钟、三阴交。

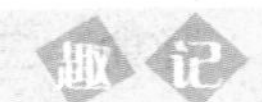

百风足，伤肝肾，吹晕了。

8. 面瘫☆

【治法】祛风通络，疏调经筋。取局部穴、手足阳明经穴为主。

【主穴】攒竹、阳白、四白、颧髎、颊车、地仓、翳风、合谷、太冲。

【配穴】①风寒外袭配风池、风府；②风热侵袭配外关、关冲；③气血不足配足三里、气海；④眼睑闭合不全配鱼腰、申脉；⑤鼻唇沟变浅配迎香；⑥人中沟歪斜配水沟；⑦颏唇沟歪斜配承浆；⑧乳突部疼痛配翳风；⑨舌麻、味觉减退配廉泉、足三里；⑩听觉过敏配听宫、中渚。

【操作】发病初期，面部腧穴取穴宜少，针刺宜浅，手法宜轻；肢体远端腧穴行泻法且手法宜重。

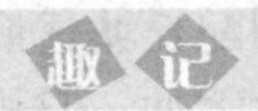

攒四车羊，全充谷仓，嘴气歪了。

9. 痿证

【治法】祛邪通络，濡养筋脉。以手足阳明经穴和夹脊穴为主。

【主穴】上肢：肩髃、曲池、外关、合谷、颈胸段夹脊穴。下肢：髀关、足三里、阳陵泉、悬钟、三阴交、解溪、腰部夹脊穴。

【配穴】①肺热津伤配尺泽、大椎；②湿热浸淫配阴陵泉、内庭；③脾胃虚弱配脾俞、胃俞；④肝肾亏虚配肝俞、肾俞；⑤上下肢肌肉萎缩，分别配手足阳明经穴排刺。

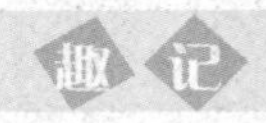

上肢：奸雄夹击，骨池外；下肢：选二三解药，闭关阳陵泉。

10. 痫病

（1）发作期

【主症】①大发作：发作前常有眩晕头痛，胸闷不舒，神疲乏力等先兆，旋即突然昏仆，不省人事，两目上视，牙关紧闭，四肢抽搐，口吐白沫，或发怪叫，二便自遗，发作后平复如常人；②小发作：动作突然中断，手中物件落地，头部低垂，两目瞪视，呼之不应，数秒至数分钟后即可恢复。

【治法】醒脑开窍。以督脉、手厥阴经穴为主。

【主穴】水沟、百会、后溪、内关、太冲。

【配穴】①大发作配十宣、涌泉；②小发作配神门、神庭。

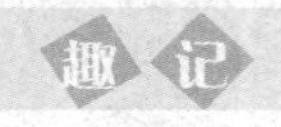

皇帝发癫痫后，百官拥护谁。

（2）间歇期

【治法】化痰息风，理气通络。取任脉、督脉及手足厥阴经穴为主。

【主穴】印堂、鸠尾、间使、太冲、丰隆、腰奇。

【配穴】①痰火扰神配神门、行间、内庭；②风痰闭阻配合谷、风池、阴陵泉；③瘀阻脑络配膈俞、内关、血海；④心脾两虚配心俞、脾俞、足三里；⑤肝肾阴虚配肝俞、肾俞、三阴交。

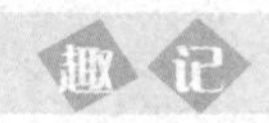

唐太监灸龙腰。

11. 不寐☆

【治法】舒脑宁心，安神利眠。取督脉、手少阴、足太阴经穴及八脉交会穴为主。

【主穴】百会、安眠、神门、三阴交、照海、申脉。

【配穴】①心脾两虚配心俞、脾俞；②心肾不交配太溪、肾俞；③心胆气虚配心俞、胆俞；④肝火扰神配行间、侠溪；⑤脾胃不和配足三里、内关；⑥噩梦多配厉兑、隐白；⑦头晕配风池、悬钟；⑧不寐重症配夹脊、四神聪。

【操作】不寐者补阴跷（照海），泻阳跷（申脉）。

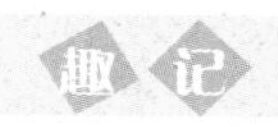

二跷三神会安眠。注：二跷指阴跷照海，阳跷申脉。

12. 郁证☆

【治法】调神解郁，疏利气机。取督脉、手足厥阴、手少阴经穴为主。

【主穴】百会、印堂、水沟、内关、神门、太冲。

【配穴】①肝气郁结配膻中、期门；②气郁化火配行间、侠溪；③痰气郁结配丰隆、阴陵泉、天突；④心神惑乱配通里、心俞、三阴交；⑤心脾两虚配心俞、脾俞、足三里、三阴交；⑥肝肾阴虚配肝俞、肾俞、太溪、三阴交；⑦咽部异物哽塞感明显者配天突、照海。

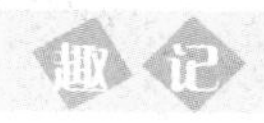

水冲庙堂门，百官郁闷。

13. 痴呆

【治法】醒脑调神，充髓益智。取督脉、手厥阴、足少阴经穴为主。

【主穴】百会、印堂、四神聪、内关、太溪、悬钟。

【配穴】①肝肾亏虚配肝俞、肾俞；②气血不足配足三里、气海、血海；③痰浊蒙窍配丰隆、中脘；④瘀血阻络配膈俞、内关。

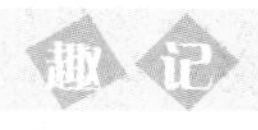

百官太痴呆，官印悬四神聪。

14. 心悸

【治法】宁心安神，定悸止惊。取手少阴、手厥阴经穴及脏腑俞募穴为主。

【主穴】内关、神门、郄门、心俞、巨阙。

【配穴】①心胆虚怯配胆俞；②心脾两虚配脾俞、足三里；③阴虚火旺配太溪、肾俞；④水气凌心配气海、阴陵泉；⑤心脉瘀阻配膻中、膈俞。

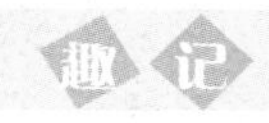

心悸门门缺关心。

15. 感冒☆

【治法】祛风解表。取手太阴、手阳明经穴及督脉穴为主。

【主穴】列缺、合谷、风池、大椎、太阳。

【配穴】①风寒感冒配风门、肺俞；②风热感冒配曲池、尺泽；③夹湿配阴陵泉；④夹暑配委中；⑤体虚感冒配足三里；⑥咽喉疼痛配少商、商阳；⑦鼻塞配迎香；⑧全身酸楚配身柱。

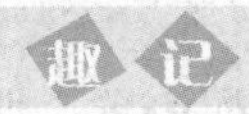

追风谷缺太阳，易感冒。

16. 咳嗽☆

（1）外感咳嗽

【治法】疏风解表，宣肺止咳。取手太阴、手阳明经穴为主。

【主穴】肺俞、列缺、合谷。

【配穴】①风寒袭肺配风门、太渊；②风热犯肺配大椎、曲池；③咽喉痛配少商。

（2）内伤咳嗽

【治法】肃肺理气，止咳化痰。取手、足太阴经穴为主。

【主穴】肺俞、太渊、三阴交。

【配穴】①痰湿阻肺配丰隆、阴陵泉；②肝火灼肺配行间、鱼际；③肺阴亏虚配膏肓；④咳血配孔最；⑤胁痛配阳陵泉；⑥咽喉干痒配太溪；⑦盗汗配阴郄；⑧气短乏力配足三里、气海。

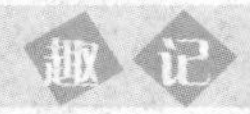

肺列谷（外感咳嗽）；肺太阴（内伤咳嗽）。

17. 哮喘

（1）实证

【主症】病程短，或当发作期，哮喘声高气粗，呼吸深长有余，呼出为快，体质较强，脉象有力。

【治法】祛邪肃肺，化痰平喘。取手太阴经穴及相应背俞穴为主。

【主穴】列缺、尺泽、肺俞、中府、定喘。

【配穴】①风寒外袭配风门、合谷；②痰热阻肺配丰隆、曲池；③喘甚者配天突。

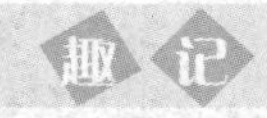

肺中痰列，尺泽定喘。

（2）虚证

【主症】病程长，反复发作或当缓解期，哮喘声低气怯，气息短促，深吸为快，体质虚弱，脉弱无力。

【治法】补益肺肾，止哮平喘。取相应背俞穴及手太阴、足少阴经穴为主。

【主穴】肺俞、膏肓、肾俞、太渊、太溪、足三里、定喘。

【配穴】①肺气虚配气海；②肾气虚配关元。

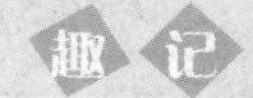

很费神才搞定了三太太的哮喘。

18. 呕吐☆

【治法】和胃理气，降逆止呕。取胃的募穴及足阳明经穴为主。

【主穴】中脘、足三里、内关。

【配穴】①寒邪客胃配上脘、胃俞；②热邪内蕴配合谷、金津、玉液；③饮食停滞配梁门、天枢；④肝气犯胃配期门、太冲；⑤痰饮内停配丰隆、公孙；⑥脾胃虚寒配脾俞、胃俞。

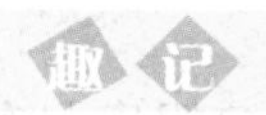

三本中内书，背吐了。

19. 胃痛

【治法】和胃止痛。取胃的募穴、足阳明经穴为主。

【主穴】中脘、足三里、内关。

【配穴】①寒邪客胃配胃俞；②饮食伤胃配梁门、下脘；③肝气犯胃配期门、太冲；④瘀血停胃配膈俞、三阴交；⑤脾胃虚寒配关元、脾俞、胃俞；⑥胃阴不足配胃俞、三阴交、内庭。

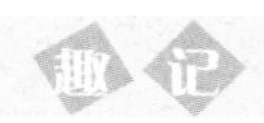

三本中内书，背得胃疼。

20. 泄泻

（1）急性泄泻

【治法】除湿导滞，通调腑气。取足阳明、足太阴经穴为主。

【主穴】天枢、上巨虚、阴陵泉、水分。

【配穴】①寒湿内盛配神阙；②肠腑湿热配内庭、曲池；③食滞肠胃配中脘；④泻下脓血配曲池、三阴交、内庭。

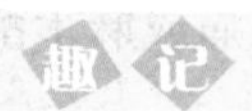

天上泉水。

（2）慢性泄泻☆

【治法】健脾温肾，固本止泻。取任脉、足阳明、足太阴经穴为主。

【主穴】神阙、天枢、足三里、公孙。

【配穴】①脾气虚弱配脾俞、太白；②肾阳虚衰配肾俞、关元；③肝气乘脾配肝俞、太冲；④久泻虚陷者配百会。

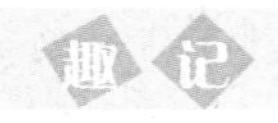

天公三审。

21. 便秘☆

【治法】理肠通便。取大肠的背俞穴、募穴及下合穴为主。

【主穴】天枢、大肠俞、上巨虚、支沟。

【配穴】①热秘配曲池、内庭；②气秘配太冲、中脘；③冷秘配神阙、关元；④虚秘配足三里、脾俞、气海；⑤兼阴伤津亏者加照海、太溪。

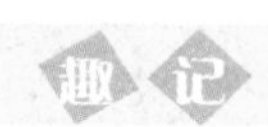

天上狗常便秘。

22. 癃闭

(1) 实证

【治法】清热利湿，行气活血。以足太阳、足太阴经穴及相应俞募穴为主。

【主穴】中极、膀胱俞、秩边、阴陵泉、三阴交。

【配穴】①膀胱湿热配委阳；②肺热壅盛配尺泽；③肝郁气滞配太冲；④浊瘀阻塞配次髎、血海。

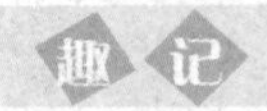

三种胖灵芝。

(2) 虚证

【治法】温补脾肾，益气启闭。以足太阳、任脉穴及相应背俞穴为主。

【主穴】关元、脾俞、肾俞、三焦俞、秩边。

【配穴】①脾虚气弱配气海、足三里；②肾气亏虚配太溪、命门。

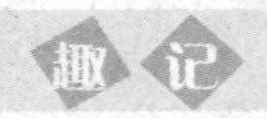

职员较神疲。

23. 消渴☆

【治法】养阴生津，清热润燥。取相应脏腑背俞穴及足太阴、足少阴经穴为主。

【主穴】胃脘下俞、肺俞、脾俞、肾俞、太溪、三阴交。

【配穴】①肺燥津伤配太渊、少府；②胃热津伤配内庭、地机；③肾阴亏虚配复溜、太冲；④阴阳两虚配关元、命门；⑤上肢疼痛或麻木配肩髃、曲池、合谷；⑥下肢疼痛或麻木配风市、阳陵泉、解溪；⑦皮肤瘙痒配风池、曲池、血海。

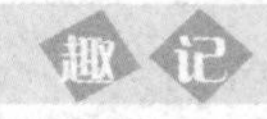

肺脾肾三叔为三太太消渴。

第二十九章　妇儿科病证的针灸治疗

1. 月经不调

(1) 月经先期☆

【主症】周期提前7天以上，甚至十余日一行，连续2个周期以上。

【治法】调理冲任，清热调经。取任脉、足太阴经穴为主。

【主穴】关元、三阴交、血海。

【配穴】①实热配行间；②虚热配太溪；③气虚配足三里、脾俞；④月经过多配隐白。

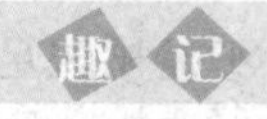

关阴血，不要先来。

(2) 月经后期

【主症】周期推迟7天以上，甚至40～50日一潮，连续2个周期以上。

【治法】温经散寒，行血调经。以任脉、足太阴经穴为主。

【主穴】气海、三阴交、归来。

【配穴】①寒凝配关元、命门；②血虚配足三里、血海。

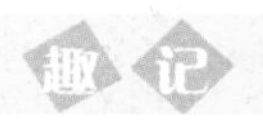

气阴归后。

（3）月经先后无定期

【主症】月经周期或提前或延后 7 天以上，连续 3 个周期以上。

【治法】调补肝肾，理血调经。以任脉、足太阴经穴为主。

【主穴】关元、三阴交、肝俞。

【配穴】①肝郁配期门、太冲；②肾虚配肾俞、太溪；③脾虚配脾俞、足三里。

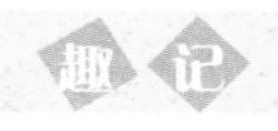

关肝阴。

2. 痛经☆

（1）实证

【治法】行气活血，调经止痛。取任脉、足太阴经穴为主。

【主穴】中极、次髎、地机、三阴交、十七椎。

【配穴】①气滞血瘀配太冲、血海；②寒凝血瘀配关元、归来。

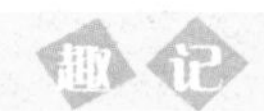

种地三十七次就痛经。

（2）虚证

【治法】调补气血，温养冲任。取任脉、足太阴、足阳明经穴为主。

【主穴】关元、足三里、三阴交、次髎、十七椎。

【配穴】①气血虚弱配气海、脾俞；②肾气亏损配太溪、肾俞。

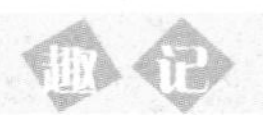

十七追关三三，痛经追不上。

3. 崩漏

（1）实证☆

【治法】清热利湿，固经止血。取任脉、足太阴经穴为主。

【主穴】关元、三阴交、隐白。

【配穴】①血热配中极、血海；②血瘀配血海、膈俞；③湿热配中极、阴陵泉；④气郁配膻中、太冲。

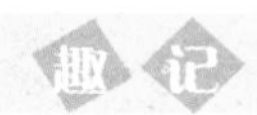

关阴隐，关不住。

（2）虚证

【治法】健脾补肾，固冲止血。取任脉及足太阴、足阳明经穴为主。

【主穴】气海、三阴交、肾俞、足三里。

【配穴】①脾虚配百会、脾俞；②肾虚配肾俞、太溪。

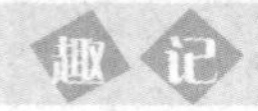

虚漏三气三婶。

4. 绝经前后诸证

【治法】滋补肝肾，调理冲任。取任脉、足太阴经穴及相应背俞穴为主。

【主穴】肾俞、肝俞、太溪、气海、三阴交。

【配穴】①肾阴虚配照海、阴谷；②肾阳虚配关元、命门；③肝阳上亢配风池、太冲；④痰气郁结配中脘、丰隆；⑤烦躁失眠配心俞、神门；⑥纳少便溏配中脘、阴陵泉。

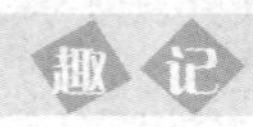

绝经后，齐三大肝肾虚。

5. 带下病

【治法】利湿化浊，固摄带脉。取足少阳、足太阴穴为主。

【主穴】带脉、中极、白环俞、三阴交、阴陵泉。

【配穴】①湿热下注配水道、行间、次髎；②脾虚配气海、足三里、脾俞；③肾虚配关元、肾俞、照海；④阴痒配蠡沟、太冲。

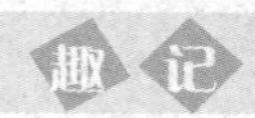

带三种白环。

6. 缺乳☆

【治法】调理气血，疏通乳络。取足阳明、局部腧穴为主。

【主穴】乳根、膻中、肩井、少泽。

【配穴】①气血不足配足三里、气海；②肝气郁结配太冲、期门；③痰浊阻络配丰隆、中脘。

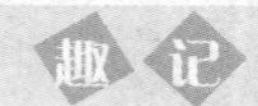

缺乳是指乳中少。

7. 遗尿☆

【治法】调理膀胱，温肾健脾。取任脉、足太阴经穴及膀胱的背俞穴、募穴为主。

【主穴】关元、中极、膀胱俞、三阴交。

【配穴】①肾气不足配肾俞、命门、太溪；②脾肺气虚配肺俞、气海、足三里；③肝经郁热配行间、阳陵泉；④夜梦多配百会、神门。

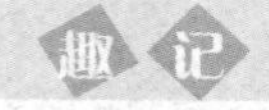

舞台上遗尿，观众散光。

8. 注意力缺陷多动障碍

【主症】注意力不集中、活动过多、情绪不稳、冲动任性，伴有不同程度的学习困难，但智力正常或基本正常。

【治法】调和阴阳，安神定志。取督脉及手少阴、手厥阴经穴为主。

【主穴】印堂、四神聪、太溪、风池、神门、内关。

【配穴】①肝肾阴虚，配三阴交、太溪；②心脾两虚，配心俞、脾俞；③痰火内扰，配丰隆、劳宫；④烦躁不安，配照海、神庭；⑤记忆力差，配悬钟；⑥盗汗，配阴郄、复溜；⑦纳少，配中脘、足三里；⑧遗尿，配中极、膀胱俞。

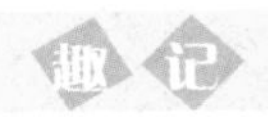

吸引死神关风门。

第三十章　皮外伤科病证的针灸治疗

1. 瘾疹☆

【主症】起病急骤，皮肤突发瘙痒不止，可见大小不等、形状各异的风团，融合成片或孤立散在，淡红或白色，边界清楚，此伏彼起，一日之内可发作数次者，病情较急；反复发作，缠绵不愈，风团时多时少时无者，病情较缓。

【治法】疏风和营。取手阳明、足太阴经穴为主。

【主穴】曲池、合谷、血海、膈俞、委中。

【配穴】①风热袭表配大椎、风池；②风寒袭表配风门、肺俞；③胃肠积热配天枢、足三里；④血虚风燥配三阴交、足三里；⑤呼吸困难配天突；⑥恶心呕吐配内关。

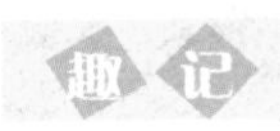

三哥为去雪谷，得了瘾疹。

2. 蛇串疮☆

【治法】泻火解毒，清热利湿。取局部阿是穴及相应夹脊穴为主。

【主穴】局部阿是穴、相应夹脊穴。

【配穴】①肝经火毒配行间、侠溪；②脾经湿热配阴陵泉、血海；③瘀血阻络配合谷、血海；④便秘配天枢；⑤心烦配神门。

3. 神经性皮炎

【治法】祛风止痒，清热润燥。取局部阿是穴及手阳明、足太阴经穴为主。

【主穴】阿是穴、曲池、合谷、血海、膈俞。

【配穴】①风热侵袭配外关、风池；②肝郁化火配行间、肝俞；③血虚风燥配肝俞、三阴交、足三里。

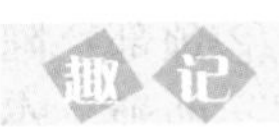

啊，血谷歌曲，听的人神经。

4. 乳癖

【治法】理气化痰，调理冲任。取局部腧穴及足阳明、足厥阴经穴为主。

【主穴】膻中、乳根、屋翳、期门、足三里、太冲。

【配穴】①肝郁气滞配肝俞、内关；②痰浊凝结配丰隆、中脘；③冲任失调配关元、肝俞、肾俞。

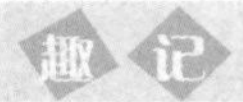

乳中污气太足，长肿块了。

5. 颈椎病☆

【治法】通经止痛。取局部腧穴和手足三阳经穴、督脉穴为主。

【主穴】颈夹脊、天柱、风池、曲池、悬钟、阿是穴。

【配穴】①手太阳经证配申脉；②手阳明经证配合谷；③督脉、足太阳经证配后溪；④外邪内侵配合谷、列缺；⑤气滞血瘀配膈俞、合谷；⑥肝肾不足配肝俞、肾俞；⑦上肢麻、痛配合谷、手三里；⑧头晕头痛配百会或四神聪；⑨恶心、呕吐配中脘、内关；⑩耳鸣、耳聋配听宫、外关。

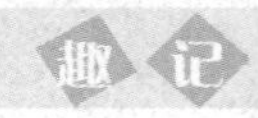

啊！景天低头疯吃中，得了颈椎病。

6. 落枕☆

【主穴】外劳宫、天柱、阿是穴、后溪、悬钟。

【配穴】①督脉、太阳经证配大椎、束骨；②少阳经证配肩井、外关；③风寒袭络配风池、合谷；④气滞血瘀配内关、合谷；⑤肩痛配肩髃；⑥背痛配天宗。

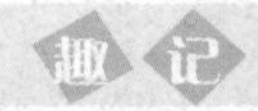

啊是天后选老公，惊喜落枕。

7. 漏肩风

【主穴】肩髃、肩髎、肩贞、阿是穴、阳陵泉、条口透承山。

【配穴】①手阳明经证配合谷；②手少阳经证配外关；③手太阳经证配后溪；④手太阴经证配列缺；⑤外邪内侵配合谷、风池；⑥气滞血瘀配内关、膈俞；⑦气血虚弱配足三里、气海。

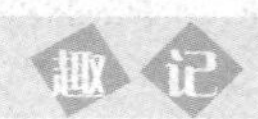

啊肩痛，三肩一透是阳陵。

8. 扭伤

【治法】祛瘀消肿，舒筋通络。取扭伤局部腧穴为主。

【主穴】阿是穴、扭伤局部经穴。①腰部：阿是穴、大肠俞、腰痛点、委中；②颈部：阿是穴、风池、悬钟、后溪；③肩部：阿是穴、肩髃、肩髎、肩贞；④肘部：阿是穴、曲池、小海、天井；⑤腕部：阿是穴、阳溪、阳池、阳谷；⑥髋部：阿是穴、环跳、秩边、居髎；⑦膝部：阿是穴、膝眼、膝阳关、梁丘；⑧踝部：阿是穴、申脉、解溪、丘墟。

9. 肘劳

【治法】舒筋通络。取局部阿是穴为主。

【主穴】阿是穴。

【配穴】①手阳明经证配曲池、手三里；②手太阳经证配阳谷、小海；③手少阳经证配外关、天井。

第三十一章　五官科病证的针灸治疗

1. 目赤肿痛

【治法】疏风散热，消肿止痛。以局部腧穴及手阳明、足厥阴经穴为主。

【主穴】睛明、太阳、风池、合谷、太冲。

【配穴】①外感风热配少商、外关；②肝胆火盛配行间、侠溪。

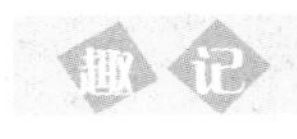

风情谷太大。

2. 耳鸣、耳聋

（1）实证☆

【主症】暴病耳聋，或耳中觉胀，耳鸣如潮，鸣声隆隆不断，按之不减。

【治法】疏风泻火，通络开窍。取局部穴及手足少阳经穴为主。

【主穴】听会、翳风、中渚、侠溪。

【配穴】①外感风邪配外关、合谷；②肝胆火盛配行间、丘墟；③痰火郁结配丰隆、阴陵泉、侠溪。

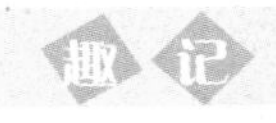

侠溪会中医，治耳聋。

（2）虚证

【主症】久病耳聋，耳鸣如蝉，时作时止，劳累则加剧，按之鸣声减弱。

【治法】补肾养窍。取局部穴及足少阴经穴为主。

【主穴】听宫、翳风、太溪、肾俞。

【配穴】脾胃虚弱配气海、足三里。

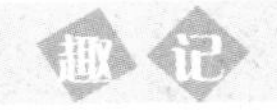

太溪宫有个神医，可治耳聋。

3. 鼻鼽

【治法】调补正气，通利鼻窍。取局部腧穴、手足阳明经穴为主。

【主穴】迎香、印堂、风池、合谷、足三里。

【配穴】①肺气虚寒，配肺俞、气海；②脾气虚弱，配脾俞、气海、胃俞；③肾阳亏虚，配肾俞、命门。

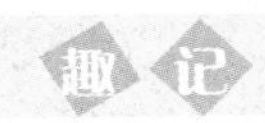

唐三在迎风谷受凉了，一直打喷嚏。

4. 牙痛☆

【治法】祛风泻火，通络止痛。取手、足阳明经穴为主。

【主穴】合谷、颊车、下关。

【配穴】①风火牙痛配外关、风池；②胃火牙痛配内庭、二间；③虚火牙痛配太溪、行间。

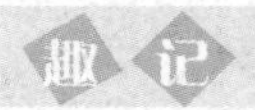

何故下车。

5. 咽喉肿痛☆

（1）实证

【治法】清热利咽，消肿止痛。取局部穴，手太阴、手阳明经穴为主。

【主穴】廉泉、少商、合谷、尺泽、关冲。

【配穴】①外感风热配风池、外关；②肺胃热盛配内庭、鱼际。

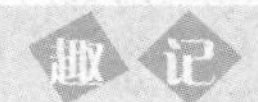

少管吃喝。

（2）虚证

【治法】滋阴降火，利咽止痛。取手太阴、足少阴经穴为主。

【主穴】太溪、照海、列缺、鱼际。

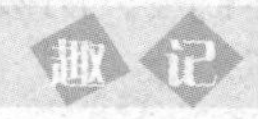

海鱼太稀缺。

6. 近视

【治法】调气活血，养肝明目。以局部腧穴及足太阳、足少阳经穴为主。

【主穴】睛明、承泣、风池、光明。

【配穴】①心脾两虚配心俞、脾俞、神门、足三里；②肝肾不足配肝俞、肾俞、太溪、太冲。

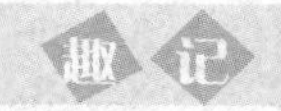

风光成明，却近视了。

第三十二章　急症及其他病证的针灸治疗

1. 晕厥☆

【治法】苏厥醒神。以督脉穴及手厥阴经为主。

【主穴】水沟、内关、涌泉。

【配穴】①虚证配气海、关元；②实证配合谷、太冲。

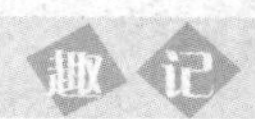

水足，百官冲晕了。

2. 内脏绞痛

（1）心绞痛

【治法】通阳行气，活血止痛。以手厥阴、手少阴经穴为主。

【主穴】内关、郄门、阴郄、膻中。

【配穴】①气滞血瘀配太冲、血海；②寒邪凝滞配神阙、至阳；③痰浊阻络配中脘、丰隆；④阳气虚衰配心俞、至阳。

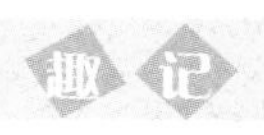

二戏贪官。

（2）胆绞痛

【治法】疏肝利胆，行气止痛。以胆的俞募穴、下合穴为主。

【主穴】胆囊穴、阳陵泉、胆俞、日月。

【配穴】①肝胆湿热配内庭、阴陵泉；②肝胆气滞配太冲、丘墟；③蛔虫妄动配迎香透四白；④发热寒战，配大椎、曲池；⑤恶心呕吐配内关、足三里；⑥黄疸配至阳。

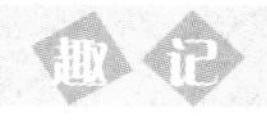

肝胆日月泉。

（3）肾绞痛

【治法】清利湿热，通淋止痛。以足太阴经穴与俞募穴为主。

【主穴】肾俞、膀胱俞、中极、三阴交。

【配穴】①下焦湿热配委阳、阴陵泉；②肾气不足配水分、关元；③尿中砂石配次髎、水道；④尿血配地机、血海；⑤尿路上段结石，配京门、天枢；⑥尿路中、下段结石，配水道、次髎。

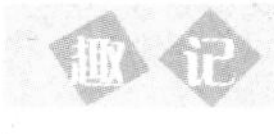

肾旁中三拳。

3. 肥胖症☆

【治法】祛湿化痰，通经活络。取任脉穴及手足阳明、足太阴经穴为主。

【主穴】中脘、曲池、天枢、阴陵泉、丰隆、太冲。

【配穴】①胃肠积热配上巨虚、内庭；②脾胃虚弱配脾俞、足三里；③肾阳亏虚配肾俞、关元；④心悸配神门、内关；⑤胸闷配膻中、内关；⑥嗜睡配照海、申脉；⑦腹部肥胖配大横、归来、下脘、中极；⑧便秘配支沟、上巨虚；⑨性功能减退配关元、肾俞；⑩下肢水肿配三阴交、水分。

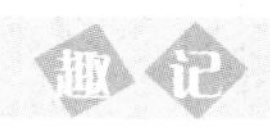

阴天去冲锋。

西医综合

内科学

第一章　呼吸系统疾病

第一节　慢性阻塞性肺疾病

一、概述

慢性阻塞性肺疾病（COPD）是一种以持续存在的气流受限和相应的呼吸系统症状（呼吸困难、咳嗽、咳痰）为特征的异质性疾病。其病理学改变主要是气道（支气管炎、细支气管炎）和/或肺泡异常（肺气肿）。

二、病因☆

（一）环境因素

1. 吸烟：是 COPD 最重要的环境发病因素。
2. 燃料烟雾。
3. 空气污染。
4. 职业粉尘和化学物质。

【拓展】常见感染细菌：肺炎链球菌、流感嗜血杆菌。

5. 其他下呼吸道感染：是 COPD 发病和病情进展的重要因素。儿童期严重和反复的下呼吸道感染与成年时肺功能降低和呼吸系统症状相关。

（二）个体因素

遗传、高龄、低体重指数、肺的发育不良、支气管哮喘及气道高反应性等均与 COPD 发生发展存在相关性。

三、临床表现与并发症☆

1. 症状

（1）慢性咳嗽：晨间咳嗽明显，夜间有阵咳或排痰。
（2）咳痰：白色黏液或浆液泡沫状痰，清晨排痰较多。
（3）气短及呼吸困难：是 COPD 的典型症状。
（4）喘息和胸闷。
（5）其他：晚期可出现体重下降等。

2. 体征　桶状胸，呼吸变浅、频率增快，双肺语颤减弱，叩诊呈过清音，心浊音界缩小，肺下界和肝浊音界下移，呼吸音减弱，呼气延长，部分患者可闻及干啰音和/或湿啰音。

3. 并发症　慢性呼吸衰竭；自发性气胸；慢性肺源性心脏病。

四、实验室检查及其他检查

1. 肺功能检查　肺功能检查结果是判断气流受限的主要客观指标。其中主要指标为第一秒用力呼气容积（FEV_1）减少，且 $FEV_1/FVC<70\%$ 是判断气流受限的主要客观依据。

2. 胸部X线检查 早期可无变化，病情进展可出现肺纹理增粗、紊乱等非特异性改变及肺气肿改变。

3. 动脉血气分析 可确定是否发生呼吸衰竭及其类型。

五、诊断

1. 长期吸烟等患病高危因素，结合临床症状、体征及肺功能检查结果等综合分析诊断。

2. 不完全可逆的气流受限是COPD诊断的必备条件，吸入支气管扩张剂后 $FEV_1/FVC<70\%$，即可诊断。

六、病情评估

1. 稳定期病情严重程度评估

（1）肺功能评估：轻度，$FEV_1\%$ 预计值 $\geq 80\%$；中度，$50\% \leq FEV_1\%$ 预计值 $<80\%$；重度，$30\% \leq FEV_1\%$ 预计值 $<50\%$；极重度，$FEV_1\%$ 预计值 $<30\%$。

（2）症状评估。

（3）急性加重风险评估。

2. 疾病分期评估

（1）急性加重期：14天内，出现呼吸困难和/或咳嗽、咳痰增加，可伴有呼吸急促和/或心动过速。

（2）稳定期：患者咳嗽、咳痰、气短等症状稳定或症状较轻。

七、治疗☆

1. 稳定期治疗

（1）戒烟：病因治疗措施。

（2）支气管扩张药：主要治疗措施。

①β_2 肾上腺素受体激动剂：沙丁胺醇、特布他林气雾剂。

②抗胆碱能药：异丙托溴铵气雾剂。

③茶碱类药：氨茶碱。

（3）祛痰药：应用盐酸氨溴索、N－乙酰半胱氨酸或稀化黏素等。

（4）糖皮质激素：对于已充分使用长效支气管扩张剂维持治疗，急性加重仍未控制的部分患者，可考虑联合吸入糖皮质激素治疗。常用布地奈德加福莫特罗、氟地卡松加沙美特罗两种药物的联合制剂。

（5）其他药物：磷酸二酯酶－4抑制剂、免疫调节剂等，可降低COPD急性加重风险。

（6）长期家庭氧疗：适用于 $PaO_2 \leq 55mmHg$ 或 $SaO_2 \leq 88\%$，有或没有高碳酸血症；PaO_2 55～60mmHg，或 $SaO_2<89\%$，并有肺动脉高压、心力衰竭或红细胞增多症（血细胞比容 >0.55）。

（7）康复治疗。

2. 急性加重期治疗

（1）控制感染：细菌感染是导致COPD急性加重的常见原因，虽然初期呼吸道感染是由病毒引起，但多容易合并细菌感染而加重病情，故选用敏感抗菌药物控制感染是最重要的治疗措施。

（2）扩张支气管：短效 β_2 受体激动剂适用于COPD急性加重期的治疗。

（3）控制性氧疗。

（4）应用糖皮质激素。

（5）其他治疗：维持水、电解质平衡，病情需要时给予机械通气治疗。

第二节　慢性肺源性心脏病

一、概述

慢性肺源性心脏病（简称慢性肺心病），是指由慢性支气管、肺、胸廓疾病或肺血管病变引起肺循环阻力增加，继而肺动脉高压形成，引起右心室肥大，甚至发生右心衰竭的一类心脏病。

二、病因与发病机制

（一）病因☆

1. 慢性支气管、肺疾病：COPD 是最常见的病因。
2. 严重的胸廓或脊柱畸形。
3. 肺血管疾病。
4. 其他：原发性肺泡通气不足、睡眠呼吸暂停低通气综合征等。

（二）发病机制

1. 肺动脉高压的形成　长期缺氧与高碳酸血症是导致肺血管收缩的主要机制。

2. 右心功能的改变　肺动脉高压致右心室功能失代偿。

三、临床表现与并发症

（一）肺、心功能代偿期（缓解期）

1. 原发病表现

（1）长期慢性咳嗽、咳痰或喘息，逐渐出现乏力、呼吸困难，活动后心悸、气促加重。

（2）肺气肿体征，如桶状胸，双肺语颤减弱，叩诊呈过清音，心浊音界缩小，肺下界和肝浊音界下降，呼吸音减弱，呼气延长。

（3）肺部听诊常有干、湿啰音。

2. 肺动脉高压和右心室肥大体征

（1）肺动脉瓣区 S_2 亢进。

（2）三尖瓣区出现收缩期杂音，剑突下触及心脏收缩期搏动。

（3）出现颈静脉充盈、肝淤血肿大等。

（二）肺、心功能失代偿期（急性加重期）

除上述症状加重外，还可见呼吸衰竭和心力衰竭的症状。

1. 呼吸衰竭　低氧血症；二氧化碳潴留。

2. 心力衰竭　右心衰为主。颈静脉怒张、肝肿大、肝－颈静脉回流征阳性等。

（三）并发症

肺性脑病（首要死因）；酸碱平衡失调及电解质紊乱（以呼吸性酸中毒最常见）；心律失常；休克；消化道出血；功能性肾衰竭、弥散性血管内凝血等。

四、实验室检查及其他检查

1. X 线检查　除肺、胸基础疾病及急性肺部感染的特征外，尚有肺动脉高压征、右心室肥大。

2. 心电图检查　主要表现有右心室肥大改变，如电轴右偏、额面平均电轴≥90°、重度顺钟向转位、$Rv_1 + Sv_5 \geq 1.05mV$，$R_{V1} \geq 1.0mV$ 及肺型 P 波。

3. 超声心动图　可显示右心室流出道内径（≥30mm）、右心室内径（≥20mm）、肺动脉内径增大、右室前壁厚度增加。多普勒超声心动图显示三尖瓣反流和右室收缩压增高。

4. 动脉血气分析 合并呼吸衰竭时，$PaO_2 < 60mmHg$，$PaCO_2 > 50mmHg$。pH 因机体对酸、碱代偿情况不同而异，可正常、降低或升高。

5. 血液检查 继发性红细胞增多、血红蛋白可升高。合并感染时白细胞计数增高，中性粒细胞增加。

6. 血液生化检查 可出现血电解质紊乱如低钾血症、低钠低氯血症等；缺氧严重者可出现一过性肝酶升高及氮质血症等。

五、诊断与鉴别诊断

1. 诊断 有慢性肺、胸疾患 + 肺动脉高压 + 右心室肥大或右心功能不全征象 + 排除其他引起右心病变的心脏病。

2. 鉴别诊断 主要与冠心病相鉴别。冠心病患者多有心绞痛或心肌梗死病史，心脏扩大以左心室肥大为主。

六、治疗☆

1. 肺、心功能代偿期治疗 呼吸生理治疗，增强机体免疫力和家庭氧疗。

2. 肺、心功能失代偿期治疗

（1）控制感染：治疗慢性肺心病的关键措施，合理应用抗菌药物。

（2）改善呼吸功能，纠正呼吸衰竭。

（3）控制心力衰竭：利尿剂、强心剂、血管扩张剂。

（4）控制心律失常：小剂量毛花苷 C 或地高辛。

（5）应用糖皮质激素。

（6）抗凝治疗：低分子肝素等。

（7）并发症的处理。

第三节 支气管哮喘

一、概述

支气管哮喘是一种以慢性气道炎症和气道高反应性为特征的异质性疾病。主要特征包括气道慢性炎症，气道对多种刺激因素呈现的高反应性，多变的可逆性气流受限，以及随病程延长而导致的一系列气道结构的改变，即气道重构。临床表现为反复发作的喘息、气急、胸闷或咳嗽等症状，常在夜间及凌晨发作或加重。

二、病因与发病机制

（一）病因

1. 遗传因素。

2. 环境因素：吸入性激发因素，如尘螨、花粉等；食入性激发因素，如鱼、虾等动物蛋白；药物，如阿司匹林、抗生素等；运动、寒冷空气等。

（二）发病机制

哮喘的发病机制尚未完全阐明，目前可概括为气道免疫－炎症机制、神经调节机制及其相互作用。

（1）气道免疫－炎症机制：气道炎症形成机制；气道高反应性（哮喘的基本特征）。

（2）神经调节机制：主要是β肾上腺素受体功能低下，胆碱能神经张力的增加。

三、临床表现与并发症

1. 症状

（1）典型表现：发作性伴哮鸣音的呼气性呼吸困难。

（2）胸闷变异性哮喘或咳嗽变异性哮喘：发作性胸闷或顽固性咳嗽。

2. 体征 发作时胸部呈过度充气状态，两肺可闻及广泛性哮鸣音，以呼气相为主，严重者呈强迫端坐位，甚至出现发绀、心率增快、奇脉、胸腹反常运动等。

3. 并发症 自发性气胸、纵隔气肿、肺不张、急性呼吸衰竭，晚期并发慢性肺心病等。

四、实验室检查及其他检查

1. 血液检查：嗜酸性粒细胞可增多，感染时白细胞计数和中性粒细胞增多。

2. 痰液检查：大多数哮喘患者诱导痰中嗜酸粒细胞计数增高（>2.5%），且与哮喘症状相关。

3. 肺功能检查。

4. 免疫学和过敏原检查。

5. 胸部X线检查：透亮度增加，呈过度充气状态。

6. 动脉血气分析。

7. 呼出气一氧化氮（FeNO）检测：FeNO测定可作为评估哮喘控制水平的指标，可用于预判和评估吸入激素治疗的反应。

五、诊断与鉴别诊断

1. 诊断☆

（1）反复发作喘息、气急、胸闷或咳嗽，多与接触变应原，冷空气，物理、化学性刺激，病毒性上呼吸道感染，运动等有关。

（2）发作时在双肺可闻及散在或弥漫性，以呼气相为主的哮鸣音，呼气相延长。

（3）上述症状可经治疗缓解或自行缓解。

（4）除外其他疾病所引起的喘息、气急、胸闷和咳嗽。

（5）下列3项中至少1项阳性：①支气管激发性试验阳性；②支气管舒张试验阳性；③平均昼夜PEF变异率>10%或PEF周变异率>20%。

2. 鉴别诊断

（1）心源性哮喘：患者多有高血压、冠状动脉粥样硬化性心脏病、风湿性心脏病和二尖瓣狭窄等病史和体征。两肺不仅可闻及哮鸣音，还可闻及广泛的湿啰音，查体见左心界扩大，心率增快，心尖部可闻及奔马律。影像学改变为以肺门为中心的蝶状或片状模糊阴影。

（2）慢性阻塞性肺疾病：多有长期吸烟史和/或有害气体、颗粒接触史，气流受限基本为不可逆性。

（3）支气管肺癌：肺癌的呼吸困难及喘鸣症状呈进行性加重，常无明显诱因，咳嗽咳痰，痰中带血。痰找癌细胞、胸部X线、CT、MRI或支气管镜检查可明确诊断。

六、病情评估

1. 轻度发作 一般体力活动时有气喘，双肺散在哮鸣音，肺功能和动脉血气检查正常。

2. 中度发作 稍微活动即有气喘，偶有三凹征，双肺可闻及响亮而弥漫的哮鸣音。

3. 重度发作 安静即有气喘，呼吸>30次/分，三凹征阳性，心率>120次/分。

4. 危重发作 嗜睡、意识模糊、严重发绀等。

七、治疗

1. 脱离变应原环境 是最有效的治疗。

2. 药物治疗 有控制性药物和缓解性药物。

（1）β_2受体激动剂：是缓解哮喘症状的首选药。

（2）茶碱类药物。

（3）抗胆碱药物。

（4）糖皮质激素：是控制哮喘最有效的药物，吸入型糖皮质激素（ICS）是目前哮喘长期治疗的首选药物。

（5）白三烯调节剂：控制轻度哮喘。

（6）生物制剂：主要推荐用于重度哮喘的附加治疗。

3. 急性发作期的治疗 治疗目标是尽快缓解气道痉挛，纠正低氧血症，恢复肺功能，预防进一步恶化或再次发作，防治并发症。

4. 慢性持续期的治疗 应在评估和监测患者哮喘控制水平的基础上，定期根据长期治疗分级方案进行调整，以维持其控制水平。

5. 免疫疗法 变应原特异性免疫治疗在过敏起主要作用的哮喘中是一种治疗选择。

第四节 肺炎

一、概述

1. 概念 肺炎是指包括终末气道、肺泡腔及肺间质等在内的肺实质的急性炎症。

2. 分类

（1）按解剖分类：大叶性（肺泡性）肺炎；小叶性（支气管性）肺炎；间质性肺炎。

（2）按病因分类：细菌性肺炎；非典型病原体所致肺炎；病毒性肺炎；肺真菌病；其他病原体所致肺炎；理化因素所致肺炎。

（3）按患病环境分类

①社区获得性肺炎：主要致病菌为肺炎链球菌。

②医院内获得性肺炎：多发生于各种原发疾病的危重患者，革兰阴性杆菌感染率高。

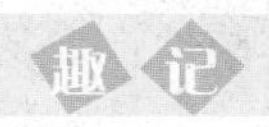

院外踢球防感染。注：院外——社区获得性。

二、肺炎链球菌肺炎

（一）病因与发病机制

1. 病因 肺炎链球菌为革兰阳性球菌。

2. 发病机制 呼吸道黏膜受损，局部抵抗力降低；寄生在口腔及鼻咽部的肺炎链球菌进入下呼吸道，在肺泡内繁殖而发病。

（二）临床表现与并发症☆

1. 症状 ①典型表现为突然起病，寒战、高热（稽留热）；②咳嗽、咳痰（铁锈色痰）；③胸痛；④呼吸困难等症状。

2. 体征 急性热病容，口唇单纯疱疹。典型患者有肺实变体征，患侧呼吸活动减弱，触诊语颤增强，叩诊浊音，听诊呼吸音减低或消失，可闻及支气管呼吸音。消散期可闻及湿啰音。

3. 并发症 严重感染患者易发生感染性休克，尤其是老年人。其他并发症有胸膜炎、脓胸、心肌炎、脑膜炎、关节炎等。

（三）实验室检查及其他检查

1. 血液检查 白细胞升高，中性粒细胞百分比＞80%。

2. 病原学检查 痰涂片发现革兰染色阳性双球菌。

3. 胸部X线 早期仅见肺纹理增粗、紊乱；肺实变期呈肺叶、肺段分布的密度均匀阴影，并在实变影中见支气管充气征；消散期显示实变阴影密度逐渐减低，呈散在的、大小不等的片状阴影。

（四）诊断与鉴别诊断

1. 诊断 根据典型症状与体征，结合胸部X线检查，可作出初步诊断，确诊有赖于病原菌检测。

2. 鉴别诊断

（1）急性结核性肺炎：肺结核常有低热、乏力、消瘦，痰中可以找到结核菌。抗结核治疗有效。

（2）肺癌：起病缓慢，常有刺激性咳嗽和少量咯血，无明显全身中毒症状，血白细胞计数升高不显著，若痰中发现癌细胞可确诊。

（3）急性肺脓肿：早期临床表现与肺炎链球菌肺炎相似，但随着病程发展，咳出大量脓臭痰为特征性表现。X线检查可见脓腔及液平面。

（五）治疗☆

1. 一般治疗：卧床休息，补充足够蛋白质、热量及维生素，预防休克。
2. 抗菌治疗：首选青霉素G。
3. 对症治疗。
4. 感染性休克的处理

（1）一般处理：取平卧位，吸氧，监测生命体征等。
（2）补充血容量：是抢救感染性休克的重要措施。
（3）纠正水、电解质和酸碱平衡紊乱：主要是纠正代谢性酸中毒。
（4）应用糖皮质激素。
（5）应用血管活性药物：一般不作为首选，根据病情应用多巴胺、间羟胺等。
（6）控制感染：加大抗菌药物用量，必要时选用二、三代头孢菌素。
（7）防治心力衰竭、肾功能不全、上消化道出血及其他并发症。

三、肺炎支原体肺炎

（一）病因与发病机制

肺炎支原体肺炎是由肺炎支原体引起的呼吸道和肺部的急性炎症性疾病。

（二）临床表现

1. 症状 乏力、咽痛、头痛、咳嗽、发热、食欲不振、腹泻、肌痛、耳痛等。咳嗽多为阵发性刺激性呛咳，咳少量黏液痰。

2. 体征 咽部充血，儿童偶可并发鼓膜炎或中耳炎，伴颈部淋巴结肿大。

（三）实验室检查及其他检查

1. 胸部X线 多种形态的浸润影，呈节段性分布，肺下叶多见。

2. 血液一般检查 白细胞计数正常或略增高。

3. 血清学检查 起病2周后，约2/3的患者冷凝集试验阳性，滴度大于1:32，如果滴度逐步升高，更具诊断价值。约半数患者链球菌MG凝集试验阳性。血清支原体IgM抗体的测定可进一步确诊。

4. 病原体检查 直接检测呼吸道标本中肺炎支原体抗体，用于早期快速诊断。

（四）诊断与鉴别诊断

1. 诊断 阵发性刺激性呛咳 + X 线表现 + 血清学检查诊断。培养分离出肺炎支原体可确诊；血清抗体有 4 倍增高者对诊断有意义。

2. 鉴别诊断 应与病毒性肺炎、军团菌肺炎等鉴别，主要依赖于病原学检查。

（五）治疗

多数病例不经治疗可自愈。大环内酯类抗菌药为首选，常用红霉素、罗红霉素和阿奇霉素等。

第五节　原发性支气管肺癌

一、概述

原发性支气管肺癌为起源于支气管黏膜或腺体的恶性肿瘤。

二、病因与分类

（一）病因

1. 吸烟：最重要原因。

2. 职业致癌因子：石棉、铬、镍、砷、煤烟、煤焦油。

3. 空气污染。

4. 其他：某些癌基因的活化及抗癌基因的丢失、电离辐射、病毒感染、β 胡萝卜素和维生素 A 缺乏、机体免疫力低下、内分泌失调以及家族遗传等。

（二）病理与分类

1. 按解剖学部位分类 ①中央型肺癌（以鳞状上皮细胞癌、小细胞癌常见）；②周围型肺癌（以腺癌常见）。

2. 按组织病理学分类 ①非小细胞肺癌；②小细胞肺癌。

三、临床表现☆

1. 原发肿瘤引起的表现 咳嗽（最常见），为刺激性干咳或呈持续高音调金属音咳嗽，痰中带血，局限性喘鸣，胸闷气急等。

2. 肺外胸内扩散引起的表现 ①侵犯胸膜导致胸痛；②压迫大气道导致吸气性呼吸困难；③侵犯食管导致咽下困难，支气管 - 食管瘘；④压迫喉返神经，致声音嘶哑；⑤肿瘤侵犯纵隔，致上腔静脉压迫综合征；⑥压迫颈部交感神经致 Horner 综合征。

3. 远处转移引起的表现 锁骨上淋巴结是肺癌常见的转移部位。

4. 肺外表现 副癌综合征（包括内分泌、神经肌肉、结缔组织、血液系统和血管的异常改变）、类癌综合征。

四、实验室检查及其他检查

1. X 线发现肿块影。

2. 痰脱落细胞（简单而有效的早期诊断方法）。

3. 支气管镜检查（确诊肺癌的重要检查方法）。

4. 肿瘤标志物。

5. 活检、放射性核素扫描检查。

五、诊断与鉴别诊断

1. 诊断 中老年人 + 吸烟史 + 刺激性咳嗽（或痰中带血）+ 反复发作同一部位的肺炎 +

病理学检查。

2. 鉴别诊断

（1）肺结核：持续性发热，反复咯血，痰液可检出结核菌，X线检查有结核灶的特征，抗结核药物治疗有效。

（2）肺炎链球菌肺炎：多见于青壮年，急性起病，寒战高热，咳铁锈色痰，白细胞增多。

（3）肺脓肿：起病急，咳大量脓臭痰，白细胞和中性粒细胞增高，胸部X线呈薄壁空洞，内壁光整，内有液平，周围有炎症改变。

（4）结核性胸膜炎：胸腔积液多透明，草黄色，有时为血性，而癌性胸水增长迅速，以血性多见。

六、治疗

1. 手术治疗 为非小细胞肺癌的主要治疗方法，主要适用于Ⅰ、Ⅱ期患者。

2. 药物治疗 主要包括化疗、免疫治疗、靶向治疗及应用抗血管生成药，用于肺癌晚期或复发患者的治疗。

3. 放射治疗 对小细胞肺癌效果较好，其次为鳞癌和腺癌。

4. 介入治疗 适用于无手术指征，化疗及放疗无效的晚期患者。

第六节 慢性呼吸衰竭

一、概述☆

慢性呼吸衰竭是各种原因引起的肺通气和/或换气功能严重障碍，导致低氧血症伴（或不伴）高碳酸血症的综合征。$PaO_2 < 60mmHg$，$PaCO_2$正常或降低为Ⅰ型呼吸衰竭；$PaO_2 < 60mmHg$，$PaCO_2 > 50mmHg$为Ⅱ型呼吸衰竭。

二、病因与发病机制

（一）病因

1. 支气管－肺疾病（主要病因）。
2. 胸廓和神经肌肉病变。

（二）发病机制

1. 肺通气不足。
2. 通气/血流比例失调。
3. 肺动－静脉样分流。
4. 弥散障碍。
5. 机体耗氧量增加。

（三）病理生理

1. 中枢神经系统 肺性脑病为死亡的首要原因。

2. 循环系统 PaO_2降低伴或不伴$PaCO_2$升高。

3. 呼吸系统 慢性呼吸衰竭患者受PaO_2降低及$PaCO_2$升高和原发病共同影响。

4. 消化系统 消化功能障碍。

5. 肝肾功能 一过性肝肾功能不全。

6. 代谢及电解质 $PaCO_2$明显升高导致呼吸性酸中毒。

三、临床表现

1. 原发病表现。

2. 缺氧表现：①呼吸困难（最早出现）；②发绀（最严重）；③注意力不集中，智能及定向力障碍，缺氧加重时可出现烦躁、恍惚，甚至昏迷；④早期血压升高、心动过速，严重者出现心动过缓、心律失常甚至血压下降；⑤上消化道出血、黄疸等；⑥蛋白尿、氮质血症。

3. 二氧化碳潴留表现：①早期出现睡眠习惯改变，昼睡夜醒，严重时出现抽搐、昏迷等 CO_2 麻痹的表现；②早期血压升高，呼吸、心率增快，严重者血压下降甚至发生休克。

四、实验室检查及其他检查

1. 动脉血气分析。

2. X 线检查。

五、诊断与鉴别诊断

1. 诊断

（1）有慢性支气管－肺疾患。

（2）有缺氧和/或二氧化碳潴留的临床表现，如呼吸困难、发绀、精神神经症状等。

（3）动脉血气分析示 PaO_2 低于 60mmHg，伴或不伴有 $PaCO_2$ 超过 50mmHg，即可确立诊断。

2. 鉴别诊断

急性呼吸衰竭：原有呼吸功能正常，常由急性病因所致；除呼吸困难表现外，常伴多脏器功能障碍；以Ⅰ型呼吸衰竭多见。

六、治疗

1. 治疗原则 积极处理原发病，去除诱因；保持呼吸道通畅，纠正缺氧、二氧化碳潴留和代谢紊乱；维持心、脑、肾等重要脏器功能，防治并发症。

2. 治疗措施 ①保持气道通畅（祛痰、支气管扩张药）；②氧疗（低浓度持续给氧）；③增加通气量（呼吸兴奋剂、机械通气）；④纠正酸碱失衡和电解质紊乱；⑤防治感染；⑥治疗并发症（肺性脑病、上消化道出血等）。

第二章 循环系统疾病

第一节 心力衰竭

一、概述

心力衰竭（HF）是指各种心脏疾病导致心脏收缩和/或舒张功能异常，心室充盈和/或射血能力障碍，引起以组织血流灌注不足伴有体循环或肺循环淤血的临床综合征。

二、急性心力衰竭

（一）临床表现

1. 急性左心衰竭

（1）突发呼吸困难是急性左心衰竭最主要的临床表现。根据病情的严重程度可依次表现为劳力性呼吸困难、夜间阵发性呼吸困难、端坐呼吸等；体格检查可发现心脏增大、舒张早期或中期奔马律、肺部湿啰音等。

（2）急性肺水肿。

（3）心源性休克。

2. 急性右心衰竭 主要出现体循环淤血及心排血量降低的一些表现，如低血压、心动过速、少尿、肢端湿冷、颈静脉充盈、肝颈静脉回流征阳性、肝脾大、下肢和骶部水肿等。

（二）治疗

1. 一般治疗：半卧位或坐位，双腿下垂，以减少静脉回流。吸氧，$SpO_2 < 90\%$ 或 $PaO_2 <$ 60mmHg 时应给予氧疗。

2. 有效镇静。

3. 容量管理。

4. 快速利尿，减轻心脏容量负荷。

5. 应用血管扩张剂减轻心脏负荷：①硝酸脂类，扩张小静脉，减少回心血量；②硝普钠；③重组人脑钠肽，具有扩管、利尿、抑制肾素－血管紧张素－醛固酮系统（RAAS）和交感活性的作用。

6. 应用正性肌力药物增强心肌收缩力：适于左心室收缩功能不全、低血压和心输出量低导致的组织器官低灌注的患者。常用药物有β受体激动剂、磷酸二酯酶抑制剂、左西孟旦、洋地黄类药物。

7. 血管收缩剂：适用于使用正性肌力药物后仍无明显改善的伴有组织低灌注或显著低血压的患者。

8. 抗凝治疗：适用于深静脉血栓和肺栓塞发生风险较高且无抗凝禁忌证的患者。

9. 非药物治疗。

三、慢性心力衰竭

慢性心力衰竭（CHF）是心血管疾病的终末期阶段和最主要的死因。

（一）临床表现

1. 左心衰竭 以肺淤血及心排血量降低表现为主。

（1）症状：①肺淤血表现——劳力性呼吸困难；夜间阵发性呼吸困难；端坐呼吸；急性肺水肿（最严重）；咳嗽、咳痰、咳血。②心排血量不足——乏力、疲倦；记忆力减退、焦虑、失眠；尿量减少。

（2）体征：①肺部体征——肺部湿啰音；②心脏体征——心脏扩大，肺动脉瓣区第二心音亢进，心尖区可闻及舒张期奔马律和/或收缩期杂音，可触及交替脉等。

2. 右心衰竭 以体循环淤血的表现为主。

（1）症状：胃肠道及肝脏淤血引起腹胀、食欲减退、恶心、呕吐等是右心衰竭最常见的症状。

（2）体征：①水肿；②颈静脉征——颈静脉搏动增强、充盈、怒张，肝颈静脉回流征阳性；③肝脏肿大——肝脏因淤血肿大，常伴压痛；④心脏体征——出现三尖瓣关闭不全的反流性杂音；⑤发绀。

（3）全心衰竭：左、右心衰竭均存在，有肺淤血、心排血量降低和体循环淤血的相关症状和体征。

（二）实验室检查及其他检查

1. 血浆脑钠肽（BNP）及N端前脑钠肽（NT－proBNP） 在急性呼吸困难患者中，BNP/NT－proBNP具有较高的阴性预测价值，BNP/NT－proBNP正常基本可除外急性心衰。BNP < 35ng/L或NT－proBNP < 125ng/L通常可用于排除慢性心衰，但其敏感度和特异度较急性心衰低。

2. X线检查 胸部X线片可反映肺淤血，包括肺门血管影增强、上肺血管影增多、肺动脉增宽、间质性肺水肿、Kerley B线、肺门呈蝴蝶状、胸腔积液等。

3. 超声心动图 是诊断心力衰竭最有价值的方法。评估收缩功能以射血分数（EF）最常用。

4. 6 分钟步行试验 要求患者在平直走廊里尽快行走，测定 6 分钟步行距离。步行距离 < 150m、150 ~ 450m 和 > 450m 分别为重度、中度和轻度心衰。

（三）心功能分级

美国纽约心脏病学会（NYHA）心功能分级如下。

Ⅰ级：活动不受限，日常体力活动不引起明显的气促、疲乏或心悸。

Ⅱ级：体力活动轻度受限，休息时无症状，日常活动可引起明显的气促、疲乏或心悸。

Ⅲ级：体力活动明显受限，休息时无症状，轻于日常活动即引起明显的气促、疲乏或心悸。

Ⅳ级：休息时也有症状，任何体力活动均会引起不适。

（四）治疗☆

1. 病因/诱因治疗。

2. 一般治疗：①改善生活方式，休息；②监测体重；③控制钠盐摄入。

3. 药物治疗

（1）利尿药：噻嗪类（氢氯噻嗪）、袢利尿药（呋塞米）、保钾利尿药（螺内酯、阿米洛利）、AVP 受体拮抗剂。

（2）RAAS 抑制剂：ACEI（卡托普利、依那普利）、血管紧张素受体抑制剂（ARB）、血管紧张素受体脑啡肽酶抑制剂（ANRI）。

（3）β 受体阻滞剂：美托洛尔、比索洛尔等。所有射血分数降低的心衰（HFrEF）和射血分数轻度降低型心衰（HFmrEF）患者除非存在禁忌，均推荐使用。射血分数保留型心衰（HFpEF）患者不推荐常规使用。

（4）醛固酮受体拮抗剂（MRA）：推荐使用于各类型症状性慢性心衰患者。

（5）钠 - 葡萄糖共转运蛋白 2 抑制剂（SGLT2i）。

（6）洋地黄类药物。

（7）伊伐布雷定。

（8）可溶性鸟苷酸环化酶（sGC）刺激剂。

（9）扩血管药物。

4. 非药物治疗：心脏再同步治疗（CRT）、植入型心律转复除颤器（ICD）、左室辅助装置（LVAD）、心脏移植。

第二节 心律失常

一、概述

由于心脏冲动的形成起搏异常或冲动传导异常，导致心脏的频率、节律异常，统称为心律失常。

（一）分类

1. 按照发生机制分类 ①冲动形成异常，包括窦性心律失常、异位心律；②冲动传导异常；③自律性与传导性并存的心律失常；④起搏器心律失常。

2. 按照心率快慢分类 ①快速型心律失常；②缓慢型心律失常。

3. 按照心律失常对预后的影响分类 分为良性、潜在恶性、恶性心律失常。

（二）发生机制

1. 冲动形成异常 包括自律性异常和触发活动。

2. 冲动传导异常 包括折返、传导阻滞和异常传导等。折返是快速型心律失常最常见的发生机制。

（三）常用抗心律失常药物☆

1. 抗快速型心律失常药物

（1）Ⅰ类：阻断快速钠通道。

Ⅰa类：常用奎尼丁、普鲁卡因胺、丙吡胺等。

Ⅰb类：常用美西律、苯妥英钠、利多卡因等。

Ⅰc类：常用氟卡尼、恩卡尼、普罗帕酮、莫雷西嗪等。

（2）Ⅱ类：阻断β受体，常用美托洛尔、阿替洛尔、比索洛尔等。

（3）Ⅲ类：阻断钾通道与延长复极，常用胺碘酮和索他洛尔。

（4）Ⅳ类：阻断慢钙通道，常用维拉帕米、地尔硫䓬等。

2. 抗缓慢型心律失常药物 ①β受体激动剂，如异丙肾上腺素、麻黄碱等；②M胆碱能受体阻断剂，如阿托品、颠茄类；③非特异性激动剂、传导促进剂，如糖皮质激素、氨茶碱、甲状腺激素等。

二、过早搏动

（一）病因

1. 生理因素：如情绪激动、剧烈活动、喝咖啡、饮酒等。
2. 器质性心脏病。
3. 药物过量或中毒。
4. 电解质紊乱。
5. 其他：缺血、缺氧、酸中毒、麻醉、手术等。

（二）临床表现

1. 症状 ①轻者可无症状，亦可有心悸或心跳暂停感；②重者可诱发或加重心绞痛、低血压等。

2. 体征 听诊时，早搏的第一心音增强，第二心音减弱或消失，之后有较长的停歇。桡动脉搏动减弱或消失。

（三）心电图诊断

1. 房性过早搏动 ①提前出现的P′波与窦性P波形态各异；P′R间期≥0.12秒；②提前出现的QRS波群形态通常正常；③代偿间歇常不完全。

2. 房室交界性过早搏动 ①提前出现的室上性QRS波群，其前面无相关的P波；②有逆行P波，可在QRS波群之前、之中或之后；③QRS波群形态正常；④代偿间歇多完全。

3. 室性过早搏动 ①提前出现的QRS波群前无相关P波；②提前出现的QRS波群宽大畸形，时限≥0.12秒，T波的方向与QRS波群的主波方向相反；③代偿间歇完全。

（四）治疗

1. 无器质性心脏病的过早搏动 无症状者无须药物治疗；症状明显者可给予镇静剂和β受体阻滞剂等。

2. 频繁发作，症状明显或伴有器质性心脏病的过早搏动 ①积极治疗病因及诱因，对症治疗；②抗心律失常药物治疗，洋地黄毒性所致者应立即停用洋地黄，给予苯妥英钠或氯化钾等治疗；③心动过缓时出现的室性早搏，宜给予阿托品、山莨菪碱等。

三、阵发性心动过速

（一）房性心动过速

1. 自律性房性心动过速

（1）病因：常见于器质性心脏病、慢性肺部疾病、酗酒以及各种代谢障碍、洋地黄中毒等。

（2）临床表现：①常见胸闷、心悸、气促等症状，多不严重；洋地黄中毒者可致心力衰竭加重、低血压或休克等；②房室传导比例固定时，心律规则；传导比例变动时，心律不恒定，第一心音强度变化。

（3）心电图诊断：房率多低于200次/分；P波形态与窦性者不同，在Ⅱ、Ⅲ、aVF导联通常直立；常合并二度Ⅰ型或Ⅱ型房室传导阻滞，P波之间的等电位线仍存在；发作开始时心率逐渐加速；QRS形态、时限多与窦性相同。

（4）治疗：①洋地黄中毒引起者，立即停用洋地黄并补钾；②非洋地黄中毒引起者，可口服或静脉注射洋地黄、钙拮抗剂、β受体阻滞剂以减慢心室率；如未能转复为窦性心律，可用Ⅰa、Ⅰc或Ⅲ类抗心律失常药试行转律，药物治疗无效可考虑做射频消融术根治。

2. 折返性房性心动过速

（1）病因：多见于器质性心脏病伴心房肥大、心肌梗死、心肌病、低钾血症、洋地黄中毒等。

（2）心电图诊断：①房率多为100～130次/分，较为规则；②P波形态与窦性不同；③PR间期常延长，发生房室传导阻滞时不能终止发作。

（3）治疗：参照自律性房性心动过速的治疗。

3. 紊乱性房性心动过速

（1）病因：可见于慢性阻塞性肺疾病、缺血性心脏病、充血性心力衰竭、洋地黄中毒与低钾血症患者。

（2）心电图诊断：房率多为150～200次/分，较为规则；P波形态与窦性不同；PR间期常延长，发生房室传导阻滞时不能终止发作；心电生理检查可确诊。

（3）治疗：参照自律性房性心动过速的治疗。

（二）与房室交界区相关的折返性心动过速

1. 病因　通常发生于无器质性心脏病表现的患者，少数患者可由心脏疾病或药物诱发。

2. 临床表现

（1）常突发突止，时间长短不一，多由一个室上性早搏诱发。

（2）可有心悸、焦虑、紧张、乏力、晕眩、晕厥、心绞痛发作，甚至心衰与休克症状。

（3）听诊心尖部第一心音强度恒定，心律绝对规则。

3. 治疗

（1）首选机械刺激迷走神经（压迫眼球、按压颈动脉、刺激会厌引起恶心等）。

（2）腺苷与钙拮抗剂：腺苷快速静脉注射，无效者可改维拉帕米或地尔硫䓬静脉注射。

（3）洋地黄类药：常用毛花苷C静脉注射。

（4）Ⅰa、Ⅰc与Ⅲ类抗心律失常药：可选用普罗帕酮、索他洛尔、胺碘酮等。

（5）其他：无冠心病、高血压病而血压偏低患者，可通过升高血压反射性兴奋迷走神经终止心动过速。

（6）直流电复律：如出现严重心绞痛、低血压、充血性心力衰竭时，应立刻行同步直流电复律。

（7）经静脉心房或心室起搏或经食管心房起搏。

（8）射频消融术：对于反复发作或药物难以奏效的患者可应用。

（三）室性心动过速

1. 病因 ①各种器质性心脏病（冠心病最常见）；②代谢障碍、血钾紊乱、药物中毒、QT间期延长综合征等；③偶可发生于无器质性心脏病者。

2. 临床表现

（1）症状：非持续性室速通常无症状。持续性室速常有心悸、胸闷、低血压、少尿、晕厥、气促、心绞痛等症状，严重者可引起休克、Adams－Stokes综合征（阿－斯综合征）、急性心力衰竭甚至猝死。

（2）体征：听诊心律轻度不规则，可有第一、第二心音分裂，收缩压可随心搏变化。脉搏短绌，交替脉，血压下降或测不出。

3. 心电图诊断

（1）3个或3个以上的连续室性早搏。

（2）心室率100～250次/分，节律可略不规则。

（3）QRS波群宽大畸形，时限超过0.12秒，ST－T波方向与QRS波群主波方向相反。

（4）P波、QRS波群间无固定关系，形成房室分离。

（5）可出现心室夺获与室性融合波，为室性心动过速的特征性表现。

4. 治疗与预防

（1）终止发作：无显著血流动力学障碍者宜选用胺碘酮、利多卡因、β受体阻滞剂；伴有血流动力学异常宜选用同步直流电复律；超速起搏。

（2）预防复发：去除病因及诱因；应用抗心律失常药（胺碘酮等）；安置心脏起搏器；冠状动脉旁路移植手术等。

四、心房颤动（简称房颤）

1. 病因

（1）阵发性房颤：①可在情绪激动、手术后、运动或大量饮酒时发生；②心脏与肺部疾病，如冠心病、肺心病等。

（2）持续性房颤：常见于心脏瓣膜病、冠心病、高血压心脏病、甲状腺功能亢进症、缩窄性心包炎、心肌病、感染性心内膜炎以及慢性肺源性心脏病。

（3）孤立性房颤：见于无心脏病基础者。

2. 临床表现 通常有心悸、头晕、胸闷等。房颤时，心排血量减少≥25%，当心室率≥150次/分，可发生心绞痛与心力衰竭。心脏听诊第一心音强度变化不定，心律绝对不规则，可发生脉搏短绌，颈静脉搏动a波消失。

3. 心电图检查 ①P波消失、代之以一系列大小不等、形状不同、节律完全不规则的房颤波（f波），频率350～600次/分；②心室率绝对不规则；③QRS波群形态正常，伴室内差异性传导时则增宽变形。

4. 治疗与预防

（1）急性房颤：静脉注射毛花苷C将心室率控制在100次/分以下。药物治疗未能恢复窦性心律，伴急性心力衰竭或血压明显下降者，宜紧急施行电复律。

（2）慢性房颤：阵发性房颤可口服胺碘酮或普罗帕酮。持续性房颤复律前应用抗凝药物预防血栓栓塞。复律无效者，以控制心室率为主，首选地高辛，也可应用β受体阻滞剂。

（3）预防栓塞：高危患者采用抗凝治疗，口服华法林。

五、房室传导阻滞

（一）概述

房室传导阻滞（AVB）是指房室交界区脱离了生理不应期后，心房冲动传导延迟或不能传导至心室，房室阻滞可以发生在房室结、希氏束以及束支等不同的部位。按照传导阻滞的严重程度，通常可将其分为三度。

（二）病因

1. 正常人或运动员发生房室阻滞，与迷走神经张力增高有关。
2. 器质性心脏病变，如急性心肌梗死、心肌炎、心内膜炎、心肌病、钙化性主动脉瓣狭窄、先天性心血管病等。
3. 药物作用。
4. 电解质、酸碱平衡紊乱。
5. 传导系统或心肌退行性变。
6. 其他，如高血压病、风湿热等。

（三）临床表现

1. 一度房室传导阻滞 通常无症状。

2. 二度房室传导阻滞 心悸与心搏脱漏感。

3. 三度房室传导阻滞 疲倦、乏力、头晕、晕厥、心绞痛、心力衰竭，听诊可闻及“大炮音”。

（四）心电图检查

类型	心电图表现
一度房室传导阻滞	PR间期延长>0.20秒，每个P波后均有QRS波群
二度Ⅰ型房室传导阻滞	PR间期进行性延长，直至一个P波后脱漏QRS波群；相邻RR间期进行性缩短，直至P波不能下传心室，发生心室脱漏
二度Ⅱ型房室传导阻滞	PR间期恒定不变，可正常或延长，部分P波后无QRS波群
三度房室传导阻滞	PP与RR间隔各有其固定的规律，两者之间毫无关系，心房率>心室率

（五）治疗

1. 一度与二度Ⅰ型房室传导阻滞 无须特殊治疗。

2. 二度Ⅱ型与三度房室传导阻滞 宜选用阿托品、异丙肾上腺素（提高心室率）；纠正高钾血症或酸中毒；糖皮质激素；心脏起搏治疗。

六、病态窦房结综合征

（一）概述

病态窦房结综合征（SSS）是由窦房结病变导致功能减退，产生多种心律失常的综合表现。患者可在不同时间出现一种以上的心律失常，常同时合并心房自律性异常，部分患者同时有房室传导功能障碍。

（二）病因

1. 窦房结纤维化与脂肪浸润、硬化与退行性变、淀粉样变性、甲状腺功能减退、某些感染（布鲁氏菌病、伤寒）等；窦房结动脉供血减少、窦房结周围神经和心房肌的病变。
2. 颈动脉窦过敏、脑血管意外、高血钾、迷走神经张力增高、某些抗心律失常药物如洋地黄类药物、乙酰胆碱等抑制窦房结功能亦可导致窦房结功能障碍，应注意鉴别。

（三）临床表现

主要是与心动过缓有关的心、脑等脏器供血不足的症状，如发作性头晕、黑蒙、心悸、乏力和运动耐力下降等；严重者可出现心绞痛、心力衰竭、短暂意识障碍或晕厥，甚至猝死。

如有心动过速发作，则可出现心悸、心绞痛等症状。

（四）心电图诊断

1. 非药物引起的持续而显著的窦性心动过缓（50次/分以下）。

2. 窦性停搏或窦性静止、窦房传导阻滞。

3. 窦房传导阻滞与房室传导阻滞并存。

4. 心动过缓－心动过速综合征，简称慢－快综合征，是指心动过缓与房性快速型心律失常（心房扑动、心房颤动或房性心动过速）交替发作。

（五）治疗与预防

1. 病因治疗 积极治疗原发病，祛除诱因，避免使用抑制窦房结功能药物。

2. 心律失常治疗

（1）有症状的病态窦房结综合征患者，应接受永久起搏器置入治疗。

（2）慢－快综合征患者发生心动过速，通常需在接受起搏治疗后才能使用抗心动过速药物；合并心房扑动或心房颤动者，应考虑抗栓治疗。

3. 预防 及时发现原发病和诱因，积极治疗和控制是预防关键。

第三节 原发性高血压

一、概述

高血压是指体循环动脉血压高于正常值，可伴有心、脑、肾和血管等靶器官损害的临床综合征。根据导致血压升高的病因不同，分为原发性高血压和继发性高血压两大类。

二、病因与发病机制

1. 病因 ①饮食（高钠、低钾）；②超重和肥胖；③吸烟、饮酒；④精神紧张；⑤增龄；⑥其他（空气污染、肿瘤治疗、高海拔居住、缺乏体力活动等）。

2. 发病机制 ①交感神经系统活性亢进；②肾性水钠潴留；③肾素－血管紧张素－醛固酮系统激活；④细胞膜离子转运异常；⑤胰岛素抵抗；⑥血管内皮细胞功能受损。

三、临床表现与并发症

1. 症状

（1）一般无典型症状，可有头痛、眩晕、颈项板紧、疲劳、心悸等。

（2）受累器官症状：脑出血、脑梗死是最主要的并发症，还可累及心脏（心功能不全）、肾脏（尿量增多或减少、肾衰竭）及眼（视力减退）。

2. 体征 查体时可听到主动脉瓣第二心音亢进，收缩期杂音或收缩早期喀喇音。

3. 并发症

（1）靶器官损害并发症：高血压心脏病（慢性左心衰竭的常见病因）、脑血管并发症（最常见）、蛋白尿、慢性肾衰竭、视网膜动脉硬化、主动脉夹层。

（2）高血压急症。

（3）高血压亚急症。

【拓展】 高血压危险要素：二高肥胖加吸烟，年龄性别家族史。

四、诊断

1. 诊断要点 在未使用降压药物的情况下，非同日3次测量血压，收缩压≥140mmHg和/或舒张压≥90mmHg，可诊断高血压。既往有高血压史，目前正在使用降压药物，血压虽然低于140/90mmHg，也应诊断为高血压。排除继发性高血压，可诊断为原发性高血压。

2. 血压水平分类和定义

级别	收缩压（mmHg）		舒张压（mmHg）
正常血压	<120	和	<80
正常高值	120～139	和/或	80～89
高血压	≥140	和/或	≥90
1级高血压（轻度）	140～159	和/或	90～99
2级高血压（中度）	160～179	和/或	100～109
3级高血压（重度）	≥180	和/或	≥110
单纯收缩期高血压	≥140	和	<90

五、治疗☆

1. 降压目标

（1）心血管风险高危/很高危的高血压患者以及有合并症的高血压患者，在可耐受的条件下，推荐诊室血压目标为<130/80mmHg。

（2）无合并症的一般高血压患者，推荐降至<140/90mmHg，如能耐受，应进一步降至<130/80mmHg。

（3）老年高血压患者，65～79岁老年人推荐降压目标<140/90mmHg，如能耐受，可降至<130/80mmHg；80岁及以上高龄老年人降压目标<150/90mmHg，如能耐受，可降至<140/90mmHg。

2. 非药物治疗 减少钠盐、增加钾盐摄入，控制体重，戒烟限酒等。

3. 药物治疗 小剂量开始、尽量应用长效制剂、联合用药、个体化。

（1）利尿剂：有噻嗪类、袢利尿药和保钾利尿药三类，根据具体病情相应选择。

（2）β受体阻滞剂：适用于轻、中度高血压，尤其是静息心率较快或合并有心绞痛、心肌梗死后的患者，常用美托洛尔、比索洛尔等。

（3）钙拮抗剂：分为二氢吡啶类（氨氯地平、硝苯地平等）和非二氢吡啶类（维拉帕米和地尔硫䓬），对老年人高血压或合并稳定型心绞痛时的高血压尤为适用。

（4）血管紧张素转换酶抑制剂（ACEI）：对伴有心力衰竭、心肌梗死后、糖耐量异常或糖尿病肾病高血压患者尤为适宜。常用卡托普利、依那普利等。

（5）血管紧张素Ⅱ受体拮抗剂：氯沙坦、缬沙坦、厄贝沙坦等。

（6）血管紧张素受体脑啡肽酶抑制剂（ARNI）：如沙库巴曲缬沙坦。

（7）α_1受体阻滞剂：用于伴高脂血症或前列腺肥大的患者及难治性高血压患者。常用哌唑嗪等。

4. 高血压急症的治疗 首选硝普钠，但急性肾功能不全者慎用。

第四节 冠状动脉性心脏病

一、概述

冠状动脉粥样硬化性心脏病，简称冠心病（CAD），是指冠状动脉粥样硬化病变使管腔狭窄或阻塞，导致相应心肌缺血缺氧甚至坏死的一类心脏病，与冠状动脉痉挛导致的心肌缺血缺氧，统称冠状动脉性心脏病。

（一）危险因素☆

1. 年龄，多见于40岁以上的中老年人。
2. 性别，男性发病率高于女性。
3. 血脂异常，脂质代谢异常是最重要的危险因素。
4. 高血压。
5. 吸烟。
6. 糖尿病和糖耐量异常。
7. 其他危险因素，如肥胖、缺乏体力活动、高热量高脂肪饮食、遗传及性格因素等。

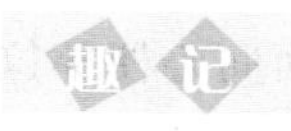

三高肥胖加吸烟，年龄性别家族史。

（二）临床分型

1. 世界卫生组织分型 包括隐匿性冠心病、心绞痛、心肌梗死、缺血性心肌病型冠心病、心源性猝死。

2. 目前临床分型

（1）急性冠脉综合征（ACS）：包括不稳定型心绞痛、非ST段抬高型心肌梗死、ST段抬高型心肌梗死及冠心病猝死。

（2）慢性冠脉综合征：包括伴稳定心绞痛症状和/或呼吸困难的疑似冠心病患者；新发心力衰竭或左心室功能障碍的疑似冠心病患者；ACS后1年内或近期血运重建的无症状或症状稳定患者；初次诊断或血运重建1年以上的无症状或有症状患者；疑似血管痉挛或微血管疾病的心绞痛患者；筛查时发现的无症状CAD患者。

二、慢性冠状动脉疾病

稳定型心绞痛是慢性冠状动脉疾病的主要类型。本部分内容主要介绍稳定型心绞痛。

（一）概念

稳定型心绞痛亦称为劳力性心绞痛，是指在冠状动脉严重固定性狭窄的基础上，由于心肌耗氧量增加，导致心肌急剧一过性缺血缺氧的临床综合征。

（二）发病机制

心肌缺氧可引起疼痛，当冠状动脉供血量与心肌的需血量之间发生矛盾，冠状动脉血流量不能满足心肌代谢的需要，引起心肌急剧的、暂时的缺血缺氧时，即产生心绞痛。

（三）临床表现☆

1. 典型心绞痛

（1）部位：主要在胸骨体上段或中段之后。常放射至左肩、左臂内侧，达无名指和小指。
（2）性质：常为压迫感、紧缩感、压榨感，多伴濒死感。
（3）诱因：发作常由体力劳动或情绪激动所激发，饱食、寒冷、心动过速等亦可诱发。
（4）持续时间：一般3~5分钟。
（5）缓解方式：去除诱因和/或舌下含服硝酸甘油。

2. 不典型心绞痛 疼痛可出现在下颌至上腹部的任何部位，或无痛感，仅有胸闷感。

3. 体征 心绞痛发作时常见心率增快、血压升高、皮肤冷或出汗，有时出现第四或第三心音奔马律。可有暂时性心尖部收缩期杂音，第二心音分裂及交替脉。

（四）实验室检查及其他检查

1. 心电图 如发作时出现暂时性ST段压低≥0.1V，可伴有T波倒置；变异型心绞痛发作可有相关导联ST段抬高。

2. 冠状动脉造影 用以判断冠脉的狭窄程度及部位，还可评估心肌血流灌注情况。

（五）诊断及鉴别诊断

1. 诊断 中老年患者+吸烟史+胸痛3~5分钟+ST段水平下移+含服硝酸甘油缓解。

2. 鉴别诊断

（1）心脏神经症：胸痛近心尖部，经常变动，多为短暂刺痛或长期隐痛，有神经衰弱症状。

（2）急性ST段抬高型心肌梗死：疼痛持续长，常有休克，心衰，伴发热，面向心梗部位的导联ST段升高，异常Q波，有酶学改变。

（3）不稳定型心绞痛：疼痛部位、性质、发作时心电图改变等与稳定型心绞痛相似，但发作诱因不同，常在休息或较轻微活动下即可诱发。变异型心绞痛发作时心电图相关导联ST段一过性抬高。1个月内新发的或明显恶化的劳力性心绞痛也属于不稳定型心绞痛。

（六）病情评估

心绞痛严重度分级采用加拿大心血管病学会（CCS）分级。

Ⅰ级：一般体力活动不受限，仅在强、快或持续用力时发生心绞痛。

Ⅱ级：一般体力活动轻度受限。一般情况下平地步行200m以上或登楼一层以上受限。

Ⅲ级：一般体力活动明显受限。一般情况下平地步行200m，或登楼一层引起心绞痛。

Ⅳ级：轻微活动或休息时即可发生心绞痛。

（七）治疗与预防☆

1. 发作时治疗

（1）发作时立即休息。

（2）药物治疗：硝酸甘油、硝酸异山梨酯。

2. 缓解期治疗

（1）宜尽量去除诱因，调节饮食，戒烟酒。调整日常生活与工作量；减轻精神负担；保持适当体力活动，以不致发生疼痛症状为度；一般不需卧床休息。

（2）药物治疗

①硝酸酯类：硝酸异山梨酯、单硝酸异山梨酯、硝酸甘油。

②β受体阻滞剂：适用于伴高血压及心率快者。如美托洛尔、比索洛尔、卡维地洛。

③钙拮抗剂：如氨氯地平、硝苯地平、地尔硫䓬。

④曲美他嗪。

（3）介入治疗。

（4）外科手术治疗：主要是主动脉-冠状动脉旁路移植手术。

3. 预防 应用抗血小板聚集药（肠溶阿司匹林）、他汀类药、ACEI或ARB等。

三、急性冠脉综合征

（一）不稳定型心绞痛和非ST段抬高型心肌梗死

1. 概述 不稳定型心绞痛（UA）和非ST段抬高型心肌梗死（NSTEMI）合称为非ST段抬高型急性冠脉综合征。不稳定型心绞痛有新发心肌缺血但不伴有心肌坏死；非ST段抬高型心肌梗死心肌缺血更严重，伴有心肌坏死。

2. 临床表现

（1）症状：不稳定型心绞痛患者胸部不适的性质与典型稳定型心绞痛相似，但程度更重，持续时间更长，可达数十分钟，胸痛在休息时也可发生。

以下临床表现有助于诊断：诱发心绞痛的体力活动阈值突然或持久降低；心绞痛发生频率、严重程度和持续时间增加；出现静息或夜间心绞痛；胸痛放射至新的部位；发作时伴有新的相关症状，如出汗、恶心、呕吐、心悸或呼吸困难。常规休息或舌下含服硝酸甘油只能暂时甚至不能完全缓解。但症状不典型者也不少见，尤其是老年女性和糖尿病患者。

（2）体征：可发现一过性第三心音或第四心音，由于二尖瓣反流引起的一过性收缩期杂音。

3. 实验室检查及其他检查

（1）心电图：大多数患者胸痛发作时有一过性 ST 段和 T 波（低平或倒置）改变，其中 ST 段的动态改变（≥0.1mV 的抬高或压低）是严重冠脉疾病的表现，可能会发生急性心梗或猝死。上述心电图动态改变可随着心绞痛的缓解而完全或部分消失。若心电图改变持续 12 小时以上，则提示非 ST 段抬高型心肌梗死的可能。

（2）冠状动脉造影。

（3）冠脉 CT 血管造影（CTA）：用于判断冠脉管腔狭窄程度和管壁钙化情况，对判断管壁内斑块分布范围和性质也有一定意义。冠脉 CTA 有较高阴性预测意义。

（4）心肌损伤标志物：心肌肌钙蛋白 cTnT 及 cTnI 较 CK 和 CK－MB 更敏感、更可靠。在症状发生后 24 小时内，肌钙蛋白的峰值超过正常对照值的 99 个百分位需考虑非 ST 段抬高型心肌梗死的诊断。

（5）其他检查。

4. 病情评估　GRACE 风险模型纳入了年龄、充血性心力衰竭史、心肌梗死史、静息时心率、收缩压、血肌酐、心电图 ST 段偏移、心肌损伤标志物升高以及是否行血运重建等参数，可用于 UA/NSTEMI 的风险评估。

5. 治疗☆

（1）一般治疗：立即卧床休息，消除紧张情绪和顾虑，保持环境安静，可以应用小剂量镇静剂和抗焦虑药物。对于有发绀、呼吸困难或其他高危表现的患者，应给予吸氧，监测血氧饱和度，维持 $SaO_2 > 90\%$。同时积极处理可能引起心肌耗氧量增加的疾病。

（2）药物治疗

①硝酸酯类药物。

②β 受体阻滞剂：可缓解症状，对改善近、远期预后均有重要作用。应尽早用于所有无禁忌证的患者。

③钙拮抗剂：对于血管痉挛性心绞痛的患者，可作为首选。

④伊伐布雷定：用于 β 受体阻滞剂或钙拮抗剂有禁忌而需要降低窦性心率者。

⑤抗血小板治疗：常推荐阿司匹林和 ADP 受体拮抗剂双联抗血小板治疗，负荷剂量后给予维持剂量。时程一般是至少 12 个月。有高出血风险时，需要降阶治疗。

⑥抗凝治疗。

⑦调脂治疗：他汀类药物作为首选。

⑧RAAS 抑制剂：长期应用 RAAS 抑制剂（包括 ACEI、ARB 或 ARNI）能降低心血管事件发生率。

（3）经皮冠状动脉介入术、冠状动脉旁路移植术。

（二）急性 ST 段抬高型心肌梗死

1. 概述　急性 ST 段抬高型心肌梗死（STEMI）是指急性心肌缺血性坏死，大多是在冠脉病变的基础上，发生冠脉血供急剧减少或中断，使相应的心肌严重而持久地急性缺血所致。

2. 发病机制 绝大多数为在冠脉不稳定斑块破裂、糜烂、侵蚀基础上继发血栓形成导致冠脉血管持续、完全闭塞。

3. 临床表现☆

（1）先兆表现：原有的稳定型心绞痛变为不稳定型，或突然出现心绞痛发作等。

（2）症状

①剧烈疼痛（最早、最突出），休息和含服硝酸甘油多不能缓解。患者常有烦躁不安、出汗、恐惧、濒死感。

②心律失常，以室性心律失常最多见。

③低血压和休克，心力衰竭（主要为急性左心衰竭）。

④胃肠道症状，疼痛剧烈时常有恶心呕吐、上腹胀痛和肠胀气，部分患者出现呃逆。

⑤坏死心肌组织吸收可引起发热、心悸等。

（3）体征

①心脏体征：心脏浊音界可轻至中度增大；心率增快或减慢；心尖区第一心音减弱；可出现舒张期奔马律；二尖瓣乳头肌功能失调或断裂，出现心尖区粗糙的收缩期杂音或伴有收缩中晚期喀喇音。

②血压改变：早期可增高，随后均降低。

4. 心电图及实验室检查☆

（1）心电图检查：ST 段抬高反映心肌损伤；病理性 Q 波反映心肌坏死；T 波倒置反映心肌缺血。

（2）心肌梗死定位和定范围

部位	特征性 ECG 改变导联	对应性改变导联
前间壁	$V_1 \sim V_3$	
局限前壁	$V_3 \sim V_5$	
前侧壁	$V_5 \sim V_7$、Ⅰ、Ⅱ、aVL	
广泛前壁	$V_1 \sim V_6$	
下壁（下间壁）	Ⅱ、Ⅲ、aVF	Ⅰ、aVL
高侧壁	Ⅰ、aVL、“高” $V_4 \sim V_6$	Ⅱ、Ⅲ、aVF
右室	$V_3R \sim V_7R$	多伴下壁梗死
下侧壁	Ⅱ、Ⅲ、aVF、$V_5 \sim V_7$	Ⅰ、aVL
正后壁	$V_7 \sim V_8$	$V_1 \sim V_3$ 导联 R 波增高

（3）血心肌坏死标记物

①肌红蛋白：起病后 2 小时内升高，12 小时内达高峰，24～48 小时内恢复正常。

②肌钙蛋白 I（cTnI）或 T（cTnT）：起病 3～4 小时后升高，cTnI 于 11～24 小时达高峰，7～10 天降至正常，cTnT 于 24～48 小时达高峰，10～14 天降至正常。

③肌酸激酶同工酶（CK－MB）：在起病后 4 小时内增高，16～24 小时达高峰，3～4 天恢复正常。

（4）血象：白细胞增多，中性粒细胞增多，嗜酸性粒细胞减少或消失，红细胞沉降率（简称血沉）加快。

5. 诊断与鉴别诊断

（1）诊断：中老年患者＋吸烟史＋胸痛时间超过 30 分钟＋服用硝酸甘油不缓解＋ST 段弓

背抬高。

（2）鉴别诊断

①急性心包炎：疼痛与发热同时出现，呼吸、咳嗽时加重，早期即有心包摩擦音，心电图除 aVR 外，其余导联均为 ST 段弓背向下的抬高，无异常 Q 波。

②急性肺动脉栓塞：突发剧烈胸痛、气急、咳嗽、咯血或休克，有右心负荷急剧增加的表现，如发绀、右心室急剧增大、肺动脉瓣第二心音亢进、颈静脉充盈、肝肿大等，肺动脉造影可确诊。

③主动脉夹层分离：两上肢的血压和脉搏差别明显，胸痛一开始达高峰，常放射到背、腹、腰或下肢。超声心动图及胸腹 MRI 有助于诊断。

6. 治疗☆

（1）监护和一般治疗：①急性期卧床休息，保持环境安静；②建立静脉通道；③对心电图、血压、呼吸等进行监测，除颤仪应随时备用；④给予流质饮食。

（2）解除疼痛常用药物：①哌替啶肌内注射或吗啡皮下注射；②硝酸甘油或硝酸异山梨酯，舌下含服或静脉滴注；③无禁忌证尽早常规口服 β 受体阻滞剂。

（3）抗血小板治疗：联合应用包括阿司匹林和 ADP 受体拮抗剂在内的口服抗血小板药物，负荷剂量后给予维持剂量。静脉应用 GPⅡb/Ⅲa 受体拮抗剂主要用于接受直接 PCI 的患者，术中使用。

（4）抗凝治疗：除非有禁忌，无论是否采用溶栓治疗，均应在抗血小板治疗的基础上常规联合抗凝治疗。

（5）再灌注：心肌起病 3～6 小时，使闭塞冠脉再通。①介入治疗；②溶栓疗法。

（6）消除心律失常：①心室颤动或持续多形性室性心动过速，尽快采用电复律。②室性早搏或室性心动过速立即静脉注射利多卡因。室性心律失常反复发作可用胺碘酮。③窦性心动过缓可用阿托品。④二度或三度房室传导阻滞伴有血流动力学障碍者，应急诊安装临时人工心脏起搏器。⑤室上性快速心律失常药物治疗不能控制时，可考虑用同步直流电复律。

（7）控制休克：①补充血容量；②应用升压药（多巴酚丁胺或去甲肾上腺素）；③应用血管扩张剂如硝普钠、硝酸甘油等；④其他对症治疗，纠正酸中毒保护肾功能，慎用洋地黄制剂。

（8）治疗心力衰竭：梗死发生后 24 小时内宜尽量避免使用洋地黄制剂，右室梗死慎用利尿药。

（9）右心室心肌梗死的处理：右心室心肌梗死引起右心衰竭伴低血压，而无左心衰竭的表现时，宜扩张血容量。在血流动力学监测下静脉滴注输液，直到低血压得到纠正，未能纠正者可用正性肌力药，以多巴酚丁胺为优，不宜用利尿药。伴有房室传导阻滞者可予以临时起搏。

（10）恢复期处理：2～4 个月后，酌情恢复部分或轻工作。

（11）并发症的处理

①栓塞：溶解血栓，抗凝。

②心室壁瘤：手术切除或同时做主动脉－冠状动脉旁路移植手术。

③心脏破裂和乳头肌功能失调：手术治疗。

（12）其他治疗：早期心率增快但有 β 受体阻滞剂禁忌者，可考虑使用地尔硫䓬。β 受体阻滞剂有禁忌或最大耐受剂量后窦性心率仍偏快者，也可使用伊伐布雷定。极化液疗法可改善心肌代谢，利于心脏正常收缩、减少心律失常。

第五节　心脏瓣膜病

一、概述

心脏瓣膜病是指由各种病因导致瓣膜及瓣膜相关结构损害而引起单个或多个瓣膜发生急性或慢性狭窄和/或关闭不全，出现功能障碍，从而产生相应的血流动力学异常的一类心脏疾病。

二、二尖瓣狭窄

（一）病因

二尖瓣狭窄的最常见病因为风湿热。

（二）临床表现与并发症☆

1. 症状　左心房代偿期可无症状，失代偿期及右心室受累时可出现相关临床表现。

（1）呼吸困难（最常见）：早期出现劳力性呼吸困难，狭窄加重可出现夜间阵发性呼吸困难及端坐呼吸。

（2）咳嗽：多在夜间睡眠时及劳累后加重。

（3）咯血：①突然大量咯血，为二尖瓣狭窄的首发症状；②痰中带血或咳粉红色泡沫样痰。

（4）压迫症状：左心房肥大压迫喉返神经引起声音嘶哑，压迫食管出现吞咽困难。

2. 体征

（1）视诊：多数患者有二尖瓣面容；心前区隆起。

（2）触诊：心尖部可触及舒张期震颤。

（3）叩诊：心浊音界向左扩大，心腰消失而呈梨形心。

（4）听诊：心尖区局限性舒张中晚期隆隆样杂音。

3. 并发症　①心房颤动；②急性肺水肿；③血栓栓塞；④右心衰竭（主要死亡原因）；⑤感染性心内膜炎；⑥肺部感染。

（三）诊断与鉴别诊断

1. 诊断

（1）心尖区隆隆样舒张中晚期杂音，并有左心房肥大的证据，即可诊断为二尖瓣狭窄。

（2）有风湿热病史，支持风心病二尖瓣狭窄的诊断。

（3）超声心动图检查有助于确诊二尖瓣狭窄及判断狭窄程度。

2. 鉴别诊断

（1）相对性二尖瓣狭窄：心尖区可闻及短促的隆隆样舒张中期杂音。病史及心脏超声检查有助于鉴别。

（2）严重主动脉瓣关闭不全：心尖区可闻及舒张中晚期隆隆样杂音，无开瓣音及S_1亢进，不伴有心尖区舒张期震颤。

（3）左房黏液瘤：瘤体阻塞二尖瓣口，产生随体位改变的舒张期杂音，常有发热、关节痛、贫血、血沉增快和体循环栓塞等。心脏超声显示左心房内云雾状光点可资鉴别。

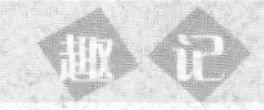

二尖隆隆闭吹风，主狭喷射闭叹气。

（四）治疗

1. 一般治疗　①有风湿热活动者应给予抗风湿治疗，常用苄星青霉素；②预防感染性心内膜炎；③无症状者避免剧烈体力活动，定期（6～12 个月）复查；④呼吸困难者应减少体力活动，限制钠盐摄入，应用利尿剂。

2. 并发症的处理

（1）大量咯血：应取坐位，应用镇静剂，降低肺静脉压。

（2）急性肺水肿：处理原则与急性左心衰竭所致的肺水肿相似。

（3）心房颤动：控制心室率，预防血栓栓塞；急性发作伴快速心室率，如血流动力学稳定，以减慢心室率为主；如血流动力学不稳定，应立即电复律。

（4）预防栓塞：伴有心房颤动者应长期抗凝治疗。

（5）右心衰竭：限制钠盐摄入，应用利尿剂等。

3. 经皮球囊二尖瓣成形术 治疗单纯二尖瓣狭窄的首选方法。

4. 手术治疗 二尖瓣分离术、瓣膜置换术。

三、二尖瓣关闭不全

（一）病因

常见病因包括风湿热、结缔组织病及感染性心内膜炎导致的瓣叶病变、瓣环扩大、腱索病变、乳头肌断裂等。

（二）临床表现

1. 症状

（1）二尖瓣脱垂：多无症状，或仅有胸痛、心悸、乏力、头晕、体位性晕厥和焦虑等，严重者晚期出现左心衰竭。

（2）风湿性心脏病：一旦出现症状，多已有不可逆的心功能损害，表现为疲乏无力、呼吸困难等左心衰竭症状，且病情进行性恶化。

2. 体征☆

（1）视诊：发生右心衰竭时可见颈静脉怒张，肝－颈静脉回流征，下肢水肿等。心尖搏动呈高动力型，并向左下移位。

（2）触诊：可触及抬举样心尖搏动。

（3）叩诊：心界向左下扩大。

（4）听诊：风心病所致者 S_1 减弱，二尖瓣脱垂和冠心病所致者 S_1 多正常、S_2 分裂增宽。

（三）诊断

心尖区典型的杂音伴左心房、左心室增大，可诊断为二尖瓣关闭不全。

四、主动脉瓣狭窄

1. 症状 典型三联征为呼吸困难、心绞痛和晕厥。

2. 体征

（1）视诊：心尖搏动增强、弥散。

（2）触诊：左心室肥厚明显者心尖搏动向左下移位，可触及抬举样心尖搏动。

（3）叩诊：心浊音界向左下扩大。

（4）听诊：S_1 正常，A_2 减弱、消失或逆分裂；主动脉瓣区可闻及 4～5/6 级喷射性收缩期杂音，粗糙，吹风样。

五、主动脉瓣关闭不全

1. 症状 患者常有头部搏动感、心悸及心前区不适；部分患者可有心绞痛，多发生在夜间。

2. 体征 ①心尖搏动呈抬举样，范围扩大并向左下移位。②心浊音界向左下扩大，呈靴形心。③胸骨左缘2~3肋间及主动脉瓣区闻及高调、递减型舒张早期叹气样杂音，坐位前倾及深呼气时明显；严重主动脉弧瓣关闭不全时，在心尖部闻及舒张中晚期隆隆样杂音。④周围血管征阳性。

第三章　消化系统疾病

第一节　慢性胃炎

一、概述

胃炎是指任何病因引起的胃黏膜炎症，常伴有上皮损伤和细胞再生。

二、病因与发病机制☆

1. 幽门螺杆菌（Hp）感染：是慢性胃炎最主要的病因。

2. 自身免疫反应：自身抗体与壁细胞结合后，破坏壁细胞，致壁细胞减少，胃酸分泌减少，维生素 B_{12}吸收不良导致恶性贫血。

3. 十二指肠液反流。

4. 理化及其他因素。

三、病理

主要发生于黏膜层，从浅表逐渐向深部扩展至腺区，表现为黏膜炎症、萎缩、上皮化生。异型增生（不典型增生），是胃癌的癌前病变。

四、临床表现

上腹饱胀不适，进餐后加重；伴嗳气、反酸、恶心等；少数可有上消化道出血表现。

五、实验室检查及其他检查

1. 胃镜检查：诊断慢性胃炎最可靠的方法。

（1）非萎缩性胃炎：黏膜红斑，粗糙不平，有出血点或出血斑。

（2）萎缩性胃炎：黏膜苍白或灰白色，呈颗粒状，可透见黏膜下血管，皱襞细小。

2. 幽门螺杆菌检测。

3. 血清学检查。

4. 血维生素 B_{12}水平测定。

六、诊断☆

确诊主要依赖胃镜检查和胃黏膜活检。

七、治疗

1. 一般措施　尽量避免进食刺激胃黏膜的食物。

2. 病因治疗

（1）根除 Hp 治疗：以质子泵抑制剂或胶体铋剂为主，配合两种或三种抗菌药物如阿莫西林、替硝唑、克拉霉素等。

（2）十二指肠－胃反流的治疗：应用胃黏膜保护药、促胃动力药等。

3. 对症治疗　腹胀、恶心、呕吐、腹痛者，可应用胃肠动力药如莫沙必利等；伴发恶性贫血者应予维生素 B_{12}治疗；补充多种维生素及微量元素，对逆转黏膜肠化生及不典型增生有一定效果。

4. 胃癌前状态的治疗　首先应进行根除 Hp 的治疗，出现恶性贫血的患者应注意长期补充

维生素 B_{12}，发现有重度异型增生时，宜内镜下或手术治疗。

第二节　消化性溃疡

一、概述

消化性溃疡（PU）主要指发生在胃和十二指肠的慢性溃疡，即胃溃疡（GU）和十二指肠溃疡（DU），溃疡的形成与胃酸/胃蛋白酶的消化作用有关，溃疡的黏膜缺损超过黏膜肌层，是其区别于糜烂的主要病理特点。

二、病因与发病机制☆

1. 幽门螺杆菌感染：主要病因。
2. 药物因素：某些药物如非甾体抗炎药、抗肿瘤药、肾上腺糖皮质激素等。
3. 胃酸及胃蛋白酶分泌增多。
4. 神经精神因素。
5. 其他因素。

三、临床表现与并发症☆

1. 症状

	胃溃疡	十二指肠溃疡
腹痛性质	钝痛、灼痛、胀痛	饥饿痛
腹痛部位	中上腹部或偏左侧	中上腹部偏右侧
腹痛与饮食的关系	常在餐后1小时内发生，至下次餐前自行消失	饥饿时疼痛，多在餐后2～4小时出现，进食后缓解，部分患者可有午夜痛
其他症状	伴反酸、嗳气、恶心等消化道症状	

2. 体征　溃疡活动期上腹部可有局限性压痛，并发幽门梗阻、急性穿孔、上消化道出血时，出现相应体征。

3. 特殊类型的溃疡　①无症状性溃疡；②复合性溃疡；③幽门管溃疡（餐后立即出现中上腹剧烈疼痛）；④球后溃疡（夜间痛和背部放射痛常见）；⑤难治性溃疡；⑥巨大溃疡；⑦老年人消化性溃疡。

4. 并发症　①出血（消化性溃疡是上消化道出血最常见的原因）；②穿孔；③幽门梗阻；④癌变。

四、实验室检查及其他检查

1. 胃镜检查和黏膜活检☆

（1）活动期：病灶多呈圆形或椭圆形，溃疡基底部覆有白色或黄白色厚苔，周围黏膜充血、水肿。

（2）愈合期：溃疡缩小变浅，苔变薄，黏膜皱襞向溃疡集中。

（3）瘢痕期：基底部白苔消失，呈现红色瘢痕，最后转变为白色瘢痕。

2. X线钡餐检查　直接征象为龛影。间接征象有局部压痛、胃大弯侧痉挛性切迹、十二指肠球部激惹及变形。溃疡合并穿孔、活动性出血时禁行X线钡餐检查。

3. Hp检测　快速尿素酶试验（最常用）、细菌培养（最可靠）、^{13}碳或^{14}碳－尿素呼气试验。

4. 粪便隐血试验　阳性提示溃疡活动。持续阳性者，应排除癌变的可能。

五、诊断

根据患者有慢性、周期性、节律性上腹部疼痛的典型病史，即可作出初步诊断，但确诊依靠胃镜或X线钡餐检查。

六、治疗

1. 一般治疗 生活规律，劳逸结合，少饮浓茶、咖啡，少食酸辣刺激性食物。戒烟酒，慎用非甾体类抗炎药（NSAIDs）。

2. 药物治疗☆

（1）根除Hp：三联疗法、四联疗法。

（2）抑制胃酸分泌：碱性药、抗胃酸分泌药（H_2受体拮抗剂如西咪替丁、质子泵抑制剂如奥美拉唑）、抗胆碱能药物、胃泌素受体拮抗剂（丙谷胺）等。

（3）保护胃黏膜药物：硫糖铝、枸橼酸铋钾、米索前列醇等。

3. 治疗并发症 并发急性上消化道出血、急性穿孔、幽门梗阻时，应及时确诊，积极治疗，无效者应考虑手术治疗。疑似发生癌变者，应尽快诊断，实施治疗。

4. 外科治疗 适应证：①大量或反复出血，内科治疗无效者；②急性穿孔；③瘢痕性幽门梗阻；④GU癌变或癌变不能除外者；⑤内科治疗无效的顽固性溃疡。

5. 维持治疗 GU经治疗溃疡愈合者，可停用药物治疗；有反复急性加重的患者，需要时可长期口服适量药物维持治疗。

第三节 胃癌

一、概述

胃癌是指发生于胃黏膜上皮细胞的恶性肿瘤。

二、病理

1. 根据病变形态分类 ①早期胃癌，病变局限于黏膜及黏膜下层，可分为隆起性（息肉型）、平坦性（胃炎型）和凹陷性（溃疡型），无论有无淋巴结转移；②进展期胃癌，癌性病变侵及肌层及全层，常伴有转移，可分为隆起型、局限溃疡型、浸润溃疡型、弥漫浸润型，其中以局限溃疡型和浸润溃疡型多见。

2. 根据癌细胞分化程度分类 分为高分化癌、中分化癌及低分化癌。

3. 胃癌的转移途径 ①直接蔓延；②淋巴结转移；③血行播散；④种植转移。

三、临床表现☆

1. 症状 上腹疼痛（最常见）、食欲减退、恶心呕吐、呕血、黑便，全身症状可出现低热、疲乏、体重减轻、贫血等。

2. 体征 腹部肿块是胃癌的主要体征，多在上腹部偏右，可触及坚实而可移动的结节状肿块，伴压痛，发生消化道梗阻时可见胃肠型、振水音阳性、肠鸣音亢进。发生淋巴结转移，可触及左锁骨上淋巴结肿大。

四、实验室检查及其他检查

1. 血液检查 呈低色素性贫血，血沉增快，血清癌胚抗原（CEA）阳性。

2. 粪便隐血试验 常持续阳性，可作为胃癌筛查的首选方法。

3. X线钡餐检查征象 有充盈缺损、癌性龛影、皮革胃及胃潴留等表现。但对早期胃癌诊断率低，胃底癌易漏诊。

4. CT检查 可用于治疗肿瘤分期判断，指导制订治疗方案。

5. 胃镜检查 诊断早期胃癌最重要手段。

6. 超声内镜检查

五、诊断

40岁以上+上腹不适、食欲不振、体重明显减轻+治疗不缓解+胃镜及活检。

六、治疗☆

手术治疗（目前唯一有可能根治胃癌的手段）、内镜下治疗、化学治疗、免疫增强剂（转移因子、白细胞介素-2）。

第四节　溃疡性结肠炎

一、概述

溃疡性结肠炎（UC）是一种发生在直肠和结肠的慢性非特异性炎症性疾病，是炎症性肠病的常见类型。

二、病理

病变主要在直肠和乙状结肠。病理改变以溃疡糜烂为主，具有弥散性、浅表性、连续性的特点。

三、临床表现☆

1. 消化系统表现

（1）腹泻：为最主要症状，黏液血便是本病活动期的重要表现。病变局限在直肠者，鲜血附于粪便表面；病变扩展至直肠以上者，血液混于粪便中。病变累及直肠时，可有里急后重。

（2）腹痛：轻型患者在病变缓解期可无腹痛，或仅有腹部不适，部位多在左下或下腹部，亦可涉及全腹，有疼痛→便意→排便→缓解的规律。

（3）体征：轻中型患者仅左下腹部压痛，有些患者可触及呈管状的乙状结肠。若有腹肌紧张、反跳痛、肠鸣音减弱，应警惕结肠扩张、肠穿孔等并发症。

2. 全身表现　急性期可有发热，重症常出现高热，病情持续活动可出现衰弱、消瘦、贫血、低蛋白血症、电解质紊乱等表现。易发生低血钾。

3. 肠外表现　本病可伴有关节炎、结节性红斑、强直性脊柱炎等多种表现。

四、实验室检查及其他检查

1. 血液检查　①血红蛋白降低，血沉增快，C反应蛋白增高；②严重者血清白蛋白降低，出现电解质紊乱，尤以低血钾最明显。

2. 粪便检查　常有黏液脓血便，镜检见红细胞、白细胞和巨噬细胞。便培养致病菌阴性。

3. 结肠镜检查　是诊断与鉴别诊断的最重要手段。

内镜下特征：急性期肠黏膜充血水肿，分泌亢进，可有针尖大小的红色斑点和黄白色点状物，肠腔痉挛，皱襞减少。慢性期黏膜粗糙不平，呈细颗粒状，血管模糊，质脆易出血，有假息肉形成。

4. X线检查　常用X线气钡双重对比造影。

五、诊断及鉴别诊断

1. 诊断☆

（1）慢性或反复发作性腹泻、脓血黏液便、腹痛，伴不同程度全身症状。

（2）多次便检无病原体发现。

（3）内镜检查及X线钡剂灌肠显示结肠炎病变等。

2. 鉴别诊断

（1）急性自限性结肠炎：急性发作时有发热，腹痛较明显，粪便检查可分离出致病菌，抗生素治疗有良好效果，通常在4周内痊愈。

（2）克罗恩病：腹泻，但多无肉眼血便，结肠镜或X线检查病变多位于回肠末端及邻近结肠，呈非连续性、非弥漫性分布的特征性改变。

（3）肠易激综合征：大便检查无脓血，镜下无异常发现，隐血试验阴性，结肠镜检查无器质性病变。

（4）大肠癌：多见于中老年人，经直肠指检常可触到肿块，结肠镜或X线钡剂灌肠检查对鉴别诊断有价值，活检可确诊。但应注意排除溃疡性结肠炎发生的结肠癌变。

六、治疗

1. 一般治疗 强调充分休息、饮食、营养及心理疏导。急性发作或重症患者应住院治疗，进流质少渣饮食并给予支持疗法。病情严重者应禁食，给予完全胃肠外营养治疗。腹痛患者可酌情用抗胆碱能药物，但不宜多用。腹泻严重者可谨慎试用复方苯乙哌啶等。

2. 药物治疗

（1）氨基水杨酸制剂：常用柳氨磺吡啶（SASP），适用于轻、中型患者及重型经糖皮质激素治疗病情缓解者，病情缓解后改为维持量维持治疗，服用SASP的同时应补充叶酸。

（2）糖皮质激素：适用于重型或暴发型，以及柳氨磺吡啶治疗无效的轻型、中型患者，常用泼尼松口服，病情控制后逐渐减量维持至停药。亦可用于灌肠。

（3）免疫抑制剂：上述两类药物治疗无效者可试用环孢素。

（4）沙利度胺：适用于难治性UC治疗，不作为首选治疗药物。

（5）生物制剂：如英夫利昔单抗，适用于激素和免疫抑制剂治疗无效或不能耐受的UC患者。

3. 手术治疗

（1）紧急手术指征：并发大量或反复严重出血、肠穿孔、重型患者合并中毒性巨结肠经积极内科治疗无效，伴有严重毒血症状者。

（2）择期手术指征：并发癌变以及长期内科治疗无效者。

第五节 肝硬化

一、概述

肝硬化是指各种原因导致的肝脏出现以弥漫性纤维化、再生结节和假小叶形成为病理特征的慢性肝病，是不同病因长期损害肝脏引起的慢性、进行性、弥漫性肝病的终末阶段。

二、病因☆

主要病因有病毒性肝炎、慢性酒精中毒、非酒精性脂肪性肝病、长期胆汁淤积、肝脏循环障碍、血吸虫等感染、营养不良、长期接触化学毒物及药物等。我国以病毒性肝炎所致肝硬化为主，国外以酒精中毒多见。

三、临床表现与并发症☆

1. 代偿期 症状较轻。可有乏力、食欲减退、腹胀不适、恶心、上腹隐痛、轻微腹泻等，多呈间歇性。查体见肝轻度大，质地结实或偏硬，无或有轻度压痛，脾轻或中度大。肝功能检查结果正常或轻度异常。

2. 失代偿期

（1）肝功能减退的临床表现

①全身症状：消瘦、乏力、精神萎靡等。

②消化道症状：上腹饱胀不适、恶心呕吐、易腹泻；半数以上患者有轻度黄疸。

③出血倾向和贫血：多与营养不良、凝血因子减少、脾功能亢进等因素有关。

④内分泌紊乱：男性乳房发育，女性月经失调，出现肝掌、蜘蛛痣等典型症状。

（2）门静脉高压症的表现：脾肿大、侧支循环的建立和开放、腹水（是肝硬化失代偿期最突出的临床表现）。

3. 并发症

（1）上消化道出血：为最常见的并发症。

（2）肝性脑病：是本病最严重的并发症，亦是最常见的死亡原因。

（3）感染：常并发细菌感染，如肺炎、胆道感染、大肠埃希菌败血症和自发性腹膜炎等。

（4）肝肾综合征：主要见于伴腹水的晚期肝硬化。

（5）原发性肝癌：肝区疼痛、血性腹水、不明原因的发热。

四、实验室检查及其他检查☆

1. 肝功能检查 血清白蛋白降低，球蛋白增高，血清 ALT 与 AST 增高。

2. 免疫学检查 乙、丙、丁肝炎病毒标志物阳性，甲胎蛋白增高。

3. 腹水检查 一般为漏出液。腹水呈血性，应高度怀疑癌变，应进行细胞学检查。

4. 影像学检查 ①X 线检查：食管静脉曲张时，显示虫蚀样或蚯蚓状充盈缺损及纵行黏膜皱襞增宽；胃底静脉曲张时，可见菊花样充盈缺损。②超声检查：肝实质回声增强、不规则、不均匀，为弥漫性病变。

5. 肝穿刺活检 确诊代偿期肝硬化的唯一方法。若见有假小叶形成，可确诊。

五、诊断

1. 有病毒性肝炎、长期饮酒等有关病史。
2. 有肝功能减退和门静脉高压症的临床表现。
3. B 超或 CT 提示肝硬化改变，内镜检查证实食管胃底静脉曲张。
4. 肝功能化验常有阳性发现。
5. 肝活组织检查见假小叶形成。

六、治疗☆

1. 一般治疗

（1）代偿期患者注意劳逸结合，可参加轻体力劳动；失代偿期患者应卧床休息。

（2）以高热量、高蛋白质和维生素丰富而易消化的食物为宜。

2. 药物治疗

（1）保护肝细胞治疗：熊去氧胆酸、强力宁等，维生素类（维生素 B 族、维生素 C、维生素 E、维生素 K 等）。

（2）抗肝纤维化药物：可用丹参、黄芪、虫草菌丝等。

（3）抗病毒治疗：常用拉米夫定等。

3. 腹水治疗

（1）限制钠、水的摄入，每日摄钠低于 5g，进水 800～1000mL。

（2）利尿药：螺内酯和呋塞米联合应用。

（3）提高血浆胶体渗透压。

（4）腹水浓缩回输治疗难治性腹水。

（5）腹腔－颈内静脉分流术、经颈静脉肝内门体静脉分流术。

（6）放腹水疗法。

4. 并发症治疗

（1）上消化道出血：应采取急救措施，包括静卧、禁食、迅速补充有效血容量、加强监护

（静脉输液、输鲜血）以纠正出血性休克和采取有效止血措施及预防肝性脑病等。

（2）肝性脑病：去除诱因，减少肠道毒物的生成和吸收，降低血氨药物，应用支链氨基酸。

第六节　原发性肝癌

一、概述

原发性肝癌是指起源于肝细胞或肝内胆管上皮细胞的恶性肿瘤。

二、病因

病毒性肝炎、肝硬化、黄曲霉毒素等。

三、病理

1. 分类

（1）按大体形态分类：块状型、结节型、弥漫型、小癌型。

（2）按组织类型分类：肝细胞型、胆管细胞型、混合型。

2. 转移　肝内转移发生最早；肝外转移以血行转移多见；淋巴转移常见肝门淋巴结转移；种植转移。

四、临床表现☆

1. 症状　肝区疼痛（最常见，呈持续性胀痛或隐痛）+消化系统症状（食欲减退最常见）+全身症状（进行性消瘦、乏力、发热等）+伴癌综合征（内分泌或代谢异常）。

2. 体征　进行性肝肿大、黄疸、脾肿大、腹水。

五、实验室检查及其他检查

1. 甲胎蛋白（AFP）检测　①AFP 超过 500μg/L 持续 4 周；②AFP 由低浓度逐渐升高不降；③AFP 超过 200μg/L 持续 8 周。

2. 肝动脉造影　是目前诊断小肝癌的最佳方法。

3. 肝组织活检或细胞学检查　是目前获得 2cm 直径以下小肝癌确诊的有效方法。

六、诊断与鉴别诊断

1. 诊断☆　慢性肝病史的中年人+不明原因的肝区疼痛、消瘦、进行性肝脏肿大+血清 AFP 测定+影像学检查。

2. 鉴别诊断

（1）继发性肝癌：病情缓慢，AFP 多为阴性，通过病理检查和找到肝外原发癌可以确诊。

（2）肝脓肿：有发热，肝区疼痛和压痛。B 超检查可探到肝内液性暗区。诊断性肝穿刺有助于确诊。

（3）肝硬化：病情发展较慢，且有反复，AFP 轻度增高，肝功能损害较重。

七、治疗

1. 手术切除　早期肝癌尽量手术切除，肝切除术是治疗肝癌最有效的方法。

2. 综合治疗　①分子靶向治疗；②放射治疗；③介入性治疗：已成为肝癌治疗的主要方法；④局部消融治疗：对于单发的直径在 3cm 或以下的小肝癌可获得根治性消融；⑤生物治疗；⑥全身化疗。

第七节　急性胰腺炎

一、概述

急性胰腺炎（AP）是多种病因导致胰酶在胰腺组织内被激活后引起胰腺组织自身消化，导致局部炎症反应甚至引发全身炎症反应及多系统器官功能障碍的炎症性损伤疾病，临床以急性上腹痛伴恶心、呕吐、发热及血淀粉酶、脂肪酶升高为特点。

二、病因与发病机制

1. 病因　胆石症与胆道疾病（主要原因）、大量饮酒和暴食、胰管梗阻、代谢障碍（高甘油三酯血症）、其他（高钙血症、药物、病毒感染等）。

2. 发病机制　病因→胰腺分泌增加、排泄障碍→胰酶消化自身胰腺组织→胰腺出血坏死。

三、临床表现与并发症☆

1. 症状　腹痛（主要为首发症状）、恶心、呕吐、发热、休克、肺不张、胸腔积液。

2. 体征

（1）轻症：体征常与主诉腹痛的程度不相符，腹部体征可以不明显，无腹肌紧张和反跳痛，肠鸣音减弱。

（2）重症：上腹压痛明显，伴腹肌紧张及反跳痛等。

3. 并发症

（1）局部：胰腺脓肿、胰腺假性囊肿。

（2）全身：急性呼吸衰竭、急性肾衰竭、心力衰竭与心律失常、消化道出血、胰性脑病、脓毒症、高血糖、慢性胰腺炎等。

四、实验室检查与其他检查

1. 标志物检测☆　淀粉酶测定（血清淀粉酶超过正常上限3倍）、血清脂肪酶测定。

2. 血液一般检查　多有白细胞增多及中性粒细胞分类比例增加，中性粒细胞核左移。

3. 血生化检查　暂时性血糖升高、血钙降低；血胆红素升高等。

4. 腹部影像学检查　腹部X线平片、腹部B超、腹部CT。

五、诊断与鉴别诊断

（一）诊断☆

确诊AP应具备下列3条中的任意2条：①急性、持续性中上腹痛；②血淀粉酶或脂肪酶超过正常值上限3倍；③急性胰腺炎的典型影像学改变。

（二）鉴别诊断

1. 消化性溃疡急性穿孔　腹部X线透视可见膈下游离气体有助于诊断。

2. 胆囊炎和胆石症　可有血、尿淀粉酶轻度升高，腹痛以右上腹多见，向右肩背部放射，右上腹压痛，墨菲（Murphy）征阳性。

3. 急性肠梗阻　以腹痛、呕吐、腹胀、排便排气停止为特征，肠鸣音亢进或消失，腹部平片可见气液平面。

4. 急性心肌梗死　多有冠心病史，以突然发生的胸骨后及心前区压迫感或疼痛为主要表现，血、尿淀粉酶多正常，心肌损伤标志物升高，心电图见心肌梗死的相应改变及动态改变。

六、病情评估

1. 急性期　发病后2周内，以全身炎症反应综合征及脏器功能障碍为主要表现，是患者的死亡高峰期。

2. 进展期 发病后2~4周，以急性坏死物胰周液体积聚及急性坏死物积聚为主，可无感染，也可合并感染。

3. 感染期 发病4周后，出现胰腺及胰周坏死性改变伴有感染、脓毒症，出现多系统器官功能障碍，是患者的第二个死亡高峰期。

七、治疗与预防

1. 监护与一般治疗：加强监护。维持水电解质平衡，加强营养支持治疗。

2. 减少胰液分泌，抑制胰酶活性：禁食、抑制胃酸分泌、应用生长抑素（奥曲肽）、抑制胰酶活性。

3. 防治感染、营养支持、急诊内镜治疗。

4. 外科治疗。手术适应证：①胰腺坏死合并感染；②胰腺脓肿；③胰腺假性囊肿；④胆道梗阻或感染；⑤诊断未明确，疑有腹腔脏器穿孔或肠坏死者行剖腹探查术。

5. 中医中药治疗：常用大承气汤辨证加减。

第八节 急性上消化道出血

一、概述☆

上消化道出血是指十二指肠悬韧带以上的消化道，包括食管、胃、十二指肠、上段空肠，以及上消化道的附属器官肝、胰、胆囊的病变引起的出血，是消化系统最常见的急危症。上消化道大出血是指在短时期内的失血量超过1000mL或循环血容量的20%。

二、病因☆

最常见的病因是消化性溃疡，其次是食管胃底静脉曲张破裂、急性胃黏膜病变及胃癌等。

三、临床表现

1. 呕血与黑便☆ 呕血和黑便为上消化道出血的基本表现及特征性表现。一般幽门以上大量出血表现为呕血，幽门以下出血表现为黑便。但如果幽门以下出血量大，速度快，血液反流入胃，可兼有呕血；反之，如果幽门以上出血量小或出血速度慢，血液随肠蠕动全部进入肠内，则亦仅见黑便。有呕血者往往伴有黑便，有黑便者不一定出现呕血。

2. 失血性周围循环衰竭 头晕、心悸、出汗、乏力、黑蒙、口渴、心率加快、血压降低等，严重时发生失血性休克。

3. 发热 一般在24小时内出现，体温多在38.5℃以下，持续3~5天后可降至正常。

4. 贫血 出血3~4小时后出现红细胞、血红蛋白降低。大量出血2~5小时后，白细胞计数升高。

5. 氮质血症 大量血液分解产物被肠道吸收，引起血中尿素氮浓度增高，称为肠源性氮质血症。

四、病因诊断

1. 胃镜 目前诊断上消化道出血病因的首选检查方法。

2. 选择性腹腔动脉造影 发现血管畸形、血管瘤等血管病变致消化道出血的唯一方法。

3. X线钡餐检查 主要用于患者有胃镜检查禁忌，或不愿进行胃镜检查者。主张在出血停止2周以上和病情基本稳定数天后进行。

五、病情评估☆

1. 估计出血量

（1）根据症状

①成人每天消化道出血量达5~10mL，粪便隐血试验阳性。

②每天出血量超过50mL，出现黑便。

③胃内积血量达250～300mL，可引起呕血。

④一次性出血量超过400mL，可引起全身症状，如烦躁、心悸、头晕、出汗等。

⑤数小时内出血量超过1000mL（循环血容量20%），可出现周围循环衰竭表现。

⑥数小时内出血量超过1500mL（循环血容量30%），发生失代偿性休克。

（2）根据收缩压：血压降至90～100mmHg时，失血量约为总血量的20%；血压降至60～80mmHg时，失血量约为总血量的30%；血压降至40～50mmHg时，失血量超过总血量的40%。

（3）提示大出血的征象：收缩压低于80mmHg，或较基础血压降低超过30%；心率超过120次/分，血红蛋白低于70g/L。

2. 判断是否继续出血

（1）反复呕血，或黑便次数增多，甚至呕血转为鲜红色，黑便转为暗红色，伴肠鸣音亢进。

（2）虽经补液、输血，周围循环衰竭的表现未见明显改善，或暂时好转后又恶化。

（3）血红蛋白浓度、红细胞计数与红细胞比容继续下降，网织红细胞计数持续升高。

（4）在体液与尿量足够的情况下，血尿素氮持续或再次增高。

六、治疗

1. 一般治疗 患者应卧床休息。吸氧，大量出血时应禁食，烦躁不安者可给予适量镇静剂。

2. 补充血容量 尽快建立静脉输液通道，立即配血。改善急性失血性周围循环衰竭的关键是输足量全血，紧急输血指征是患者改变体位时出现晕厥、血压下降和心率加快；收缩压低于90mmHg（或较基础压下降超过25%）；血红蛋白低于70g/L，或红细胞比容低于25%。

3. 止血治疗

（1）食管胃静脉曲张破裂大出血：药物止血（垂体后叶素、生长抑素、硝苯地平、硝酸甘油）、气囊压迫止血、内镜治疗（硬化栓塞疗法是控制食管静脉曲张破裂出血的重要方法）、经皮经颈静脉肝穿刺肝内门体静脉分流术、手术治疗。

（2）非静脉曲张破裂大出血：提高胃内pH（西咪替丁、雷尼替丁或质子泵抑制剂奥美拉唑）、局部止血措施（冰盐水洗胃；胃内注入去甲肾上腺素溶液，但老年患者不宜使用）、内镜下止血、手术治疗。

第四章　泌尿系统疾病

第一节　慢性肾小球肾炎

一、概述

慢性肾小球肾炎简称慢性肾炎，系指以蛋白尿、血尿、高血压、水肿为基本临床表现，起病方式各有不同，病情迁延，病变进展缓慢，可有不同程度的肾功能减退，最终将发展为慢性肾衰竭的一组肾小球病。可发生于任何年龄，但以中青年为主。

二、病因

病因尚不明确，少数由急性肾炎发展而来。

三、实验室检查及其他检查

1. 尿液检查 镜下血尿见于绝大多数患者，尿畸形红细胞超过80%，尿红细胞平均细胞体积（MCV）小于75fL，可见颗粒管型。

2. 肾功能检测 早期正常或轻度受损（肌酐清除率下降或轻度氮质血症）；晚期出现血肌酐升高、肌酐清除率下降。

3. 肾穿刺活检 有条件且无禁忌证，或治疗效果欠佳且病情进展者，应做肾穿刺病理检查。

4. 肾脏超声检查 双肾病变呈一致性，表现为肾实质回声增强、双肾体积缩小等。

四、诊断☆

凡存在慢性肾炎的临床表现如血尿、蛋白尿、水肿和高血压者，均应疑诊慢性肾炎。但确诊前需排除其他疾病。

五、治疗☆

1. 饮食治疗：优质低蛋白饮食，蛋白质摄入量0.8～1.0g/（kg·d），以优质蛋白为主，控制饮食中磷的摄入，适量增加碳水化合物的摄入量。

2. 控制高血压，减少尿蛋白：尿蛋白低于1.0g/d时，血压应控制在130/80mmHg以下；尿蛋白在1.0g/d或以上者，血压应控制在125/75mmHg以下。首选血管紧张素转化酶抑制剂（ACEI）或血管紧张素Ⅱ受体拮抗剂（ARB）。

3. 抗血小板聚集。

4. 糖皮质激素和细胞毒性药物：不作常规应用。

5. 避免加重肾脏损害的因素：感染、劳累、妊娠及肾毒性药物均可能损伤肾脏。

第二节 尿路感染

一、概述

尿路感染指各种病原微生物引起的尿路感染性疾病，其中以细菌感染最为多见。急性肾盂肾炎属于上尿路感染，急性膀胱炎属于下尿路感染。

二、病因与发病机制

（一）病因

1. 大肠埃希菌 最常见于无症状性细菌尿、非可复杂性尿路感染，或首次发生的尿路感染。

2. 粪链球菌、变形杆菌、克雷伯杆菌和铜绿假单胞菌等 其中变形杆菌常见于伴有尿路结石的患者，铜绿假单胞菌多见于尿路器械检查后，金黄色葡萄球菌常见于血源性尿路感染。

3. 腺病毒 可引起少年儿童、年轻人的急性出血性膀胱炎。

（二）发病机制

1. 感染途径☆

（1）上行感染：为最主要感染途径，约占尿路感染的95%，病原菌由尿道经膀胱、输尿管上行至肾脏。

（2）血行感染：少见。

（3）直接感染：极少见。

（4）淋巴道感染：罕见。

2. 易感因素 尿路梗阻（最重要）、膀胱输尿管反流、机体免疫力低下、神经源性膀胱、妊娠、医源性因素。

三、临床表现

（一）急性肾盂肾炎☆

1. 泌尿系统症状 出现膀胱刺激征，腰痛和/或下腹部痛，腰痛程度不一，多为钝痛、酸痛。查体可见肋脊角及输尿管点压痛、肾区压痛和叩击痛。

2. 全身感染症状 出现寒战、发热、头痛、恶心呕吐、食欲不振等，体温多在 38～39℃，常伴有血白细胞计数升高和血沉增快。

（二）慢性肾盂肾炎

全身及泌尿系统局部表现均可不典型，半数以上患者可有急性肾盂肾炎病史，后出现程度不同的低热，间歇性尿频、排尿不适，腰部酸痛等，晚期肾小管功能受损表现为夜尿增多、低比重尿等。病情持续可发展为慢性肾衰竭，患者可有肾内瘢痕形成；急性发作时症状类似急性肾盂肾炎。

（三）急性膀胱炎

常见于年轻女性，主要表现为膀胱刺激征，即尿频、尿急、尿痛，尿液常混浊，并有异味，约30%的患者出现血尿。一般无明显的全身感染症状，少数患者可有腰痛、低热等。血白细胞计数多不增高。致病菌多为大肠埃希菌。

四、实验室检查及其他检查

1. 血液一般检查 急性肾盂肾炎时，血白细胞及中性粒细胞可升高。

2. 尿液检查 外观多混浊，尿沉渣镜检高倍镜下白细胞超过 5 个，诊断意义较大。

3. 尿细菌检查 细菌定量培养菌落计数≥10^5/mL，可确诊；如菌落计数为 10^4～10^5/mL，结果可疑；如＜10^4/mL，多为污染。

4. 亚硝酸还原试验 尿路感染时阳性率约为 80%，可作为尿路感染的筛查试验。

5. 影像学检查 尿路 X 线及 B 超的主要目的是及时发现引起感染反复发作的易感因素如结石、梗阻等。慢性肾盂肾炎可有单侧或双侧肾脏缩小、肾盂形态异常。

6. 其他检查 慢性肾盂肾炎晚期出现肾小管功能减退，血尿素氮及血肌酐升高。

五、诊断☆

1. 确立诊断：典型的尿路感染应有尿路刺激征、感染的全身症状及输尿管压痛、肾区叩击痛等体征，结合尿液改变和尿液细菌学检查，即可确诊。

2. 区分上下尿路感染。

3. 慢性肾盂肾炎：反复发作的尿路感染病史；影像学显示肾外形凹凸不平，且双肾大小不等，或静脉肾盂造影见肾盂肾盏变形、缩窄；合并持续性肾小管功能损害。

六、治疗

1. 一般治疗 多饮水；膀胱刺激征和血尿明显者，口服碳酸氢钠片碱化尿液，缓解症状，抑制细菌，避免形成血凝块。

2. 抗菌治疗☆ 选用致病菌敏感的抗菌药物。首选对革兰阴性杆菌敏感的抗菌药物，治疗 3 天症状无改善，应按药敏结果调整用药；选用在尿和肾内浓度高的抗菌药物；选用肾毒性小、副作用少的抗菌药物；单一药物治疗失败、严重感染、混合感染、耐药菌株出现时应联合用药；根据感染轻重选择给药途径；对不同类型的尿路感染给予不同治疗时间。

（1）急性膀胱炎：短疗程（3 天），选氟喹诺酮类。

（2）急性肾盂肾炎

①尿液标本采集。

②首选对革兰阴性杆菌有效的抗菌药物。

③治疗72小时无效按药敏结果调整用药。

④热退后，连续用药3天改为口服，总疗程7～14天。

⑤停药后，第2、6周复查尿细菌培养。

(3) 慢性肾盂肾炎：①去除易感因素；②急性发作时，治疗同急性肾盂肾炎；③反复发作者，应根据病情和参考药敏试验结果制订治疗方案，如联合几种抗菌药物，分组轮流使用。

第三节　慢性肾脏病（慢性肾衰竭）

一、概述

1. 慢性肾脏病（CKD）　各种原因引起的慢性肾脏结构和功能障碍（肾脏损伤病史超过3个月），包括肾小球滤过率（GFR）正常和不正常的病理损伤、血液或尿液成分异常，及影像学检查异常，或不明原因的GFR低于60mL/min超过3个月。

2. 慢性肾衰竭（CRF）　CKD引起的肾小球滤过率下降及与此相关的代谢紊乱和临床症状组成的综合征。

二、病因

1. 慢性肾衰竭的原发病☆　主要有糖尿病肾病、高血压肾小动脉硬化、原发性与继发性肾小球肾炎、肾小管间质病变、肾血管病变、遗传性肾病等。

2. 慢性肾衰竭病程渐进性发展的危险因素　主要有糖尿病控制不良、高血压控制不达标、蛋白尿、低蛋白血症、吸烟等。

3. 慢性肾衰竭病情急性恶化的危险因素☆　原发疾病复发或加重；血容量不足；肾脏血供急剧减少；应用肾毒性药物；严重感染；尿道梗阻；高钙血症、严重肝功能不全等。

三、临床表现☆

（一）水、电解质及酸碱失衡

1. 代谢性酸中毒　出现食欲不振，呕吐乏力，反应迟钝，呼吸深大，甚至昏迷。酸中毒可加重高钾血症。

2. 水钠代谢紊乱　出现不同程度的皮下水肿和/或体腔积液，也可出现低血压和休克。

3. 钾代谢紊乱　易出现或加重高钾血症。无尿患者，更应警惕高钾血症的出现。进食不足或伴随呕吐、腹泻时，应警惕低钾血症的发生。

4. 钙磷代谢紊乱　主要表现为低钙血症和高磷血症。

5. 镁代谢紊乱　有轻度高镁血症，多无任何症状。

（二）各系统表现

1. 心血管系统

(1) 水钠潴留和肾素－血管紧张素－醛固酮活性增高可致血压升高，加重左心室负荷和心肌重构。

(2) 高血压、容量负荷加重、贫血等可诱发心力衰竭。

(3) 各种代谢废物的潴留、贫血、缺氧、低蛋白血症等可导致尿毒症性心肌病和心包病变。

(4) 钙磷代谢紊乱会导致血管钙化及动脉粥样硬化。

(5) 心血管系统病变为最常见的死亡原因。

2. 消化系统　食欲不振、恶心、呕吐常为首发症状。

3. 神经系统　毒素蓄积，水、电解质和酸碱平衡紊乱等导致乏力、精神不振、记忆力下降、头痛、失眠、肌痛、肌萎缩、情绪低落。

4. 血液系统 肾脏分泌促红细胞生成素（EPO）减少，为贫血的主要原因。晚期常因血小板功能异常，出现出血倾向表现。白细胞活性受抑制、淋巴细胞减少等导致免疫功能受损，易致感染。

5. 呼吸系统 体液过多、酸中毒可出现呼吸困难；严重酸中毒时出现深大呼吸。各种代谢废物潴留可导致胸膜炎、肺钙化等。

6. 其他 血甘油三酯升高，白蛋白降低；钙磷代谢异常及肾脏合成 $1,25-(OH)_2D_3$减少，导致甲状旁腺功能亢进，引起肾性骨病；骨外钙化导致皮肤瘙痒；淀粉样物质沉着引起腕管综合征等。

四、诊断

原有慢性肾脏病史，出现厌食、恶心呕吐、腹泻、头痛、意识障碍，肾功能检查有不同程度的减退，应考虑本病。

五、病情评估

分期	特征	GFR[mL/(min·1.73m²)]
1	GFR 正常或增加	≥90
2	GFR 轻度下降	60～89
3a	GFR 轻到中度下降	45～59
3b	GFR 中到重度下降	30～44
4	GFR 重度下降	15～29
5	肾衰竭	<15 或透析

六、治疗☆

1. 延缓病情进展

（1）控制高血压：未进行透析的患者目标血压控制在（120～130）/（75～80）mmHg。

（2）严格控制血糖：空腹 5.0～7.2mmol/L，睡前 6.1～8.3mmol/L。

（3）控制蛋白尿：低于 0.5g/24h。

（4）营养疗法：优质低蛋白饮食。

（5）ACEI/ARB 的应用。

（6）其他：减轻肾小管高代谢、纠正高脂血症、减少尿毒症毒素蓄积，应用活血化瘀药、抗氧化剂等。

2. 非透析治疗

（1）纠正水、电解质失衡及酸中毒。

（2）控制高血压。

（3）纠正贫血：注射 EPO。

（4）低血钙、高血磷与肾性骨病的治疗：口服 $1,25-(OH)_2D_3$。

（5）防治感染。

（6）高脂血症的治疗。

（7）吸附剂治疗：口服氧化淀粉、活性炭制剂。

3. 肾脏替代疗法 一般经饮食疗法、药物治疗等无效，肾衰竭继续发展，每日尿量少于1000mL 者，进行透析治疗的指征为血肌酐≥707.2μmol/L；血尿素氮≥28.6mmol/L；血清钾>5.5mmol/L；代谢性酸中毒；尿毒症；水潴留；并发贫血、心包炎、高血压等。

4. 肾移植 成功的肾移植可恢复正常的肾功能（包括内分泌和代谢功能）。

第五章 血液系统疾病

第一节 贫血

一、概述

（一）概念

贫血是指外周血中血红蛋白（Hb）量、红细胞（RBC）数和/或血细胞比容（HCT）低于正常范围下限的一种病理状态。我国沿海和平原地区诊断贫血的 HGB 标准为成年男性 < 120g/L，成年女性（非妊娠）< 110g/L、孕妇 < 100g/L。贫血往往是继发于多种系统疾病的共同病理表现，而不是一个独立疾病。

（二）病因与发病机制☆

1. 红细胞生成不足。
2. 红细胞破坏增多。
3. 失血。

（三）分类

1. 贫血的形态学分类☆

类型	MCV(fL)	MCH(pg)	MCHC(g/L)	常见疾病
大细胞性贫血	>100	>34	320~360	巨幼细胞贫血、某些溶血性疾病、MDS、肝病
正常细胞性贫血	80~100	27~34	320~360	再生障碍性贫血、纯红细胞再生障碍性贫血、某些溶血性贫血、急性失血性贫血、血液肿瘤
小细胞低色素性贫血	<80	<27	<320	缺铁性贫血、珠蛋白生成障碍性贫血、铁粒幼细胞性贫血

2. 根据病因和发病机制分类 分为 RBC 生产减少、RBC 破坏增多和失血（急性失血和慢性失血）。

3. 按骨髓红系增生情况分类 骨髓增生程度分为增生性贫血和增生不良性贫血（如再生障碍性贫血）。

（四）临床表现

1. 一般表现：贫血早期常见疲倦、乏力。皮肤黏膜苍白是贫血最常见的体征，在指甲、口唇及睑结膜等处观察较为可靠。

2. 呼吸、循环系统：体力活动后感觉心悸、气促为贫血最突出的症状之一。

3. 中枢神经系统：常见头痛、头晕、目眩、耳鸣、嗜睡、注意力不集中等症状。

4. 消化系统：贫血影响消化功能和消化酶的分泌，出现食欲不振、恶心、呕吐、腹胀甚至腹泻。

5. 泌尿生殖系统：血管内溶血可导致血红蛋白尿，严重者可导致急性肾衰竭；失血性休克患者可出现少尿，甚至无尿。慢性贫血患者可有月经失调及性欲减退等表现。

6. 原发病的临床表现。

（五）治疗☆

1. 首先要消除病因。

2. 补充造血要素：营养性贫血，如缺铁性贫血和巨幼细胞贫血等，应积极补充造血要素，如铁剂、维生素 B_{12} 或叶酸等。非营养不良性贫血补充造血原料多无效。

3. 刺激红细胞生成：包括雄激素类药物、促红细胞生成素（EPO）。

4. 免疫抑制：包括糖皮质激素，环孢素 A、抗胸腺细胞免疫球蛋白、抗淋巴细胞球蛋白治疗。

5. 脾切除：主要用以治疗脾功能亢进所致的贫血和遗传性球形红细胞增多症等。

6. 输血：急性大量失血引起的贫血应积极输血。难治性贫血常需长期输注红细胞。过多的输血可引起铁过载，导致含铁血黄素沉着症等铁中毒表现，须严格掌握输血指征。

7. 造血干细胞移植。

二、缺铁性贫血

（一）概述

缺铁性贫血（IDA）是因体内铁储备耗竭，影响血红蛋白合成所引起的贫血，是贫血中最常见的类型，属于血红素合成异常性贫血。

（二）病因

1. 铁的丢失过多：最常见原因是慢性失血性贫血。
2. 铁需求增加而摄入量不足：婴幼儿、儿童、妊娠和哺乳期妇女。
3. 铁吸收不良。

（三）临床表现☆

1. 缺铁原发病的表现。
2. 组织缺铁的表现：①精神行为异常：烦躁、异食癖；②消化道黏膜病变：口角炎、舌炎、吞咽困难；③干燥、反甲。
3. 贫血的表现：皮肤黏膜苍白、疲乏（眼睑）。

（四）实验室检查

1. 血象 小细胞低色素性贫血。

2. 骨髓象 骨髓小粒可染铁消失，铁粒幼红细胞消失或显著减少。

3. 铁代谢检查

（1）血清铁及总铁结合力测定：血清铁 $<8.9\mu mol/L$，总铁结合力 $>64.4\mu mol/L$，转铁蛋白饱和度 $<15\%$。

（2）血清铁蛋白测定：血清铁蛋白 $<12\mu g/L$ 可作为缺铁依据。

4. 缺铁性红细胞生成检查 红细胞游离原卟啉（FEP）缺铁时增高，超过 $0.9\mu mol/L$（全血），FEP/Hb 超过 $4.5\mu g/gHb$ 有诊断意义。

（五）诊断☆

有明确的缺铁病因和临床表现；小细胞低色素性贫血；血清铁低于 $8.9\mu mol/L$，总铁结合力高于 $64.4\mu mol/L$，转铁蛋白饱和度低于 15%；血清铁蛋白低于 $12\mu g/L$，FEP/Hb 高于 $4.5\mu g/gHb$；骨髓铁染色显示骨髓小粒可染铁消失。

（六）病情评估

1. 轻度贫血 男性血红蛋白 90～120g/L，女性血红蛋白 90～110g/L。

2. 中度贫血 血红蛋白 60～90g/L。

3. 重度贫血 血红蛋白 30～60g/L。

4. 极重度贫血 血红蛋白低于 30g/L。

（七）治疗☆

1. 口服铁剂 是治疗缺铁性贫血的首选方法。最常用硫酸亚铁片。服药时忌茶，以防铁被鞣酸沉淀而影响铁吸收。口服铁剂有效者，5～10天内网织红细胞升高，2周后血红蛋白开始上升，一般2个月可恢复正常。贫血纠正后仍需继续治疗3～6个月以补充体内应有的贮存铁。

2. 注射铁剂 常用注射铁剂有右旋糖酐铁和山梨醇枸橼酸铁，常选臀部深位肌内注射。

三、再生障碍性贫血

（一）概述

再生障碍性贫血（AA，简称再障），是由多种病因引起的原发性骨髓造血功能衰竭综合征，临床主要表现为骨髓造血功能低下、全血细胞减少和贫血、出血、感染。

（二）病因

原因不明，称为先天性（遗传性）再障。能查明原因者称为后天性（获得性）再障，其发病与下列因素有关。

1. 药物及化学因素：是引起获得性再障的首位病因。最常见的药物是氯霉素等抗生素、抗肿瘤药和保泰松等解热镇痛药。

2. 电离辐射。

3. 感染。

（三）发病机制

T细胞功能异常亢进，细胞毒性T细胞直接杀伤和淋巴因子介导的造血干细胞过度凋亡引起的骨髓衰竭，是再障的主要发病机制。

（四）临床表现☆

	重型再生障碍性贫血（SAA）	非重型再生障碍性贫血（NSAA）
特点	起病急，进展快，病情重	起病和进展缓慢
贫血	多进行性加重；症状明显	呈慢性过程，可短时间内改善
感染	发热（可为首发症状），呈高热，常合并脓毒症	高热少见，以上呼吸道感染最常见
出血	常见于皮肤黏膜，可见内脏出血，严重时颅内出血	皮肤黏膜为主，内脏出血少见

（五）实验室检查

1. 血象 全血细胞减少，网织红细胞显著减少，贫血呈正细胞正色素性。

2. 骨髓象 骨髓穿刺物中骨髓小粒很少，脂肪滴增多。幼红细胞、粒系细胞减少，淋巴细胞、浆细胞、组织嗜碱性粒细胞相对增多。巨核细胞难见。

3. 其他 CD_4^+ 细胞与 CD_8^+ 细胞比值降低，Th1与Th2细胞比值升高。

（六）诊断

1. 典型再障的诊断标准☆ 全血细胞减少，网织红细胞百分数低于0.01，淋巴细胞比例增高。一般无肝、脾肿大。骨髓多部位增生减低，造血细胞减少，非造血细胞比例增高，骨髓小粒空虚。除外引起全血细胞减少的其他疾病。一般抗贫血治疗无效。

2. 不典型再障的诊断依据 多次和多处骨髓穿刺，结合骨髓活检及核素扫描等综合诊断。

3. 重型再障的血象检查诊断标准 网织红细胞低于0.01，绝对值低于$15 \times 10^9/L$；中性粒细胞绝对值低于$0.5 \times 10^9/L$；血小板低于$20 \times 10^9/L$。

（七）治疗

1. 一般治疗 预防感染；注意饮食及环境卫生；避免出血，防止外伤及剧烈活动；禁用对骨髓和血小板功能有抑制作用的药物；防止患者与任何对骨髓造血有毒性作用的物质接触。

2. 支持疗法 纠正贫血（血红蛋白低于60g/L且对贫血耐受力较差的患者，可输注红细胞）、控制出血、控制感染、护肝。

3. 刺激骨髓造血

（1）雄激素：为治疗NSAA的首选药物。

（2）造血生长因子：特别适用于SAA。

（3）造血干细胞移植：对40岁以下、无感染及其他并发症、有合适供体的SAA患者，可考虑造血干细胞移植。

4. 应用免疫抑制剂 抗胸腺细胞球蛋白及抗淋巴细胞球蛋白是目前治疗重型再障的主要药物。

5. 异基因骨髓移植 注意适应证。

第二节 白血病

一、概述

（一）概念

白血病是一类造血干细胞的恶性克隆性疾病，因白血病细胞自我更新增强、增殖失控、分化障碍、凋亡受阻而停滞在细胞发育的不同阶段。在骨髓和其他造血组织中，白血病细胞大量增生累积，使正常造血受抑制并浸润其他器官和组织。

（二）分类

1. 按白血病细胞成熟程度、自然病程分

（1）急性白血病（AL）：停滞在较早阶段，发展迅速，自然病程仅几个月。

（2）慢性白血病（CL）：停滞在较晚阶段，发展缓慢，自然病程为数年。

2. 按受累细胞分

（1）急性白血病分型：急性淋巴细胞白血病（简称急淋白血病或急淋，ALL）、急性髓细胞白血病（简称急粒白血病或急粒，AML）。

（2）慢性白血病分型：慢性髓细胞白血病（简称慢粒白血病或慢粒，CML）、慢性淋巴细胞白血病（简称慢淋白血病或慢淋，CLL）、少见类型的白血病如毛细胞白血病（HCL）和幼淋巴细胞白血病（PLL）等。

（三）病因

生物因素、物理因素、化学因素、遗传因素、其他血液病。

二、急性白血病

（一）概述

成人患者中急性粒细胞白血病最多见，儿童患者中急性淋巴细胞白血病多见。国际上常用的FAB分类法将急性白血病分类如下。

1. 急性粒细胞白血病 M0到M7，共8型。

2. 急性淋巴细胞白血病 按细胞大小，从L1到L3，共3型。

（二）临床表现☆

1. 正常血细胞减少

（1）发热和感染：严重感染可致菌血症或败血症，是急性白血病最常见的死亡原因之一。

（2）出血：牙龈出血、鼻出血、皮肤瘀斑均为常见症状。

（3）贫血：引起贫血的主要机制是幼红细胞发育被异常增生的白血病细胞所干扰。呈正常细胞性贫血。

2. 白血病细胞增多

（1）淋巴结和肝脾肿大。

（2）骨骼及关节：胸骨中下段压痛，此体征有助于诊断与鉴别诊断。

（3）神经系统：中枢神经系统白血病（CNL）以脑膜浸润最多见。CNL 以儿童急性淋巴细胞白血病最多见。

（4）其他：牙龈肿胀多见于急性单核细胞白血病；皮肤浸润表现为皮疹或皮下结节；睾丸浸润多见于急性淋巴细胞白血病。

（三）实验室检查☆

1. 血象：贫血及血小板减少极常见。

2. 骨髓象：是确诊白血病的主要依据。原始细胞等于或超过全部骨髓有核细胞的 20%。

3. 细胞化学染色。

4. 免疫学检查。

5. 染色体和基因改变。

6. 血液生化改变。

（四）诊断

临床有发热、感染、出血、贫血等症状，查体有淋巴结、肝脾肿大及胸骨压痛，外周血片有原始细胞，骨髓细胞形态学及细胞化学染色显示其某一系列原始细胞≥20% 即可诊断。

（五）病情评估

危急状态评估：①白细胞淤滞，白细胞数超过 $100 \times 10^9/L$；②严重感染，尤其是肺部感染；③严重缺氧；④颅内出血，常为急性白血病的死亡原因。

（六）治疗

1. 一般治疗 应对高白细胞血症；防治感染；纠正严重贫血；防治高尿酸血症肾病；维持营养平衡。

2. 抗白血病治疗

（1）治疗方案☆

①第一阶段：诱导缓解治疗，主要方法是化学治疗，目标是使患者迅速获得完全缓解。外周血中性粒细胞绝对值 $\geqslant 1.0 \times 10^9/L$，血小板 $\geqslant 100 \times 10^9/L$，白细胞分类中无白血病细胞；骨髓中原始粒Ⅰ型 + Ⅱ型≤5%，M3 型原粒 + 早幼粒≤5%，无 Auer 小体，红细胞及巨核细胞系列正常，无髓外白血病。

②第二阶段：缓解后治疗，主要方法为化疗和造血干细胞移植。

（2）急性早幼粒细胞白血病（APL，M3）的治疗：首选维 A 酸，同时联合三氧化二砷、联合 DA 方案。

（3）AML 治疗：诱导缓解治疗常用 DA（3 +7）、IA、HA 方案。

（4）急性淋巴细胞白血病的治疗：基本诱导缓解方案是 VDLP 方案，维持治疗以 6 - 巯基嘌呤、甲氨蝶呤为基本药物。

（5）髓外白血病的防治：以中枢神经系统白血病（CNL）的防治最重要，多采用化疗药物联合颅脑照射的治疗方法。

三、慢性髓系白血病

（一）概述

慢性髓细胞白血病（CML）是慢性白血病最多见的临床类型。

（二）临床表现☆

起病慢，可有低热、出汗、消瘦等代谢亢进表现。主要体征为脾大，甚至巨脾。慢性期一般1～4年，后逐渐进入加速期及急变期。

（三）实验室检查☆

1. 血液一般检查 白细胞计数明显增多为CML特征，可高达（100～800）$\times 10^9/L$。

2. 骨髓象 主要为中、晚幼粒细胞及杆状核细胞增多，原粒细胞不超过10%。

3. 中性粒细胞碱性磷酸酶（NAP）测定 多数CML患者NAP缺如或降低，完全缓解时可恢复正常，复发时又下降。

4. 细胞遗传学检查 多见Ph染色体。

（四）治疗☆

CML的治疗重点应放在慢性期的早期。

1. 分子靶向治疗：伊马替尼为第一代酪氨酸激酶抑制剂，尼洛替尼、达沙替尼为第二代酪氨酸激酶抑制剂。
2. 化学治疗：羟基脲。
3. 干扰素。
4. 造血干细胞移植。

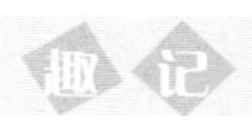

曼丽，脾气大，不带武器，一马去费城，被枪击。

第三节 骨髓增生异常综合征

一、概述

骨髓增生异常综合征（MDS）是一组起源于造血干细胞，以病态造血及高风险向急细胞白血病转化为特征的血液病。

二、临床表现

贫血，表现为乏力、疲倦、活动后心悸气短，半数以上的患者有中性粒细胞减少，易发生各种感染等。

三、实验室检查

1. 血象和骨髓象检查 持续性全血细胞减少，Hb＜100g/L，中性粒细胞＜$1.8\times 10^9/L$，血小板＜$100\times 10^9/L$，骨髓增生活跃。

2. 细胞遗传学检查 40%～70%患者有克隆性染色体核型异常，多为缺失性改变。

3. 病理检查 骨小梁旁区和间区出现3～5个或更多的呈簇状分布的原粒和早幼粒细胞。

4. 免疫学检查 可检测到骨髓细胞表型发生异常。

5. 分子生物学检查 多数MDS患者骨髓细胞中可检出体细胞性基因突变。

四、诊断

目前仍以排除法进行诊断。根据患者血细胞减少和相应的症状，以及病态造血、细胞遗传学异常、病理学改变等，诊断不难确立。

五、治疗

支持疗法、促造血治疗、应用生物反应调节剂、去甲基化药物、联合化疗、异基因造血干细胞移植等。

第四节　白细胞减少症

一、概述☆

白细胞减少症是指由多种原因引起的周围血白细胞持续低于 $4.0\times10^9/L$。外周血中性粒细胞低于 $2\times10^9/L$，称粒细胞减少症；低于 $0.5\times10^9/L$，称粒细胞缺乏症。

二、病因与发病机制

1. 粒细胞生成减少、成熟障碍。
2. 粒细胞破坏过多。
3. 粒细胞分布紊乱。

三、临床表现

1. 症状　多有头晕、乏力、食欲减退、低热、失眠多梦、腰痛等非特异性表现。可有支气管炎、肺炎、肾盂肾炎等继发感染。

2. 血象　白细胞数一般为（2.0～4.0）$\times10^9/L$，中性粒细胞百分比正常或轻度减低，淋巴细胞相对增多。

3. 骨髓象　可呈代偿性增生，或增生低下，或粒细胞成熟障碍等。

四、治疗

1. 去除病因：停止接触相关物质、治疗原发病等。
2. 一般治疗：劳逸结合、增强体质。
3. 控制感染：一般以广谱抗菌药物为宜。
4. 糖皮质激素。
5. 促进粒细胞生成药物：重组人集落刺激因子、维生素 B_4、核苷酸、鲨肝醇、利血生等。

第五节　原发免疫性血小板减少症

一、概述

原发免疫性血小板减少症是一组免疫介导的血小板过度破坏所致的出血性疾病，以广泛皮肤、黏膜及内脏出血，血小板减少，骨髓巨核细胞发育成熟障碍，血小板生存时间缩短及血小板膜糖蛋白特异性自身抗体出现等为特征。

二、病因

1. 免疫因素。
2. 感染。
3. 脾功能的作用：脾是 ITP 患者产生 PAIg 的主要场所，同时使巨噬细胞介导的血小板破坏增多。

三、临床表现

1. 急性型　以儿童为多见，男女发病率相近。颅内出血是主要的死亡原因。急性型可呈自限性。血小板低于 $20\times10^9/L$ 时可内脏出血。

2. 慢性型 较常见，多见于青年女性，起病缓慢，出血症状亦轻。该型患者自发缓解较少。表现为皮肤、黏膜出血，鼻出血、牙龈出血亦很常见，女性患者多以月经量过多为主要表现。

四、实验室检查

1. 血象 急性型发作期血小板计数常低于 $20\times10^9/L$，慢性型常在 $(30\sim80)\times10^9/L$。

2. 出凝血检查 血小板寿命缩短。

3. 骨髓象 急性型骨髓巨核细胞数量轻度增加或正常，慢性型骨髓象中巨核细胞显著增加；巨核细胞发育成熟障碍；有血小板形成的巨核细胞显著减少；红系及粒、单核系正常。

五、诊断☆

广泛出血累及皮肤、黏膜及内脏；多次检查血小板计数减少；脾不肿大或轻度肿大；骨髓巨核细胞数增多或正常，有成熟障碍；并具备下列5项中任何1项：泼尼松治疗有效、脾切除术治疗有效、血PAIg阳性、血 PAC_3 阳性、血小板寿命测定缩短；排除继发性血小板减少症。

六、治疗☆

1. 一般治疗 出血严重者应注意卧床休息。

2. 应用糖皮质激素 首选治疗。

3. 免疫抑制剂 长春新碱、环磷酰胺、硫唑嘌呤、环孢素等。

4. 脾切除术 是慢性型患者重要的治疗方法，但有部分病例复发，不作为首选方法。

5. 其他治疗 达那唑、输新鲜血液、大剂量球蛋白、血浆置换等。

6. 急性情况的处理 输注血小板、静脉注射免疫球蛋白、甲泼尼龙、血浆置换。

第六章　内分泌与代谢疾病

第一节　甲状腺功能亢进症

一、概述

甲状腺毒症是指循环血液中甲状腺激素过多，引起以神经、循环、消化等系统兴奋性增高和代谢亢进为主要表现的一组临床综合征。

甲状腺功能亢进症（简称甲亢），是指甲状腺腺体本身产生甲状腺激素过多而引起的甲状腺毒症，其病因主要是弥漫性毒性甲状腺肿（Graves 病，GD）、多结节性毒性甲状腺肿和甲状腺自主高功能腺瘤，其中GD是甲状腺功能亢进症的最常见病因。

二、临床表现☆

1. 甲状腺毒症表现

（1）高代谢综合征：表现为怕热多汗、皮肤潮湿、低热、多食善饥、体重锐减和疲乏无力。

（2）精神神经系统：神经过敏、多言好动、烦躁易怒、失眠不安、注意力不集中、记忆力减退、手和眼睑震颤、腱反射亢进，甚至幻想、躁狂症或精神分裂症，偶尔表现为寡言抑郁、淡漠。

（3）心血管系统：心悸、气短、胸闷等。体征有心动过速；第一心音亢进；收缩压升高，舒张压降低，脉压增大；心脏肥大和心力衰竭；心律失常。

（4）消化系统：食欲亢进，稀便、排便次数增加。

（5）肌肉骨骼系统：肌无力和肌肉萎缩。

（6）其他：女性患者出现月经减少或闭经，男性患者出现阳痿，偶有乳腺增生。

2. 甲状腺肿大 双侧甲状腺弥漫性、对称性肿大，质地表现不同，多柔软，无压痛，肿大的甲状腺随吞咽而上下移动。甲状腺上下极可触及震颤，闻及血管杂音，为甲亢的特异性体征。

3. 眼征 单纯性突眼、浸润性突眼。

4. 特殊表现

（1）甲状腺危象：体温超过39℃，心率增快，超过140次/分，烦躁不安，大汗淋漓，厌食，恶心呕吐，腹泻，继而出现虚脱、休克、嗜睡或谵妄，甚至昏迷。

（2）淡漠型甲亢：以纳差、乏力、消瘦、淡漠为主要表现，易发生心绞痛、心力衰竭、房颤等，高代谢表现、甲状腺肿大及眼征不明显。

（3）亚临床甲亢：患者无自觉症状，血 T_3、T_4 正常，但TSH显著降低，部分患者可进展为临床型甲亢。

（4）甲状腺毒症性心脏病：常表现为心力衰竭。

（5）妊娠期甲亢：妊娠期甲状腺激素结合球蛋白（TBG）增高，引起血清 TT_4 和 TT_3 增高。

（6）胫前黏液性水肿：水肿出现在胫骨前下1/3部位，也见于足背、踝关节、肩部、手背或手术瘢痕处，偶见于面部，皮损大多为对称性。

三、实验室检查

1. 血清甲状腺激素测定 FT_3 和 FT_4 是诊断甲亢的首选指标。

2. TSH测定 反映甲状腺功能最敏感的指标，也是反映下丘脑－垂体－甲状腺轴功能、鉴别原发性与继发性甲亢的敏感指标，尤其对亚临床型甲亢和甲减的诊断具有更重要意义。

3. 甲状腺自身抗体测定 是确定甲亢病因、诊断GD的指标之一。

4. ^{131}I 摄取率 主要用于甲状腺毒症病因鉴别，甲状腺功能亢进类型的甲状腺毒症 ^{131}I 摄取率增高。

5. 其他检查 超声、CT、MRI等有助于甲状腺、异位甲状腺肿和球后病变性质的诊断。放射性核素扫描有助于诊断甲状腺自主高功能腺瘤。

四、诊断☆

1. 甲亢的诊断 高代谢症状和体征；甲状腺肿大；血清 TT_3、FT_3、TT_4、FT_4 增高，TSH降低。具备以上三项诊断即可成立。

2. GD的诊断 下列（1）（2）项为诊断必备条件，少数病例可以无甲状腺肿大。

（1）甲亢诊断确立。

（2）甲状腺弥漫性肿大（触诊和B超证实）。

（3）眼球突出和其他浸润性眼征。

（4）胫前黏液性水肿。

（5）TSH受体抗体（TRAb）、甲状腺刺激性抗体（TSAb）阳性。

（6）甲状腺球蛋白抗体（TGAb）、甲状腺过氧化物酶抗体（TPOAb）阳性。

五、病情评估

甲状腺肿大分度如下。

Ⅰ度肿大：视诊未见肿大，触诊能触及。

Ⅱ度肿大：视诊、触诊均发现肿大，但外缘在胸锁乳突肌以内。

Ⅲ度肿大：肿大的甲状腺外缘超过胸锁乳突肌外缘。

六、治疗

1. 甲状腺功能亢进症的治疗

（1）抗甲状腺药物（ATD）：有硫脲类（如丙硫氧嘧啶）和咪唑类（如甲巯咪唑和卡比马唑）两类药物。适应证：①病情轻、中度患者；②甲状腺轻、中度肿大；③年龄低于20岁；④孕妇、高龄或由于其他严重疾病不适宜手术者；⑤手术前和^{131}I放射治疗前的准备；⑥手术后复发且不适宜^{131}I放射治疗者。

（2）^{131}I放射治疗。适应证：①成人GD伴甲状腺肿大Ⅱ度以上；②ATD治疗失败或过敏；③甲亢手术后复发；④甲状腺毒症心脏病或甲亢伴其他病因的心脏病；⑤甲亢合并白细胞和/或血小板减少或全血细胞减少；⑥老年甲亢；⑦甲亢合并糖尿病；⑧毒性多结节性甲状腺肿；⑨自主功能性甲状腺结节合并甲亢。禁忌证为妊娠期和哺乳期妇女。

（3）手术治疗。适应证：①中、重度甲亢，长期服药无效，停药后复发，或不愿长期服药者；②甲状腺显著肿大，压迫邻近器官；③胸骨后甲状腺肿伴甲亢者；④结节性甲状腺肿伴甲亢者。禁忌证：①伴严重Graves眶病；②合并较重心、肝、肾疾病，不能耐受手术；③妊娠初3个月和第6个月以后。

2. 甲状腺危象的治疗 积极治疗甲亢是预防危象发生的关键。

（1）消除诱因。

（2）抑制TH合成，使用大量抗甲状腺药物，首选丙硫氧嘧啶。

（3）抑制TH释放，使用抗甲状腺药物、复方碘溶液和碘化钠。

（4）迅速阻滞儿茶酚胺释放，降低周围组织对甲状腺激素的反应性，如美托洛尔。

（5）肾上腺糖皮质激素，常用氢化可的松。

（6）对症治疗，如降温、镇静、保护脏器功能、防治感染等。

（7）其他，如血液透析、腹膜透析或血浆置换等。

第二节　甲状腺功能减退症

一、概述

甲状腺功能减退症是由于甲状腺结构和功能异常，导致甲状腺激素合成或分泌减少，或发生甲状腺激素抵抗，引起全身代谢减低的临床综合征。临床以全身低代谢表现，以及血清低T_4、低T_3和高TSH表现为主。

二、病因

1. 自身免疫性损伤：为最常见原因，包括桥本甲状腺炎、产后甲状腺炎、萎缩性甲状腺炎等。

2. 甲状腺破坏。

3. 摄碘过量。

4. 抗甲状腺药物。

三、临床表现

1. 病史 ^{131}I放射治疗史、甲状腺手术史、桥本甲状腺炎、Graves病等病史。

2. 症状 代谢降低，交感神经兴奋性下降，怕冷、少汗、乏力、便秘等。

3. 体征 典型体征有面色苍白、表情呆滞、反应迟钝、声音嘶哑、听力障碍、颜面及眼睑水肿、唇厚、舌大常有齿痕（甲减面容），皮肤干燥、粗糙，皮温低，毛发稀疏干燥，常有水肿，脉率缓慢，跟腱反射时间延长。病情严重者可以发生黏液性水肿昏迷。

四、实验室检查

1. 甲状腺功能检查 原发性甲减者血清 TSH 增高，血清总 T_4（TT_4）、游离 T_4（FT_4）均降低。血清总 T_3（TT_3）、游离 T_3（FT_3）早期正常，晚期减低。亚临床甲减仅有 TSH 增高，TT_4 和 FT_4 正常。

2. 自身抗体检查 甲状腺过氧化物酶抗体（TPOAb）和甲状腺球蛋白抗体（TgAb）是诊断自身免疫甲状腺炎（包括桥本甲状腺炎、萎缩性甲状腺炎）的主要指标。

3. 其他检查 可有轻、中度贫血，血清总胆固醇升高。

五、诊断☆

有甲减的症状和体征，血清 TSH 增高，TT_4、FT_4 均降低，即可诊断原发性甲减，应进一步明确甲减的原因；血清 TSH 减低或者正常，TT_4、FT_4 降低，应考虑为中枢性甲减，需进一步进行下丘脑和垂体的相关检查，明确下丘脑和垂体病变。

六、治疗

1. 药物治疗☆ 主要措施为甲状腺素补充或替代治疗。左甲状腺素（$L-T_4$）是目前最常用的药物。

2. 亚临床甲减的治疗

（1）高胆固醇血症患者：血清 TSH 超过 10mIU/L，需要给予 $L-T_4$ 治疗。

（2）妊娠期女性：甲减可影响胎儿智能发育，应尽快使血清 TSH 降低到 2.5mIU/L 以下。

（3）年轻患者：尤其是 TPOAb 阳性者，经治疗应将 TSH 降低到 2.5mIU/L 以下。

3. 黏液性水肿昏迷的治疗 去除或治疗诱因；补充甲状腺激素；应用糖皮质激素；对症治疗。

第三节 糖尿病

一、糖尿病

（一）概述

糖尿病（DM）是一组由于胰岛素分泌和/或作用缺陷所引起的，以慢性血葡萄糖（血糖）水平增高为特征的代谢性疾病。长期碳水化合物以及脂肪、蛋白质代谢紊乱，引起多系统损害，导致眼、肾、神经、心脏、血管等组织器官的慢性进行性病变、功能减退及衰竭。

1. 1 型糖尿病（T1DM） 胰岛 β 细胞破坏，常导致胰岛素绝对缺乏。

2. 2 型糖尿病（T2DM） 从以胰岛素抵抗为主伴胰岛素分泌不足到以胰岛素分泌不足为主伴胰岛素抵抗。

3. 混合型糖尿病

（1）缓慢进展的免疫介导成人糖尿病。

（2）酮症倾向的 2 型糖尿病。

4. 其他特殊类型糖尿病

（1）胰岛 β 细胞功能的基因缺陷。

（2）胰岛素作用的基因缺陷。

（3）胰腺外分泌疾病。

（4）内分泌疾病。

（5）药物或化学品所致糖尿病。

（6）感染，如巨细胞病毒感染等。

（7）不常见的免疫介导糖尿病。

（8）其他，如可能与糖尿病相关的遗传性综合征、强直性肌营养不良症、卟啉病等。

5. 妊娠期糖尿病（GDM） 指妊娠期间发生的不同程度的糖代谢异常。

（二）临床表现☆

1. 无症状期 糖耐量减低（IGT）和空腹血糖受损（IFG）被认为是糖尿病的前期状态。

2. 典型症状 "三多一少"，即多尿、多饮、多食和体重减轻。

3. 其他 反应性低血糖可为首发表现；可有皮肤瘙痒，尤其是外阴瘙痒；视力模糊；女性月经失调，男性阳痿等。

4. 并发症

（1）急性并发症：常见酮症酸中毒、高渗高血糖综合征、乳酸性酸中毒等。

（2）慢性并发症

①大血管病变：动脉粥样硬化的患病率较高，发病年龄较小，病情进展较快。

②微血管病变：糖尿病肾病是T1DM患者的主要死亡原因；糖尿病性视网膜病变是失明的主要原因之一；心脏微血管病变和心肌代谢紊乱可引起心肌广泛灶性坏死，称为糖尿病心肌病，可诱发心力衰竭、心律失常、心源性休克和猝死。

③神经系统并发症：中枢神经系统并发症、周围神经病变（最常见）、自主神经病变。

④糖尿病足。

⑤其他：视网膜黄斑病、白内障、青光眼、屈光改变、虹膜睫状体病变等。

（三）实验室检查

1. 尿糖测定 是诊断的重要线索，但非诊断依据。

2. 血糖测定 是诊断的主要依据，也是长期监控病情和判断疗效的主要指标。

3. 口服葡萄糖耐量试验（OGTT） 在清晨空腹进行。

4. 糖化血红蛋白 A_1（$GHbA_1$）测定 $GHbA_1$ 可反映取血前 8～12 周的平均血糖状况，是监测糖尿病病情的重要指标。$GHbA_1$≥6.5%有助于糖尿病的诊断。

5. 糖化白蛋白 参考值为 1.7～2.8mmol/L。糖化白蛋白反映近 2～3 周总的血糖水平，为糖尿病患者近期病情监测的指标。

6. 胰岛功能检测 胰岛素释放试验和C肽释放试验反映基础和葡萄糖介导的胰岛素释放功能。

（四）诊断☆

1. 诊断标准

（1）空腹血糖：3.9～6.0mmol/L 为正常；6.1～6.9mmol/L 为空腹血糖受损；≥7.0mmol/L 应考虑糖尿病。

（2）口服葡萄糖耐量试验：2hPG 低于 7.7mmol/L 为正常糖耐量；7.8～11.0mmol/L 为糖耐量减低；≥11.1mmol/L 应考虑糖尿病。

（3）糖尿病的诊断标准：糖尿病症状加任意时间血浆葡萄糖≥11.1mmol/L 或空腹血糖≥7.0mmol/L，或口服葡萄糖耐量试验 2hPG≥11.1mmol/L。需重复一次确认，诊断才能成立。

诊断类型	标准
糖尿病（DM）	FPG≥7.0mmol/L，或 OGTT 2hPG 或随机血糖≥11.1mmol/L 或 HbA1c≥6.5%
空腹血糖受损（IFG）	FPG≥6.1～7.0mmol/L，且 2hPG＜7.8mmol/L
糖耐量减低（IGT）	FPG＜7.0mmol/L，且 OGTT 2hPG≥7.8～11.1mmol/L

2. 分型诊断

	1 型糖尿病	2 型糖尿病
年龄	儿童、青少年多见	中老年多见
起病	急	多数缓慢
症状（三多一少）	明显	较轻或缺如
酮症酸中毒	易发生	少见
自身免疫性抗体	阳性率高	阴性
血浆胰岛素和 C 肽	低于正常	正常、高于正常或轻度降低
治疗原则	必须应用胰岛素	基础治疗、口服降糖药，必要时应用胰岛素

（五）治疗

1. 治疗目标 纠正代谢紊乱，使血糖、血脂、血压降至正常或接近正常，消除症状，防止或延缓并发症，提高生活质量，延长寿命。

2. 治疗措施

（1）糖尿病健康教育（治疗成败的关键）、医学营养治疗、体育锻炼、病情监测（定期监测血糖，每 3 ~6 个月定期复查糖化血红蛋白）。

（2）口服降糖药物治疗

分类	代表药	适应证	不良反应
磺脲类	格列吡嗪、格列齐特	T2DM 非肥胖患者、饮食和运动治疗血糖控制不理想时	低血糖（最常见）、体重增加等
格列奈类	瑞格列奈	控制餐后高血糖	
双胍类	二甲双胍	T2DM 尤其是无明显消瘦的患者，以及伴血脂异常、高血压或高胰岛素血症者	乳酸性酸中毒（最严重）
噻唑烷二酮类	罗格列酮、吡格列酮	T2DM 患者，尤其是肥胖、胰岛素抵抗明显者	水肿、体重增加
α－葡萄糖苷酶抑制剂	阿卡波糖	空腹血糖正常而餐后血糖明显升高的 T2DM 患者	胃肠道反应
二肽基肽酶－4（DPP－4）抑制剂	维格列汀、沙格列汀	T2DM 患者，可单独或与其他降糖药合用	胃肠道症状
钠－葡萄糖共转运蛋白 2 抑制剂（SGLT－2I）	达格列净、卡格列净、恩格列净	T2DM 伴 ASCVD、HF、CKD 及肥胖患者使用	生殖泌尿道感染

（3）胰高血糖素样肽－1 受体激动剂（GLP－1RA）：以葡萄糖浓度依赖的方式增强胰岛素分泌，抑制胰高血糖素分泌，延缓胃排空；改善 IR，抑制食欲。尤其适合 T2DM 伴 ASCVD、HF、CKD 及肥胖患者。常用艾塞那肽（短效）、利拉鲁肽、度拉糖肽（长效），皮下注射。主要引起恶心呕吐、腹泻、消化不良等消化道症状。

二、糖尿病酮症酸中毒

（一）概述

糖尿病酮症酸中毒（DKA）是由于糖尿病患者发生胰岛素重度缺乏及升糖激素异常升高，引起糖、脂肪、蛋白质代谢紊乱，出现以高血糖、酮症、代谢性酸中毒和脱水为主要表现的严重急性并发症，为最常见的糖尿病急症。

（二）病因

本症多发生在1型糖尿病，1型糖尿病患者有自发倾向，2型糖尿病在一定诱因作用下也可发生。

（三）临床表现

1. 酮症期 早期血酮升高称酮血症，尿酮排出增多称酮尿症。

2. 酮症酸中毒期 酮体中β-羟丁酸和乙酰乙酸为酸性代谢产物，消耗体内储备碱，机体代偿而初期血pH正常，称为代偿性酮症酸中毒，晚期血pH下降，为失代偿性酮症酸中毒。

3. 糖尿病酮症酸中毒昏迷 病情进一步发展，出现神志障碍，甚至昏迷。

（四）实验室检查

尿糖及尿酮呈强阳性。血糖多为16.7~33.3mmol/L，甚至更高。血酮体和血β-羟丁酸升高。二氧化碳结合力降低，失代偿期pH低于7.35，BE负值增大，阴离子间隙增大。血钠、血氯降低。初期血钾可正常或升高，治疗后钾可迅速下降。白细胞计数增高，常以中性粒细胞增多为主。

（五）诊断

“三多一少”症状加重，有恶心、厌食、酸中毒、脱水、休克、昏迷，尤其是呼出气有酮味（烂苹果味）、血压低而尿量多者，无论有无糖尿病病史，均应考虑本症的可能。如血糖升高、尿糖强阳性、尿酮体阳性即可确诊糖尿病酮症；如兼有血pH、二氧化碳结合力下降及BE负值增大者即可诊断为糖尿病酮症酸中毒。

（六）治疗

1. 治疗原则 快速静脉补液恢复有效循环血容量。

2. 救治措施

（1）静脉补液：是治疗的关键环节。

（2）应用胰岛素：持续小剂量（短效）胰岛素。

（3）纠正电解质及酸碱平衡失调：严重酸中毒者，血pH低于7.1，HCO_3^-低于5mmol/L者应给予补碱治疗，常用5%碳酸氢钠注射液。

（4）去除诱因及防治并发症。

第四节　血脂异常

一、概述

血脂异常是指血浆中脂质的量和质发生异常，一般指血浆胆固醇（CH）或/和甘油三酯（TG）升高，或高密度脂蛋白胆固醇（HDL-C）降低，也称为血脂紊乱，但不能用“高脂血症”代替该疾病。

二、分类

1. 高胆固醇血症 仅有总胆固醇增高。

2. 高甘油三酯血症 仅有甘油三酯升高。

3. 混合型高脂血症 总胆固醇、甘油三酯二者都高。

4. 低高密度脂蛋白血症 仅有高密度脂蛋白胆固醇降低。

三、临床表现

血脂异常主要表现为黄色瘤、早发性角膜环以及脂血症眼底改变，以黄色瘤较为常见。

四、诊断

中国 ASCVD 一级预防人群血脂合适水平和异常分层标准（单位：mmol/L）。

分层	总胆固醇	LDL – C	HDL – C	非 HDL – C	TG
理想水平		<2.6		<3.4	
合适水平	<5.2	<3.4		<4.1	<1.7
边缘升高	≥5.2 且 <6.2	≥3.4 且 <4.1		≥4.1 且 <4.9	≥1.7 且 <2.3
升高	≥6.2	≥4.1		≥4.9	≥2.3
降低			<1.0		

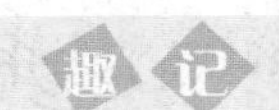

1、2 甘，3、4 低，5、6 醇，高密 1。

五、治疗

1. 治疗原则☆

（1）根据患者个体 ASCVD 危险程度，决定是否启动药物治疗。

（2）以生活方式干预为基础，生活方式改善可以同时干预其他 ASCVD 的危险因素。

（3）将控制 LDL – C 水平达标作为防控 ASCVD 危险的首要干预靶点。

（4）明确患者个体干预目标值。

（5）调脂药物首选他汀类。

2. 治疗性生活方式干预 控制饮食、改善生活方式。

3. 药物治疗

（1）主要降低胆固醇的药物：他汀类（阿托伐他汀、瑞舒伐他汀、氟伐他汀）、肠道胆固醇吸收抑制剂（依折麦布）、胆酸螯合剂、普罗布考。

（2）主要降低甘油三酯的药物：贝特类（非诺贝特、吉非贝齐和苯扎贝特）、烟酸类、高纯度鱼油制剂。

（3）新型调脂药物：前蛋白转化酶枯草溶菌素 9（PCSK9）抑制剂、微粒体甘油三酯转移蛋白抑制剂、载脂蛋白 B100 合成抑制剂等。

4. 其他治疗

（1）脂蛋白血浆置换。

（2）肝移植和其他手术治疗。

第五节　高尿酸血症与痛风

一、概述

1. 高尿酸血症 是由于嘌呤代谢障碍，尿酸生成过多或/和尿酸排泄减少引起血尿酸水平超过 420μmol/L 的代谢性疾病。5% ~15% 的高尿酸血症患者发展为痛风。

2. 痛风 是由于尿酸盐沉积所致的异质性疾病，可并发急性和慢性痛风性关节炎、痛风石、痛风性肾病，严重者出现关节破坏、肾功能损伤，常伴发血脂异常、高血压病、糖尿病及动脉硬化症等。

二、临床表现

1. 无症状期 仅有一过性或持续性高尿酸血症，从血尿酸升高至出现症状的时间可间隔数年至数十年。

2. 急性发作期☆　急性关节炎多是首发症状。多在午夜剧痛而惊醒，呈刀割样。单侧第1跖趾关节疼痛最常见，其余依次为足底、踝、足跟、膝、腕、指和肘关节。受累关节局部红肿、热痛，压痛明显，功能受限。

3. 痛风石　为痛风的特征性表现，典型部位在耳郭。可致关节僵硬，活动受限和畸形。

4. 肾脏病变　表现为痛风性肾病及尿酸性肾石病、急性肾衰等。

5. 眼部病变　有睑缘炎、眼睑皮下组织痛风石等。

三、实验室检查

1. 血尿酸测定　超过420μmol/L为高尿酸血症，但血尿酸水平波动性较大。

2. 尿尿酸测定　限制嘌呤饮食5天后，每日尿酸排出量超过3.57mmol，判断为尿酸生成增多。

3. X线检查　典型者表现为骨质穿凿样或虫蚀样缺损。

4. 滑囊液或痛风石内容物检查　偏振光显微镜下可见双折光的针状尿酸盐结晶。

5. 关节超声　关节肿胀患者有双轨征或不均匀低回声与高回声混合团块影，可辅助诊断痛风。

6. 关节CT或MRI检查　受累部位可见高密度痛风石影，可辅助诊断痛风。

四、诊断

1. 高尿酸血症　日常嘌呤饮食状态下，非同日2次空腹血尿酸水平超过420μmol/L，即可诊断。

2. 痛风　在高尿酸血症基础上，出现特征性关节炎表现，尿路结石，或肾绞痛发作，即应考虑痛风，如在滑囊液及痛风石中找到尿酸盐结晶即可确诊。

五、治疗

（一）高尿酸血症☆

1. 非药物治疗　限酒戒烟；低嘌呤饮食；避免剧烈运动；避免富含果糖的饮料；保证每日饮水量及排尿量；恢复体重至个体化标准体重范围并保持；增加新鲜蔬菜的摄入比例；有规律地进行有氧运动。

2. 药物治疗　促尿酸排泄药（苯溴马隆）、抑制尿酸生成药（别嘌醇、非布司他）、碱性药物、新型降尿酸药（拉布立酶等）。

（二）痛风

1. 非药物治疗　同高尿酸血症。急性关节炎期应卧床休息，减少运动量，抬高患肢，并进行关节局部的保护处理。

2. 药物治疗

（1）急性发作期的治疗：尽早（24小时以内）使用非甾体消炎药、秋水仙碱和糖皮质激素可有效抗炎镇痛。

（2）发作间歇期和慢性期的治疗：应将患者血尿酸水平稳定控制在360μmol/L以下。

第七章　结缔组织病

第一节　类风湿关节炎

一、概述

类风湿关节炎（RA）是以对称性多关节炎为主要临床表现的慢性异质性、全身性自身免疫性疾病。RA 的基本病理改变是滑膜炎。

二、临床表现

（一）关节表现☆

1. 晨僵　早晨起床后病变关节感觉僵硬，如胶黏着样的感觉，持续 1 小时以上。它常被作为观察本病活动指标之一。

2. 关节痛　最早出现的症状，最常出现的部位为腕关节、掌指关节、近端指间关节，其次是足趾、膝、踝、肘、肩等关节。多呈对称性、持续性，但时轻时重。

3. 关节肿胀　呈对称性。

4. 关节畸形　见于较晚期患者。

5. 特殊关节　出现疼痛，活动受限。

6. 关节功能障碍　关节疼痛和关节破坏可引起。

（二）关节外表现

1. 类风湿结节：提示疾病处于活动阶段。

2. 类风湿血管炎。

3. 肺脏受累表现：可表现为肺间质病变（最常见）、结节样改变、Caplan 综合征、胸膜炎。

4. 心脏：可伴发心包炎（最常见）。

5. 神经系统：神经受压是主要原因，最常受累的神经有正中神经、尺神经以及桡神经。

6. 血液系统：贫血是最常见的血液系统表现，贫血的程度与病情活动度相关，尤其是与关节的炎症程度相关。

7. Felty 综合征。

8. 干燥综合征：口干、眼干等表现。

三、实验室检查

1. 血液一般检查　有轻度至中度贫血。

2. 炎性标记物　活动期血沉增快，C 反应蛋白升高。

3. 自身抗体

（1）类风湿因子（RF）：常规检测为 IgM 型，且其滴度与疾病的活动性和严重性成比例。

（2）抗瓜氨酸化蛋白抗体（ACPA）：有抗核周因子（APF）抗体、抗角蛋白抗体（AKA）、抗聚角蛋白微丝蛋白抗体（AFA）和抗环瓜氨酸肽（CCP）抗体。抗 CCP 抗体对 RA 的诊断敏感性和特异性高，有助于 RA 的早期诊断。

4. 关节影像学检查

（1）X 线摄片：对疾病的诊断、关节病变分期均很重要。首选双手指及腕关节摄片检查，骨损害的 X 线表现分为 4 期。

Ⅰ期，可见关节周围软组织肿胀或关节附近骨质疏松。

Ⅱ期，可见关节间隙狭窄。

Ⅲ期，可见关节面出现虫蚀样破坏。

Ⅳ期，可见关节脱位或半脱位或关节强直（纤维性强直或骨性强直）。

（2）CT 和 MRI：CT 有助于发现早期骨侵蚀和关节脱位等改变。MRI 有助于发现关节内透明软骨、滑膜、肌腱、韧带和脊髓病变。

5. 关节滑液检查 关节腔内滑液增多，微混浊，黏稠度降低，白细胞升高。

6. 关节镜及针刺活检 关节镜对诊断及治疗均有价值，针刺活检操作简单、创伤小。

四、诊断☆

1. 晨僵持续至少 1 小时（≥6 周）。
2. 3 个或 3 个以上关节肿（≥6 周）。
3. 腕关节或掌指关节或近端指间关节肿（≥6 周）。
4. 对称性关节肿（≥6 周）。
5. 类风湿皮下结节。
6. 手和腕关节的 X 线片有关节端骨质疏松和关节间隙狭窄。
7. 类风湿因子阳性（该滴度在正常的阳性率低于 5%）。

上述 7 项中，符合 4 项即可诊断。

五、治疗

1. 一般治疗 休息、活动期关节制动，缓解期进行适当的关节功能锻炼等。

2. 药物治疗

（1）非甾体抗炎药：有效缓解症状，但不能控制病情进展，应与改变病情的抗风湿药（DMARD）联合使用。常用塞来昔布、美洛昔康、双氯芬酸。

（2）改善病情的抗风湿药：常用甲氨蝶呤（首选）、柳氮磺吡啶、其他 DMARD 等。

（3）生物抗风湿药：肿瘤坏死因子（TNF）-α 拮抗剂。

（4）糖皮质激素。

（5）植物药制剂。

3. 外科治疗 关节置换术适用于晚期有畸形并失去功能的关节；滑膜切除术。

第二节 系统性红斑狼疮

一、概述

系统性红斑狼疮（SLE）是多系统损害的慢性系统性自身免疫疾病，其血清中出现以抗核抗体为代表的多种自身抗体。病程以病情缓解和急性发作交替为特点，有肾及中枢神经系统损害者预后较差。20～40 岁女性多见。

二、临床表现☆

1. 全身症状 活动期患者大多数有全身症状，常见症状为发热，以低中度热为常见，可表现为各种热型，其他有乏力、体重下降等。

2. 皮肤与黏膜表现 皮疹最常见，包括颊部蝶形红斑（最具特征性）、盘状红斑；光过敏；口腔溃疡、脱发、雷诺现象等。

3. 浆膜炎 双侧中小量胸腔积液或心包积液等。

4. 肌肉骨骼表现 患者常有对称性多关节肿痛。其他表现有 Jaccoud 关节病、肌痛和肌无力、肌炎等。

5. 狼疮肾炎（LN） 最常见、最重要的临床表现，肾衰竭是 SLE 的常见死亡原因。

6. 心血管损害 常出现心包炎、心肌损害等，严重者可发生心力衰竭而死。

7. 肺损害 约35%的患者出现中小量双侧胸腔积液。可发生狼疮肺炎。

8. 神经系统损害 轻者仅有偏头痛、性格改变、记忆力减退或轻度认知障碍，重者可表现为脑血管意外、昏迷、癫痫持续状态等。

9. 消化系统表现 患者有食欲减退、腹痛、呕吐、腹泻等，消化系统表现可为首发症状。部分患者血清转氨酶升高。

10. 血液系统表现 活动期患者血红蛋白下降，以及白细胞减少和/或血小板减少，可有脾肿大，部分患者出现无痛性轻、中度淋巴结肿大。

11. 抗磷脂抗体综合征（APS） 出现于SLE的活动期，其临床表现为动脉和/或静脉血栓形成，习惯性自发性流产，血小板减少，抗磷脂抗体阳性。

12. 干燥综合征 有唾液腺和泪腺功能不全。

13. 眼部表现 可有眼底病损。

三、实验室检查☆

1. 一般检查 血常规可有贫血、白细胞减少和/或血小板减少；尿液检查可有蛋白、红细胞和各种管型。活动期血沉常增快。

2. 自身抗体

（1）抗核抗体（ANA）：特异性低。

（2）抗双链DNA（dsDNA）抗体：特异性强。抗体滴度高，常提示有肾损害。

（3）抗Sm抗体：阳性率约25%，特异性为99%，可作为回顾性诊断的依据。

（4）抗磷脂抗体：阳性率为30%～40%，阳性患者容易发生动静脉血栓、习惯性流产、血小板减少等，称为抗磷脂综合征。

（5）抗核糖体P蛋白抗体：阳性患者常有神经系统损害。

（6）其他自身抗体：20%～40%患者类风湿因子阳性。

3. 补体 常用的有总补体（CH_{50}）、C_3和C_4的检测。血清补体C_3、C_4水平低下有助于SLE的诊断，并提示狼疮处于活动期。

4. 病情活动度指标 除抗dsDNA抗体、补体与SLE病情活动有关外，蛋白尿增多，炎症指标也提示病情活动，炎症指标常用血沉及血清C反应蛋白。

5. 肾活检 对狼疮肾炎的分型诊断、治疗、估计预后均有一定价值。

6. 其他检查 X线、CT、超声心动图、心电图、眼底检查、肝肾功能、心肌酶谱等，有利于早期发现SLE对各系统的损害。

四、诊断

诊断标准共11项：颊部红斑；盘状红斑；光过敏；口腔溃疡；关节炎；浆膜炎；肾脏病变；神经病变；血液病；免疫学异常；抗核抗体。上述11项中，符合4项或4项以上，在除外感染、肿瘤和其他结缔组织病后，即可诊断为SLE。

五、治疗

1. 一般治疗：避免过劳、日晒或其他紫外线照射；预防感染；注意避免可能诱发狼疮的药物或食物；调节不良情绪。

2. 基本药物治疗

（1）轻型SLE：可使用非甾体抗炎药、抗疟药、小剂量激素泼尼松，也可短期局部应用激素治疗皮疹。

（2）重型SLE：糖皮质激素（治疗SLE的基础药物）、环磷酰胺（重症SLE的有效治疗药物之一）、硫唑嘌呤、环孢素。

3. 免疫球蛋白：用于病情严重和/或并发全身严重感染患者。

4. 对症及其他治疗。

5. 狼疮危象治疗：通常需要大剂量甲泼尼龙冲击治疗，针对受累脏器的对症治疗和支持治疗。

6. 缓解期治疗：常用泼尼松。

7. 妊娠生育：患者无重要脏器损害，病情稳定1年以上，细胞毒免疫抑制剂停用半年以上，泼尼松维持量低于15mg/d，可以妊娠。

第八章　神经系统疾病

第一节　癫痫

一、概述

癫痫是不同病因引起的，以脑部神经元高度同步化异常放电导致的以中枢神经功能失常为特征的临床综合征，是以脑部功能可逆性异常发作为特点的慢性脑部疾病。每次发作及每种发作的过程，称为痫性发作。在疾病过程中，每位患者可有多种痫性发作。

二、临床表现

（一）共性表现

1. 发作性　即突然发作，持续一段时间后迅速恢复，间歇期正常。

2. 短暂性　即发作持续时间短，数秒或数分钟，除癫痫持续状态外，很少超过半小时。

3. 重复性　即反复发作，如只发作1次，不能诊断为癫痫。

4. 刻板性　即每次发作的临床表现几乎一致。

（二）癫痫发作的分类

1. 局灶性发作

（1）单纯部分性发作：一般不超过1分钟，起始与结束突然，表现为简单的运动、感觉、自主神经或精神症状，发作时意识始终存在，发作后能复述发作的细节。

（2）复杂部分性发作：有意识障碍，发作时患者对外界刺激无反应，发作后不能或部分不能复述发作的细节。

（3）部分性发作继发为全面性发作：可由单纯部分性或复杂部分性发作进展而来，患者可出现局灶性脑损害的表现，如头转向一侧或双眼向一侧凝视，或一侧肢体抽搐更剧烈。

2. 全面性发作

（1）全面性强直－阵挛发作（GTCS）：即大发作。以意识丧失和全身对称性抽搐为特征。

①强直期：突然意识丧失，摔倒在地，全身骨骼肌持续性收缩；上睑抬起，眼球上翻，喉部痉挛，发出叫声；口先张后闭，常咬破舌；颈部和躯干先屈曲后反张。

②阵挛期：震颤幅度增大并延及全身，呈对称性、节律性四肢抽动，先快后慢。最后一次强烈阵挛后抽搐停止，所有肌肉松弛。

③痉挛后期：阵挛期后尚有短暂的强直痉挛，造成牙关紧闭和大小便失禁。自发作至意识恢复5～10分钟。醒后感头昏、头痛、全身酸痛乏力，对抽搐全无记忆。

（2）强直性发作：肌肉强烈收缩，使身体固定于特殊体位，头眼偏斜，躯干呈角弓反张，呼吸暂停，瞳孔散大。

（3）阵挛性发作：婴儿肢体呈节律性反复抽动。

（4）失神发作（小发作）：突然发生和突然终止的意识丧失是失神发作的特征。持续 5～30 秒，手中持物可坠落，一般不会跌倒。事后对发作不能回忆，每天可发作数次至数百次。

（5）肌阵挛发作：全身或某一肌群短暂闪电样肌肉收缩。

（6）失张力性发作：肌张力突然丧失，表现为头部和肢体下垂，或跌倒。

（7）肌阵挛失张力性发作。

（8）眼睑肌阵挛发作。

（9）伴特殊形式的失神发作。

3. 发作类型不明的癫痫发作。

三、实验室检查☆

1. 病史：详细而准确的痫性发作表现是诊断的主要依据。

2. 脑电图：是诊断癫痫最重要的辅助诊断依据。

3. 影像学及实验室检查。

四、病情评估

癫痫持续状态指患者出现全面性强直－阵挛发作持续超过 5 分钟，患者有发生神经元损伤的危险并需要抗癫痫药物紧急救治的癫痫发作，是内科常见急症。

五、治疗

1. 发作时治疗☆

（1）一般处理：慎防跌伤、舌咬伤、骨折、窒息等意外伤害。

（2）癫痫持续状态的救治：维护生命体征稳定，支持心肺功能，尽快控制发作，防治脑损伤。苯二氮䓬类药物为首选，成年患者首选地西泮缓慢静脉注射。

2. 发作间歇期的治疗：原则为早期治疗、选药与用药个体化、观察药物的疗效及不良反应、增减药物及停药。

药物	临床应用
苯妥英钠	对全面性强直－阵挛发作及部分性发作有效，但加重失神发作和肌阵挛发作
卡马西平	部分性发作首选药，可加重失神发作和肌阵挛发作
丙戊酸	全面性强直－阵挛发作合并典型失神发作的首选药
苯巴比妥	小儿癫痫的首选药，广谱，且起效快，可预防发热惊厥
托吡酯	作为难治性部分发作及继发性全面性强直－阵挛发作的单药或附加治疗药
拉莫三嗪	作为部分发作及全面性强直－阵挛发作的单药或附加治疗药

3. 手术治疗。

第二节　脑血管疾病

一、短暂性脑缺血发作

（一）概述

短暂性脑缺血发作（TIA）是指局部脑动脉供血不足引起局部脑组织或视网膜缺血，出现短暂的神经功能缺失的一组疾病，临床症状一般持续 10～15 分钟，不超过 1 小时，24 小时内完全恢复，无本次事件的责任病灶的证据。

（二）临床表现

1. 颈内动脉系统 TIA　较少见，但易引起完全性脑卒中。常见症状有一过性单眼失明或视觉障碍，发作性偏身瘫痪或单肢瘫痪，发作性偏身感觉障碍或单肢感觉障碍，发作性偏盲或视野缺损。如为主侧大脑半球受累则可出现一过性失语。

2. 椎－基底动脉系统 TIA 多见，且易反复发作，持续时间较短。

（三）实验室检查

1. 颅脑 CT 或 MRI 具有鉴别诊断价值，多数患者无与症状相关的病灶，个别患者发病早期显示有一过性缺血病灶。

2. 血液生化检测 有血脂、血糖、血尿酸等代谢指标异常。

3. 颈动脉及椎－基底动脉超声 颈动脉或椎－基底动脉形成粥样硬化斑块，并可导致血管管腔一定程度的狭窄。

4. 血液一般检查 红细胞比容异常升高、血小板异常升高等。

（四）诊断要点

中老年患者突然出现一过性局限性神经功能缺失的症状和体征，持续时间短暂，24 小时内症状和体征消失，急诊 CT 或 MRI 检查未发现与症状相关的病灶，即可诊断 TIA。

（五）治疗

明确基础病因，控制危险因素，积极治疗 TIA，有效防止脑梗死的发生。

1. 一般治疗。
2. 抗血小板聚集治疗：口服肠溶阿司匹林可预防卒中和降低死亡率。
3. 抗凝治疗：应用抗凝药物治疗，常用低分子量肝素皮下注射，随后改为华法林口服。
4. 外科治疗。
5. 控制危险因素。

二、脑梗死

（一）概述

脑梗死，又称为缺血性脑卒中，是各种原因导致脑动脉供血严重障碍甚至中断，相应脑组织发生缺血、缺氧性坏死，从而出现相应神经功能缺失的一组急性脑血管病。

（二）病因

1. 动脉粥样硬化性脑梗死 最常见的病因是脑动脉粥样硬化。

2. 脑栓塞 最常见的病因是心源性脑栓塞，以心脏瓣膜病二尖瓣狭窄伴房颤所形成的附壁血栓脱落及瓣膜病并发感染性心内膜炎的赘生物脱落多见。此外，骨折、手术时的脂肪、寄生虫卵、癌细胞、肾病综合征高凝状态均可引起栓塞。

（三）临床表现☆

1. 动脉粥样硬化性脑梗死

（1）一般表现：常在安静或睡眠中发病，起病较缓，症状在数小时或 1～2 天内进展达高峰。

（2）常见脑动脉闭塞的表现

①颈内动脉闭塞综合征：可有视力减退或失明、一过性黑蒙、Horner 综合征；病变对侧偏瘫、皮质感觉障碍；优势半球受累可出现失语、失读、失写和失认。

②大脑中动脉：三偏征、失语。

③大脑前动脉：病变对侧中枢性面、舌瘫；下肢重于上肢的偏瘫。

④大脑后动脉：对侧同向偏盲及丘脑综合征。优势半球受累，有失读、失写、失用及失认。

⑤椎－基底动脉：突发眩晕，呕吐，共济失调，并迅速昏迷。

⑥小脑后下动脉或椎动脉：延髓背外侧综合征、中脑腹侧综合征、脑桥腹外侧综合征、闭

锁综合征。

⑦特殊类型脑梗死：大面积脑梗死、分水岭脑梗死、出血性脑梗死、多发性脑梗死。

2. 脑栓塞

（1）一般表现：青壮年多见，活动中起病，无明显前驱症状，病情可数秒达高峰。多数患者有原发病史。

（2）神经功能缺失表现：同脑血栓形成；有复发、出血倾向。

3. 临床分型

（1）完全性卒中：症状重、完全性瘫痪、昏迷，于6小时内达高峰。

（2）进展性卒中：48小时内症状逐渐进展或阶梯式加重。

（3）可逆性缺血性神经功能缺失：症状轻，持续24小时以上，3周内恢复，不留后遗症。

（四）实验室检查

1. 颅脑CT：急性脑梗死通常在起病24～48小时后可见低密度病灶，并能发现周围水肿区，以及有无合并出血和脑疝。

2. 颅脑磁共振（MRI）：可早期发现大面积脑梗死，特别是脑干和小脑的病灶，以及腔隙性梗死。

3. 脑脊液检查。

4. 经颅多普勒（TCD）检查。

（五）诊断

1. 动脉粥样硬化性脑梗死 中年以上，有动脉硬化、高血压、糖尿病等病史，常有短暂性脑缺血发作病史；静息状态下或睡眠中发病；意识常清楚或轻度障碍，多无脑膜刺激征；脑部CT、MRI检查可显示梗死部位和范围，并可排除脑出血、肿瘤和炎症性疾病。

2. 脑栓塞 有冠心病心肌梗死、心脏瓣膜病、心房颤动等病史；体力活动中骤然起病；意识常清楚或轻度障碍，多无脑膜刺激征；脑部CT、MRI检查可显示梗死部位和范围，并可排除脑出血、肿瘤和炎症性疾病。

（六）治疗

1. 急性期治疗

（1）一般治疗：保持呼吸道通畅；调控血压、血糖；维持水、电解质平衡；预防感染等。

（2）溶栓治疗：常用重组组织型纤维蛋白溶酶原激活剂（rt－PA）和尿激酶（UK）。

（3）抗血小板聚集治疗：阿司匹林、氯吡格雷。

（4）抗凝治疗：常用低分子肝素。

（5）神经保护治疗：常用胞磷胆碱、尼莫地平。

（6）降纤治疗：常用巴曲酶。

（7）介入治疗。

2. 恢复期治疗 康复治疗、控制卒中危险因素、抗血小板聚集治疗。

三、脑出血

（一）概述

脑出血（ICH）是指由于非外伤性脑内血管自发性破裂导致的脑实质内的出血。

（二）病因

脑出血最主要病因是高血压性脑动脉硬化。

（三）临床表现

1. 一般表现 脑出血以50岁以上的高血压患者多见，男性发病多于女性，通常在情绪激动和过度用力时急性起病。发病时血压明显升高，突然出现剧烈头痛、头晕、呕吐，意识障碍和神经缺失症状常在数分钟至数小时内达高峰。

2. 出血部位的定位及临床表现

出血部位	临床表现
壳核出血（内囊外侧型）	三偏征（对侧偏瘫、对侧同向偏盲、对侧偏身感觉障碍），双眼同向凝视，病灶位于优势半球可有失语
丘脑出血（内囊内侧型）	“三偏征”以感觉障碍明显，眼球上视障碍，可凝视鼻尖，瞳孔缩小，对光反射消失
脑桥出血	一侧少量出血为交叉性瘫痪；两侧出血为深度昏迷，双侧瞳孔针尖样缩小，四肢瘫痪和中枢性高热，中枢性呼吸障碍和去大脑强直
小脑出血	眩晕，呕吐，共济失调，眼球震颤等；重症者颅内压增高，昏迷，中枢性呼吸困难，常因急性枕骨大孔疝死亡
脑叶出血	头痛，呕吐，脑膜刺激征为主 额叶：对侧单肢瘫，精神异常，强握 左颞叶：感觉性失语，幻视，幻听 顶叶：对侧单肢瘫或偏身感觉障碍，失用，空间构象障碍 枕叶：视野缺损

（四）实验室检查

1. 颅脑 CT 血肿灶为高密度影，边界清楚，血肿被吸收后显示为低密度影。

2. MRI 可明确出血部位、范围、脑水肿和脑室情况。除高磁场强度条件下，急性期脑出血不如 CT 敏感。但对脑干出血、脑血管畸形、脑肿瘤比 CT 敏感。

3. 脑血管造影 脑血管造影（如 DSA 或 MRA）可以除外动脉瘤、血管畸形。

4. 脑脊液检查 脑出血表现为脑脊液压力增高，呈均匀血性。

（五）诊断

50 岁以上，有长期高血压病史，尤其有血压控制不良的病史，在活动或情绪激动时突然发病。突然出现剧烈头痛、呕吐，快速出现意识障碍和偏瘫、失语等局灶性神经缺失症状，病程发展迅速。颅脑 CT 检查可见脑内高密度区。

（六）治疗

1. 内科治疗

（1）一般治疗。

（2）减轻脑水肿，降低颅内压。

（3）调整血压：应先降颅内压，之后再根据血压情况决定是否给予降压治疗。

（4）亚低温治疗：具有脑保护作用。

（5）止血治疗：6－氨基己酸、鱼精蛋白、维生素 K 等。

（6）并发症的处理：控制抽搐首选苯妥英钠或地西泮静脉注射。及时处理上消化道出血，注意预防肺部、泌尿道及皮肤感染等。

2. 外科治疗 脑出血后出现颅内高压和脑水肿并有明显占位效应者，手术指征如下。

（1）基底核区中等量以上出血（壳核出血 30mL 及以上，丘脑出血 15mL 及以上）。

（2）小脑出血 10mL 及以上或血肿直径 3cm 及以上，或合并明显脑积水。

（3）重症脑室出血。

（4）合并脑血管畸形、动脉瘤等血管病变者。

3. 康复治疗 患者一旦生命体征平稳，病情稳定不再进展，即可尽早开始康复治疗。

四、蛛网膜下腔出血

（一）概述

脑底或脑表面血管破裂，血液直接流入蛛网膜下腔，称为蛛网膜下腔出血（SAH）。脑表面血管破裂后，血液直接流入蛛网膜下腔，称为原发性蛛网膜下腔出血；脑出血破入蛛网膜下腔，称为继发性蛛网膜下腔出血。

（二）临床表现

1. 一般表现 起病前数天或数周有头痛、恶心症状，常在剧烈运动和活动中突然起病，剧烈头痛呈爆裂样发作，可放射至枕后或颈部，并伴喷射性呕吐。查体脑膜刺激征阳性。

2. 定位表现 一侧后交通动脉瘤破裂时，可有同侧动眼神经麻痹，短暂或持久的单瘫、偏瘫、失语等。

3. 严重并发症 再出血（5～11 天再发作）；迟发性脑血管痉挛（可继发脑梗死）；脑积水（发病 1 周内）。

（三）实验室检查

1. 颅脑 CT 诊断 SAH 的首选方法，出现脑基底部脑池、脑沟及外侧裂的高密度影。

2. 脑脊液检查 脑脊液在起病 12 小时后呈特征性改变，为均匀血性，压力增高，离心后呈淡黄色。

3. 脑血管造影 可明确动脉瘤、脑血管畸形的部位、大小，但急性期可能诱发再出血。数字减影血管造影（DSA）还可发现脑血管痉挛、动静脉畸形、血管性肿瘤等。

（四）诊断

突发剧烈头痛伴脑膜刺激征阳性，眼底检查可见出血，尤其是玻璃体膜下出血。颅脑 CT 检查见脑池和蛛网膜下腔高密度出血征象，脑脊液均匀血性伴压力升高。有条件可选择 DSA、MRA、CTA 等脑动脉造影，有助于明确病因。

（五）治疗

1. 一般处理 绝对卧床 4～6 周。避免用力；保持大便通畅；注意水、电解质平衡；稳定血压；预防再出血和迟发性脑梗死。

2. 降低颅内压 常用甘露醇、呋塞米、复方甘油注射液等。

3. 预防再出血 应用止血剂（6－氨基己酸、氨甲苯酸）、调节血压、外科或介入治疗。

第九章 常见急危重病

第一节 休克

一、概述

休克是机体遭受强烈的致病因素侵袭后，有效循环血量显著下降，不能维持机体脏器与组织的正常灌注，继而发生全身微循环功能障碍的一种危急重症。其主要病理学特征是重要脏器组织微循环灌流不足、代谢紊乱和全身各系统的功能障碍。

二、病因与分类

1. 低血容量性

（1）失血性休克：如大出血。

（2）失液性休克：如烧伤、呕吐、腹泻。

（3）创伤性休克：如骨折。

2. 心泵功能障碍

（1）心源性休克：如急性心梗、心肌炎。

（2）心脏压塞性休克：如心包积液。

3. 血管功能失常

（1）感染性休克：如严重炎症。

（2）过敏性休克。

（3）神经源性休克：如创伤、剧痛。

（4）细胞性休克：如氰化物。

三、病理生理

1. 休克早期 又称微血管痉挛期、微循环缺血缺氧期。毛细血管收缩，只出不进。

2. 休克期 又称微血管扩张期、可逆性休克失代偿期。毛细血管扩张，只进不出。

3. 休克晚期 又称微循环衰竭期、休克失代偿期。重要器官发生不可逆性损伤，可发生弥漫性血管内凝血和多系统器官功能障碍综合征。

四、临床表现

	休克早期	休克期	休克晚期
神志	清楚、烦躁	淡漠	不清、昏迷
口渴	有	较重	严重
肤色	苍白	苍白、发绀	青紫、花斑样
肢温	正常/湿冷	发凉	冰冷
血压	正常、脉压小	收缩压低、脉压更小	血压更低或测不出
脉搏	增快、有力	更快	细速或摸不清
呼吸	深快	浅快	表浅、不规则
压甲	1秒恢复	迟缓	更迟缓或不能恢复
颈静脉	充盈	塌陷	空虚
尿量	正常	少尿	少尿或无尿

五、诊断☆

关键是早期发现并分期。诊断要点：有诱发休克的诱因；意识障碍；脉搏细速，超过100次/分，或不能触及；四肢湿冷，胸骨部位皮肤指压征，皮肤呈花斑样，黏膜苍白或发绀，尿量小于30mL/h；收缩压低于80mmHg；脉压低于20mmHg；高血压患者收缩压较基础血压下降30%以上。

六、治疗

1. 病因防治 积极防治引起休克的原发病，去除休克的原始动因如有效止血、控制感染、镇痛、抗过敏等。

2. 紧急处理

（1）体位：除心源性休克患者外，取平卧位，或头胸与下肢均抬高20°～30°。

（2）护理：保暖，镇静，少搬动。

（3）吸氧：2～4L/min或更高浓度。

（4）建立静脉通道：一般应建立2条以上静脉通路。

（5）重症监护。

3. 抗休克治疗☆

（1）补充血容量：补充血容量是提高心输出量和改善组织灌流的根本措施。

①判断补液量充分的指标为收缩压正常或接近正常，脉压超过30mmHg；CVP升高，超过12cmH_2O；尿量30mL/h或以上；临床症状好转，如神志恢复，皮肤、黏膜红润温暖等。

②血容量扩充剂分胶体液与晶体液两种。晶体液常用平衡盐液、0.9%氯化钠溶液；胶体液包括全血、血浆、白蛋白、代血浆、右旋糖酐等。

③先晶体后胶体，晶体液与胶体液之比为3:1。中度和重度休克应输部分全血。

（2）纠正电解质及酸碱失衡。

（3）应用血管活性药：拟肾上腺素类（多巴胺、多巴酚丁胺、异丙肾上腺素等）、肾上腺素能α受体阻滞剂（酚妥拉明、酚苄明等）；莨菪类（阿托品、东莨菪碱等）、硝普钠、糖皮质激素等。

（4）维护脏器功能：增强心肌收缩（毛花苷C、多巴酚丁胺等）、维护呼吸功能（机械呼吸等）、维护肾功能（甘露醇、呋塞米、透析等）、防治脑水肿（甘露醇等）、DIC的治疗。

第二节　急性中毒

一、概述

（一）中毒机制

1. 局部刺激腐蚀作用：强酸、强碱中毒。

2. 缺氧：一氧化碳、硫化氢、氰化物等。

3. 抑制体内酶活性：有机磷杀虫药抑制胆碱酯酶、氰化物抑制细胞色素氧化酶、重金属抑制含巯基的酶类等。

4. 干扰细胞功能。

5. 与受体竞争。

6. 麻醉作用。

（二）处理原则

1. 一般处理。

2. 清除未吸收的毒物

（1）口服中毒

①催吐：用于神志清醒患者。最简单的方法为用压舌板等刺激咽后壁或舌根催吐，也可服用土根糖浆。意识障碍者禁止催吐。

②洗胃：洗胃方法有口服法、胃管法。目前主张应用吸附剂如活性炭治疗。

③导泻：于洗胃后进行。常用导泻剂有硫酸钠、硫酸镁、甘露醇等。

④灌肠：用于中毒时间较长（超过6小时）的患者。常用微温肥皂水高位连续灌肠。

（2）皮肤、黏膜吸收中毒：立即应用清水或能溶解毒物的溶剂彻底洗涤接触毒物部位。

（3）吸入中毒：立即将患者移离中毒现场，吸氧。严重患者应用呼吸兴奋剂或进行人工呼吸。

（4）注射中毒：中毒早期应用止血带或布条扎紧注射部位近心端，或于注射部位放射状注射0.1%肾上腺素，减缓毒物吸收。

3. 促进吸收的毒物排除

（1）利尿：快速输液并应用呋塞米静脉注射，或应用20%甘露醇静脉滴注。合并有肺水肿患者慎用或禁用。

（2）吸氧：用于有毒气体中毒。

（3）改变尿液酸碱度：应用碳酸氢钠碱化尿液，用于巴比妥类、异烟肼等中毒；应用维生素等酸化尿液，用于苯丙胺等中毒。

（4）其他：血液透析、血浆置换等。

4. 应用特效解毒剂。

5. 对症治疗。

二、急性一氧化碳中毒

（一）病因与中毒机制

一氧化碳吸收入机体后，85%与血液中血红蛋白结合，形成稳定不易解离的碳氧血红蛋白，使血红蛋白丧失正常的携氧能力，导致机体组织器官缺氧。

（二）临床表现☆

1. 轻度中毒 剧烈头痛、头晕、乏力、恶心呕吐、视物不清、嗜睡、意识模糊。口唇黏膜呈樱桃红色。血碳氧血红蛋白浓度为10%～20%。

2. 中度中毒 神志不清，皮肤、黏膜呈明显樱桃红色，伴多汗、烦躁不安，意识障碍，昏迷。瞳孔对光反射、角膜反射迟钝，肌腱反射减弱。血碳氧血红蛋白浓度为30%～40%。

3. 重度中毒 昏迷，伴反复惊厥发作，大小便失禁，血压下降，呼吸不规则，瞳孔扩大，各种反射减弱甚至消失等。若存活可出现神经系统后遗症。血碳氧血红蛋白浓度为40%～60%。

4. 迟发性脑病 中毒患者经治疗病情好转，意识恢复后，又出现精神、意识障碍，锥体外系功能障碍，锥体系功能障碍，大脑皮层局灶性功能缺失，周围神经炎等。

（三）诊断

有导致急性一氧化碳中毒的情况存在，结合临床表现以及血碳氧血红蛋白测定超过10%，可以确定诊断。应注意排除急性脑血管病、其他急性中毒等导致中枢神经功能障碍的疾患。

（四）治疗

1. 一般处理。

2. 纠正缺氧：为关键性治疗。最有效的治疗方法为高压氧舱。

3. 防治脑水肿：20%甘露醇或/和糖皮质激素、利尿剂治疗。昏迷患者头部可用冰敷降温。

4. 对症处理。

三、急性有机磷杀虫药中毒

（一）中毒机制

有机磷杀虫药进入人体后，以其磷酸根与胆碱酯酶的活性部分紧密结合，形成稳定的磷酰化胆碱酯酶，使胆碱酯酶失去水解乙酰胆碱的能力，从而导致体内胆碱能神经末梢释放的乙酰胆碱蓄积过多，作用于胆碱能受体，使其先过度兴奋，而后抑制，最终衰竭，从而产生一系列中毒症状，严重时可因昏迷、呼吸衰竭而死亡。

（二）临床表现

1. 毒蕈碱样表现 出现最早。

（1）腺体分泌增加：流泪、流涎、大汗等。

（2）平滑肌痉挛：恶心呕吐、腹痛、腹泻、大小便失禁等。

（3）心脏抑制：心动过缓。

（4）瞳孔括约肌收缩：瞳孔缩小，呈针尖样。

2. 烟碱样表现 见于中、重度中毒。面部、四肢甚至全身肌肉颤动，严重时出现肌肉强直性痉挛、抽搐，随后出现肌力减退、瘫痪，严重时因呼吸肌麻痹而出现周围性呼吸衰竭，部分患者出现意识障碍。

3. 中枢神经系统 头痛、头晕、步态不稳、共济失调等，严重者可出现烦躁、抽搐、昏迷等。

4. 迟发性脑病 少数重度急性患者，在发病后 2～3 天出现指端麻木、疼痛，逐渐加重，甚至四肢瘫痪、肌肉萎缩等。

5. 中间综合征 少数患者急性中毒发生 24 小时后，中毒症状缓解之后，出现肌肉无力，严重时出现呼吸肌麻痹、呼吸困难而发生死亡。

（三）诊断☆

1. 诊断要点

（1）病史：有机磷杀虫药接触史，多在接触后 0.5～12 小时内出现中毒症状，多不超过 24 小时。

（2）临床特点：呼出气、呕吐物有刺激性蒜臭味，以出现毒蕈碱样症状、烟碱样症状及中枢神经系统症状为临床特点。

（3）辅助检查：测定全血胆碱酯酶活力低于 70%，为诊断有机磷杀虫药中毒的特异性指标，常作为判断中毒程度、估计预后、评价疗效的重要依据。

2. 分级诊断

（1）轻度中毒：毒蕈碱样症状，全血胆碱酯酶活力 50%～70%。

（2）中度中毒：肌肉颤动，瞳孔缩小呈针尖样，全血胆碱酯酶活力 30%～50%。

（3）重度中毒：脑水肿、肺水肿、呼吸麻痹，全血胆碱酯酶活力低于 30%。

（四）治疗☆

1. 一般处理 立即使患者脱离中毒现场，脱去被污染的衣物鞋袜及首饰、佩戴物，保持呼吸道通畅。

2. 清除毒物 经皮肤、毛发中毒者，应用肥皂水或清水彻底清洗。经口中毒者，立即刺激咽喉部催吐，并经胃管洗胃。选择洗胃液应注意敌百虫中毒禁用 2% 碳酸氢钠洗胃；内吸磷、对硫磷、甲拌磷、乐果等中毒禁用高锰酸钾溶液洗胃；深昏迷患者禁用硫酸镁导泻；禁用油类导泻剂。

3. 应用特效解毒药物

（1）抗胆碱能药物：常用阿托品，尽早达“阿托品化”，即应用阿托品后患者出现意识好转、皮肤干燥、颜面潮红、肺部湿啰音消失、瞳孔较前扩大、心率较前增快等表现。治疗过程中患者出现瞳孔扩大、烦躁不安、神志不清、抽搐、尿潴留甚至昏迷，提示发生阿托品中毒，应立即停用。

（2）胆碱酯酶复能剂：碘解磷定、氯解磷定、双复磷等。

4. 对症治疗 必要时适量应用糖皮质激素，及时给予呼吸机治疗。

四、急性酒精中毒

（一）概述

急性酒精（乙醇）中毒是指由于短时间内饮入大量的白酒或含酒精的饮料所导致的，以中枢神经系统先兴奋后抑制为特征的急性中毒性疾病。

（二）临床表现

1. 兴奋期 中毒早期出现头痛、乏力、欣快、兴奋、言语增多、喜怒无常等，有时粗鲁无礼，易感情用事，面色潮红或苍白，呼出气带酒味。

2. 共济失调期 动作不协调，步态不稳，动作笨拙，言语含糊不清，可伴有眼球震颤、复视、躁动、精神错乱等表现。消化系统的临床表现主要为恶心、呕吐、肝区疼痛等。

3. 昏迷期 昏睡，面色苍白，皮肤湿冷，口唇发绀，瞳孔散大，体温下降，脉搏细弱，严重者发生呼吸、循环功能衰竭而死亡。

（三）诊断

有一次性大量饮酒或含酒精饮料史，患者呼出气及呕吐物有浓烈酒味，结合临床表现与血清酒精浓度测定，诊断并不困难。血清中有乙醇且含量明显增加，为诊断的重要依据。

（四）治疗

1. 兴奋期及共济失调期 可给予刺激咽喉部催吐，注意保暖，保持呼吸道通畅，避免呕吐物吸入性窒息，加强护理，避免发生意外伤害。

2. 昏迷期☆

（1）一般处理：保持呼吸道通畅，及时清除咽喉部分泌物，加强护理，防止发生窒息，鼻导管吸氧。

（2）促进酒精排出体外：催吐；1%碳酸氢钠洗胃；腹膜透析或血液透析。

（3）促进酒精氧化：应用50%葡萄糖注射液100mL加入普通胰岛素20U静脉注射，同时静脉注射维生素B_1、维生素B_6及烟酸各100mg；可同时给予大剂量维生素C。

（4）应用纳洛酮。

（5）对症治疗。

第三节 中暑

一、概述

中暑是指人体长时间暴露于高温或强烈热辐射环境中，引起以体温调节中枢功能障碍、汗腺功能衰竭及水、电解质紊乱等对高温环境适应不全表现为特点的一组疾病。

二、病因

环境温度过高、机体产热增加、机体散热减少。

三、临床表现☆

1. 热（日）射病 高热（体温常超过41℃）、无汗和意识障碍（中暑高热三联征）。

2. 热痉挛 高温环境强体力劳动，大量出汗后出现四肢肌肉、腹壁肌肉、胃肠道平滑肌阵发性痉挛、疼痛。低钠血症。

3. 热衰竭 常无高热，有头晕、恶心、冷汗淋漓，脉搏细弱，严重者出现晕厥、抽搐；重者出现周围循环衰竭表现。

四、治疗

1. 补充水、电解质。

2. 降温治疗

（1）物理降温：4℃水浸浴，肛温降至38.5℃停止。

（2）药物降温：氯丙嗪。

（3）血液净化：对于持续体温高于40℃或伴有内环境紊乱、器官功能衰竭患者可用床旁血液净化治疗。

3. 对症治疗：休克者应用升压药；疑有脑水肿者给予甘露醇；肾衰竭者可行血液透析。

4. 应用糖皮质激素：对抗应激反应和防治脑水肿、肺水肿；可用于热（日）射病。

5. 加强护理。

诊断学基础

第一章　症状学

一、发热

1. 发热的病因

（1）感染性发热（最常见）：由各种病原体引起。

（2）非感染性发热☆

①无菌性坏死物质吸收（有坏死，就有吸收热）：如大面积烧伤、恶性肿瘤、白血病、急性溶血、急性心肌梗死等。

②抗原－抗体反应：如风湿热、血清病、药物热、结缔组织病等。

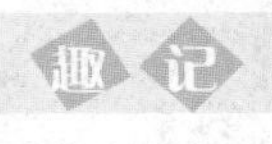

清风递药。

③内分泌与代谢障碍：如甲状腺功能亢进症、重度脱水等。

④皮肤散热减少（汗腺受影响）：如广泛性皮炎、鱼鳞病、慢性心力衰竭等。

⑤体温调节中枢功能失常：如脑出血、脑外伤、中暑、安眠药中毒等直接损害体温调节中枢，使其功能失常而发热。

⑥自主神经功能紊乱（一般低热）：功能性发热。

2. 临床表现

（1）临床分度

发热的临床分度以口腔温度为标准。低热，37.3～38℃；中等度热，38.1～39℃；高热，39.1～41℃；超高热，41℃以上。

（2）临床经过☆

①体温上升期

骤升型（伴寒战）：见于肺炎链球菌肺炎、疟疾、败血症、流感、急性肾盂肾炎等。

缓升型（不伴寒战）：见于伤寒（初期阶梯状上升），结核病等。

②高热持续期：此期可持续数小时（如疟疾）、数日（如肺炎、流感）或数周（如伤寒极期）。

③体温下降期

骤降型：见于疟疾、肺炎链球菌肺炎、急性肾盂肾炎及输液反应等。

渐降型：见于伤寒缓解期、风湿热等。

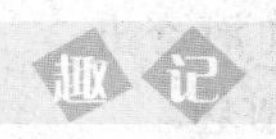

寒结缓升、寒湿缓降。注：①寒结——伤寒、结核病；②寒湿——伤寒缓解期、风湿热。

（3）热型☆

①稽留热：体温持续于39℃以上，24小时内波动不超过1℃，达数天或数周；见于肺炎链球菌肺炎、伤寒和斑疹伤寒高热期。

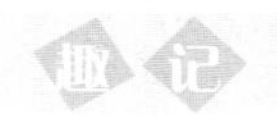

肺链伤寒。

②弛张热：体温在39℃以上，24小时内波动大于2℃，最低时仍高于正常水平；常见于败血症、风湿热、重症肺结核、化脓性炎症等。

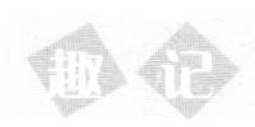

拜师结脓。注：①拜——败血症；②师——风湿热；③结——重症肺结核；④脓——化脓性炎症。

③间歇热：体温骤升达高峰后持续数小时，又迅速降至正常水平，间歇期可持续1日至数日，反复发作；见于疟疾、急性肾盂肾炎等。

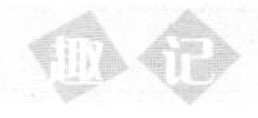

机遇。

④波状热：体温逐渐升高达39℃或以上，数天后逐渐下降至正常水平，数天后再逐渐升高，反复多次，见于布鲁菌病。

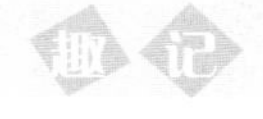

波尔布特。

⑤回归热：体温骤然升至39℃以上，持续数日后又骤然下降至正常水平，高热期与无热期各持续若干日后即有规律地交替一次；见于回归热、霍奇金淋巴瘤等。

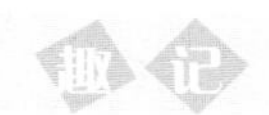

回家挥霍。

⑥不规则热：无明显规律，可见于结核病、风湿热、支气管肺炎、渗出性胸膜炎、感染性心内膜炎等。

【拓展】波状热与回归热——高热期与无热期各持续数天。

二、头痛

1. 头痛的病因

（1）颅内病变：见于脑出血、蛛网膜下腔出血、脑肿瘤、颅脑外伤、流行性脑脊髓膜炎、偏头痛等。

（2）颅外病变：见于颈椎病、三叉神经痛，眼、耳、鼻和齿等疾病所致的头痛。

（3）全身性疾病：见于各种感染发热、高血压病、中毒、中暑、月经期及绝经期头痛等。

（4）神经症：见于神经衰弱及癔症性头痛等。

2. 头痛的问诊要点及临床意义

（1）头痛的特点

①病因及诱因

紧张性头痛：多因过度紧张、劳累而诱发或加重。

女性偏头痛：在月经期容易发作。

高血压头痛：多在血压未得到控制时出现或加重。

颅脑病变头痛：可发生在典型症状或诊断明确前，常与病变过程伴随。

②部位：大脑半球的病变疼痛多位于病变的同侧，以额部为多，并向颞部放射；小脑幕以下病变引起的头痛多位于后枕部；青光眼引起的头痛多位于眼的周围或眼上部。

③性质

三叉神经痛——颜面部发作性电击样疼痛。

舌咽神经痛——咽后部发作性疼痛并向耳及枕部放射。

血管性头痛——搏动样头痛。

④时间

分类	出现时间
鼻窦炎引起的头痛	上午重下午轻
紧张性头痛	下午或傍晚出现
颅内占位性头痛	早上起床时较明显
丛集性头痛	常在夜间发生
药物引起的头痛	一般出现在用药后15～30分钟

（2）头痛的伴随症状

①伴发热：体温升高与头痛同时出现见于脑炎、脑膜炎等感染；先头痛后出现发热见于脑出血、脑外伤等。

②伴呕吐：见于脑膜炎、脑炎、脑肿瘤等引起的颅内压增高；头痛在呕吐后减轻可见于偏头痛。

③伴意识障碍：见于脑炎、脑膜炎、脑出血、蛛网膜下腔出血、脑肿瘤、脑外伤、一氧化碳中毒等。

④伴眩晕：见于小脑肿瘤、椎－基底动脉供血不足等。

⑤伴脑膜刺激征：见于脑膜炎、蛛网膜下腔出血。

三、胸痛

1. 胸痛的部位☆

病因	疼痛部位
带状疱疹	成簇的水疱沿一侧肋间神经分布伴剧痛
非化脓性肋软骨炎	多侵犯第1、2肋软骨
心绞痛与急性心肌梗死	疼痛常位于胸骨后或心前区，常牵涉至左肩背、左臂内侧
食管、膈和纵隔肿瘤	疼痛位于胸骨后，常伴进食或吞咽时加重
自发性气胸、急性胸膜炎	疼痛多位于患侧的腋前线及腋中线附近

2. 胸痛的性质☆

病因	性质
带状疱疹	阵发性灼痛或刺痛
肌痛	酸痛
骨痛	刺痛
食管炎	灼痛或灼热感
心绞痛	压榨样痛，可伴有窒息感
心肌梗死	疼痛更为剧烈，并有恐惧、濒死感
干性胸膜炎	尖锐刺痛或撕裂痛，呼吸时加重，屏气时消失
原发性肺癌、纵隔肿瘤	胸部闷痛
肺梗死	突然的剧烈刺痛或绞痛，常伴有呼吸困难与发绀

3. 胸痛持续时间

分类	疼痛持续时间
平滑肌痉挛或血管狭窄缺血所致疼痛	阵发性
心绞痛	不超过 30 分钟
心肌梗死	持续时间长且不易缓解
炎症、肿瘤、栓塞或梗死所致疼痛	呈持续性

4. 胸痛的诱因与缓解因素

分类	诱因与缓解因素
心绞痛	劳累后诱发，含服硝酸甘油可迅速缓解
心肌梗死	含服硝酸甘油不能缓解
心脏神经症	体力活动后反而减轻
胸膜炎、自发性气胸	可因深呼吸与咳嗽而加剧
胸壁疾病	在局部有压痛
食管疾病	常于吞咽时出现或加剧
反流性食管炎	服用抗酸剂后减轻或消失

5. 胸痛疾病的临床表现及意义

（1）带状疱疹：刀割样痛或灼痛，沿肋间神经分布，不过体表正中线。

（2）食管炎：胸骨后，灼痛，吞咽时出现加重，抗酸剂有效。

（3）心绞痛：胸骨后，劳力后诱发，不超过 30 分钟，压榨样痛，恐惧感，硝酸甘油有效。

（4）心肌梗死：胸骨后，更剧烈，超过 30 分钟，濒死感，休克，硝酸甘油无效。

（5）干性胸膜炎：患侧腋前线，尖锐刺痛或撕裂痛，呼吸时加重，屏气时消失。

（6）肺梗死：突然剧烈刺痛或绞痛，呼吸困难、发绀、咯血。

四、腹痛

1. 腹痛的病因

（1）腹部疾病：急性腹膜炎；腹腔脏器炎症；空腔脏器痉挛或梗阻；脏器扭转或破裂；腹膜粘连或脏器包膜紧张；化学性刺激等。

（2）胸腔疾病的牵涉痛：如肺炎、心绞痛、急性心肌梗死、急性心包炎、肺梗死、胸膜炎等，疼痛可牵涉腹部，类似急腹症。

（3）全身性疾病：①如尿毒症时毒素刺激腹腔浆膜而引起腹痛；②少数糖尿病酮症酸中毒可引起腹痛，酷似急腹症；③铅中毒时则引起肠绞痛。

（4）其他原因：如荨麻疹时胃肠黏膜水肿，腹型过敏性紫癜时的肠管浆膜下出血等。

2. 腹痛的特点

（1）消化性溃疡：慢性、周期性、节律性中上腹隐痛或灼痛。

①十二指肠溃疡：空腹痛、饥饿痛、夜间痛。

②胃溃疡：餐后痛。

（2）溃疡急性穿孔：溃疡史，突然剧烈刀割样、烧灼样持续性疼痛。

（3）急性胰腺炎：暴饮暴食、酗酒史。

（4）急性阑尾炎：转移性右下腹疼痛。

（5）胆囊炎或胆石症：进食油腻食物史。

（6）肠梗阻：伴呕吐、腹胀。

（7）幽门梗阻：伴腹胀、呕吐隔餐或隔日食物。

（8）肝胆疾病：右上腹痛、黄疸。

（9）肠蛔虫：脐周痛。

（10）胆道蛔虫梗阻：剑突下钻顶样痛。

（11）急性弥漫性腹膜炎：持续性、广泛性剧烈全腹痛，伴腹肌紧张或板状腹。

五、咳嗽与咳痰

1. 咳嗽的病因

（1）呼吸道疾病：咽炎、喉炎、肺炎、气道异物等。

（2）胸膜疾病：自发性气胸、胸膜炎等。

（3）心血管疾病：如二尖瓣狭窄或其他原因所致的肺淤血与肺水肿。

（4）中枢神经因素：如脑炎、脑膜炎、脑出血、脑肿瘤等也可出现咳嗽。

2. 咳嗽的性质

（1）干性咳嗽：见于急性咽喉炎、急性支气管炎初期、气管受压、支气管异物、支气管肿瘤、胸膜炎、二尖瓣狭窄、肺癌等。

（2）湿性咳嗽：见于慢性支气管炎、支气管扩张症、肺炎、肺脓肿、空洞型肺结核等。

3. 咳嗽的时间与节律

（1）突然发生的咳嗽，常见于吸入刺激性气体所致的急性咽喉炎、气管与支气管异物。

（2）阵发性咳嗽见于支气管异物、支气管哮喘、支气管肺癌、百日咳等。

（3）长期慢性咳嗽见于慢性支气管炎、支气管扩张症、慢性肺脓肿、空洞型肺结核等。

（4）晨咳或夜间平卧时（即改变体位时）加剧并伴咳痰，常见于慢性支气管炎、支气管扩张症和肺脓肿等。

（5）左心衰竭、肺结核则夜间咳嗽明显。

4. 咳嗽的音色

（1）声音嘶哑的咳嗽：多见于声带炎、喉炎、喉癌，以及喉返神经受压迫。

（2）犬吠样咳嗽：多见于喉头炎症水肿或气管受压。

（3）无声（或无力）咳嗽：可见于极度衰弱或声带麻痹的患者。

（4）咳嗽带有鸡鸣样吼声：常见于百日咳。

（5）金属调的咳嗽：纵隔肿瘤或支气管肺癌等直接压迫气管所致。

5. 痰的性质与量☆

（1）痰的性质可分为黏液性、浆液性、脓性、黏液脓性、浆液血性、血性等。

（2）支气管扩张症与肺脓肿患者痰量多时，痰可出现分层现象，上层为泡沫，中层为浆液或浆液脓性，下层为坏死性物质。

（3）痰有恶臭气味提示有厌氧菌感染。

（4）黄绿色痰提示铜绿假单胞菌感染。

（5）粉红色泡沫样痰是肺水肿的特征。

六、咯血

1. 咯血的量及其性状

（1）大量咯血，每日超过500mL或一次性咯血量超过100mL；中等量咯血，每日100～500mL；小量咯血，每日在100mL内。

（2）咯粉红色泡沫样痰为急性左心衰竭的表现。

（3）咯铁锈色血痰可见于典型的肺炎链球菌肺炎。

（4）咯血量大而骤然停止可见于支气管扩张症。

（5）痰中带血多见于浸润型肺结核。

2. 咯血与呕血鉴别☆

	咯血	呕血
病史	肺结核、支气管扩张症、肺癌、心脏病等	消化性溃疡、肝硬化等
出血前症状	喉部痒感、胸闷、咳嗽等	上腹不适、恶心、呕吐等
出血方式	咯出	呕出，可为喷射状
出血颜色	鲜红	棕黑色或暗红色，有时鲜红色
血内混有物	泡沫和/或痰	食物残渣、胃液
黑便	无（如咽下血液时可有）	有
酸碱反应	碱性	酸性

七、呼吸困难☆

分类		临床表现	临床意义
肺源性呼吸困难	吸气性	三凹征，伴干咳及高调的吸气性喘鸣音	喉水肿，支气管肿瘤或气管受压等
	呼气性	呼气费力、呼气时间延长，伴广泛哮鸣音	支气管哮喘，慢阻肺等
	混合性	吸、呼均感费力，呼吸浅快	重症肺炎，大块肺梗死等
心源性呼吸困难	劳力性	体力活动时出现或加重	左心衰竭
	夜间阵发性	被迫坐起咳喘，重者面色青紫、大汗、哮鸣音，咳粉红色泡沫样痰，两肺底湿啰音，心率增快，可出现奔马律	
	端坐呼吸	平卧时加重，端坐位减轻	
中毒性呼吸困难	代谢性酸中毒	库斯莫尔呼吸、深大呼吸	尿毒症、糖尿病酮症酸中毒
	药物及中毒	潮式呼吸	吗啡，巴比妥类，有机磷杀虫药等中毒
中枢性呼吸困难		呼吸深慢，伴呼吸节律异常	脑出血、颅压增高等
精神或心理性呼吸困难		呼吸表浅、频速，呼吸性碱中毒	癔症、抑郁症患者

八、水肿

1. 水肿的病因

（1）全身性水肿

①心源性水肿：见于右心衰竭、慢性缩窄性心包炎等。

②肾源性水肿：见于各种肾炎、肾病综合征等。

③肝源性水肿：见于肝硬化、重症肝炎等。

④营养不良性水肿：见于低蛋白血症和维生素 B_1 缺乏。

⑤内分泌源性水肿：见于甲状腺功能减退症、垂体前叶功能减退症等。

（2）局部性水肿：见于各种组织炎症、静脉回流受阻（静脉血栓形成、静脉炎等）、淋巴回流受阻（丝虫病、淋巴管炎、肿瘤压迫等）及血管神经性水肿。

2. 水肿的临床表现

（1）全身性水肿

分类	特点	伴随症状、体征
心源性水肿	下垂性水肿，严重者可出现胸水、腹水等	呼吸困难、心脏扩大、心率加快、颈静脉怒张、肝颈静脉回流征阳性等
肾源性水肿	早期晨起时眼睑或颜面水肿，后发展为全身水肿	血尿、少尿、蛋白尿、管型尿、高血压、贫血等
肝源性水肿	主要表现为腹水，也可出现下肢踝部水肿并向上蔓延，头面部及上肢常无水肿	肝功能受损及门静脉高压等表现，可见肝掌、蜘蛛痣等
营养不良性水肿	贫血、乏力、消瘦等	体重下降
内分泌源性水肿	见于甲状腺功能减退症等黏液性水肿（非凹陷性），颜面及下肢较明显	精神萎靡、食欲不振

（2）局部性水肿

①见于局部组织炎症，如丹毒等，常伴红、热、痛；也见于静脉回流受阻，如血栓性静脉炎、静脉血栓形成等。

②水肿主要出现在病变局部或病变侧肢体，可见局部肿胀明显，或伴有静脉曲张。丝虫病可引起淋巴液回流受阻，表现为象皮肿，以下肢常见。

九、恶心与呕吐

1. 呕吐物的性质☆

（1）呕吐物呈咖啡色，见于上消化道出血。

（2）呕吐隔餐或隔日食物，并含腐酵气味，见于幽门梗阻。

（3）呕吐物含胆汁者多见于十二指肠乳头以下的十二指肠或空肠梗阻。

（4）呕吐物有粪臭者提示低位肠梗阻。

（5）呕吐物中有蛔虫者见于胆道蛔虫、肠道蛔虫。

2. 呕吐发生的时间

（1）晨间呕吐发生在育龄女性要考虑早孕反应。

（2）服药后出现呕吐应考虑药物反应。

（3）乘飞机、车、船发生呕吐常提示晕动病。

（4）餐后 6 小时以上呕吐多见于幽门梗阻。

3. 呕吐的特点

（1）胃源性呕吐：有恶心先兆，呕吐后感轻松。

（2）喷射状呕吐：多见于颅内高压，常无恶心先兆，吐后不感轻松，常伴剧烈头痛、血压升高、脉搏减慢、视神经乳头水肿。

（3）神经性呕吐：无恶心，呕吐不费力，全身状态较好。

4. 呕吐的伴随症状☆

（1）伴发热：见于全身或中枢神经系统感染、急性细菌性食物中毒。

（2）伴剧烈头痛：见于颅内高压、偏头痛、青光眼。

（3）伴眩晕及眼球震颤：见于前庭器官疾病。

（4）伴腹泻：见于急性胃肠炎、急性中毒、霍乱等。

（5）伴腹痛：见于急性胰腺炎、急性阑尾炎以及空腔脏器梗阻等。

（6）伴黄疸：见于急性肝炎、胆道梗阻、急性溶血。

（7）伴贫血、水肿、蛋白尿：见于肾功能衰竭。

十、呕血与黑便

1. 上消化道出血病因（前四位）☆　消化性溃疡、食管与胃底静脉曲张破裂、急性胃黏膜病变及胃癌。

2. 呕血与黑便的临床表现

部位	临床表现	
幽门以上的出血（呕血和黑便）	出血量大	呕吐物呈鲜红色或暗红色，常混有血块
	出血量少	呕吐物呈咖啡色或棕褐色，或只有黑便
幽门以下的出血	常无呕血，只表现为黑便	
上消化道大出血	头昏、心悸、乏力、口渴、出冷汗、心率加快、血压下降等循环衰竭的表现	

3. 出血量的估算☆

（1）出血量达5mL以上可出现大便隐血试验阳性。

（2）达50mL以上可出现黑便。

（3）胃内蓄积血量达250～300mL可出现呕血。

（4）出血量一次达500～800mL可出现头昏、眼花、口干乏力、皮肤苍白、心悸不安、出冷汗，甚至昏倒。

（5）出血量达800mL以上可出现周围循环衰竭。

4. 呕血与黑便的伴随症状

（1）伴慢性、周期性、节律性上腹痛，见于消化性溃疡。

（2）伴蜘蛛痣、肝掌、黄疸、腹壁静脉曲张、腹水、脾肿大，见于肝硬化门静脉高压。

（3）伴皮肤黏膜出血，见于血液病及急性传染病。

（4）伴右上腹痛、黄疸、寒战高热，见于急性梗阻性化脓性胆管炎。

十一、黄疸

1. 概述　血清总胆红素浓度升高致皮肤、黏膜、巩膜黄染称黄疸。总胆红素在17.1～34.2μmol/L，虽然浓度升高，但无黄疸出现，叫隐性黄疸；总胆红素浓度超过34.2μmol/L，则可出现皮肤、黏膜、巩膜黄染，称为显性黄疸。

2. 黄疸的临床表现及实验室检查特点

（1）溶血性黄疸

①临床表现☆：黄疸较轻，呈浅柠檬色。

分类	临床表现
急性溶血	起病急骤，出现寒战、高热、头痛、腰痛、呕吐，尿呈酱油色或茶色，严重者出现周围循环衰竭及急性肾功能衰竭
慢性溶血	常反复发作，有贫血、黄疸、脾肿大三大特征

②实验室检查特点：血清总胆红素增多，以非结合胆红素为主，结合胆红素基本正常或轻度增高；尿胆原增多，尿胆红素阴性；大便颜色变深。

（2）肝细胞性黄疸

①临床表现：黄疸呈浅黄至深黄，有乏力、食欲下降、恶心呕吐，甚至出血等肝功能受损的症状及肝脾肿大等体征。

②实验室检查特点：血清结合及非结合胆红素均增多；尿中尿胆原通常增多；尿胆红素阳性；有转氨酶升高等肝功能受损的表现。

（3）胆汁淤积性黄疸（阻塞性黄疸）

①临床表现：黄疸深而色泽暗，甚至呈黄绿色或褐绿色；皮肤瘙痒（胆酸盐反流入血，刺激皮肤）；心动过缓（刺激迷走神经）；粪便颜色变浅或呈白陶土色；尿色深。

②实验室检查特点：血清结合胆红素明显增多；尿胆原减少或阴性；尿胆红素阳性。

3. 黄疸的问诊要点及临床意义

（1）病程

①黄疸快速出现，见于急性病毒性肝炎、急性中毒性肝炎、胆石症、急性溶血等。

②黄疸持续时间长，见于慢性溶血、肝硬化、肿瘤等。

③黄疸进行性加重，要考虑胰头癌、胆管癌、肝癌。

④黄疸波动较大，常见于胆总管结石等。

（2）黄疸的伴随症状

①伴右上腹绞痛，多见于胆石症。

②伴上腹部钻顶样疼痛，见于胆道蛔虫症。

③伴乏力、食欲不振、厌油腻、肝区疼痛，见于病毒性肝炎。

④伴进行性消瘦，应考虑肝癌、胰头癌、胆总管癌、壶腹癌等。

⑤伴腹痛、发热，应考虑急性胆囊炎、胆管炎等。

十二、抽搐

1. 抽搐的病因

（1）颅脑疾病

①感染性疾病：如各种脑炎及脑膜炎、脑脓肿、脑寄生虫病等。

②非感染性疾病：外伤；肿瘤；血管性疾病；癫痫。

（2）全身性疾病

①感染性疾病：如中毒性肺炎、中毒性菌痢、败血症、狂犬病、破伤风、小儿高热惊厥等。

②非感染性疾病：缺氧、中毒、代谢性疾病、心血管疾病、物理损伤、癔症性抽搐。

2. 抽搐的临床表现

（1）全身性抽搐：大多为全身性，至少为双侧性。典型的临床表现如癫痫大发作，表现为全身骨骼肌强直、意识丧失，瞳孔散大，对光反射消失，常伴大小便失禁。

（2）癔症性抽搐：在情绪激动或被暗示下突然发作，四肢不规则地抽动，常伴有呻吟等精神症状，意识范围缩小呈朦胧状态，无遗尿及外伤。

（3）局限性抽搐：一般见于局限性癫痫，表现为单侧肢体某一部分如手指、足趾、某一肢体或一侧口角和眼睑的局限性抽搐，常无意识障碍。也可见于三叉神经痛引起的“痛性抽搐”。

3. 抽搐的伴随症状及临床意义

（1）伴高热，可见于颅内与全身的感染性疾病、小儿高热惊厥等。

（2）伴高血压，见于高血压脑病、高血压脑出血、妊娠高血压综合征等。

（3）伴脑膜刺激征，见于各种脑膜炎及蛛网膜下腔出血等。

（4）伴瞳孔散大、意识丧失、大小便失禁，见于癫痫强直－阵挛发作。

（5）不伴意识丧失，见于破伤风、狂犬病、低钙抽搐、癔症性抽搐等。

（6）伴肢体偏瘫，见于脑血管疾病及颅内占位性病变。

十三、意识障碍☆

1. 意识障碍的临床表现

（1）嗜睡：是最轻的意识障碍，为病理的睡眠状态，表现为持续性的睡眠。轻刺激如推动或呼唤患者，可被唤醒，醒后能回答简单的问题或做一些简单的活动，但反应迟钝，刺激停止后，又迅速入睡。

（2）昏睡：是一种比嗜睡重的意识障碍。患者处于熟睡状态，不易唤醒。虽在强刺激下（如压迫眶上神经）可被唤醒，但不能回答问题或答非所问，而且很快又再入睡。

（3）昏迷：指意识丧失，任何强大的刺激都不能唤醒，是最严重的意识障碍。按程度不同可分为：

①浅昏迷：意识大部分丧失，强刺激也不能唤醒，但对疼痛刺激有痛苦表情及躲避反应。角膜反射、瞳孔对光反射、吞咽反射、眼球运动等都存在。

②中度昏迷：意识全部丧失，对强刺激的反应减弱，角膜反射、瞳孔对光反射迟钝，眼球活动消失。

③深昏迷：对疼痛等各种刺激均无反应，全身肌肉松弛，角膜反射、瞳孔对光反射、眼球活动均消失，可出现病理反射。

（4）意识模糊：是指轻度意识障碍，程度较嗜睡重，具有简单的精神活动，但定向力有障碍，表现为对时间、空间、人物失去了正确的判断力。

（5）谵妄：是一种以兴奋性增高为主的急性高级神经中枢活动失调状态。表现为意识模糊，定向力障碍，伴错觉、幻觉、躁动不安、谵语。常见于急性感染的高热期、急性酒精中毒、肝性脑病等。

2. 意识障碍的伴随症状

（1）伴发热：先发热后有意识障碍，见于脑膜炎、脑炎、败血症等；先有意识障碍后发热，见于脑出血、蛛网膜下腔出血、脑肿瘤、脑外伤等。

（2）伴呼吸缓慢：见于吗啡、巴比妥类、有机磷杀虫剂等中毒、颅内高压等。

（3）伴瞳孔散大：见于脑外伤，颠茄类、酒精等中毒，癫痫，低血糖昏迷等。

（4）伴瞳孔缩小：见于脑桥出血，吗啡类、巴比妥类及有机磷杀虫剂等中毒。

（5）伴高血压：见于高血压脑病、脑梗死、脑出血、尿毒症等。

（6）伴心动过缓：见于颅内高压症、房室传导阻滞、甲状腺功能减退症、吗啡类中毒等。

（7）伴脑膜刺激征：见于各种脑膜炎、蛛网膜下腔出血等。

第二章　问诊

一、问诊的方法与注意事项

1. 语言要通俗易懂，避免使用医学术语。

2. 避免诱导式或暗示性、责难性、连续性提问及杂乱无章的重复提问。

3. 每一部分病史询问结束时要进行归纳总结。

4. 对危重患者询问要简明扼要、迅速，并立即进行抢救。

二、问诊的内容

1. 一般项目☆　包括姓名、性别、年龄、婚否、出生地、民族、工作单位、职业、现住址、就诊或入院日期、病史记录日期、病史叙述者等。

2. 主诉☆

（1）指患者就诊的主要原因，即感觉最明显、最痛苦的症状或体征及持续时间。一般不用诊断用语。

（2）对当前无症状表现，诊断资料和入院目的又十分明确的患者，也可用以下方式记录主诉。如“血糖升高2个月”“发现胆囊结石2个月”。

3. 现病史☆　包括起病情况（起病时间、起病急缓等）、主要症状特征、病因和诱因、病情发展与演变过程、伴随症状、诊治经过、患者的一般情况。

4. 既往史　包括患者既往的健康状况和过去曾经患过的疾病（包括各种传染病）、外伤手术、预防接种、过敏史等，尤其是与现病有密切关系的疾病的病史。

5. 个人史　社会经历、职业和工作条件、习惯与嗜好、冶游史等。

6. 其他　婚姻史、月经生育史、家族史等。

第三章　检体诊断

一、基本检查法

1. 视诊

（1）应在间接日光下或灯光下进行，但观察皮疹或黄疸时必须在自然光线下进行。

（2）在温暖环境中进行，被检者采取适宜的体位，裸露全身或检查部位，如需要可配合做某些动作。

（3）应按一定顺序，系统、全面而细致地对比观察。

（4）应结合触诊、叩诊、听诊、嗅诊等检查方法，综合分析、判断，使检查结果更具有临床意义。

2. 触诊

（1）浅部触诊：主要用于检查体表浅在病变，如关节，软组织，浅部的动脉、静脉、神经，阴囊和精索等。

（2）深部触诊

①深部滑行触诊：主要适用于腹腔深部包块和胃肠病变的检查。

②双手触诊：适用于肝、脾、肾、子宫和腹腔肿物的检查。

③深压触诊：用于探测腹部深在病变部位或确定腹腔压痛点，如阑尾压痛点、胆囊压痛点等。

④冲击触诊（浮沉触诊法）：适用于大量腹水而肝、脾难以触及时。

3. 常见叩诊音☆

叩诊音	生理情况	病理状态
清音	正常肺部叩诊音	
浊音	肺的边缘所覆盖的心或肝部分	肺组织含气减少（肺炎）

续表

叩诊音	生理情况	病理状态
鼓音	左下胸的胃泡区及腹部	肺空洞、气胸、气腹
过清音		阻塞性肺疾病
实音	心、肝叩诊音	大量胸腔积液、肺实变

4. 听诊

（1）直接听诊法：将耳直接贴附在被检查部位的体表进行听诊。这种方法所听得的体内声音很微弱，一般只有在某些特殊或紧急情况下才采用。

（2）间接听诊法：借助听诊器进行听诊的一种检查方法。听诊效果好，临床应用广泛，除用于心、肺、腹的听诊外，还可以听取身体其他部位发出的声音，如血管杂音、皮下气肿音、肌束颤动音、关节活动音、骨摩擦音等。

5. 嗅诊☆

（1）痰液：血腥味，见于大咯血的患者；恶臭，提示支气管扩张症或肺脓肿。

（2）脓液：恶臭味应考虑气性坏疽的可能。

（3）呕吐物：粪臭味见于肠梗阻，酒味见于饮酒和醉酒等，浓烈的酸味见于幽门梗阻或狭窄等。

（4）呼气味：浓烈的酒味见于酒后或醉酒，刺激性蒜味见于有机磷杀虫药中毒，烂苹果味见于糖尿病酮症酸中毒，氨味见于尿毒症，腥臭味见于肝性脑病。

二、全身状态检查及临床意义

1. 体温测量☆

部位	测量时间（分钟）	正常值（℃）	适用人群
腋下	10	36～37	一般人群常用
肛门	5	36.5～37.7	小儿、神志不清者
口腔	5	36.3～37.2	婴幼儿、意识障碍者不宜使用

2. 脉搏检查 正常成人，在安静状态下脉率为60～100次/分。儿童较快，婴幼儿可达130次/分。

3. 血压测量

（1）血压水平的定义和分类

类别	收缩压（mmHg）		舒张压（mmHg）
正常血压	<120	和	<80
正常高值	120～139	和/或	80～89
高血压	≥140	和/或	≥90
1级高血压（轻度）	140～159	和/或	90～99
2级高血压（中度）	160～179	和/或	100～109
3级高血压（重度）	≥180	和/或	≥110
单纯收缩期高血压	≥140	和	<90

（2）正常人两上肢血压可有5～10mmHg的差别，下肢血压较上肢高20～40mmHg。

（3）低血压：血压低于90/60mmHg，常见于休克、急性心肌梗死、心力衰竭、心包填塞、肾上腺皮质功能减退症等，也可见于极度衰竭的患者。

（4）脉压增大：脉压 >40mmHg，见于主动脉瓣关闭不全、动脉导管未闭、动静脉瘘、高热、甲状腺功能亢进症、严重贫血、动脉硬化等；脉压 <30mmHg，见于主动脉瓣狭窄、心力衰竭、休克、心包积液、缩窄性心包炎等。

4. 面容☆

（1）急性（热）病容：面色潮红，兴奋不安，口唇干燥，呼吸急促，表情痛苦，常见于急性感染性疾病（肺炎链球菌肺炎、流行性脑脊髓膜炎、急性化脓性阑尾炎等）。

（2）慢性病容：面容憔悴，面色晦暗或苍白无华，双目无神，表情淡漠等，多见于慢性消耗性疾病（恶性肿瘤、肝硬化、严重肺结核等）。

（3）肝病面容：面颊瘦削，面色灰褐，额部、鼻背、双颊有褐色色素沉着，见于慢性肝炎、肝硬化等。

（4）肾病面容：面色苍白，眼睑、颜面浮肿，见于慢性肾炎、慢性肾盂肾炎、慢性肾功能衰竭等。

（5）甲状腺功能亢进面容：眼裂增大，眼球突出，呈惊恐貌，兴奋不安，烦躁易怒，见于甲状腺功能亢进症。

（6）黏液性水肿面容：面色苍白，睑厚面宽，颜面浮肿，目光呆滞，反应迟钝，眉毛、头发稀疏，见于甲状腺功能减退症。

（7）二尖瓣面容：面色晦暗，双颊紫红，口唇轻度发绀，见于风湿性心瓣膜病二尖瓣狭窄。

（8）伤寒面容：表情淡漠，反应迟钝，呈无欲状态，见于伤寒、脑脊髓膜炎、脑炎等。

（9）苦笑面容：牙关紧闭，面肌痉挛，呈苦笑状，见于破伤风。

（10）满月面容：面圆如满月，皮肤发红，常伴痤疮和小须，见于库欣综合征及长期应用肾上腺皮质激素的患者。

（11）肢端肥大症面容：头颅增大，脸面变长，下颌增大并向前突出，眉弓及两颧隆起，唇舌肥厚，耳鼻增大，见于肢端肥大症。

（12）面具面容：面部呆板、无表情，似面具样，见于帕金森病、脑炎等。

（13）贫血面容：面色苍白，口唇色淡，表情疲惫，见于各种原因所致的贫血。

5. 体位

（1）自动体位：见于正常人、轻病或疾病早期。

（2）被动体位：见于极度衰弱或意识丧失的患者。

（3）强迫体位

①强迫仰卧位：见于急性腹膜炎等。

②强迫俯卧位：常见于脊柱疾病。

③强迫侧卧位：见于一侧胸膜炎及大量胸腔积液。

④强迫坐位：见于心、肺功能不全者。

⑤强迫蹲位：见于发绀型先天性心脏病。

⑥辗转体位：见于胆绞痛、肾绞痛、肠绞痛等。

⑦角弓反张位：见于破伤风、小儿脑膜炎等。

6. 步态☆

步态	临床意义
痉挛性偏瘫步态（划圈样步态）	多见于急性脑血管疾病的后遗症
醉酒步态	见于小脑病变、酒精中毒等
慌张步态	见于帕金森病（震颤麻痹）

续表

步态	临床意义
蹒跚步态（鸭步）	见于佝偻病、大骨节病、进行性肌营养不良、先天性双髋关节脱位等
共济失调步态	见于小脑或脊髓后索病变，如脊髓痨
剪刀步态	见于脑瘫或截瘫患者
间歇性跛行	见于闭塞性动脉硬化、高血压动脉硬化等
跨阈步态	见于腓总神经麻痹出现的足下垂患者

三、皮肤检查及临床意义

1. 皮疹☆

皮疹	临床表现	临床意义
斑疹	局部皮肤发红，一般不高于皮肤	麻疹初起、斑疹伤寒、丹毒、风湿性多形性红斑等
玫瑰疹	鲜红色圆形斑疹，直径 2～3mm，压之褪色，松开复现	对伤寒或副伤寒具有诊断意义
丘疹	直径小于 1cm，隆起皮面	药物疹、麻疹、猩红热及湿疹等
斑丘疹	丘疹周围合并皮肤发红的底盘	风疹、猩红热、湿疹及药物疹等
荨麻疹	边缘清楚的红色或苍白色的瘙痒性皮肤损害	各种异性蛋白性食物或药物等过敏

2. 皮下出血

（1）瘀点：皮肤或黏膜下出血，出血面的直径小于 2mm。

（2）紫癜：皮下出血直径在 3～5mm。

（3）瘀斑：皮下出血直径 >5mm。

（4）血肿：片状出血并伴有皮肤显著隆起。

3. 蜘蛛痣

（1）蜘蛛痣出现部位多在上腔静脉分布区，如面、颈、手背、上臂、前胸和肩部等处。

（2）检查时除观察其形态外，可用铅笔尖或火柴杆等压迫蜘蛛痣的中心，如周围辐射状的小血管随之消退，解除压迫后又复出现，则证明为蜘蛛痣。常见于慢性肝炎、肝硬化。

4. 水肿　皮下组织间隙液体积聚过多使组织肿胀，称为水肿。手指按压后凹陷不能很快恢复者，称为凹陷性水肿。黏液性水肿及象皮肿指压后无组织凹陷，称非凹陷性水肿。黏液性水肿见于甲状腺功能减退症，象皮肿见于丝虫病。全身性水肿常见于肾炎、肾病综合征、心力衰竭（尤其是右心衰竭）、失代偿期肝硬化和营养不良等；局部性水肿可见于局部炎症、外伤、过敏、血栓形成所致的毛细血管通透性增加，静脉或淋巴回流受阻。

5. 皮下结节　皮下圆形或椭圆形小节，无压痛，推之活动，多出现在关节附近或长骨隆起部位及肌腱上。常见的有风湿结节、痛风结节、Osler 小结、动脉炎结节、囊蚴结节等。检查时应注意其大小、硬度、部位、活动度、有无压痛。

四、淋巴结检查

1. 局部淋巴结肿大的原因☆

（1）非特异性淋巴结炎

①一般炎症所致淋巴结肿大，多有触痛，表面光滑，无粘连，质不硬。

②颌下淋巴结肿大，可见于口腔内炎症。

③颈部淋巴结肿大，可见于化脓性扁桃体炎、齿龈炎等急慢性炎症。

④腋窝淋巴结肿大，可见于上肢、胸壁及乳腺的炎症。

⑤腹股沟淋巴结肿大，可见于下肢、会阴及臀部的炎症。

（2）淋巴结结核：肿大淋巴结常发生在颈部血管周围，多发性，质地较硬，大小不等，可互相粘连或与邻近组织、皮肤粘连，移动性稍差。

（3）转移性淋巴结肿大

①恶性肿瘤转移所致的淋巴结肿大，质硬或有橡皮样感，一般无压痛，表面光滑或有突起，与周围组织粘连而不易推动。

②左锁骨上窝淋巴结肿大，可见于腹腔脏器癌肿（胃癌、肝癌、结肠癌等）转移。

③右锁骨上窝淋巴结肿大，可见于胸腔脏器癌肿（肺癌等）转移。

④鼻咽癌易转移到颈部淋巴结。

⑤乳腺癌最早经胸大肌外侧缘淋巴管侵入同侧腋下淋巴结。

2. 全身淋巴结肿大 常见于传染性单核细胞增多症、淋巴细胞白血病、淋巴瘤和系统性红斑狼疮。

五、头部检查

1. 眼部检查

（1）眼睑

①上睑下垂：双侧上眼睑下垂见于重症肌无力、先天性上眼睑下垂；单侧上眼睑下垂常见于各种疾病引起的动眼神经麻痹（如脑炎、脑脓肿、蛛网膜下腔出血、白喉、外伤等）。

②眼睑水肿：多见于肾炎、慢性肝病、贫血、营养不良、血管神经性水肿等。

③眼睑闭合不全：双侧眼睑闭合不全常见于甲状腺功能亢进症；单侧眼睑闭合不全常见于面神经麻痹。

（2）瞳孔☆

①正常瞳孔：直径2～5mm，两侧等大等圆。

②瞳孔缩小（<2mm）：常见于虹膜炎、有机磷杀虫药中毒、毒蕈中毒，以及吗啡、氯丙嗪、毛果芸香碱等药物影响。瞳孔扩大（>5mm）：见于外伤、青光眼绝对期、视神经萎缩、完全失明、濒死状态、颈交感神经刺激和阿托品、可卡因等药物影响。

③双侧瞳孔大小不等：常见于脑外伤、脑肿瘤、脑疝及中枢神经梅毒等颅内病变。

④瞳孔对光反射迟钝或消失：见于昏迷患者。

（3）眼球

①眼球突出：双侧眼球突出见于甲状腺功能亢进症；单侧眼球突出，多见于局部炎症或眶内占位性病变，偶见于颅内病变。

②眼球凹陷：双侧眼球凹陷见于重度脱水，老年人由于眶内脂肪萎缩而有双侧眼球后退；单侧眼球凹陷见于Horner综合征或眶尖骨折。

2. 鼻部检查

（1）外形

①鼻梁部蝶形红斑，见于系统性红斑狼疮。

②鼻尖及鼻翼皮肤发红，并有毛细血管扩张、组织肥厚，见于酒糟鼻。

③鞍鼻（鼻梁塌陷而致鼻外形似马鞍状），见于鼻骨骨折、鼻骨发育不全和先天性梅毒。

④蛙状鼻（鼻腔完全阻塞，鼻梁宽平如蛙状），见于肥大鼻息肉患者。

（2）鼻中隔、鼻腔检查

①急性鼻炎：黏膜充血肿胀，伴鼻塞、流鼻涕等症状。

②慢性鼻炎：黏膜肥厚肿胀。

③慢性萎缩性鼻炎：黏膜组织萎缩，鼻甲缩小，鼻腔宽大，分泌物减少，伴有嗅觉减退或丧失。

④鼻腔或鼻窦化脓性炎症：鼻腔分泌物增多，颜色发黄或发绿。

3. 口腔、腮腺检查

（1）口唇

分类	临床意义
口唇苍白	贫血、主动脉瓣关闭不全或虚脱
唇色深红	急性发热性疾病
口唇单纯疱疹	常伴发于肺炎链球菌肺炎、感冒、流行性脑脊髓膜炎、疟疾等
口唇干燥并有皲裂	重度脱水患者
口角糜烂	核黄素缺乏
口唇发绀	①法洛四联症、先天性肺动静脉瘘；②呼吸衰竭、肺动脉栓塞等；③心力衰竭、休克及暴露在寒冷环境；④真性红细胞增多症

（2）口腔黏膜

①出现蓝黑色的色素沉着多见于肾上腺皮质功能减退。

②在相当于第二磨牙处的颊黏膜出现直径约1mm的灰白色小点，外有红色晕圈，为麻疹黏膜斑，是麻疹的早期特征。

③在黏膜下出现大小不等的出血点或瘀斑，见于各种出血性疾病或维生素C缺乏。

④口腔黏膜溃疡见于慢性复发性口疮，无痛性黏膜溃疡可见于系统性红斑狼疮。

⑤乳白色薄膜覆盖于口腔黏膜、口角等处，为鹅口疮（白念珠菌感染），多见于体弱重症的患儿或老年患者，或长期使用广谱抗生素的患者。

（3）舌

①草莓舌：见于猩红热或长期发热的患者。

②牛肉舌：见于糙皮病（烟酸缺乏）。

③镜面舌（光滑舌）：见于恶性贫血（内因子缺乏）、缺铁性贫血或慢性萎缩性胃炎。

④运动异常：舌体不自主偏斜见于舌下神经麻痹；舌体震颤见于甲状腺功能亢进症。

（4）扁桃体：扁桃体肿大分为三度。Ⅰ度肿大时扁桃体不超过腭咽弓；Ⅱ度肿大时扁桃体超过腭咽弓，介于Ⅰ度与Ⅲ度之间；Ⅲ度肿大时扁桃体达到或超过咽后壁中线。

（5）腮腺：腮腺位于耳屏、下颌角与颧弓所构成的三角区内。腮腺肿大时可出现以耳垂为中心的隆起，并可触及包块。一侧或双侧腮腺肿大，触诊边缘不清，有轻压痛，腮腺导管口红肿，见于流行性腮腺炎。

六、颈部检查

1. 颈部血管☆

（1）颈静脉：①颈静脉怒张，见于右心衰竭、缩窄性心包炎、心包积液及上腔静脉阻塞综合征等；②颈静脉搏动可见于三尖瓣关闭不全。

（2）颈动脉：安静状态下出现明显的颈动脉搏动，常见于主动脉瓣关闭不全、高血压、甲状腺功能亢进症及严重贫血等。

2. 甲状腺

（1）甲状腺肿大分为三度。不能看出肿大但能触及者为Ⅰ度；能看见肿大又能触及，但在胸锁乳突肌以内者为Ⅱ度；超出胸锁乳突肌外缘者为Ⅲ度。

（2）生理性甲状腺肿大见于女性青春期、妊娠或哺乳期；病理性甲状腺轻度肿大见于单纯性甲状腺肿、甲状腺功能亢进症、甲状腺炎及甲状腺肿瘤。

3. 气管☆ 大量胸腔积液、气胸或纵隔肿瘤及单侧甲状腺肿大，可将气管推向健侧；肺不张、肺硬化、胸膜粘连等，可将气管拉向患侧。

七、胸壁及胸廓检查

1. 胸廓外形

（1）桶状胸：常见于阻塞性肺气肿及支气管哮喘发作时，亦可见于一部分老年人。

（2）扁平胸：见于瘦长体型者，也可见于慢性消耗性疾病，如肺结核等。

（3）鸡胸（佝偻病胸）：此为佝偻病所致的胸部病变，多见于儿童。前胸下部膈肌附着处，因肋骨质软，长期受膈肌牵拉可向内凹陷，而下部肋缘则外翻，形成一水平状深沟，称肋膈沟。

（4）漏斗胸：见于佝偻病、胸骨下部长期受压者，也有原因不明者。

（5）胸廓一侧或局限性变形：①胸廓一侧膨隆多见于大量胸腔积液、气胸等；②一侧平坦或下陷见于肺不张、肺纤维化、广泛性胸膜增厚和粘连等；③胸廓局限性隆起见于心脏明显增大、大量心包积液、肋骨骨折等。

（6）脊柱畸形引起的胸廓改变：常见于脊柱结核、强直性脊柱炎、胸椎疾患等。

2. 胸壁

（1）胸壁静脉：正常胸壁无明显静脉可见。上腔静脉或下腔静脉回流受阻建立侧支循环时，胸壁静脉可充盈或曲张。上腔静脉受阻时，胸壁静脉的血流方向自上向下；下腔静脉受阻时，胸壁静脉的血流方向自下向上。

（2）胸壁及胸骨压痛：①胸壁炎症、肿瘤浸润、肋软骨炎、肋间神经痛、带状疱疹、肋骨骨折等，可有局部压痛；②骨髓异常增生时，常有胸骨压痛或叩击痛，见于白血病患者。

3. 乳房☆

（1）乳房触诊：先触诊检查健侧乳房，再检查患侧。检查按外上（包括角状突出）、外下、内下、内上、中央（乳头、乳晕）的顺序进行，然后检查淋巴引流部位（腋窝，锁骨上、下窝等处淋巴结）。

（2）乳房常见病变

①急性乳腺炎时乳房红、肿、热、痛，常局限于一侧乳房的某一象限。

②恶性肿瘤以乳癌最为常见，多见于中年以上的妇女，肿块形状不规则，表面凹凸不平，边界不清，压痛不明显，质坚硬，可有“橘皮样”、乳头内陷及血性分泌物。

八、肺和胸膜检查

1. 视诊☆

（1）呼吸频率：成人呼吸频率为12～20次/分。成人呼吸频率超过20次/分，称为呼吸过速，见于剧烈体力活动、发热、疼痛、贫血、甲状腺功能亢进症、心力衰竭等；成人呼吸频率低于12次/分，称为呼吸过缓，见于深睡、颅内高压、黏液性水肿、吗啡及巴比妥中毒等。

（2）呼吸深度：严重代谢性酸中毒时，可出现呼吸深而大（吸气慢而深，呼气短促），不感呼吸困难的呼吸，称为库斯莫尔呼吸（酸中毒大呼吸），见于尿毒症、糖尿病酮症酸中毒等；呼吸浅快可见于严重阻塞性肺气肿、胸膜炎、胸腔积液、气胸、呼吸肌麻痹、大量腹水、肥胖等。

（3）呼吸节律：正常人呼吸节律匀齐，呼吸与脉搏之比为1:4。潮式呼吸，见于脑炎、脑膜炎、颅内压增高、脑干损伤等；间停呼吸，常为临终前的危急征象。

（4）呼吸运动

①呼吸运动减弱或消失：一侧或局部见于肺炎链球菌肺炎、中等量以上胸腔积液或气胸、胸膜增厚或粘连、一侧肺不张等；双侧见于严重阻塞性肺气肿、两侧肺纤维化、双侧大量胸腔

积液、呼吸肌麻痹等。

②呼吸运动增强：局部或一侧见于健侧的代偿；双侧见于酸中毒大呼吸、剧烈运动。

2. 触诊☆

（1）语音震颤增强

①肺实变：见于肺炎链球菌肺炎、肺梗死、肺结核、肺脓肿及肺癌等。

②压迫性肺不张：见于胸腔积液上方受压而萎瘪的肺组织及受肿瘤压迫的肺组织。

③较浅而大的肺空洞：见于肺结核、肺脓肿、肺肿瘤所致的空洞。

（2）语音震颤减弱或消失

①肺泡内含气量增多：如阻塞性肺气肿及支气管哮喘发作时。

②支气管阻塞：如阻塞性肺不张、气管内分泌物增多。

③胸壁距肺组织距离加大：如胸腔积液、气胸、胸膜高度增厚及粘连、胸壁水肿或高度肥厚、胸壁皮下气肿。

④大量胸腔积液、严重气胸时，语颤可消失。

（3）胸膜摩擦感：触诊时，检查者用手掌轻贴胸壁，令患者反复做深呼吸，此时若有皮革相互摩擦的感觉，即为胸膜摩擦感。胸膜的任何部位均可出现胸膜摩擦感，但以腋中线第5～7肋间隙最易感觉到。

3. 叩诊

（1）正常肺部叩诊呈清音。

（2）肺部边界叩诊

①肺上界，即肺尖的上界，叩诊清音带的宽度即为肺尖的宽度，正常为4～6cm，肺上界变窄见于肺尖有结核、肿瘤、纤维化、萎缩或胸膜增厚等；肺上界增宽见于气胸、肺大泡、阻塞性肺气肿等，叩诊可呈鼓音或过清音。

②肺下界，平静呼吸时，右肺下界在右侧锁骨中线、腋中线、肩胛线，分别为第6、第8、第10肋间水平。左肺下界除在左锁骨中线上变动较大（因有胃泡鼓音区）外，其余与右侧大致相同。病理情况下，肺下界下移见于阻塞性肺气肿、腹腔内脏下垂；肺下界上移见于肺不张、肺萎缩、胸腔积液、气胸，以及腹压增高所致的膈肌上抬（如腹水、鼓肠、肝脾肿大、腹腔肿瘤、膈肌麻痹）。下叶肺实变、胸膜增厚时，肺下界不易叩出。

③正常人的两侧肺下界移动度为6～8cm。肺下界移动度减小，见于阻塞性肺气肿、胸腔积液、肺不张、胸膜粘连、肺炎及各种原因所致的腹压增高。当胸腔大量积液、积气或广泛胸膜增厚粘连时，肺下界移动度难以叩出。

4. 听诊☆

（1）呼吸音听诊

①正常呼吸音

支气管呼吸音：正常人在喉部、胸骨上窝、背部第6颈椎至第2胸椎附近均可听到，如在肺部其他部位听到支气管呼吸音则为病理现象。

肺泡呼吸音：正常人除可听到支气管呼吸音及支气管肺泡呼吸音的部位外，其余肺部任何区域都可听到。

支气管肺泡呼吸音：正常人在胸骨角附近，肩胛间区的第3、4胸椎水平及右肺尖可以听到，如在肺部其他部位听到则为病理现象。

②病理性呼吸音

病理性肺泡呼吸音：肺泡呼吸音减弱或消失，见于呼吸运动障碍，呼吸道阻塞，肺顺应性降低，胸腔内肿物，胸膜疾患。肺泡呼吸音增强，双侧肺泡呼吸音增强见于运动、发热、甲状腺功能亢进症；肺脏或胸腔病变使一侧或一部分肺的呼吸功能减弱或丧失，则健侧或无病变部分的肺泡呼吸音可出现代偿性增强。

病理性支气管呼吸音：肺组织实变，肺内大空洞，压迫性肺不张等引起。

病理性支气管肺泡呼吸音：常见于肺实变区域较小且与正常肺组织掺杂存在，或肺实变部位较深并被正常肺组织所遮盖。

（2）啰音听诊

①湿啰音：两肺散在性分布，常见于支气管炎、支气管肺炎、血行播散型肺结核、肺水肿；两肺底分布，多见于肺淤血、肺水肿早期及支气管肺炎；一侧或局限性分布，常见于肺炎、肺结核、支气管扩张症、肺脓肿、肺癌及肺出血等；捻发音常见于肺炎或肺结核早期、肺淤血、肺泡炎等，也可见于正常老年人或长期卧床者。

②干啰音：两肺都出现干啰音，见于急慢性支气管炎、支气管哮喘、支气管肺炎、心源性哮喘等；局限性干啰音是由局部支气管狭窄所致，常见于支气管局部结核、肿瘤、异物或黏稠分泌物附着；局部而持久的干啰音见于肺癌早期或支气管内膜结核。

（3）胸膜摩擦音听诊

①胸膜摩擦音在吸气和呼气时皆可听到，一般以吸气末或呼气开始时较为明显。屏住呼吸时胸膜摩擦音消失（与心包摩擦音区别），深呼吸或在听诊器体件上加压时胸膜摩擦音常更清楚。胸膜摩擦音可发生于胸膜的任何部位，最常见于胸廓下侧沿腋中线处。

②胸膜摩擦音是干性胸膜炎的重要体征，常见于胸膜炎症；原发性或继发性胸膜肿瘤；肺部病变累及胸膜；胸膜高度干燥；如尿毒症等。

（4）听觉语音检查

①听觉语音减弱见于过度衰弱、支气管阻塞、慢性阻塞性肺疾病、胸腔积液、气胸、胸膜增厚或水肿。

②听觉语音增强见于肺实变、肺空洞及压迫性肺不张。

③支气管语音（听觉语音增强、响亮，且字音清楚），见于肺组织实变。

④耳语音增强见于肺实变、肺空洞及压迫性肺不张。耳语音增强且字音清晰者，为胸耳语音，是肺实变较广泛的征象。

5. 呼吸系统常见疾病的体征☆

鉴别	视诊		触诊		叩诊	听诊	
	胸廓	呼吸动度	气管位置	语颤	患侧	呼吸音	听觉语音
肺实变	对称	减弱/消失	居中	增强	实音	消失	增强
肺气肿	桶状	减弱	居中	减弱	过清音	减弱	减弱
胸腔积液	饱满	减弱/消失	移向健侧	减弱/消失	浊音/实音	减弱/消失	
阻塞性肺不张	下陷	减弱/消失	移向患侧	减弱/消失	浊音/实音	消失	减弱/消失
气胸	饱满	减弱/消失	移向健侧	减弱/消失	鼓音	减弱/消失	

九、心脏、血管检查

1. 视诊☆

（1）心前区隆起：①先天性心脏病，如法洛四联症、肺动脉瓣狭窄等；②儿童时期患慢性风湿性心脏瓣膜病伴右心室增大者。

（2）心尖搏动（第5肋间左锁骨中线内0.5～1.0cm处）：①增强，如左心室肥大、甲亢、发热；②减弱或消失，如心包积液、左侧气胸或胸腔积液、阻塞性肺气肿；③负性心尖搏动，如粘连性心包炎、显著右心室肥大。

2. 触诊

（1）心尖抬举性搏动：左心室肥大。

（2）心脏震颤（猫喘）：心脏器质性病变。

时期	部位	临床意义
收缩期	胸骨右缘第2肋间	主动脉瓣狭窄
	胸骨左缘第2肋间	肺动脉瓣狭窄
	胸骨左缘第3、4肋间	室间隔缺损
舒张期	心尖部	二尖瓣狭窄
连续性	胸骨左缘第2肋间及其附近	动脉导管未闭

（3）心包摩擦感：干性心包炎的体征。

3. 叩诊☆

心脏叩诊	临床意义
左心室增大	向左下扩大，心脏外形呈靴形——主动脉瓣关闭不全、高血压性心脏病
右心室增大	向左（较显著）、右两侧扩大——二尖瓣狭窄、肺心病
左心房增大	心腰部饱满，心脏浊音区呈梨形——二尖瓣狭窄
左、右心室增大	心界向两侧扩大，称普大型心脏——扩张型心肌病
心包积液	坐位心脏浊音界呈烧瓶形，卧位心底浊音界增宽
浊音界缩小	阻塞性肺气肿
浊音界外移	胸腔积液、积气

4. 听诊☆

（1）心脏瓣膜听诊区

①二尖瓣区：心尖搏动最强处，又称心尖区。

②主动脉瓣区：胸骨右缘第2肋间，主动脉瓣狭窄时的收缩期杂音在此区最响。

③主动脉瓣第二听诊区：胸骨左缘第3、4肋间，主动脉瓣关闭不全时的舒张期杂音在此区最响。

④肺动脉瓣区：胸骨左缘第2肋间。

⑤三尖瓣区：胸骨下端左缘，即胸骨左缘第4、5肋间处。

（2）心率听诊

心率：正常成人心率为60～100次/分，超过100次/分为心动过速；低于60次/分，称为心动过缓。

（3）心律听诊

心律：心房颤动多见于二尖瓣狭窄、甲亢，表现为心律绝对不规则、第一心音强弱不等、脉搏短绌。

（4）正常心音

①第一心音（S_1）：二尖瓣和三尖瓣关闭振动产生，标志心室收缩的开始。

②第二心音（S_2）：主动脉瓣和肺动脉瓣的关闭振动产生，标志心室舒张期的开始。

③正常心音

	第一心音	第二心音
声音特点	音强，调低，时限较长	音弱，调高，时限较短
最强部位	心尖部	心底部
与心尖搏动及颈动脉搏动的关系	与心尖搏动和颈动脉搏动同时出现	心尖搏动之后出现
与心动周期的关系	S_1和S_2之间的间隔（收缩期）较短	S_2到下一心动周期S_1的间隔（舒张期）较长

（5）心音改变及其临床意义

心音改变	临床意义
S_1、S_2同时增强	胸壁较薄、情绪激动、甲亢、发热、贫血
S_1、S_2同时减弱	肥胖、胸壁水肿、左侧胸腔积液、肺气肿
S_1变化	①增强——发热、甲亢、二尖瓣狭窄 ②减弱——心肌梗死、二尖瓣关闭不全 ③强弱不等——早搏、心房颤动
A_2变化	①增强——高血压病、主动脉粥样硬化 ②减弱——低血压、主动脉瓣狭窄和关闭不全
P_2变化	①增强——肺动脉高压、二尖瓣狭窄、肺心病 ②减弱——肺动脉瓣狭窄或关闭不全
心音性质改变	钟摆律、胎心律——心肌疾病
心音分裂	①S_1分裂——二尖瓣狭窄 ②S_2分裂——肺动脉瓣区听诊较明显

（6）额外心音

①喀喇音：收缩早期，肺动脉瓣区的收缩早期喀喇音见于肺动脉高压、房（室）间隔缺损等；主动脉瓣收缩早期喀喇音见于高血压、主动脉瓣狭窄等。收缩中、晚期，多见于二尖瓣脱垂。

②奔马律及开瓣音：舒张早期奔马律，最常见，见于心力衰竭、重症心肌炎等；开瓣音，见于二尖瓣狭窄。

（7）心脏杂音

①心脏杂音的特征

病变	杂音性质	时期	部位
二尖瓣狭窄	隆隆样	舒张中晚期	心尖部
二尖瓣关闭不全	吹风样、粗糙	全收缩期	心尖部
主动脉瓣狭窄	喷射样、粗糙	收缩期	胸骨右缘第2肋间
主动脉瓣关闭不全	叹气样	舒张期	胸骨左缘第3、4肋间

②各瓣膜区常见杂音听诊

杂音时相	临床特征及意义
二尖瓣区收缩期	吹风样，较粗糙、响亮，见于二尖瓣关闭不全、二尖瓣脱垂等
二尖瓣区舒张期	隆隆样杂音，见于二尖瓣狭窄
	奥-弗杂音，见于主动脉瓣关闭不全所致的相对性二尖瓣狭窄

续表

杂音时相	临床特征及意义
主动脉瓣区收缩期	喷射性，响亮而粗糙，见于主动脉瓣狭窄
主动脉瓣区舒张期	叹气样，见于先天性或风湿性主动脉瓣关闭不全、梅毒性升主动脉炎
肺动脉瓣区收缩期	喷射性，常伴收缩期震颤及 P_2 减弱见于先天性肺动脉瓣狭窄
连续性杂音	连续、粗糙、类似机器转动，见于动脉导管未闭

（8）心包摩擦音听诊：胸骨左缘第3、4肋间，见于急性心包炎。

5. 血管检查及周围血管征☆

（1）水冲脉：脉搏骤起骤降，急促而有力。

（2）交替脉：脉搏强弱交替，见于高血压心脏病、急性心肌梗死或主动脉瓣关闭不全等。

（3）重搏脉：正常脉搏后均有一次较弱的脉搏可触及。见于败血症、低血容量休克等。

（4）奇脉（吸停脉）：吸气时脉搏明显减弱或消失。见于心包积液和缩窄性心包炎时，是心包填塞的重要体征。

（5）无脉：即脉搏消失，见于严重休克及多发性大动脉炎。

（6）周围血管征：包括头部随脉搏节律性点头运动、颈动脉搏动明显、毛细血管搏动征、水冲脉、枪击音、杜氏双重杂音等，见于主动脉瓣关闭不全、甲状腺功能亢进症、严重贫血等。

6. 循环系统常见疾病的体征

病变	视诊	触诊	叩诊	听诊
二尖瓣狭窄	二尖瓣面容，心尖搏动略向左移	心尖部舒张期震颤	梨形心	心尖部 S_1 舒张中晚期隆隆样杂音，伴开瓣音
二尖瓣关闭不全	心尖搏动左下移位	呈抬举性	浊音界向左下扩大	心尖部吹风样全收缩期杂音
主动脉瓣狭窄	心尖搏动左下移位	呈抬举性，主动脉瓣区收缩期震颤	浊音界向左下扩大	主动脉瓣区高调、粗糙的递增－递减型收缩期杂音，向颈部传导
主动脉瓣关闭不全	颈动脉搏动明显，心尖搏动向左下移位，点头运动	周围血管征阳性	心脏呈靴形	主动脉瓣第二听诊区叹气样递减型舒张期杂音，可向心尖部传导
左心衰竭	呼吸困难，发绀，端坐呼吸	心尖搏动向左下移位，严重有交替脉	心界向左下扩大	心率快，S_1 减弱，可闻及舒张早期奔马律，P_2 亢进伴分裂
右心衰竭	口唇发绀，颈静脉怒张，浮肿	肝脏肿大、压痛，肝－颈静脉回流征阳性	心界扩大，可有胸水/腹水体征	心率增快，剑突下可闻及右室舒张早期奔马律
大量心包积液	颈静脉怒张，心尖搏动减弱或消失	肝大，肝－颈静脉回流征阳性；可有奇脉	心界向两侧扩大，“烧瓶状”	心音遥远，心率加快

十、腹部检查

1. 视诊☆

腹部外形	①全腹膨隆——腹内积气（变换体位无变化）；腹腔积液（蛙腹）；腹内巨大肿块（球形膨隆） ②腹部凹陷——严重者呈舟状腹，见于恶性肿瘤、结核、糖尿病、甲亢等消耗性疾病

续表

呼吸运动	①腹式呼吸减弱——急腹症、大量腹水、腹腔巨大肿瘤 ②腹式呼吸消失——急性弥漫性腹膜炎
腹壁静脉	①门静脉高压——以脐为中心自四周伸展 ②上腔静脉阻塞——血流方向均向下 ③下腔静脉阻塞——血流方向均向上
胃肠型和蠕动波	①幽门梗阻——胃蠕动波自左肋下向右缓慢推进 ②小肠梗阻——肠蠕动波 ③结肠梗阻——宽大肠型见于腹壁周边

2. 触诊☆

（1）腹壁紧张度增加：①急性弥漫性腹膜炎（板状腹）；结核性腹膜炎（揉面感）；②右下腹腹肌紧张（急性阑尾炎）；右上腹腹肌紧张（急性胆囊炎）。

（2）压痛及反跳痛

①广泛性压痛：弥漫性腹膜炎。

②局限性压痛：麦氏点压痛，考虑急性阑尾炎；胆囊点压痛，考虑胆囊病变。

③反跳痛：腹肌紧张伴压痛、反跳痛称为腹膜刺激征，是急性腹膜炎的可靠体征。

（3）液波震颤：腹腔内有大量游离液体（3000mL 以上）。

（4）腹内脏器触诊

①肝脏

肝脏大小：弥漫性肝肿大（脂肪肝、早期肝硬化）；局限性肝肿大（肝肿瘤）；肝脏缩小（晚期肝硬化）。

肝脏质地：正常肝脏质地柔软；急性肝炎及脂肪肝时质地稍韧；慢性肝炎质韧；肝硬化质硬，肝癌质地最硬。

②胆囊

急性胆囊炎：胆囊肿大，呈囊性感，压痛明显，常有墨菲征阳性。

胰头癌：胆囊显著肿大时无压痛，但有逐渐加深的黄疸，称库瓦西耶征阳性。

胆囊结石或胆囊癌：胆囊肿大，有实性感者。

③脾脏

分度	表现	临床意义
轻度肿大	在肋下不超过 2cm	慢性肝炎、粟粒型肺结核、伤寒等
中度肿大	超过 2cm 但在脐水平线以上	肝硬化、慢性淋巴细胞性白血病、系统性红斑狼疮、淋巴瘤等
高度肿大（巨脾）	超过脐水平线或前正中线	慢性粒细胞性白血病、慢性疟疾和骨髓纤维化症等

3. 叩诊

（1）肝脏叩诊法：正常肝上界在右锁骨中线上第 5 肋间，下界位于右季肋下缘。在右腋中线上，肝上界在第 7 肋间，下界相当于第 10 肋骨水平；在右肩胛线上，肝上界为第 10 肋间，下界不易叩出。

（2）肝浊音界变化及其临床意义

肝浊音界变化	临床意义
上移	右肺不张、气腹
下移	肺气肿、右侧张力性气胸等

续表

肝浊音界变化	临床意义
扩大	肝癌、肝淤血
缩小	晚期肝硬化
消失代之以鼓音	急性胃肠穿孔，亦可见于人工气腹

（3）移动性浊音：腹腔内有1000mL以上游离液体，见于肝硬化门静脉高压症、右心衰竭等引起的腹水。

4. 听诊

（1）肠鸣音（肠蠕动音）：①增强时，肠鸣音≥10次/分，称肠鸣音活跃，见于急性胃肠炎；②呈响亮、高亢的金属音，称肠鸣音亢进，见于机械性肠梗阻；③如3～5分钟才听到一次，称肠鸣音减弱，见于低血钾；④如3～5分钟未听到肠鸣音，称为肠鸣音消失，见于麻痹性肠梗阻。

（2）振水音：在胃内有大量液体及气体存留时可出现振水音。若在空腹或餐后6小时以上仍有此音，提示幽门梗阻或胃扩张。

5. 腹部常见疾病的体征

病变	视诊	触诊	叩诊	听诊
肝硬化门静脉高压	肝病面容、蜘蛛痣及肝掌，晚期患者黄疸，腹部膨隆，呈蛙腹状，腹壁静脉曲张	早期肝肿大，质地偏硬；晚期肝脏缩小，脾大	早期肝浊音区轻度扩大；晚期肝浊音区缩小，移动性浊音阳性	肠鸣音正常
急性腹膜炎	急性病容，强迫仰卧位，腹式呼吸消失，腹腔渗出液多或肠麻痹时，腹部膨隆	出现典型的腹膜刺激征——腹壁紧张、压痛及反跳痛	鼓肠或有气腹时，肝浊音区缩小或消失，腹腔有多量渗出液时，可出现移动性浊音阳性	肠鸣音减弱或消失
肠梗阻	急性病容，腹部呼吸运动减弱，可见肠型及蠕动波	压痛，绞窄性肠梗阻有腹肌紧张及反跳痛	腹腔有多量渗出液时，可出现移动性浊音	机械性肠梗阻早期肠鸣音亢进呈金属调；麻痹性肠梗阻时肠鸣音减弱或消失

十一、肛门、直肠检查及临床意义

1. 视诊　注意有无肛门闭锁与狭窄、肛裂、肛门瘘、直肠脱垂、痔疮等。

2. 指诊

（1）剧烈触痛：肛裂和感染。

（2）触痛伴有波动感：脓肿。

（3）柔软、光滑而有弹性包块：息肉。

（4）坚硬的包块，表面凹凸不平：直肠癌。

（5）指套表面带有黏液、脓液或血液：炎症或伴有组织破坏。

十二、脊柱与四肢检查及临床意义

1. 脊柱

（1）脊柱后凸：多发生于胸段，见于佝偻病、强直性脊柱炎等。

（2）脊柱前凸：多发生于腰段，见于大量腹水等。

（3）姿势性脊柱侧凸：见于脊髓灰质炎后遗症等。

（4）压痛与叩击痛：脊椎结核、脊椎骨折、椎间盘突出等。

2. 四肢与关节

（1）匙状甲（反甲）：缺铁性贫血。

（2）杵状指（趾）：支气管扩张症、支气管肺癌、慢性肺脓肿、脓胸以及发绀型先天性心脏病等。

（3）指关节变形：类风湿关节炎。

十三、神经系统检查及临床意义

1. 脑神经检查☆

（1）视神经：①视乳头水肿，如颅内出血；②视网膜出血，如高血压。

（2）动眼神经：动眼神经麻痹，如上睑下垂；眼球外斜视、复视等。

（3）三叉神经：常表现为突然发作的一侧面部剧痛，可在眶上孔、上颌孔和颏孔三处有压痛点。

（4）面神经

	中枢性面神经麻痹	周围性面神经麻痹
病因	核上组织受损	面神经核或面神经受损
临床表现	病灶对侧颜面下部肌肉麻痹，可见鼻唇沟变浅，露齿时口角下垂（或称口角歪向病灶侧），不能吹口哨和鼓腮等	病灶同侧全部面肌瘫痪，从上到下表现为不能皱额、皱眉、闭目，角膜反射消失，鼻唇沟变浅，不能露齿、鼓腮、吹口哨，口角下垂（或称口角歪向病灶对侧），舌前2/3味觉障碍等
临床意义	多见于脑血管病变、脑肿瘤和脑炎等	多见于受寒、耳部或脑膜感染、神经纤维瘤引起的周围性面神经麻痹

2. 感觉功能

（1）感觉功能检查

①浅感觉：痛觉、触觉、温度觉。

②深感觉：运动觉、位置觉、振动觉。

③复合感觉（皮质感觉）：定位觉、两点辨别觉、立体觉和图形觉。

（2）感觉障碍的形式：疼痛、感觉减退、感觉异常、感觉过敏、感觉过度和感觉分离。

（3）临床常见感觉障碍的类型

类型	临床表现	临床意义
末梢型	肢体远端对称性完全性感觉缺失，手套和袜子状分布	多发性神经炎
神经根型	感觉障碍范围与该神经根的节段分布一致，节段型或带状，躯干呈横轴走向，四肢呈纵轴走向	椎间盘突出症、颈椎病等
脊髓型	横贯型：脊髓完全被横断，病变平面下感觉均缺失	急性脊髓炎、脊髓外伤
	半横贯型：病变同侧损伤平面以下深感觉丧失及痉挛性瘫痪，对侧痛、温觉丧失	脊髓外肿瘤、脊髓外伤等
内囊型	病灶对侧半身感觉障碍、偏瘫、同向偏盲（三偏征）	脑血管疾病
脑干型	同侧面部感觉缺失和对侧躯干及肢体感觉缺失	炎症、肿瘤和血管病变
皮质型	上肢或下肢感觉障碍，并有复合感觉障碍	大脑皮层感觉区损害

3. 运动功能

（1）随意运动

①肌力分级：0级完全瘫痪；1级可收缩；2级不对抗重力；3级不对抗阻力；4级较正常差；5级正常。

②病变部位：按病变部位分为中枢性瘫痪和周围性瘫痪，两者鉴别见下表。

鉴别点	中枢性瘫痪	周围性瘫痪
瘫痪分布	范围较广，单瘫、偏瘫、截瘫	范围较局限，以肌群为主
肌张力	增强	降低
肌萎缩	不明显	明显
腱反射	增强或亢进	减弱或消失
病理反射	阳性	阴性
肌束颤动	无	可有

（2）被动运动

①折刀样张力增高：锥体束损害。

②铅管样肌张力增高：锥体外系损害。

（3）不自主运动

①静止性震颤见于帕金森病，动作性震颤见于小脑疾患，扑翼样震颤主要见于肝性脑病。

②舞蹈症见于儿童脑风湿病变。

③手足搐搦见于低钙血症和碱中毒。

（4）共济运动

①检查方法：指鼻试验、跟－膝－胫试验、轮替动作、对指试验、闭目难立试验。

②按病损部位：小脑性（与视觉无关）、感觉性（与视觉有关）及前庭性共济失调（平衡障碍）。

4. 生理及病理反射☆

（1）生理反射

①浅反射

角膜反射：受刺激侧对侧的面神经瘫痪（直接反射存在、间接反射消失）；受刺激侧的面神经瘫痪（直接反射消失、间接反射存在）；受刺激侧三叉神经病变（直接、间接反射均消失）。

腹壁反射：上、中、下腹壁反射消失分别说明病变在胸髓7～8节、9～10节、11～12节。一侧腹壁反射消失，多见于同侧锥体束受损；上、中、下腹壁反射均消失见于昏迷或急腹症患者。

提睾反射：一侧反射减弱或消失见于锥体束损害；双侧反射消失为腰髓1～2节病损。

此外，还有跖反射，肛门反射等。

②深反射

检查内容：肱二头肌反射、肱三头肌反射、桡骨骨膜反射、膝反射、踝反射、阵挛（髌阵挛、踝阵挛）。

临床意义：深反射减弱或消失常见于末梢神经炎。深反射亢进见于锥体束的病变。

（2）病理反射：临床常用的检查有巴宾斯基征、奥本海姆征、戈登征、查多克征、霍夫曼征，提示锥体束病损。也有认为霍夫曼征为深反射亢进的表现。1岁半以内的婴幼儿阳性属于正常。

5. 脑膜刺激征及拉塞格征

（1）脑膜刺激征：临床常用的检查有颈强直、凯尔尼格征、布鲁津斯基征。脑膜刺激征阳性见于各种脑膜炎、蛛网膜下腔出血等。颈强直也可见于颈椎病、颈部肌肉病变。凯尔尼格征也可见于坐骨神经痛、腰骶神经根炎等。

（2）拉塞格征：坐骨神经根受刺激的表现，又称坐骨神经受刺激征。阳性见于腰椎间盘突出症、坐骨神经痛、腰骶神经根炎等。

第四章　实验室诊断

一、血液的一般检查及临床意义☆

1. 血常规常用参考值

参考值	男	女
红细胞计数（RBC）	（4.3～5.8）$\times 10^{12}$/L	（3.8～5.1）$\times 10^{12}$/L
白细胞计数（WBC）	（3.5～9.5）$\times 10^{9}$/L	
血小板计数（PLT）	（125～350）$\times 10^{9}$/L	
血红蛋白（Hb）	130～175g/L	115～150g/L

2. 血红蛋白和红细胞计数，红细胞形态变化

异常情况		临床意义
红细胞及血红蛋白	减少	轻度＞90g/L；中度 90～60g/L；重度 60～30g/L；极重度＜30g/L ①生成减少——巨幼细胞贫血、缺铁性贫血、白血病 ②破坏过多——溶血性贫血、脾亢、阵发性睡眠性血红蛋白尿 ③丢失过多——失血性贫血
	增多	男性 Hb＞180g/L，RBC＞6.5$\times 10^{12}$/L；女性 Hb＞170g/L，RBC＞6.0$\times 10^{12}$/L ①相对性——严重腹泻、频繁呕吐、大量出汗、大面积烧伤、糖尿病酮症酸中毒、尿崩症等 ②绝对性——阻塞性肺疾病（继发性）、真性红细胞增多（原发性）
红细胞	形态异常	①大红细胞＞10μm——溶血性贫血、巨幼细胞贫血 ②小红细胞＜6μm——缺铁性贫血 ③巨红细胞＞15μm——巨幼细胞贫血 ④大小不均——巨幼细胞贫血、溶血性贫血、失血性贫血

3. 白细胞计数

项目	临床意义
中性粒细胞	①增多——急性感染（常见化脓性）、急性大出血及溶血、急性中毒、恶性肿瘤、白血病（异常增生性） ②减少（减少症＜1.5、缺乏症＜0.5）——病毒感染、血液病、自身免疫性疾病、脾亢 ③核象变化——核左移，见于感染（急性）；核右移（5 叶者超过 3%），见于 WBC 减少、巨幼细胞贫血等
嗜酸性粒细胞	①增多——变态反应性疾病、皮肤病、寄生虫病、血液病 ②减少——伤寒的极期、应激状态、休克、库欣综合征
嗜碱性粒细胞	增多——慢性髓细胞白血病、骨髓纤维化、转移癌
淋巴细胞	①增多——感染性疾病（病毒感染）、血液病 ②异型淋巴细胞增多——肾综合征出血热

4. 网织红细胞计数　参考值（24～84）$\times 10^{9}$/L（绝对值），反映骨髓造血功能。

（1）增多：溶血性贫血、急性失血性贫血。

（2）减少：再障、急性白血病。

5. 血小板计数

（1）增多：急性大出血及溶血之后、慢性髓细胞白血病。

（2）减少：①生成障碍，如再障、急性白血病；②破坏或消耗增多，如原发免疫性血小板减少症、脾亢、系统性红斑狼疮。

6. 红细胞沉降率（简称血沉） 病理性增快常见于各种炎症（结核病、风湿热活动期）、组织损伤及坏死、恶性肿瘤、高球蛋白血症、贫血和高胆固醇血症。

二、血栓与止血检查

1. 活化部分凝血活酶时间（APTT）

（1）延长：缺乏因子Ⅷ、Ⅸ、Ⅺ，是监测肝素治疗的首选指标。

（2）缩短：血栓性疾病和血栓前状态。

2. 血浆凝血酶原时间（PT）

（1）延长：缺乏因子Ⅱ、Ⅴ、Ⅶ、Ⅹ、纤维蛋白原；严重肝病、维生素K缺乏、DIC后期及应用抗凝药物。

（2）缩短：DIC早期、脑血栓形成、心肌梗死。

3. 血浆D－二聚体 增高对诊断肺栓塞、肺梗死有重要意义。

三、骨髓检查

增生程度	成熟红细胞∶有核细胞	有核细胞（%）	常见原因
极度活跃	1∶1	>50	各种白血病
明显活跃	10∶1	10～50	白血病、增生性贫血、骨髓增殖性疾病
活跃	20∶1	1～10	正常骨髓、某些贫血
减低	50∶1	0.5～1	非重型再障、粒细胞减少或缺乏症
极度减低	200∶1	<0.5	重型再障

四、肝脏病实验室检查

1. 蛋白质代谢☆

（1）血清蛋白测定

①参考值：血清总蛋白（STP）60～80g/L；白蛋白（A）40～55g/L；球蛋白（G）20～30g/L；A/G（1.5～2.5）∶1。

②临床意义：STP及A减低见于慢性肝病、A/G比值倒置（严重肝损害）、肝外疾病（营养不良、肾病综合征）；STP及A增高见于严重脱水；STP及G增高见于慢性肝病、自身免疫性疾病、慢性炎症。

（2）血氨测定

①参考值：18～72μmol/L。

②临床意义

升高：生理性增高见于高蛋白饮食和剧烈运动后。病理性增高见于严重肝脏损害，如重型肝炎、失代偿期肝硬化、晚期肝癌，血氨升高是诊断肝性脑病的依据之一。肝外因素如上消化道大出血、休克等也可引起血氨升高。

降低：可见于低蛋白饮食及贫血。

2. 胆红素代谢☆

（1）测定血清总胆红素（STB），判断有无黄疸。

①STB > 17.1μmol/L可诊断为黄疸。

②STB17.1～34.2μmol/L为隐性黄疸。

③STB > 34.2μmol/L 为显性黄疸。

（2）三种类型黄疸实验室检查鉴别表

类型	STB	CB	UCB	CB/STB	尿胆原	尿胆红素
溶血性黄疸	↑↑	轻度↑/正常	↑↑↑	<20%	+++	−
阻塞性黄疸	↑↑↑	↑↑↑	轻度↑/正常	>50%	−	+++
肝细胞性黄疸	↑↑	↑↑	↑↑	20%～50%	+	++

3. 血清酶及同工酶检查

（1）参考值

①丙氨酸氨基转移酶（ALT）5～40U/L，天冬氨酸氨基转移酶（AST）8～40U/L，ALT/AST≤1。

②碱性磷酸酶（ALP）成人 40～150U/L，儿童 <500U/L。

③γ－谷氨酸转移酶（γ－GT）男性 11～50U/L，女性 7～32U/L。

（2）临床意义

项目	临床意义
ALT、AST	①急性病毒性肝炎——ALT/AST > 1 ②酒精性肝病——ALT 正常，AST 显著增高 ③急性心肌梗死——6～8 小时后 AST 增高 ④胆酶分离——肝细胞严重坏死，预后不良
ALP	增高见于胆道阻塞性疾病、急性肝炎、纤维性骨炎等
γ－GT	增高见于胆道阻塞性疾病、脂肪肝、胰腺炎等

4. 乙型病毒性肝炎血清标志物检测

HBsAg	抗－HBs	HBeAg	抗－HBe	抗－HBc	临床意义
−	−	−		−	未感染过 HBV
+	−	−	−	−	HBV 携带者
−	+	−	−	−	注射过乙肝疫苗，或既往感染过，仍有免疫力
−	−	−	−	+	HBsAg/抗－HBs 窗口期；既往感染未能测出抗－HBs
+	−	−	−	+	急性 HBV 感染，慢性 HBsAg 携带者
+	−	+	−	+	“大三阳”，急性或慢性乙肝，HBV 复制活跃，传染性强
+	−	−	+	+	“小三阳”，乙型肝炎后期或者慢性携带者
−	−	−	+	+	既往感染过 HBV，急性 HBV 感染恢复期，传染性低
−	+	−	+	+	急性 HBV 感染恢复期，有免疫力
+	−	+	−	−	急性乙型肝炎早期，HBV 复制活跃
+	+	−	+	−	表面抗原、e 抗原变异

五、肾功能检查

1. 肾小球功能

（1）内生肌酐清除率（Ccr）：是判断肾小球损害的敏感指标。

（2）血清肌酐（Cr）：肾小球过滤功能受损的指标。

（3）血清尿素氮（BUN）：3.2～7.1mmol/L。

BUN 增高见于：①肾前性因素（脱水、休克、急性传染病等，但血肌酐一般不升高）；②肾性因素（慢性肾衰竭）；③肾后性因素（尿路梗阻）。

2. 肾小管功能

（1）尿 β_2－微球蛋白（β_2－MG）：反映近端肾小管的重吸收功能。

（2）昼夜尿比密试验（莫氏试验）：反映远端肾小管和集合管功能状态。

六、常用生化检查

1. 糖代谢检查☆

项目	临床意义
空腹血糖（FPG）	参考值——3.9～6.1mmol/L 高糖血症——FPG＞7.0mmol/L
口服葡萄糖耐量试验（OGTT）	糖尿病——OGTT 2hPG≥11.1mmol/L
血清糖化血红蛋白（GHb）	反映近2～3个月的平均血糖水平。糖尿病性高血糖 GHb 增高，应激性高血糖 GHb 则正常

2. 血脂

项目	临床意义
血清总胆固醇	增高是动脉粥样硬化的危险因素之一
血清甘油三酯	增高是动脉粥样硬化的危险因素之一
血清脂蛋白	高密度脂蛋白——增高有利于防止动脉粥样硬化 低密度脂蛋白——增高是动脉粥样硬化的危险因素之一

3. 电解质☆

项目	临床意义
血清钾	参考值——3.5～5.3mmol/L
	①高钾血症——排出减少、摄入过多（输入大量库存血液）、细胞内钾外移增多（代谢性酸中毒） ②低钾血症——摄入不足、丢失过多、分布异常（大量应用胰岛素）
血清钠	参考值——137～147mmol/L
	①高钠血症——摄入过多、水分流失过多、尿排出减少 ②低钠血症——胃肠道失钠、尿钠排除增多、皮肤失钠、消耗性低钠
血清钙	参考值——2.2～2.7mmol/L
	①高钙血症——溶骨作用增强、吸收增加、摄入过多 ②低钙血症——成骨作用增强、吸收减少、摄入不足、肾脏疾病、急性坏死性胰腺炎、代谢性酸中毒

七、淀粉酶检查及心肌损伤标志物☆

项目	临床意义
淀粉酶	急性胰腺炎——血清淀粉酶（AMS）＞5000U/L
心肌酶	急性心肌梗死（AMI）——血清肌酸激酶（CK）在3～8小时开始增高，10～36小时达高峰，是 AMI 早期诊断的敏感指标之一

续表

项目	临床意义
心肌蛋白	心肌肌钙蛋白T（cTnT）及肌钙蛋白I（cTnI）是诊断AMI的确定性标志物，特异性优于CK-MB、LDH

八、免疫学检查

项目	临床意义
血清免疫球蛋白	补体C_3——①增高见于急性炎症；②降低见于肾小球肾炎，系统性红斑狼疮
感染免疫检测	抗链球菌溶血素“O”（ASO）——增高见于活动性风湿热、风湿性关节炎、感染
肿瘤标志物	①甲胎蛋白（AFP）——原发性肝细胞癌最特异的标志物，在排除妊娠和生殖腺胚胎肿瘤的基础上，血清AFP>400μg/L可作为诊断肿瘤的条件之一，或AFP>200μg/L，持续8周应高度怀疑肝癌，需结合影像检查等明确诊断 ②癌胚抗原（CEA）——诊断消化器官癌症，无特异性 ③癌抗原125（CA125）——诊断卵巢癌 ④糖链抗原19-9（CA19-9）——诊断胰腺癌、胆囊癌 ⑤前列腺特异抗原（PSA）——诊断前列腺癌
自身抗体检查	①类风湿因子（RF）阳性——类风湿关节炎、系统性红斑狼疮（SLE） ②抗核抗体（ANA）阳性——SLE ③抗Sm抗体阳性——为SLE特有 ④抗dsDNA抗体阳性——SLE活动期 ⑤抗SSA抗体阳性——干燥综合征

九、尿液检查

1. 一般性状

项目	临床意义
尿量	正常成人尿量为1000～2000mL/24h；多尿>2500mL/24h；少尿<400mL/24h或<17mL/h；尿量<100mL/24h为无尿
颜色	①血尿（含血量>1mL出现肉眼血尿）——泌尿系炎症、结石、肿瘤 ②血红蛋白尿（浓茶色或酱油色）——蚕豆病、恶性疟疾 ③胆红素尿（深黄色）——肝细胞性黄疸、阻塞性黄疸 ④乳糜尿（乳白色）——丝虫病 ⑤脓尿和菌尿（白色浑浊）——肾盂肾炎
气味	①氨味——慢性膀胱炎及尿潴留 ②烂苹果味——糖尿病酮症酸中毒 ③蒜臭味——有机磷中毒

2. 显微镜检查

（1）细胞：①红细胞>3/HP，称镜下血尿；②白细胞和脓细胞>5/HP，称镜下脓尿。

（2）管型

类型	临床意义
透明管型	偶见于健康人；明显增多提示肾实质病变
细胞管型	①红细胞管型——急性肾炎 ②白细胞管型——肾盂肾炎、间质性肾炎
颗粒管型	慢性肾炎、肾盂肾炎、药物毒性所致的肾小管损害

续表

类型	临床意义
蜡样管型	严重肾小管病变
脂肪管型	肾病综合征
肾衰竭管型	常出现于慢性肾衰竭少尿期，提示预后不良

（3）菌落计数：尿菌落计数≥10^5/mL 为尿菌阳性，提示尿路感染；<10^4/mL 为污染（假阳性）；10^4 ~ 10^5/mL 不能排除感染，应复查。

十、粪便检查

粪便性状	临床意义
水样/粥样便	腹泻，如急性胃肠炎、甲亢
米泔样便	霍乱
黏液脓血便	菌痢、溃疡性结肠炎、直肠癌
暗红果酱样便	阿米巴痢疾
冻状便	肠易激综合征、慢性菌痢
鲜血便	肠道下段出血
柏油样便	上消化道出血
灰白色便	阻塞性黄疸
细条状便	直肠癌
绿色便	消化不良
羊粪样便	老年人及经产妇排便无力者

十一、痰液检查

痰液性状	临床意义
黄色痰	呼吸道化脓性感染
黄绿色痰	铜绿假单胞菌感染、干酪性肺炎
红色痰	肺结核、支气管扩张症、肺癌
粉红色泡沫样痰	急性肺水肿
铁锈色痰	肺炎链球菌肺炎
咖啡色痰	阿米巴肺脓肿

十二、浆膜腔穿刺液检查

	漏出液	渗出液
原因	非炎症	炎症、肿瘤、物理或化学性刺激
外观	淡黄、浆液性	不定，可为黄色、脓性、血性、乳糜性等
透明度	透明或微浑	浑浊
比重	<1.015	>1.018
凝固	不自凝	能自凝
黏蛋白定性	阴性	阳性

续表

	漏出液	渗出液
蛋白质定量	<25g/L	>30g/L
葡萄糖定量	与血糖相近	常低于血糖水平
乳酸脱氢酶	<200U/L	>200U/L
细胞计数	$<100\times10^6/L$	$>500\times10^6/L$
细胞分类	以淋巴细胞为主	根据不同病因，分别以中性粒细胞或淋巴细胞为主；恶性肿瘤患者可找到癌细胞
细菌学检查	阴性	可找到病原菌

十三、脑脊液检查

	外观	细胞数、分类	蛋白质定性	葡萄糖	氯化物	细菌
化脓性脑膜炎	浑浊脓性	显增，主中性粒细胞	+++以上	↓↓↓	↓	有致病菌
结合性脑膜炎	微浊，毛玻璃样	增加，主淋巴细胞	++	↓↓	↓↓↓	结核杆菌
病毒性脑膜炎	清/微浊	增加，主淋巴细胞	+	正常	正常	无
蛛网膜下腔出血	血性	增加，主红细胞	+~++	正常	正常	无

第五章　心电图诊断

一、心电图基本知识

1. 常用心电图导联

（1）标准肢体导联

Ⅰ导联：正极接左上肢，负极接右上肢。

Ⅱ导联：正极接左下肢，负极接右上肢。

Ⅲ导联：正极接左下肢，负极接左上肢。

（2）胸导联

V_1导联：胸骨右缘第4肋间。

V_2导联：胸骨左缘第4肋间。

V_3导联：V_2与V_4两点连线的中点。

V_4导联：左锁骨中线与第5肋间相交处。

V_5导联：左腋前线V_4水平处。

V_6导联：左腋中线V_4水平处。

2. 心电图各波段的意义

心电图波段	临床意义
P波	心房除极波
PR段	房室交界区除极
PR间期	心房去极至心室开始去极
QRS波群	心室除极波

续表

心电图波段	临床意义
ST 段	心室缓慢复极的过程
T 波	心室快速复极的过程

二、常见异常心电图及临床意义☆

1. 心房肥大

（1）左心房肥大：P 波增宽，时间 >0.12 秒，常呈双峰型，双峰间期≥0.04 秒。多见于二尖瓣狭窄，故称“二尖瓣型 P 波”。

（2）右心房肥大：P 波高尖，肢体导联上其幅度≥0.25mV，以Ⅱ、Ⅲ、aVF 导联表现最为明显；胸导联 V_1、V_2的 P 波振幅≥0.15mV，如 P 波呈双向时，其振幅的算术和≥0.20mV 或 IPI >0.03mm·s。常见于慢性肺源性心脏病，故称“肺型 P 波”，也可见于某些先天性心脏病。

2. 心肌梗死

（1）基本图形：坏死性 Q 波、损伤性 ST 段改变、T 波倒置。

（2）心肌梗死的心电图定位诊断

梗死部位	特征性 ECG 改变导联
前间壁	$V_1 \sim V_3$
前壁	$V_3 \sim V_5$
广泛前壁	$V_1 \sim V_6$
下壁	Ⅱ、Ⅲ、aVF
高侧壁	Ⅰ、aVL
右室	$V_{3R} \sim V_{5R}$

3. 心肌缺血

（1）稳定型心绞痛：面对缺血区的导联上出现 ST 段水平型或下斜型下移≥0.1mV，T 波低平、双向或倒置，时间一般小于 15 分钟。

（2）变异型心绞痛：常于休息或安静时发病，心电图可见 ST 段抬高，常伴有 T 波高耸，对应导联 ST 段下移。

（3）慢性冠状动脉供血不足：在以 R 波为主的导联上，ST 段呈水平型或下斜型压低≥0.05mV；T 波低平、双向或倒置而呈现“冠状 T 波”。

4. 心律失常

类型	心电图表现
房性早搏	①提早出现的房性 P′波形态不同于窦性 P 波；②P′－R 间期≥0.12 秒；③QRS 波群形态正常；④代偿间歇不完全
室性早搏	①提早出现宽大畸形的 QRS 波群，前无 P′波；②QRS 波群时限常≥0.12 秒；③T 波方向与 QRS 主波方向相反；④有完全性代偿间歇
阵发性室上性心动过速	①QRS 波频率为 150～250 次/分，节律规则；②QRS 波群形态基本正常，时间≤0.10 秒；③ST－T 可无变化
室性心动过速	①相当于一系列连续的室性早搏，频率多在 100～250 次/分，节律可稍不齐；②QRS 波群宽大畸形，时限≥0.12 秒，T 波方向与 QRS 主波方向相反；③有时可见房室分离，如能发现 P 波，则 P 波频率慢于 QRS 波频率，且 P 波与 QRS 波群之间无固定关系；④偶可有心室夺获或室性融合波

续表

类型	心电图表现
心房颤动	①P 波消失，代之以心房颤动波（f 波），频率为 350～600 次/分；②心室率绝对不规则；③QRS 波群形态通常正常
房室传导阻滞	一度——窦性 P 波后均有 QRS 波群，P－R 间期延长≥0.21 秒
	①二度Ⅰ型——P－R 间期呈进行性延长，直至出现一次 QRS 波群脱落 ②二度Ⅱ型——P－R 间期恒定（正常/延长），部分 P 波后无 QRS 波群（发生心室漏搏）
	三度房室传导阻滞——①P 波后与 QRS 波群无固定关系，P－P 与 R－R 间距各有规律；②心房率＞心室率；③QRS 波群形态正常或宽大畸形

第六章　影像诊断

一、超声诊断☆

1. 二尖瓣狭窄　M 型超声心动图呈城墙样改变。

2. 胆囊结石　胆囊内见一个或数个强光团、光斑，其后方伴声影或彗星尾。强光团或光斑可随体位改变而依重力方向移动。

3. 泌尿系结石　有强回声光团或光斑，后伴声影或彗星尾征。膀胱结石可随体位改变而依重力方向移动（检出率最高）。

4. 肝硬化　肝体积缩小，肝包膜回声增强，呈锯齿样改变，肝内光点增粗增强，分布紊乱。

二、放射诊断

1. X 线☆

（1）普通检查：包括透视和 X 线摄影。

（2）特殊检查：包括软 X 线摄影和其他特殊检查（放大摄影、荧光摄影等）。

（3）造影检查：常用的造影剂有高密度造影剂（钡剂和碘剂）、低密度造影剂。

2. CT　对癌症及微小病变的早期发现和诊断有重要意义。

3. MRI　与 CT 相比，MR 检查具有无 X 线辐射、无痛苦、无骨性伪影的特点。

4. 呼吸系统常见病的影像学表现☆

常见病	影像学表现
慢性支气管炎	X 线——两肺纹理增多、增粗、紊乱
慢性阻塞性肺疾病	早期 X 线可无明显变化，随后出现肺纹理增多、紊乱等非特异性改变。主要 X 线征象为肺过度充气，肺野透亮度增高，双肺外周纹理纤细稀少，胸腔前后径增大，肋骨走行变平，横膈位置低平，心脏狭长，严重者可有肺大疱的影像学改变
支气管扩张症	CT——柱状扩张时可见“轨道征”或“戒指征”；囊状扩张时可见葡萄串样改变；扩张的支气管腔内充满黏液栓时，可见“指状征”
肺炎链球菌肺炎	X 线——实变期肺野出现均匀密度增高的片状阴影，其内可见支气管充气征
肺结核	①原发综合征——哑铃状双极现象 ②血行播散型——两肺大小、密度、分布都均匀的粟粒状阴影 ③空洞型——两肺上部多发厚壁的慢性纤维病变及空洞，周围有广泛的纤维索条影及散在的新老病灶

续表

常见病	影像学表现
肺癌	①中央型——肺门肿块影是肺癌的直接征象，肺门肿块及右肺上叶不张连在一起可形成横行“S”状下缘 ②周围型——可见分叶征、毛刺征、胸膜凹陷征、空泡征或支气管充气征

5. 循环系统常见病的影像学表现

常见病	影像学表现
风湿性心脏病	①单纯二尖瓣狭窄——心脏呈靴形 ②二尖瓣关闭不全——左心房和左心室明显增大 ③主动脉瓣狭窄——主动脉瓣区可见钙化 ④主动脉瓣关闭不全——心脏呈靴形
高血压性心脏病	主动脉增宽、延长、迂曲，心脏呈靴形
慢性肺源性心脏病	右下肺动脉增宽≥15mm，右心室增大
心包积液	中等量积液时，后前位可见心脏形态呈烧瓶形

6. 消化系统常见病的影像学表现

常见病	影像学表现
胃溃疡	直接征象——龛影，多见于胃小弯；引起的功能性改变包括痉挛性改变、分泌增加、胃蠕动增强或减弱
十二指肠溃疡	直接征象——球部龛影或变形 间接征象——激惹征、幽门痉挛、胃分泌增多和胃张力及蠕动方面的改变、球部固定压痛
胃癌	①胃内形态不规则的充盈缺损——蕈伞型癌 ②胃腔狭窄、胃壁僵硬——浸润型癌 ③形状不规则、胃轮廓内的龛影——溃疡型癌 ④黏膜皱襞破坏、消失或中断 ⑤肿瘤区蠕动消失
胃肠道穿孔	膈下有弧形或半月形透亮气体影
肠梗阻	肠管扩张，呈阶梯状气液平

7. 泌尿系统常见病的影像学表现

常见病	影像学表现
泌尿系统结石	①肾结石——圆形、卵圆形或桑椹状致密影，密度高而均匀或浓淡不等 ②输尿管结石——米粒大小的高密度影 ③膀胱结石——圆形或卵圆形致密影，大小不一。结石可随体位而改变位置
肾癌	尿路造影可见肾盏伸长、狭窄、受压变形，或肾盏封闭、扩张；CT 可见肾实质内肿块

8. 骨与关节常见病的影像学表现

常见病	影像学表现
长骨骨折	X 线是最常用、最基本的方法——骨皮质连续性中断、骨小梁断裂和歪曲，有边缘光滑锐利的线状透亮阴影，即骨折线
慢性化脓性骨髓炎	骨膜的新生骨增厚，并同骨皮质融合，呈分层状、外缘呈花边状
脊柱骨折	骨折椎体压缩呈楔形，前缘骨皮质嵌压，可见横行不规则的线状致密影

续表

常见病	影像学表现
恶性骨肿瘤	特征性 X 线表现——Codman 三角
椎间盘突出	X 线——椎间隙变窄或前窄后宽；MRI 检查是诊断椎间盘突出的最好方法

9. 常见中枢神经系统常见病的影像学表现

常见病	影像学表现
脑出血	圆形或不规则形均匀密度增高影
蛛网膜下腔出血	脑沟、脑池、脑裂内密度增高影
脑梗死	低密度灶
脑瘤	首选 MRI
脑挫裂伤	低密度脑水肿区散在斑点状高密度出血灶
颅内出血	可见相应部位的高密度影

三、放射性核素诊断

1. 甲状腺激素测定。
2. 血清促甲状腺激素（TSH）测定。
3. C 肽测定。
4. 胰岛素测定。

第七章　病历与诊断方法

一、病历书写格式与内容

1. 门诊病历中初诊门诊病历重点记录本次就诊主诉、现病史等，体格检查按顺序简要记载关键体征，依病情选辅助检查并记录，结合资料做初步诊断，记录医嘱等；复诊门诊病历侧重记录上次治疗后病情变化等，依结果修正诊断并记录治疗内容。

2. 住院病历由病历模板、编辑工具和主界面组成。入院记录涵盖患者基本信息、病史、体格和辅助检查结果等；首次病程记录包括病例特点等；病程记录跟踪病情变化等；还有上级医师查房记录、特殊病程记录和其他记录。

二、确立诊断步骤及原则

分三步，首先调查研究，搜集病史、体检和辅助检查等资料；其次综合分析得出初步诊断，培养临床思维；最后反复实践，验证诊断，积累经验。

三、诊断内容及书写

完整诊断含病因、病理解剖等多种诊断，按主次排列。病历书写要认真、内容确切等，电子病历书写有诸多注意事项，如防内容丢失、及时保存、规范签名和打印归档等。

传染病学

第一章 传染病学总论

一、感染

1. 概念

（1）感染性疾病：是由病原体感染人体所致的疾病，包括传染病和非传染性感染性疾病。

（2）感染：是病原体与人体相互作用的过程，病原体主要是病原微生物和寄生虫。

2. 分类

感染分类	感染次数	病原体种数
首发感染	初次	
重复感染	再次	同一病原体
混合感染	同时	不同病原体
重叠感染	先后	

3. 感染过程的表现☆

病原体被清除	被治愈（最好结果）
隐性感染（最常见）	无临床表现，有抗体
显性感染	发生率最低，最易识别
病原携带者（排菌）	最易造成传染流行
潜伏性感染	免疫力下降时发病——“迟早暴发”

4. 感染过程中病原体的作用 致病作用包括侵袭力、毒力、数量、变异性。

5. 感染过程中免疫应答的作用

<table>
<tr><td rowspan="3">保护性免疫</td><td>非特异性免疫</td><td colspan="2">天然屏障、吞噬作用、体液因子</td></tr>
<tr><td rowspan="2">特异性免疫</td><td>细胞免疫</td><td>T 淋巴细胞（吞噬病原体）</td></tr>
<tr><td>体液免疫</td><td>B 淋巴细胞（产生抗体），分为 IgG（出现晚，时间长）、IgM（出现早，时间短）、IgA、IgD 和 IgE</td></tr>
<tr><td>变态反应</td><td colspan="3">对人体不利</td></tr>
</table>

二、传染病的流行过程

（一）流行过程的基本条件☆

1. 传染源 包括患者、隐性感染者、病原携带者（最重要）、受感染的动物。

2. 传播途径 母婴传播属于垂直传播，其他途径称为水平传播。

（1）呼吸道传播（如经空气、飞沫）：①流行性感冒；②流行性脑脊髓膜炎。

（2）消化道传播：①霍乱；②伤寒；③细菌性痢疾。
（3）血液和体液传播：①乙型肝炎、丙型肝炎；②艾滋病。
（4）接触传播：①直接接触传播，如狂犬病；②间接接触传播。
（5）虫媒传播：①流行性乙型脑炎；②疟疾。
（6）母婴传播（垂直传播）：①乙型肝炎；②艾滋病。
（7）医源性感染。

3. 易感人群　可通过增强机体免疫力等保护易感人群。

（二）影响流行过程的因素

1. 自然因素。
2. 社会因素。
3. 个人行为因素。

三、传染病的特征☆

1. 病原体。
2. 传染性。
3. 流行病学特征

（1）流行性
①散发：发病率处于一般水平。
②流行：发病率高于一般水平。
③大流行：流行范围超过国界或洲界。
④暴发：某种传染病病例的发病高度集中，短时间内发生。
（2）季节性。
（3）地方性。

4. 感染后免疫。

四、传染病的诊断

1. 流行病学资料。
2. 临床资料。
3. 实验室检查及病原学检查。

五、传染病的治疗

一般治疗、对症治疗、病原治疗、康复治疗、中医药治疗。

六、传染病的预防☆

1. 管理传染源。
2. 切断传播途径。
3. 保护易感人群。

第二章　病毒感染

第一节　病毒性肝炎

一、病原学☆

1. 甲型肝炎病毒（HAV）　属于 RNA 病毒，IgM 抗体（+）提示正在感染，IgG 抗体（+）提示恢复期或既往感染。甲型肝炎是最常见的急性肝炎，无慢性，潜伏期为 1 个月。

2. 乙型肝炎病毒（HBV） 属于嗜肝 DNA 病毒。完整的乙肝病毒又称为 Dane 颗粒。乙型肝炎潜伏期为 3 个月。

（1）HBsAg：感染标志，“最早”血清学标志。

（2）抗 - HBs：唯一保护性抗体。

（3）HBeAg：复制和传染性的标志。

（4）抗 - HBe。

（5）抗 - HBc：核心抗体（“c 位”），“最早”抗体。

（6）HBcAg。

（7）HBV DNA：病毒有无复制找 DNA。感染最直接、特异和灵敏的指标。

3. 丙型肝炎病毒 多为慢性肝炎，输血传播最常见。

4. 丁型肝炎病毒 为缺陷病毒，借助 HBV 才能感染机体。

5. 戊型肝炎病毒 为无包膜球形颗粒。

二、流行病学☆

1. 传染源 甲、戊型肝炎的传染源主要是急性期患者和亚临床感染者，乙、丙、丁型肝炎的传染源是相应的急、慢性患者及病毒携带者。

2. 传播途径 甲、戊型肝炎主要经粪 - 口途径传播，乙、丙、丁型肝炎可通过血液和体液传播。

3. 易感人群 感染甲肝、戊肝可获得免疫力。感染乙肝产生抗 - HBs，一般不会再次感染；部分感染者可演变为慢性。

三、临床表现

1. 急性肝炎 总病程 2 ~ 4 个月。

（1）急性黄疸型肝炎

①黄疸前期：发热，尿色加深，传染性最强。

②黄疸期：热退，巩膜首先黄深，ALT 最高，消化道症状减轻。

③恢复期。

（2）急性无黄疸型肝炎：临床症状轻，占大多数。甲、戊型肝炎以黄疸型多见，急性丙型肝炎临床表现较轻，以无黄疸型多见。

2. 慢性肝炎 病程超过半年。

分度	轻度	中度	重度
症状	轻微	居于轻度和重度之间	有明显或持续的肝炎
体征	轻微	居于轻度和重度之间	肝病面容、肝掌、蜘蛛痣、脾大，无门静脉高压表现者
实验室检查	肝功能指标 1 ~ 2 项异常	居于轻度和重度之间	ALT、AST、球蛋白均升高，白蛋白降低，A/G 比值异常

3. 重型肝炎

（1）典型表现：黄疸、出血、肝性脑病（最常见、最重要）。

（2）临床分型

①急性重型肝炎（急性肝衰竭）：急性起病；2 周内出现Ⅱ度以上肝性脑病。

②亚急性重型肝炎（亚急性肝衰竭）：急性起病；15 ~ 26 日出现肝衰竭。

③慢性重型肝炎：慢性肝病；急性肝功能失代偿。

④慢性肝衰竭：在肝硬化的基础上，出现门静脉高压、腹水、慢性肝功能失代偿。

（3）分期

①早期：黄疸迅速加深，血清胆红素大于正常值上限10倍或每日上升≥17.1μmol/L，30%＜PTA≤40%，或经病理学证实。

②中期：有Ⅱ度肝性脑病和/或明显腹水或出血倾向（出血点或瘀斑），20%＜PTA≤30%。

③晚期：有难治性并发症，PTA≤20%。

4. 淤胆型肝炎

（1）黄疸持续3周以上。

（2）阻塞性黄疸：以直接胆红素升高为主。

（3）起病类似急性黄疸型肝炎，但自觉症状较轻（肝细胞损害轻）。

（4）黄疸具有三分离特征：①消化道症状轻；②ALT上升幅度低；③凝血酶原时间延长或凝血酶原活动度下降不明显；④黄疸重。

（5）胆道疾病指标升高：血清胆汁酸、γ-谷氨酰转肽酶、碱性磷酸酶、胆固醇可明显升高。

四、实验室检查☆

1. 血清转氨酶 反映肝细胞受损最早，最敏感的指标是丙氨酸氨基转移酶（ALT）。急性肝炎时ALT＞AST。重型肝炎时AST＞ALT，线粒体损害严重。ALT升高幅度不能区别急性肝炎与重型肝炎。

2. 血清胆红素 重型肝炎胆酶分离。

3. 血清蛋白 肝脏严重损害，A/G比值下降或倒置。

4. 凝血酶原活动度（PTA） PTA≤40%为肝细胞大量坏死的肯定界限，为重型肝炎诊断及判断预后的重要指标。

五、治疗

1. 休息：病情活动时卧床休息。

2. 饮食调节。

3. 抗病毒治疗

（1）急性肝炎：一般不需要，急性丙型肝炎需要抗病毒治疗。

（2）慢性肝炎：需要抗病毒治疗。乙肝常首选核苷（酸）类似物恩替卡韦，丙肝首选直接抗病毒药物索磷布韦，失代偿期肝硬化禁用干扰素。

六、预防

1. 控制传染源。

2. 切断传播途径。

3. 保护易感人群

（1）甲型肝炎：接种甲肝减毒活疫苗或灭活疫苗。

（2）乙型肝炎：①注射乙肝免疫球蛋白；②接种乙型肝炎疫苗。

第二节　流行性感冒

一、流行病学☆

1. 传染源 主要为流行性感冒（简称流感）患者和隐性感染者。潜伏期即有传染性。

2. 传播途径 经呼吸道飞沫传播和气溶胶传播。

二、临床表现

潜伏期通常为1～3日，最短数小时。起病多急骤，以全身中毒症状为主。

1. 单纯型 最常见。全身症状明显，局部症状轻。

2. 肺炎型 高热、烦躁、呼吸困难、咳血痰和明显发绀。

3. 其他类型 中毒型、胃肠型、脑炎型。

4. 并发症

（1）呼吸道并发症：细菌性气管炎、细菌性支气管炎、细菌性肺炎。

（2）肺外并发症：雷耶（Reye）综合征、中毒性休克、骨骼肌溶解、心肌炎、心包炎。

三、实验室检查

1. 血液检查：白细胞计数正常或降低，淋巴细胞相对增加。
2. 病毒分离。
3. 血清学检查。
4. 病毒核酸检测。
5. 病毒抗原检测。
6. 胸部影像学检查。

四、鉴别诊断

1. 普通感冒 多为散发，起病较慢，可由多种呼吸道病原体感染引起。通常流感全身症状比普通感冒重，而普通感冒呼吸道局部症状更突出。

2. 传染性非典型肺炎（SARS） 由 SARS 冠状病毒引起，具有明显传染性，可累及多个脏器、系统。

五、治疗

1. 治疗原则

（1）隔离患者。

（2）及早应用抗流感病毒药物治疗。

（3）加强支持治疗和防治并发症。

（4）合理应用对症治疗药物。儿童忌用阿司匹林。

2. 抗流感病毒药物治疗

（1）神经氨酸酶抑制剂：如奥司他韦。

（2）血凝素抑制剂：抑制病毒脂膜与宿主细胞的融合。

（3）M2 离子通道阻滞剂：金刚烷胺和金刚乙胺。

第三节　人禽流感

一、流行病学☆

1. 传染源 主要是被禽甲型流感病毒感染的禽类动物。

2. 传播途径 主要经呼吸道传播。

3. 易感人群 人类对禽流感病毒不易感。

4. 流行特征 全年均可散发，无明显季节性。

二、病理

肺部主要病理特征是肺泡和支气管黏膜损伤严重，肺急性渗出性炎症改变等。

三、临床表现

潜伏期一般为 1 ~ 7 日，通常为 3 日左右。急性起病，早期表现类似流感，出现发热、咳嗽等。

四、实验室检查及其他检查

1. 血常规检查。
2. 尿常规检查。
3. 血生化检查。
4. 血清学检查。
5. 病原学检查。
6. 胸部影像学检查。

五、治疗

1. 隔离 所有病例均应尽早隔离治疗。

2. 对症及支持治疗 应用解热药、止咳祛痰药等。

3. 抗病毒治疗

（1）神经氨酸酶抑制剂：奥司他韦。

（2）M2 离子通道阻滞剂：金刚烷胺和金刚乙胺。

六、预防

1. 控制传染源。
2. 切断传播途径。
3. 保护易感人群。

第四节　艾滋病

一、病原学☆

艾滋病即获得性免疫缺陷综合征（AIDS），是由人类免疫缺陷病毒（HIV）感染引起的性传播疾病。

HIV 为单链 RNA 病毒，分为 HIV－1 型和 HIV－2 型，HIV－1 型为主要流行株。HIV 主要感染 CD_4^+ T 细胞，造成细胞免疫功能缺损；也感染单核－吞噬细胞、小神经胶质细胞和骨髓干细胞等，有嗜淋巴细胞性和嗜神经性。

二、流行病学☆

1. 传染源 艾滋病患者和无症状 HIV 感染者。

2. 传播途径 性接触传播、血源传播、母婴传播。

3. 易感人群 人群普遍易感。男男同性性行为者、静脉注射毒品者、与 HIV/AIDS 患者有性接触者、多性伴人群、性传播感染者是 HIV 感染者的高危人群。

三、临床表现☆

1. 急性期 大多临床症状轻微。以发热最常见，可伴有头痛、咽痛、恶心、呕吐、腹泻、皮疹、关节痛、淋巴结肿大以及神经系统症状等。

2. 无症状期 临床无明显症状，但血中可检出病毒及抗体，有传染性。

3. 艾滋病期 患者 CD_4^+ T 淋巴细胞计数明显下降，多少于 200/μL，HIV 血浆病毒载量明显升高。主要表现为持续 1 个月以上的发热、盗汗、腹泻，体重减轻 10% 以上；各种机会性感染及肿瘤。

四、并发症

1. 呼吸系统：肺孢子菌肺炎最为常见。
2. 中枢神经系统：如病毒性脑膜脑炎。

3. 消化系统：肠道隐孢子虫感染较为常见。

4. 口腔、皮肤并发症。

5. 眼部：可见巨细胞病毒性和弓形虫性视网膜炎。

6. 肿瘤：卡波西肉瘤是艾滋病患者最常见的肿瘤。

五、实验室检查☆

1. 免疫学检查 T淋巴细胞计数下降，CD_4^+ T淋巴细胞减少，$CD_4^+/CD_8^+ < 1.0$。

2. 病原学检测

（1）HIV-1/2抗体检测：是HIV感染诊断的“金标准”。

（2）HIV核酸检测。

（3）抗原检测。

（4）HIV基因型耐药检测。

六、诊断

成人及15岁（含15岁）以上青少年HIV感染者，诊断如下。

1. 急性期 ①3~6个月内有流行病学史和/或有急性HIV感染综合征和/或有持续性全身性淋巴结病；②抗体筛查试验无反应，两次核酸检测均为阳性；③一年内出现HIV血清抗体阳转。

2. 无症状期 ①CD_4^+ T淋巴细胞计数为200~500/μL；②无症状或符合无症状期相关临床表现。

3. 艾滋病期 HIV感染加相应临床表现；或确诊HIV感染，且CD_4^+ T淋巴细胞数<200/μL。

第五节 肾综合征出血热（流行性出血热）

一、病原学☆

汉坦病毒属于布尼亚病毒科汉坦病毒属，为单股负链RNA病毒。

二、流行病学

1. 传染源 鼠类，黑线姬鼠（野鼠型）、褐家鼠（家鼠型）。

2. 传播途径 呼吸道传播、消化道传播、接触传播、垂直传播及虫媒传播。

3. 易感人群 人群普遍易感。

三、临床表现☆

三大主症为发热、出血、肾脏损害。

1. 发热期

（1）全身中毒症状：“三痛”（头痛、眼眶痛、腰痛）。

（2）毛细血管损伤表现

充血	皮肤充血	“三红”（颜面、颈部、胸部皮肤潮红）
	黏膜充血	眼结膜、软腭、咽部
出血	皮肤出血	腋下和胸背部，呈条索状、抓痕状出血点
	黏膜出血	软腭呈针尖样出血点
水肿	眼睑、颜面、球结膜水肿	

（3）肾脏损害：蛋白尿、血尿和少尿，有时尿中可见膜状物。

2. 低血压休克期 主要为低血容量休克的表现，热退后病情加重是特征。

3. 少尿期 多发生于第5～8日，持续时间一般为2～5日。24小时尿量少于400mL为少尿，少于50mL为无尿。可引起尿毒症、酸中毒和水电解质紊乱，重者可出现高血容量综合征和肺水肿。

4. 多尿期 病程第9～14日，持续时间一般为7～14日，移行期和多尿早期症状仍重。

5. 恢复期 一般在病程的3～4周开始，症状好转。

四、实验室检查

1. 血常规 白细胞、中性粒细胞计数均升高，血小板降低，可见异型血小板、异型淋巴细胞。

2. 尿常规 突然出现大量尿蛋白，部分病例尿中出现膜状物。

3. 血清学检查 检出特异性抗体IgM 1:20为阳性。

五、诊断

1. 流行病学资料 在流行地区、流行季节，最长潜伏期内有疫区逗留史或直接、间接与鼠类或其粪便有接触史。

2. 临床表现 包括发热、出血、肾损害三大主症，“三红”“三痛”，热退病情反而加重，有临床五期经过等。

3. 实验室检查 外周血WBC增多，早期出现异型淋巴细胞（>7%）与血小板减少。尿蛋白于短期内急剧增加，如见膜状物及包涵体更有助于诊断。血清特异性抗体IgM阳性，血或尿标本病毒抗原或病毒RNA阳性。

六、治疗

早发现，早休息，早治疗，少搬动。注意防治休克、出血、肾衰竭和继发感染。

七、预防

1. 控制传染源 防鼠、灭鼠是预防本病的关键措施。

2. 切断传播途径 注意食品卫生，防止食品被鼠类污染。注意个人防护，不用手接触鼠及其排泄物。注意灭螨。

3. 保护易感人群 疫区内高危人群可接种疫苗。

第六节 狂犬病

一、概述

狂犬病又称恐水病，是由狂犬病毒引起的以侵犯中枢神经系统为主的人畜共患急性传染病。临床表现为恐水、怕风、狂躁、恐惧不安、流涎和咽肌痉挛，最终发生瘫痪而危及生命。病死率几乎100%。

二、流行病学

1. 传染源 带狂犬病毒的动物是本病的传染源，一般来说狂犬病的患者不是传染源。

2. 传播途径 主要通过被患病动物咬伤传播。黏膜和皮肤也是病毒的重要侵入门户，少数可在宰杀病犬过程中被传染。

3. 易感人群 人群普遍易感。

三、临床表现☆

1. 前驱期 常有发热、头痛、乏力、纳差、恶心、周身不适等症状。对痛、声、风、光等刺激开始敏感，并有咽喉紧缩感。

2. 兴奋期 患者高度兴奋，表现为极度恐惧、恐水、恐风。恐水是本病的特殊症状，可引起咽喉肌痉挛。少数患者可有精神失常。

3. 麻痹期 出现弛缓性瘫痪，尤以肢体软瘫为多见，最终因呼吸麻痹和循环衰竭而死亡。

四、检查

1. 血、尿常规和脑脊液检查：白细胞计数（10～20）$\times 10^{9}/L$不等，中性粒细胞多在80%以上。尿常规可发现轻度蛋白尿。脑脊液压力正常或轻度升高，蛋白稍升高，细胞数低于$200\times 10^{6}/L$。

2. 病原学检查。

3. 病毒抗体检测。

五、治疗

狂犬病是所有传染病中最凶险的疾病，一旦发病，预后极差。目前无特效治疗方法。

六、预防☆

1. 控制传染源 家犬定期预防接种。

2. 伤口的处理

（1）在咬伤的当时，先局部挤压、针刺使其尽量出血。

（2）用20%肥皂水充分冲洗创口，再用5%碘酊反复涂拭。

（3）伤口一般不予缝合或包扎，以便排血引流。

（4）局部浸润注射——抗狂犬病免疫球蛋白或免疫血清。

3. 预防接种

（1）疫苗接种：①暴露前预防，用于高危人群，接种3次；②暴露后预防，接种4次或5次。

（2）免疫球蛋白注射。

第七节 流行性乙型脑炎

一、流行病学☆

1. 传染源 猪是主要传染源（人不是主要的传染源）。

2. 传播途径 流行性乙型脑炎（简称乙脑）主要通过蚊虫叮咬而传播。

3. 易感人群 人群普遍易感。

4. 流行特征 热带地区全年均可发病，温带和亚热带地区主要集中在7～9月。发病人群以10岁以下儿童为主，尤以2～6岁儿童发病率为高。

二、病理

本病为全身性感染，但主要病变在中枢神经系统。乙脑患者的脑组织病变范围较广，以大脑皮质、间脑和中脑病变最为严重，可累及脊髓。

三、临床表现☆

典型患者病程可分为以下4期，无发热期。

1. 初期 起病急骤，发热，伴头痛（最常见和最早）、食欲不振、呕吐，多有嗜睡和精神倦怠。少数患者可有颈项强直。

2. 极期 高热、抽搐、呼吸衰竭是乙脑极期的严重表现。

（1）高热。

（2）意识障碍。

（3）惊厥或抽搐。

（4）呼吸衰竭：为最主要死亡原因。

（5）其他神经系统症状和体征：脑膜刺激征可阳性。

3. 恢复期 神志转清，症状和体征逐渐好转。

4. 后遗症期 发病半年后，部分重症患者仍有意识障碍、痴呆、失语、肢体瘫痪、扭转痉挛和精神失常等，称为后遗症。癫痫后遗症可持续终生。

5. 并发症 以支气管肺炎最常见，其次为肺不张、败血症、尿路感染、褥疮等。

6. 临床分型

类型	体温	神志	抽搐	呼吸衰竭	备注
轻型	＜39℃	清楚	无	无	
普通型	39～40℃	嗜睡、浅昏迷	偶有	无	明显脑膜刺激征
重型	＞40℃	中度昏迷	反复或持续	可有	肢体瘫痪
极重型	＞40℃	深昏迷	反复或持续	迅速出现	出现脑疝

四、实验室检查

1. 血象 白细胞计数增高。

2. 脑脊液 脑脊液压力增高，外观清或微浑，白细胞计数增多。

3. 血清学检查 特异性 IgM 抗体、血凝抑制试验、补体结合试验。

4. 病原学检查 病毒分离、病毒抗原或核酸检测。

五、治疗

1. 一般治疗。

2. 对症治疗：抢救治疗的关键是及时处理高热、抽搐、呼吸衰竭。

（1）降温：以物理降温为主，药物降温为辅；同时降低室温。

（2）止痉：①高热者以降温为主；②脑水肿所致者以脱水降低颅内压为主，可用20%甘露醇快速静脉滴注；③因脑实质病变引起的抽搐，可使用镇静剂，首选地西泮。

（3）防治呼吸衰竭：积极降温、控制颅内压。

六、预防

以防蚊、灭蚊及预防接种为预防乙脑的关键。

第三章 细菌感染

第一节 流行性脑脊髓膜炎

一、病原学

脑膜炎奈瑟菌（又称脑膜炎球菌），革兰染色阴性双球菌，呈肾形或卵圆形，有荚膜，无芽孢。

二、流行病学☆

1. 传染源 患者和带菌者，人是唯一宿主。

2. 传播途径 病原菌主要通过呼吸道传播。

3. 易感人群 人群普遍易感。

4. 流行特征 冬春季高发。

三、临床表现☆

1. 普通型

（1）前驱期（上呼吸道感染期）：病原菌自鼻咽部侵入。传染性最强，可发现脑膜炎球菌。

（2）败血症期：病原菌进入血液。迅速出现寒战、高热、头痛、呕吐、全身乏力、肌肉酸痛及精神萎靡等症状。重要体征是皮疹，病情严重时有瘀点瘀斑，血瘀点培养找病原菌。

（3）脑膜炎期：病原菌进入脑膜。有剧烈头痛、脑膜刺激征。

（4）恢复期：病原菌被清除。症状好转。

2. 暴发型

（1）休克型：全身症状重，脑部症状轻，有遍及全身的瘀斑、瘀点，休克，易发生 DIC。无脑膜刺激征，无脑脊液异常。

（2）脑膜炎型：以中枢神经症状为主，有脑膜炎和脑炎表现，迅速进入昏迷，严重者可发生脑疝而致呼吸衰竭。

（3）混合型：病死率最高。

3. 轻型 病变轻微，低热，可有轻度头痛、咽痛等，皮肤黏膜可见少数出血点。

4. 慢性型 极少见。

四、实验室检查

1. 血象：白细胞明显增加。
2. 脑脊液检查：是确诊的重要方法。
3. 细菌学检查

（1）涂片：刺破皮肤瘀点，挤出少量组织液，或脑脊液沉淀涂片。

（2）细菌培养。

4. 血清学检查：包括特异性抗原、抗体检测。
5. 分子生物学检查。

五、病原治疗

普通型流脑，青霉素为首选药，也可以用头孢菌素类、氯霉素、磺胺类药。

第二节 伤寒

一、病原学

伤寒杆菌属沙门菌属 D 组，革兰染色阴性，只产生内毒素。

二、流行病学☆

1. 传染源 患者和带菌者是本病唯一传染源，慢性带菌者是最重要的传染源（“伤寒玛丽”）。

2. 传播途径 主要经粪 – 口途径传播。

3. 易感人群 人群普遍易感，病后可获得持久免疫力。

4. 流行特征 夏秋季高发，发病以学龄儿童和青年多见。

三、病理

伤寒的病理改变主要为全身单核 – 巨噬细胞系统（肝、脾、淋巴结、骨髓）的炎性增生反应，最具特征性的病变部位在回肠末段的集合淋巴结和孤立淋巴滤泡；若病灶波及血管，可引起肠出血；若溃疡深达浆膜层，可导致肠穿孔。

四、临床表现☆

（一）典型伤寒

1. 初期（侵袭期） 病程第1周。缓慢起病，发热是最早出现的症状，体温呈弛张热型，逐渐上升。常伴有头痛、全身不适、乏力、食欲减退、腹部不适等症状。

2. 极期 病程第2~3周。

（1）高热：多为稽留热型，少数为弛张热或不规则热型。

（2）消化系统：便秘、腹泻、腹部压痛。极易出现肠出血（最常见），肠穿孔（最严重）。

（3）神经系统：表情淡漠。

（4）循环系统：可有相对缓脉、重脉，并发中毒性心肌炎时，相对缓脉不明显。

（5）肝脾大。

（6）皮疹：出现暗红色小斑丘疹，称为玫瑰疹，压之褪色。

3. 缓解期 病程第4周。仍有肠出血，肠穿孔的危险。

4. 恢复期 病程第5周。

（二）再燃与复发

再燃与复发是由于病灶内伤寒杆菌未被完全消灭，多见于抗菌治疗过短的患者。

1. 再燃 体温尚未达到正常，又再度升高，见于缓解期。

2. 复发 进入恢复期，体温正常1~3周后，发热等临床症状再度出现。

（三）慢性带菌者

慢性带菌者多为胆囊带菌。

五、实验室检查

1. 血象 白细胞计数不高，中性粒细胞减少，嗜酸性粒细胞计数减少或消失。

2. 病原学检查

（1）骨髓培养：阳性率受病程及应用抗菌药的影响小。

（2）血培养：病程第1周阳性率最高。

（3）粪便培养：第3~4周阳性率最高。

3. 血清学检查 伤寒血清凝集试验又称为肥达反应，其临床意义如下：

（1）菌体“O”抗原，提示近期感染，产生抗体IgM。

（2）鞭毛“H”抗原，提示既往感染，产生抗体IgG。

（3）只有“O”抗体升高，可能是疾病的早期。

（4）仅有“H”抗体升高，可能是患过伤寒，或接种疫苗的回忆反应。

（5）“O”抗体升高，只能推断为伤寒类感染。

（6）区别需依“H”抗体（伤寒，副伤寒甲、乙、丙）。

（7）肥达反应阴性不能排除伤寒。

（8）“O”抗体≥1:80，“H”抗体≥1:160，或“O”抗体升高呈4倍以上者，更有诊断意义。

六、治疗

氟喹诺酮类是治疗伤寒的首选药物，疗程14日。孕妇、儿童、哺乳期妇女慎用氟喹诺酮类，建议用第三代头孢菌素。肠出血者禁用泻剂及灌肠。

小　结

伤寒诗

沙门阶梯慢，玫瑰留淡漠，脉缓肝脾大，白减嗜酸消，穿肠回下段，肥达养喹诺。

沙门菌，起病慢，体温阶梯上升，玫瑰疹，稽留热，表情淡漠，相对缓脉，肝脾肿大，白细胞减少，嗜酸性粒细胞消失，肠穿孔，回肠下段，肥达试验，血培养，用喹诺酮。

第三节　细菌性痢疾

一、病原学

志贺菌属于肠杆菌科，为革兰阴性杆菌，可将志贺菌分为A、B、C、D四群，分别相当于痢疾志贺菌（最毒，外毒素最强）、福氏志贺菌、鲍氏志贺菌、宋内志贺菌（病情轻，不典型）。

二、流行病学☆

1. 传染源　主要是急、慢性菌痢患者和带菌者。

2. 传播途径　主要经粪－口途径传播。

3. 易感人群　人群普遍易感。学龄前儿童和青壮年为高发人群。儿童、老年人和营养不良者较易出现重症和死亡。病后可获得一定的免疫力，但持续时间短，且不同菌群及血清型间无交叉免疫，故易反复或重复感染。

4. 流行特征　夏秋季发病率高。

三、病理

细菌性痢疾（简称菌痢）的主要病变部位是乙状结肠和直肠，严重者可以波及整个结肠甚至回肠末端。

四、临床表现☆

1. 急性菌痢

<table>
<tr><td>轻型</td><td colspan="3">低热，腹泻<10次/日，有黏液无脓血，左下腹压痛</td></tr>
<tr><td>典型</td><td colspan="3">高热，腹泻10～30次/日，有黏液脓血便，左下腹压痛，里急后重</td></tr>
<tr><td>重型</td><td colspan="3">腹泻>30次/日，稀水脓血便，左下腹压痛，里急后重明显，并发症多，多见于年老、体弱和营养不良者</td></tr>
<tr><td rowspan="3">中毒型</td><td rowspan="3">多见于2～7岁儿童，全身中毒症状严重，呼吸循环衰竭，局部肠道症状轻</td><td>休克型（周围循环衰竭型）</td><td>感染性休克、多脏器功能损伤或衰竭</td></tr>
<tr><td>脑型（呼吸衰竭型）</td><td>脑疝、呼吸衰竭、昏迷</td></tr>
<tr><td>混合型</td><td>病死率最高</td></tr>
</table>

2. 慢性菌痢

慢性迁延型	最多见
急性发作型	慢性菌痢史和急性发作
慢性隐匿型	最少见

五、诊断

1. 流行病学资料　夏秋季有不洁饮食或与菌痢患者有接触史。

2. 临床表现

（1）急性期：腹泻、黏液或脓血便、里急后重。

（2）慢性菌痢：患者常有急性菌痢史。

（3）中毒型菌痢：全身重、局部轻。

3. 实验室检查 大量脓（白）细胞、少量红细胞。粪便培养出志贺菌是确诊依据。

六、鉴别诊断

鉴别要点	阿米巴痢疾	急性细菌性痢疾
病原	阿米巴原虫	志贺菌
全身症状	轻微，低热	较重，发热（多），且较高
腹痛	轻，右下腹（回盲部，升结肠）	重，左下腹（乙状结肠－大肠出口处）
腹泻	较轻	重
里急后重	轻	重
大便性状	暗红色，果酱样，有腥臭	黏液，脓、血混合，无腐臭
大便镜检	红细胞多于白细胞	大量白细胞，少量红细胞
大便培养	阿米巴滋养体或包囊	有志贺菌生长

七、治疗

急性菌痢时氟喹诺酮类药物为首选，但儿童、孕妇及哺乳期患者应慎用或禁用。

八、预防

菌痢的预防应采用以切断传播途径为主的综合性预防措施。

第四节 霍乱

一、病原学

霍乱弧菌，外毒素是霍乱弧菌最重要的致病物质。

二、流行病学

1. 传染源 患者及带菌者。

2. 传播途径 主要通过粪－口途径传播。

3. 易感人群 人群普遍易感。

4. 流行季节 夏秋季。

三、临床表现☆

无发热、无腹痛、无脓血、无里急后重。

1. 泻吐期

（1）剧烈腹泻继之呕吐，先泻后吐。

（2）大便、呕吐物呈米泔水样。

2. 脱水期

（1）低血钠，双侧腓肠肌痉挛。

（2）低血钾。

（3）代谢性酸中毒。

（4）双手呈“洗衣妇手”。

（5）休克，肾衰竭。

（6）暴发型（干性霍乱），因循环衰竭而死亡。

3. 恢复期或反应期　可有反应性低热。

四、并发症

1. 肾衰竭：最严重，为常见死因。
2. 急性肺水肿。

五、实验室检查

1. 悬滴检查　将新鲜粪便做悬滴暗视野显微镜检查，可见运动活泼呈穿梭状的弧菌，此为动力试验阳性。

2. 确定诊断　可依据粪便培养。

六、治疗

1. 静脉补液　最初24小时总入量按临床分型的轻、中、重分别给3000～4000mL、4000～8000mL、8000～12000mL。

2. 抗菌治疗　仅为辅助治疗，氟喹诺酮类应早期使用。

小　结

各种疾病的对比

病名	病原体	好发季节	传染源	传播途径	主要毒素
流脑	脑膜炎奈瑟菌	冬春	患者、带菌者	呼吸道	内毒素
伤寒	伤寒杆菌	夏秋	患者、带菌者	粪－口	内毒素
菌痢	痢疾杆菌	夏秋	患者、带菌者	粪－口	内毒素
霍乱	霍乱弧菌	夏秋	患者、带菌者	粪－口	外毒素

第五节　结核病

一、病原学

结核分枝杆菌，又称抗酸杆菌。

二、流行病学☆

1. 传染源　排菌的开放性肺结核患者（主要）。

2. 传播途径　呼吸道传播、消化道传播、垂直传播。

三、临床表现

1. 全身症状　发热为肺结核最常见的全身中毒性症状，多为午后低热，伴盗汗。

2. 呼吸系统症状　常见咯血。

3. 体征　继发性肺结核在肺尖、肩胛间区闻及细湿啰音。巨大空洞——空嗡音。

四、实验室检查☆

1. 细菌学检查　痰结核分枝杆菌检查是确诊肺结核最特异性的方法，痰培养是诊断结核病的金标准。

2. 影像学检查　首选胸部X线检查，取决于病变类型和性质。

3. 免疫学检查　结核菌素试验，一般72小时观察反应，结果判断以局部硬结直径为依据：＜5mm阴性反应，5～9mm一般阳性反应，10～14mm中度阳性反应，≥15mm或有水疱或坏死为强阳性反应。

五、常见临床类型

1. 原发综合征 原发病灶+引流淋巴管炎+肺门淋巴结炎，类哑铃状。

2. 急性血行播散型肺结核 密度、大小、分布三均匀。

3. 继发性肺结核 以浸润型最常见。

第六节 布鲁菌病

一、病原学

布鲁菌属是一组革兰染色阴性，微小的球状、球杆状、短杆状细菌，没有鞭毛，不形成芽孢和荚膜。

二、流行病学☆

1. 传染源 牛、羊、猪为主要传染源。患者不是传染源。

2. 传播途径 接触传播、消化道传播、呼吸道传播。

3. 易感人群 人群普遍易感。

4. 流行特征 牧区多见。

三、病理

急性期主要侵犯单核－吞噬细胞系统。

四、临床表现

1. 主要表现 以寒战、发热、多汗、乏力、肌肉关节疼痛等为主要表现。部分病例可呈现出“波状热”。随着病情进展，可出现骨关节、神经系统、泌尿生殖系统损害等并发症。

2. 分期 病程在3个月以内为急性期，3~6个月为亚急性期，超过6个月为慢性期。

3. 并发症或后遗症 早期未规范治疗的患者可出现各种并发症或后遗症，累及骨关节时以脊柱炎最常见。

五、诊断

1. 流行病学史 有传染源密切接触史或疫区生活接触史。

2. 临床表现 具有该病临床症状和体征并排除其他疑似疾病。

3. 实验室检查 病原分离、试管凝集试验、ELISA检查阳性。

六、治疗

成人及8岁以上儿童首选多西环素，8岁以下儿童及孕妇选择利福平联合复方新诺明，妊娠2周内的孕妇选择三代头孢菌素类联合复方新诺明。

第四章 消毒与隔离

第一节 消毒

一、消毒的概念

消毒是指用物理、化学、生物学的方法清除或杀灭体外环境中的病原微生物，使其达到无害化程度的过程。

二、消毒的种类

1. 预防性消毒。

2. 疫源地消毒

随时消毒	传染源仍在疫源地内	是防止交叉感染的重要措施之一
终末消毒	传染源离开疫源地	为最后一次彻底消毒

三、消毒方法的分类☆

1. 灭菌法 杀灭包括细菌芽孢的一切微生物。

2. 高效消毒法 杀灭一切细菌繁殖体、病毒、真菌及其孢子，并对细菌芽孢有显著杀灭作用。

3. 中效消毒法 杀灭除细菌芽孢以外的各种微生物。

4. 低效消毒法 只能消灭细菌繁殖体、部分真菌和亲脂性病毒。

第二节 隔离

隔离期是根据传染病的最长传染期而确定的，同时应根据临床表现和微生物检验结果来决定是否可以解除隔离。某些传染病患者出院后尚应追踪观察。

第三节 医院感染

一、定义

医院感染是患者在医院获得的不同于入院病因的感染。

二、诊断标准☆

1. 无明确潜伏期，入院 48 小时后发生的感染；有明确潜伏期，入院超过平均潜伏期的感染。

2. 本次感染直接与上次住院有关。

3. 在原有感染基础上出现其他部位新的感染（除外脓毒血症迁徙灶）或在原感染分离出新的病原体（排除污染和原来的混合感染）的感染。

4. 新生儿分娩过程中和产后获得的感染。

5. 诊疗措施激活的潜在性感染。

6. 医务人员在医院工作期间获得的感染。

7. 下列情况不属于医院感染

（1）皮肤黏膜开放性伤口只有细菌定植而无炎症表现。

（2）由于创伤或非生物性因子刺激而产生的炎症表现。

（3）新生儿经胎盘获得的感染。

（4）患者原有的慢性感染在医院内急性发作。

（5）潜在感染激活。

三、标准预防

医院所有的患者均被视为具有潜在传染的患者，强调双向防护（基本特点）。

医学人文

医学伦理学

第一章　医学伦理学与医学目的、医学模式

一、医学道德

1. 道德　由经济基础决定，用善恶标准评价，以社会舆论、内心信念和传统习俗调节。

2. 伦理学　亦称道德哲学。

3. 医学伦理学　是伦理学与医学相互交融的一门学科。

4. 医学道德的社会作用

（1）对医学人际关系的协调作用。

（2）对医疗质量的保障作用。

（3）对医学学科的促进作用。

（4）对社会文明的推动作用。

5. 医务人员的道德品质作用

（1）对人民健康和医疗质量具有保障作用。

（2）对医疗卫生事业具有促进作用。

（3）对社会文明具有推动作用。

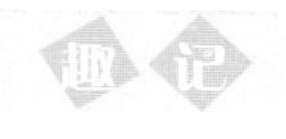

医人社。

二、医学目的、医学模式

1. 现代医学的目的　①预防；②治疗；③照料；④提高生命质量。

2. 医学模式（医学观） ☆

（1）神灵主义医学模式：原始的与巫术交织的医学模式。

（2）自然哲学医学模式：根据经验、直觉或思辨推理进行医疗活动。举例如下。

①中国："阴阳五行""七情""六淫"。

②古希腊：希波克拉底"四体液"学说。

（3）机械论医学模式：把疾病看作人体某部分零件失灵。

（4）生物医学模式：对人体的形态结构、生理病理等研究，忽视了社会环境、心理因素等。

（5）生物－心理－社会医学模式：1977 年，美国恩格尔提出人的心理与生理、精神与躯体、机体内与外环境相互作用，强调三因素是相互联系不可分割的。

三、医师的职业品质☆

1. 概念　医师的职业品质是医师在医疗活动中表现出的职业和道德素养，是依据一定的医学道德理论和原则而形成的特有品质。

2. 内容 ①救死扶伤，敬业爱岗；②尊重患者，关爱生命；③尊重同事，平等相处；④仪表端庄，举止文明；⑤医术求精，慎言守密；⑥遵纪守法，廉洁行医；⑦仁慈、诚挚、严谨、公正。

第二章　中国医学的道德传统

一、中国医学道德优良传统的主要内容

1. 以德为先，无德不可做医。
2. 仁者爱人，博施济众。
3. 重义轻利，义医为上。
4. 博学多识，自强不息。
5. 尽职尽责，竭诚敬业。

二、中国医学家的道德境界

医学家代表		道德境界
古代	张仲景	不分贵贱贫富，上以疗君亲之疾，下以救贫贱之厄
	孙思邈	《备急千金要方》专篇论述医德与医术的关系，如“论大医习业”“论大医精诚”提出的医德原则和医德规范是中国传统医德的重要内容，成为后世医家行为的规范
现代	张孝骞	内科学每一个病例都是一个研究课题，“戒、慎、恐、惧”“和患者在一起”
	林巧稚	妇产科专家，组织全国性的滴虫阴道炎的防治和大规模的宫颈癌的普查工作，“万婴之母”
当代	屠呦呦	研究发现青蒿素治疗疟疾。“这是中医中药走向世界的一项荣誉，它属于科研团队中的每一个人，属于中国科学家群体。”
	钟南山	公共卫生事件应急体系建设的重要推动者。2003 年抗击传染性非典型肺炎；2020 年抗击新型冠状病毒感染

第三章　医学道德规范体系

一、医学道德原则☆

尊重、公正、有利。

二、医学道德规范

1. 含义及特点 医学道德规范是医务人员在各种医学活动中应遵守的行为准则。其特点表现在：

（1）理想性与实践性的统一。
（2）稳定性与动态变动性的统一。
（3）一般性与特殊性的统一。

2. 内容

（1）救死扶伤，忠于医业。
（2）钻研医术，精益求精。
（3）一视同仁，平等待患。
（4）慎言守密，礼貌待人。
（5）廉洁奉公，遵纪守法。
（6）爱岗敬业，团结协作。

三、医学道德范畴☆

1. 权利与义务

（1）患者权利：①平等医疗权；②知情同意权；③保密隐私权；④监督权；⑤拒绝权。

（2）医务人员权利：①以履行义务为前提；②具有一定自主性；③特殊情况下，享有干涉权。

2. 情感与良心

（1）情感：①同情感；②责任感；③事业感。

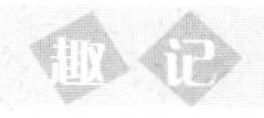

三感一同事责任。

（2）良心的作用：①医疗行为前——选择作用；②医疗行为中——监督作用；③医疗行为后——评价作用。

3. 审慎与保密

（1）审慎：周密思考，谨慎认真。

（2）保密：①为患者隐私保密；②危重——与患者家属、亲友配合。

4. 荣誉与幸福

（1）荣誉（外界）：赞许、表扬、奖励。

（2）幸福（内心）：人生的目的、意义。

第四章　处理与患者关系的道德要求

一、医患关系

1. 特点　医患关系是医疗活动中首要的关系，是医学伦理学的核心问题和主要研究对象。

2. 医患关系的内容

（1）技术方面：诊疗。

（2）非技术方面：医患间的道德、经济、价值、法律等关系。

3. 模式☆

（1）主动 - 被动型（直接对患者做什么）：医生完全主动，患者完全被动。适用于不能表达主观意识的患者。

（2）指导 - 合作型（告诉患者做什么）：患者有主动性，但以配合医生为主。适用于急性疾病患者。

（3）共同参与型（帮助患者一起做什么）：医生帮助患者，患者主动参与。适用于慢性病，有一定医学知识的患者和心理治疗。

4. 影响因素　医生方面，患者方面，管理、社会方面。

5. 处理与患者关系的道德原则

（1）以患者利益为本。

（2）尊重患者权利。

（3）对所有患者一视同仁。

二、与患者沟通☆

1. 原则　尊重原则、自律原则、科学原则。

2. 方法

（1）认真、仔细地倾听。

（2）有针对性地说明。

（3）在沟通中深入分析、及时判断。

3. 医患冲突的防范 理解心情－沟通化解矛盾－纠纷上报。

第五章 处理医务人员之间关系的道德要求

一、正确处理医务人员之间关系的意义

1. 有利于提高医疗服务水平。
2. 有利于医务人员成长成才。

二、正确处理医务人员之间关系的道德原则☆

1. 互相尊重。
2. 互相支持。
3. 互相监督。
4. 互相学习。

第六章 临床诊疗的道德要求

一、临床诊疗的道德原则☆

1. 最优化原则：是以最小代价获得最大效益（最基本）的决策原则。
2. 知情同意原则。
3. 保密原则。
4. 生命价值原则。

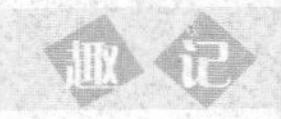

保命最轻。

二、临床诊断的道德要求

1. 中医四诊 安神定志、实事求是。

2. 体格检查

（1）全面系统，认真细致。

（2）关心体贴，减少痛苦。

（3）尊重患者，心正无私。

3. 辅助检查

（1）目的明确，诊治需要。

（2）知情同意，尽职尽责。

（3）综合分析，切忌片面。

（4）密切联系，加强协作。

三、临床治疗的道德要求

1. 急症患者 ①争分夺秒，果敢坚定；②团结协作，全力抢救。

2. 中医治疗 ①帮助患者认知；②尊重患者隐私；③减轻患者痛苦；④确保患者安全。

3. 药物治疗 ①对症下药，剂量安全；②合理配伍，细致观察；③节约费用，公正分配。

4. 手术治疗

（1）手术前——充分准备，知情同意。

（2）手术中——关心患者，精益求精。

（3）手术后——严密观察，精心护理。

5. 心理治疗 ①真诚相待，取信患者；②专业过硬，灵活施治；③注重修养，隐私保密。

6. 康复治疗 ①理解患者；②躯体、心理并重；③密切合作。

7. 临终关怀

（1）尊重患者的人格、权利。

（2）照护为主，缓解患者的疼痛。

（3）给患者以心理支持。

（4）给患者家属以安慰。

四、新技术临床应用的道德要求

1. 实施人类辅助生殖技术的伦理原则

（1）有利于患者的原则。

（2）夫妻双方自愿和知情同意的原则。

（3）确保后代健康的原则。

（4）维护社会公益的原则。

（5）互盲和保密的原则。

（6）严防精子、卵子商品化的原则。

（7）伦理监督原则。

2. 人体器官移植的伦理原则

（1）知情同意原则。

（2）尊重原则。

（3）效用原则。

（4）禁止商业化原则。

（5）保密原则。

（6）公正原则。

3. 人类胚胎干细胞研究和应用的伦理原则

（1）尊重原则。

（2）知情同意原则。

（3）安全和有效原则。

（4）防止商品化原则。

4. 基因诊断和基因治疗的伦理原则

（1）尊重与平等原则。

（2）知情同意原则。

（3）保护隐私原则。

（4）以治疗为目的原则。

第七章　医学研究的道德要求

人体试验的道德原则如下。

原则	内容
知情同意原则	受试者本人或家属知晓研究的目的、过程、可能承担的风险后同意参加试验是人体试验的必要前提
维护受试者利益原则	受试者利益第一，医学利益第二
医学目的原则	只能是提高医疗水平
特殊保护原则	针对儿童、孕妇、智力低下者、精神障碍者等特殊的受试者，应当予以特别保护
伦理审查与科学审查统一原则	保障受试者安全、维护受试者权益

第八章　医学道德评价与良好医德的养成

一、医学道德评价☆

1. 标准

（1）疗效标准（个人）。

（2）社会标准（人类）。

（3）科学标准（科学）。

2. 方式　内心信念、社会舆论、传统习俗。

二、医学道德教育的方法

1. 提高医德认识。
2. 培养医德情感。
3. 养成医德行为和习惯。

三、医学道德修养

医德修养是在学习医学和医疗活动中确立、巩固、提高的。

第九章　医学伦理学文献

一、国外文献

1. 《赫尔辛基宣言》：涉及人类受试者医学研究的伦理准则。
2. 生命伦理学《吉汉宣言》。
3. 《国际性研究中的伦理与政策问题：发展中国家的临床试验》。
4. 国际人类基因组组织伦理委员会关于人类基因组数据库的声明。
5. 《人体生物医学研究国际道德指南》。

二、国内文献

1. 《突发公共卫生事件应急条例》。
2. 《人类辅助生殖技术和人类精子库伦理原则》。
3. 《人胚胎干细胞研究伦理指导原则》。
4. 《中医药临床研究伦理审查管理规范》。
5. 《涉及人的生物医学研究伦理审查办法》。

卫生法规

第一章　卫生法概述

一、卫生法渊源

宪法	国家的根本大法	
法律	全国人大/全国人大常务委员会	××法
卫生行政法规	国务院	××条例
卫生规章	卫生行政部门	办法
卫生国际条约	国际法规性文件	

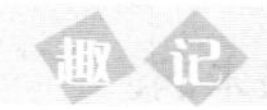

律法人，规国例，部门办规章。

二、卫生法的基本原则

1. 卫生保护原则。
2. 预防为主原则。
3. 公平原则。
4. 保护社会健康原则。
5. 患者自主原则。

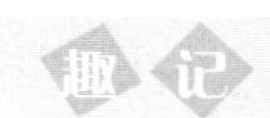

保卫公防患。

第二章　卫生法律责任

卫生法律责任的内容

1. 卫生民事责任　赔偿损失，赔礼道歉。

2. 卫生行政责任　行政处罚，行政处分。

3. 卫生刑事责任（主刑、附加刑）《中华人民共和国刑法》中违反卫生法的有关罪名，涉及假药、劣药；食品；医械、医用卫生材料；非法行医；传染病；血液制品；卫生检疫；医疗事故；玩忽职守、危害环境等。

第三章 《中华人民共和国医师法》

一、医师的概述

考试+经注册在医疗卫生机构中执业。

二、医师资格考试制度☆

执业	本科1年，大专2年
助理	大专1年，师承3年

三、医师执业注册制度☆

1. 医师注册的条件及办理 取得医师资格的，可以向所在地县级以上地方人民政府卫生健康主管部门申请注册。除《中华人民共和国医师法》规定不予注册的情形外，受理申请的卫生健康主管部门应当自受理申请之日起二十个工作日内准予注册，将注册信息录入国家信息平台并发给医师执业证书。

2. 不予注册的情形

（1）无民事行为能力或者限制民事行为能力。

（2）受刑事处罚，刑罚执行完毕不满二年或者被依法禁止从事医生职业的期限未满。

（3）被吊销医师执业证书不满二年。

（4）因医师定期考核不合格被注销注册不满一年。

（5）法律、行政法规规定不得从事医疗卫生服务的其他情形。

四、医师的权利、义务和执业规则☆

1. 医师权利概述 执业权、学习权、民主、装备、工资、教育。

2. 医师义务概述 敬业、守法、爱患、学习、宣传。

3. 医师执业规则概述

（1）亲自诊查，不作假。

（2）急救不拒绝。

（3）使用规定药品、器械。

（4）患者知情同意。

（5）可远程医疗。

（6）不谋取不当利益。

（7）服从调遣。

（8）要报告（传染病、医疗事故、假药、劣药等）。

（9）执业助理医师行医必须有执业医师指导。

五、《中华人民共和国医师法》规定的法律责任

1. 医师在执业活动中有下列行为之一的，由县级以上人民政府卫生健康主管部门责令改正，给予警告；情节严重的，责令暂停6个月以上1年以下执业活动直至吊销医师执业证书。

（1）在提供医疗卫生服务或开展医学临床研究中，未按规定履行告知义务或取得知情同意。

（2）对需要紧急救治的患者，拒绝急救处置，或由于不负责任延误诊治。

（3）遇有自然灾害、事故灾难、公共卫生事件和社会安全事件等严重威胁人民生命健康的突发事件时，不服从卫生健康主管部门调遣。

（4）未按照规定报告有关情形。

（5）违反法律、法规、规章或执业规范，造成医疗事故或其他严重后果。

2. 医师在执业活动中有下列行为之一的，由县级以上人民政府卫生健康主管部门责令改正，给予警告，没收违法所得，并处1万元以上3万元以下的罚款；情节严重的，责令暂停6个月以上1年以下执业活动直至吊销医师执业证书。

（1）泄露患者隐私或个人信息。

（2）出具虚假医学证明文件，或未经亲自诊查、调查，签署诊断、治疗、流行病学等证明文件或有关出生、死亡等证明文件。

（3）隐匿、伪造、篡改或擅自销毁病历等医学文书及有关资料。

（4）未按规定使用麻醉药品、医疗用毒性药品、精神药品、放射性药品等。

（5）利用职务之便，索要、非法收受财物或牟取其他不正当利益，或违反诊疗规范，对患者实施不必要的检查、治疗造成不良后果。

（6）开展禁止类医疗技术临床应用。

第四章 《中华人民共和国药品管理法》

一、禁止生产（包括配制）、销售假药与劣药☆

1. 假药（注：不是药）

（1）药品所含成分与国家药品标准规定的成分不符。

（2）以非药品冒充药品或者以他种药品冒充此种药品。

（3）变质的药品。

（4）药品所标明的适应证或者功能主治超出规定范围。

2. 劣药（注：是药，但质量不好）

（1）药品成分的含量不符合国家药品标准。

（2）被污染的药品。

（3）未标明或者更改有效期的药品。

（4）未注明或者更改产品批号的药品。

（5）超过有效期的药品。

（6）擅自添加防腐剂、辅料的药品。

（7）其他不符合药品标准的药品。

二、特殊药品的管理

1. 医疗用毒性药品 每次处方剂量不得超过2日极量。

2. 麻醉药品和精神药品《处方管理办法》的相关规定

药品类型	剂型/药物	门（急）诊患者	癌痛、中重度慢性疼痛
麻醉药品、第一类精神药品	注射剂	一次常用量	≤3日常用量
	其他剂型	≤3日常用量	≤7日常用量
	控缓释剂	≤7日常用量	≤15日常用量
第一类精神药品	哌甲酯	治疗儿童多动症时，≤15日常用量	
特别管制的麻醉药品	盐酸二氢埃托啡	一次常用量，仅限二级以上医院内使用	
	盐酸哌替啶	一次常用量，仅限医疗机构内使用	
第二类精神药品	所有剂型	≤7日常用量；对慢性病或特殊情况的患者，可适当延长用量	

三、处方管理☆

1. 处方保存年限

处方类型	保存年限
普通处方、急诊处方、儿科处方	1年
医疗用毒性药品、第二类精神药品处方	2年
麻醉药品、第一类精神药品处方	3年

2. 开方原则 安全、有效、经济。

3. 用药

（1）常规处方：一般不得超过7日用量。

（2）急诊处方：一般不得超过3日用量。

4. 药师调剂要求（四查十对）

（1）查处方：对科别、姓名、年龄。

（2）查药品：对药名、剂型、规格、数量。

（3）查配伍禁忌：对药品性状、用法用量。

（4）查用药合理性：对临床诊断。

四、法律责任

1. 民事责任

生产假药、劣药或明知是假药、劣药仍然销售、使用的，受害人或其近亲属除请求赔偿损失外，还可请求支付价款10倍或损失3倍的赔偿金；增加赔偿的金额不足一千元的，为一千元。

2. 行政责任

（1）生产、销售假药的，没收违法生产、销售的药品和违法所得，责令停产停业整顿，吊销药品批准证明文件，并处违法生产、销售的药品货值金额15倍以上30倍以下的罚款；货值金额不足10万元的，按10万元计算；情节严重的，吊销药品生产许可证、药品经营许可证或医疗机构制剂许可证，10年内不受理其相应申请；药品上市许可持有人为境外企业的，10年内禁止其药品进口。

（2）生产、销售劣药的，没收违法生产、销售的药品和违法所得，并处违法生产、销售的药品货值金额10倍以上20倍以下的罚款；违法生产、批发的药品货值金额不足10万元的，按10万元计算，违法零售的药品货值金额不足1万元的，按1万元计算；情节严重的，责令停产停业整顿直至吊销药品批准证明文件、药品生产许可证、药品经营许可证或医疗机构制剂许可证。生产、销售的中药饮片不符合药品标准，尚不影响安全性、有效性的，责令限期改正，给予警告；可处10万元以上50万元以下的罚款。

（3）医疗机构违反本法规定，将其配制的制剂在市场上销售的，责令改正，没收违法销售的制剂和违法所得，并处违法销售制剂货值金额2倍以上5倍以下的罚款；情节严重的，并处货值金额5倍以上15倍以下的罚款；货值金额不足5万元的，按5万元计算。

3. 有关单位或者个人在药品购销中违法给予、收受回扣应承担的法律责任

医疗机构的负责人、药品采购人员、医师、药师等有关人员收受药品上市许可持有人、药品生产企业、药品经营企业或者代理人给予的财物或者其他不正当利益的，由卫生健康主管部门或者本单位给予处分，没收违法所得；情节严重的，还应当吊销其执业证书。

第五章　《中华人民共和国传染病防治法》

一、概述

1.《中华人民共和国传染病防治法》的立法目的　预防、控制和消除传染病的发生与流行，保障人体健康和公共卫生。

2. 防治方针　预防为主，防治结合、分类管理、依靠科学、依靠群众。

3. 法定传染病的分类☆

（1）甲类：霍乱、鼠疫，2 小时内上报。造成甲类传染病传播——3 年以下有期徒刑/拘役。

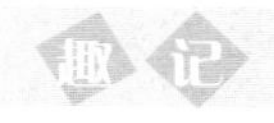

老鼠乱跑。

（2）乙类：①传染性非典型肺炎、艾滋病、病毒性肝炎等，24 小时内上报。②“按甲类传染病管理”——传染性非典型肺炎、肺炭疽，2 小时内上报。

（3）丙类：流行性感冒、流行性腮腺炎、风疹、急性出血性结膜炎、麻风病、流行性和地方性斑疹伤寒、黑热病、包虫病、丝虫病，除霍乱、细菌性和阿米巴痢疾、伤寒和副伤寒以外的感染性腹泻病。

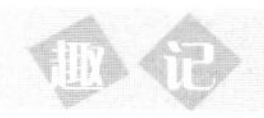

留守塞马蜂，谢班红眼包丝黑。

二、传染病预防与疫情报告

1. 预防接种制度　预防接种证（免费）。

2. 国家建立传染病预防的相关制度　可能致甲类传染病传播的菌种、毒种、传染病检测标本，确需采集、保藏、携带、运输和使用的，须经省级以上人民政府卫生行政部门批准。

3. 疫情报告　医疗机构（属地），个人（附近）。

三、传染病疫情控制措施及医疗救治☆

1. 医疗机构（发现甲类传染病）

（1）患者、病原携带者：隔离治疗。

（2）疑似患者：确诊前在指定场所单独隔离治疗。

（3）密切接触者：在指定场所进行医学观察。

（4）拒绝隔离治疗/隔离期未满擅自脱离隔离治疗：由公安机关协助采取强制隔离治疗。

2. 各级政府部门在传染病发生时采取的紧急措施

（1）传染病暴发、流行时，县级以上地方政府应切断传染病的传播途径（首先），必要时，报上一级人民政府采取以下措施并予以公告：①限制聚集；②停工、停业、停课；③封闭场所；④封闭/封存被污染的相关物品；⑤控制/扑杀染疫野生动物、家畜家禽。

（2）封锁疫区：①县级以上可宣布本行政区内为疫区（报经上一级决定）；②省级可封本行政区内——甲类传染病疫区；③国务院——跨省、封锁国境；④解除——原决定机关决定。

3. 医疗救治　医疗机构实行传染病预检、分诊制度。

第六章 《突发公共卫生事件应急条例》

一、概述

1. 突发公共卫生事件的概念☆ 突发公共卫生事件，是指突然发生，造成或者可能造成社会公众健康严重损害的重大传染病疫情、群体性不明原因疾病、重大食物和职业中毒以及其他严重影响公众健康的事件。

2. 突发公共卫生事件应急工作的方针及原则

（1）方针：预防为主、常备不懈。

（2）原则：统一领导、分级负责、反应及时、措施果断、依靠科学、加强合作。

二、突发公共卫生事件的预防与应急准备

1. 制定应急预案

（1）国务院卫生行政主管部门制定全国性预案。

（2）省、自治区、直辖市人民政府，制定本行政区域预案。

2. 预防控制体系

（1）国家：统一预防控制体系。

（2）县级以上人民政府：监测与预警系统。

（3）县级以上人民政府卫生行政主管部门：开展突发事件应急培训/演练。

（4）县级以上人民政府卫生行政主管部门指定机构：日常监测。

三、突发公共卫生事件的报告与信息发布☆

1. 报告时限

（1）接到报告的卫生行政主管部门应当在2小时内向本级人民政府报告，并同时向上级人民政府卫生行政主管部门和国务院卫生行政主管部门报告。

（2）县级人民政府应当在接到报告后2小时内向设区的市级人民政府或者上一级人民政府报告。

（3）设区的市级人民政府应当在接到报告后2小时内向省、自治区、直辖市人民政府报告。

（4）省、自治区、直辖市人民政府应当在接到报告1小时内，向国务院卫生行政主管部门报告。

2. 信息发布 国务院卫生行政主管部门负责向社会发布突发事件的信息。

四、应急处理

有关部门、医疗卫生机构应当对传染病做到早发现、早报告、早隔离、早治疗，切断传播途径，防止扩散。

第七章 《医疗纠纷预防和处理条例》

一、概述

1. 医疗纠纷的处理原则 公平、公正、及时。

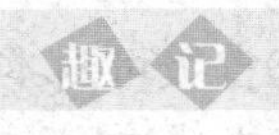

两公鸡，无公开。

2. 医疗纠纷的合作共治中的部门责任

（1）县级以上人民政府：领导、协调。

（2）卫生主管部门：指导、监督医疗机构。

（3）司法行政部门：调解。

（4）公安机关：依法维护秩序，查处、打击违法犯罪。

二、医疗纠纷的预防

1. 预防医疗纠纷的原则 以患者为中心，加强人文关怀，严格遵守医疗卫生法律法规、规章和诊疗相关规范、常规，恪守职业道德。

2. 医务人员的责任☆

（1）向患者/近亲属说明病情、风险、方案等（书面同意）。

（2）紧急情况，经医疗机构负责人/授权的负责人批准。

（3）因紧急抢救未能及时填写病历的，医务人员应当在抢救结束后6小时内据实补记，并加以说明。

3. 患者的权利 查阅、复制规定的病历资料（加盖证明印记）。

三、医疗纠纷的处理☆

1. 医疗纠纷的处理途径

（1）双方自愿协商。

（2）申请人民调解。

（3）申请行政调解。

（4）向人民法院提起诉讼。

（5）法律法规规定的其他途径。

2. 病历资料、现场实物等的封存与处理

（1）封存：医疗机构保管（清单——医患双方各一份）。

（2）解封：已解决/封存满3年未再提出解决要求的。

（3）尸检：应当在患者死亡后48小时内进行，具备尸体冻存条件的，可延长至7日内。

3. 医疗损害鉴定 由医学会/司法鉴定机构进行，预付费用。

4. 人民调解 不得收取费用，自受理之日起30个工作日内完成。

5. 行政调解 收到申请之日起5个工作日内决定是否受理，自受理之日起30个工作日内完成。

第八章 医疗损害责任

一、概述

1. 医疗损害责任的概念

（1）医疗损害责任指医疗机构或其医务人员在诊疗活动中因过错或规定的情况导致患者受到损害，应当承担的侵权责任。

（2）侵权主体是医疗机构或其医务人员，损害后果在诊疗活动中产生，损害由侵权主体的过错造成，损害结果与医疗行为构成因果关系。

2. 医疗损害责任的赔偿主体

（1）患者在诊疗活动中受到损害，医疗机构或者其医务人员有过错的，由医疗机构承担赔偿责任。

（2）医疗机构邀请本单位以外的医务人员对患者进行诊疗，因受邀医务人员的过错造成患者损害的，由邀请医疗机构承担赔偿责任。

3. 医务人员的说明义务☆ 医务人员在诊疗活动中应当向患者说明病情和医疗措施。需要实施手术、特殊检查、特殊治疗的，医务人员应当及时向患者具体说明医疗风险、替代医疗方案等情况，并取得其明确同意；不能或者不宜向患者说明的，应当向患者的近亲属说明，并取得其明确同意。

4. 推定医疗机构有过错的情形

（1）患者在诊疗活动中受到损害，有下列情形之一的，推定医疗机构有过错：①违反法律、行政法规、规章以及其他有关诊疗规范的规定；②隐匿或者拒绝提供与纠纷有关的病历资料；③遗失、伪造、篡改或者违法销毁病历资料。

（2）病历资料包括医疗机构保管的门诊病历、住院志、体温单、医嘱单、检验报告、医学影像检查资料、特殊检查（治疗）同意书、手术同意书、手术及麻醉记录、病理资料、护理记录、出院记录以及国务院卫生行政主管部门规定的其他病历资料。

（3）患者依法向人民法院申请医疗机构提交由其保管的与纠纷有关的病历资料等，医疗机构未在人民法院指定期限内提交的，人民法院可以依照“隐匿或者拒绝提供与纠纷有关的病历资料”推定医疗机构有过错，但是因不可抗力等客观原因无法提交的除外。

二、医疗机构承担赔偿责任的情形☆

1. 未尽到说明义务 医务人员未尽到医务人员的说明义务，造成患者损害的，医疗机构应当承担赔偿责任。

2. 泄露患者隐私或个人信息 医疗机构及其医务人员应当对患者的隐私和个人信息保密。泄露患者的隐私和个人信息，或者未经患者同意公开其病历资料的，应当承担侵权责任。

3. 未尽到与当时医疗水平相应的诊疗义务

（1）医务人员在诊疗活动中未尽到与当时的医疗水平相应的诊疗义务，造成患者损害的，医疗机构应当承担赔偿责任。

（2）强调医务人员应当尽到与当时的医疗水平相应的诊疗义务，主要是指一般情况下医务人员可以尽到的避免患者受到损害的义务。

三、医疗机构不承担赔偿责任的情形

1. 患方不配合实施符合诊疗规范的诊疗 患者在诊疗活动中受到损害，如属于患者或者其近亲属不配合医疗机构进行符合诊疗规范的诊疗的情形，医疗机构不承担赔偿责任。但医疗机构或者其医务人员也有过错的，应当承担相应的赔偿责任。

2. 紧急情况下已尽到合理诊疗义务 患者在诊疗活动中受到损害，如属于医务人员在抢救生命垂危的患者等紧急情况下已经尽到合理诊疗义务的情形，医疗机构不承担赔偿责任。

3. 当时的医疗水平难以诊疗 患者在诊疗活动中受到损害，如属于限于当时的医疗水平难以诊疗的情形，医疗机构不承担赔偿责任。

四、紧急情况下的医疗措施

1. 紧急情况下实施相应医疗措施的条件和程序：因抢救生命垂危的患者等紧急情况，不能取得患者或者其近亲属意见的，经医疗机构负责人或者授权的负责人批准，可以立即实施相应的医疗措施。

2. 本规定主要涉及紧急情况下的处置，比如因交通事故、突发灾害等引发的重大人身伤害，患者病情严重，甚至达到生命垂危的程度，必须尽快采取相应的医疗措施，但通常已经无法取得患者的同意。

五、病历资料

1. 填写与保管 医疗机构及其医务人员应当按照规定填写并妥善保管住院志、医嘱单、检验报告、手术及麻醉记录、病理资料、护理记录等病历资料。

2. 查阅与复制

（1）患者要求查阅、复制规定的病历资料的，医疗机构应当及时提供。

（2）患者有权复印或者复制其门诊病历、住院志、体温单、医嘱单、化验单（检验报告）、医学影像检查资料、特殊检查同意书、手术同意书、手术及麻醉记录单、病理资料、护理记录以及国务院卫生行政部门规定的其他病历资料。

（3）患者依照规定要求复印或者复制病历资料的，医疗机构应当提供复印或者复制服务并在复印或者复制的病历资料上加盖证明印记。复印或者复制病历资料时，应当有患者在场。

（4）医疗机构应患者的要求，为其复印或者复制病历资料，可以按照规定收取工本费。

六、对诊疗行为的规范

医疗机构及其医务人员不得违反诊疗规范实施不必要的检查。比如：不需要检查而要求患者检查；可以用简单诊疗技术进行检查却要求患者采用复杂诊疗技术进行检查等。

七、医疗机构及其医务人员权益保护

医疗机构及其医务人员的合法权益受法律保护。干扰医疗秩序，妨碍医务人员工作、生活，侵害医务人员合法权益的，应当依法承担法律责任。具体法律责任包括民事责任、行政责任和刑事责任等。

第九章　《中华人民共和国中医药法》

一、《中华人民共和国中医药法》制定目的、时间

1. 制定目的　继承和弘扬中医药，保障和促进中医药事业发展，保护人民健康。

2. 时间　自 2017 年 7 月 1 日起施行。

二、发展中医药事业的方针、原则☆

1. 发展方针　中西医并重。

2. 发展原则

（1）坚持继承和创新相结合。

（2）鼓励中医、西医相互学习，相互补充，协调发展。

第十章　《医疗机构从业人员行为规范》

一、总则☆

救死扶伤、防病治病，适用于医疗机构内所有从业人员。

二、规范

1. 管理人员　管理、尊重人才。

2. 医师　规范行医。

3. 护士　护理、协助医生、执行医嘱。

4. 医技人员　爱护仪器，正确运用医学术语，指导和帮助患者配合检查，合理采集、使用、保护、处置标本。

5. 药学人员　审方、科学指导用药、药品不良反应监测。

第十一章 《中华人民共和国基本医疗卫生与健康促进法》

一、概述

1. 《基本医疗卫生与健康促进法》立法目的、适用范围

（1）立法目的：发展医疗卫生与健康事业，保障公民享有基本医疗卫生服务，提高公民健康水平，推进健康中国建设。

（2）适用范围：从事医疗卫生、健康促进及其监督管理活动，适用本法。本法自2020年6月1日起施行。

2. 发展医疗卫生与健康事业的方针、原则

（1）方针：以人民为中心，为人民健康服务。

（2）原则：公益性。

二、基本医疗卫生服务

基本医疗卫生服务包括基本公共卫生服务、基本医疗服务。

三、医疗卫生机构

1. 各类医疗机构提供的主要服务

（1）基层：①预防、保健、健康教育、疾病管理，常见病、多发病的诊疗；②接收医院转诊患者，向医院转诊。

（2）医院：①急危重症和疑难病症的诊疗，突发事件医疗处置和救援；②教学、培训、科研、指导。

（3）专业公共卫生机构：传染病、慢性非传染性疾病、职业病、地方病等预防控制，妇幼保健、精神卫生、采供血。

2. 医疗卫生服务体系 以非营利性医疗卫生机构为主体、营利性医疗卫生机构为补充。